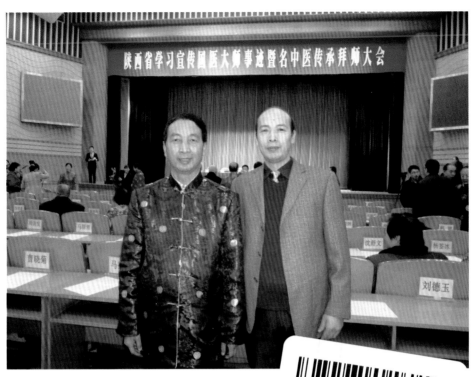

▲ 韩世荣（左）与李宁（右）合影

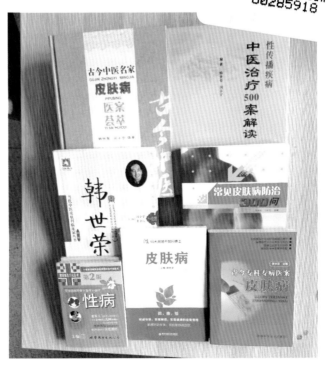

▲ 韩世荣的著作

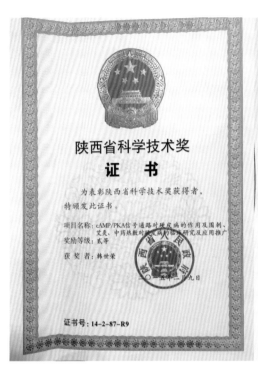
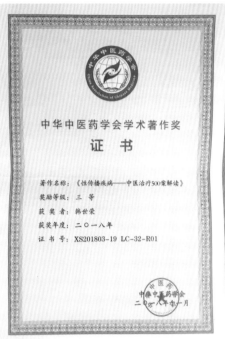
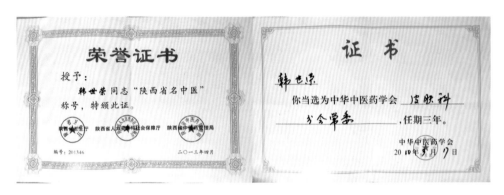
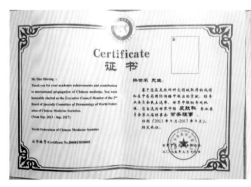
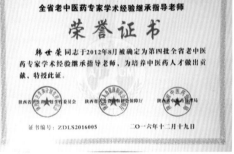

▲ 韩世荣的获奖及任命证书

长安医学成氏皮肤病学术流派

韩世荣
皮肤病临证实录

主审　韩世荣　闫小宁
主编　李　宁　李美红

中国健康传媒集团
中国医药科技出版社

内 容 提 要

韩世荣系陕西名中医，陕西省名老中医药专家学术经验继承指导老师。他擅长治疗各种常见皮肤病及皮肤疑难顽症，尤其对硬皮病、银屑病、神经性皮炎、白塞综合征、黄褐斑、荨麻疹、紫癜、扁平苔藓、带状疱疹等皮肤顽症及性传播疾病有着其独特的治疗经验。本书就其学术思想及临床诊疗经验进行了全面深入的梳理总结，内容详实，深入浅出，且注重实效，对指导中医皮肤病临床大有裨益，也是中医和中西医结合医生在皮肤病临床科研和教学中不可多得的参考书。

图书在版编目（CIP）数据

韩世荣皮肤病临证实录 / 李宁，李美红主编 . — 北京：中国医药科技出版社，2021.3

ISBN 978-7-5214-2202-3

Ⅰ．①韩…　Ⅱ．①李…　②李…　Ⅲ．①皮肤病—中医临床—经验—中国—现代　Ⅳ．① R275

中国版本图书馆 CIP 数据核字（2020）第 245030 号

美术编辑　陈君杞
版式设计　也　在

出版　**中国健康传媒集团** | 中国医药科技出版社
地址　北京市海淀区文慧园北路甲 22 号
邮编　100082
电话　发行：010-62227427　邮购：010-62236938
网址　www.cmstp.com
规格　710×1000mm $^1/_{16}$
印张　22$^1/_4$
字数　463 千字
版次　2021 年 3 月第 1 版
印次　2021 年 3 月第 1 次印刷
印刷　北京市密东印刷有限公司
经销　全国各地新华书店
书号　ISBN 978-7-5214-2202-3
定价　**59.00 元**

获取新书信息、投稿、为图书纠错，请扫码联系我们。

编委会

韩　序

时光飞逝，倏忽间我从医已届五十载。

1968 年我投师家乡汉中名医高有哲先生习医。从抄方开始，继而铁槽碾药、戥子称药抓药，其后随师药畦除草、种植，多识本草之名，为人治病由此开始。先是皮毛之疾，不久内、外、妇、儿各科广泛接触，老师耳提面命悉心教导，毫无保留，我则虚心受教，不敢有半点懈怠，常常折服于老师的渊博知识。时间既久，耳濡目染，心领神会，对医事的兴趣不断增强。此后开始留意中医典籍，从中获取丰富营养。

年少时记忆力过人，老师有意让记诵中医经典方药书籍，当时有的还不能完全理解，但背诵起来朗朗上口，自得其乐，索性将《药性赋》《汤头歌诀》《濒湖脉学》背得滚瓜烂熟。老师说，先记下，暂时有的不懂不要紧，记的内容多了自然就会理解。回想起来，那时的识记，是那样的重要，为以后的临床打下了坚实良好的基础。

记诵自有其大用，老师说，好脑袋不如烂笔头，于是老师家珍藏的古代医籍又派上了大用场。《内经》《伤寒论》《难经》《千金方》等中医经典自不必说，我对丁福保的《中医浅说》、祝味菊的《诊断提纲》、张山雷的《疡科纲要》、唐容川的《血证论》等多部基础医学、应用医学和临床各科的重要著作都做了大量摘抄，这一段经历着实让我终身受益。

后来担任赤脚医生，碰到一般的常见病、多发病，自己都能独当一面进行很好的处理，我十分感谢当年的付出，虽然当时家里生计艰难，时常缺衣少食，但改变命运的初心不改，学医的初心不改，光阴没有白费。

长大以后，特别是在陕西中医学院（现为陕西中医药大学）求学那段日子里，我比较系统地学习了中医基础理论、中医诊断、中药、方剂、临床各科及西医的生理病理、解剖药理等，中西医的理法方药学习贯通，更为以后的临床实践奠定了坚实的基础。

毕业后进入陕西省中医院从事皮肤科临床、教学、科研工作，在此期间，我先后参加了皮肤性病、"四大经典"学习班，并跟随皮肤界泰斗刘树德教授，西安交通大学第一附属医院全国知名中西医结合皮肤病专家徐汉卿、李伯埙、邓云山、张孝友教授等深入系统学习西医皮肤性病的诊疗知识和经验。陕西省中医院相距西安交通大学第二附属医院不远，我时常带着问题前往医院向几位专家请教，在此期间还受邀担任西安交通大学第二附属医院主编的《皮肤病文摘》文摘员20多年，既掌握了皮肤科学的最新发展和前沿动态，也使文字水平有了极大提高；中医外科方面师从陕西名老中医、疮疡外科名家成振江老师，陕西省第二批中医药专家师带徒导师董永丰老师，并有幸成为他们的学术经验继承人。在带教过程中，诸位老师毫无保留，将用药用方的秘传心得倾囊相授，甚至将过去秘不示人的疡科治疗、丹药炼制技术及痈疽中的五善七恶、消散箍围、膏丹提拔等诊疗大法、提纲要领都一一传授。

值得一提的是，在多年的皮肤美容学方面，我担任海棠学院教员，除了主编《中医美容学》，还培养了全国各地一批又一批美容界的新生力量，为提高人民的生活水平做出了应有的贡献。

中医学是中华民族的瑰宝，是一门实践性很强的科学，临床实践是其奠基石。学术造诣精湛、实践经验丰富的中医药专家的学术继承是中医学发展的重要推动力。新中国历届领导人都十分重视中医药事业的传承发展，习近平总书记2015年12月22日在致信祝贺中国中医科学院成立60周年时说："中医药学是中国古代科学的瑰宝，也是打开中华文明宝库的钥匙。当前，中医药振兴发展迎来天时、地利、人和的大好时机，希望广大中医药工作者增强民族自信，勇攀医学高峰，深入发掘中医药宝库中的精华，充分发挥中医药的独特优势，推进中医药现代化，推动中医药走向世界，切实把中医药这一祖先留给我们的宝贵财富继承好、发展好、利用好。"中医药的地位不容置疑，中医药的发展要靠成千上万从业者、医学生的共同努力不懈奋斗。只有这样我们才能不辜负总书记的殷勤期望。

经过多年的临床及教学实践，我深知中医学传承的重要。在给医院领导层的建议中，在数十年的诊疗活动中，我都十分注重中医后备人才的培养，特别是中医皮外科人才的培养。出现人才断层、青黄不接的局面是非常可怕的。国家在中医传承方面的投入很大，也富有成效，师带徒就是多年来的成功尝试。过去我是老师的学术传承人，现在我成了名老中医师带徒指导老师。你传我传他，一代又一代生生不息，中医皮外科就在这样的不断发展中保持着旺盛的生命力。

前人云："独学而无友，则孤陋寡闻。"实为至理名言。秦越人当年随风适俗，博求多采，造福世人，世代传为佳话；孙思邈对凡有"一事长于己者，不远千里，伏膺取决"，终有苍生大医之名；叶天士虚怀若谷，先后师从十七家，方成为妇孺皆知的大家。现代名医辈出，其有一点是相同的，他们都是虚心的谦谦君子，其博学的广度深度让人惊叹。而他们不立门墙，兼收并蓄为中医薪火的代代相传所做出的努力更让人钦佩。

近半个世纪的杏坛生涯中，我带出了多个学生。他们来自天南海北不同的医学院校，背负着崇高的救人济世理想，从第一天起就踏踏实实、兢兢业业埋头学习中医皮科，跟我学，从手写时代到电脑时代都能坚守自己的那一方阵地。用心地揣摩老师临证的理法方药，药性不清楚的就问，方义不明的就深究，他们的目标是中医常说的"神圣工巧"，是在疾病面前治疗手段的丰富多彩而不是束手无策。他们深知，中医的成才之路上，读书固然是重要的途径，而师承和临证同样不可或缺。我常见他们手不释卷，学思并重，有时候对一个问题的深度思考竟如参禅一般。这一代年轻人，医学院校给了他们扎实的基本功，临床实践中他们不断收集老师的临床经验并及时予以归类整理。其次在繁忙的诊疗暨跟师学习中，不断向医学的纵深领域进军，力求找到中西医有机结合的最佳点；有的按照我的要求不囿于门户之见发现一片新天地；有的还结合西医学的研究成果，力图在生物医学领域一展身手；有的创新性地将传统与现代相结合，在临床复杂性疑难疾病的治疗中取得了不俗成绩，赢得患者赞誉无数。超强的外语水平加上西医学的高起点造就，他们会如虎添翼，在不久的将来会将中医学推向一个新境界。继承更要发展，创新前路广阔，千年岐黄术，光大有来者，有这样的学生我感到欣慰。

"夫子之墙数仞，不得其门而入，不见宗庙之美，百官之富。"学生常常以这句古语称颂老师。我对他们说，医道博大精深，学习新知永远不能停留在首页序言上，老师所知道的也不过沧海之一粟，登堂入室才窥门径，越向里面行，可能还会出现山重水复费思量的窘境，但前路总会有柳暗花明，更有诗与远方。好高骛远不行，脚踏实地才是正主意。所以在我所有的学生中，他们无一例外地都把总结提高放在第一位。我还告诉他们，不要怕超过老师，老师最喜欢的是"出蓝胜蓝"，韩愈在《师说》里就说，弟子不必不如师，师不必贤于弟子，闻道有先后，术业有专攻，如是而已。长江后浪推前浪，雏凤清于老凤声，是老师的期冀，也是时代发展的必然。数十年中，我阅过病患无数，来诊时一个个愁苦的面容让我至今难忘，手书的处方摞起来有几人高，看着他们从容走出医院大门迈向新的生活，我的心里又是多么快慰。收藏在科室的成百面锦旗记载着一桩桩一件件催人泪下的故事，我的心里又感到一份满足和幸福，也可谓此生不虚。现在我的学生将他们跟师 10 多年的点点积累编辑成书，也算是向老师提交的一份满意答卷，也是我们师徒生涯的一段小结。

医路无涯，50 年来的不断探索，我勤求博采，临床经验可谓丰富，而施治失手的案例亦复不少，这一切都成了重要的心得有待于与大家分享或记取。我的学生和学术继承人李宁、李美红、赵连皓、马科党等是一帮有心人，将本人的一些理论见解、临床经验和部分医案进行了整理，编辑成书，以供大家借鉴参考，让更多人由此受益。在此我对学生们的付出深表谢意！

从编辑体例到专病论治、用药心得、常用方剂、特色疗法、医案选析等章节内容，都可以看出，《韩世荣皮肤病临证实录》一书，几位学生特别是李宁，是费了不止一番心血的，扎实的文字功底、高水准的专业素养在书中处处有折射。选材典型、代表性强；学风严谨、深入浅出；贴近医患、指导临床；精心把握、解读准确，可谓本书的几个特点。中医发展，欣逢盛世，出版社高瞻远瞩，不失时机将本书列为年度出版书目。我希望书中记载的点点滴滴、一方一药能对广大患者的康复和治愈有所裨益。

韩世荣

2020 年仲秋于古城长安

十年寻师

——代序

不辨门径，难窥堂奥！余于 1995 年毕业于陕西中医学院，从事皮肤病临床工作 20 余年。初涉临床，是在西安交通大学附属二院皮肤科进修学习期间，在之后 10 多年中，由于未遇中医前辈指点，临床多以西医西药或"中西药结合"为主，而运用中医辨证施治的机会常常少之又少，至于中医临证经验的积累则更是无从谈起。

约 10 年前，曾治疗 1 例过敏性紫癜患儿，经西医激素及抗过敏治疗后，皮疹消退，复诊时却出现血尿，以西药治疗无果，便嘱其另请高明。其后患儿虽辗转多家医院，经治数月亦未获效，最终打听到韩世荣老师处，以中药治疗而获痊愈。在为患家庆幸之余，也为中医治疗皮肤顽疾之高妙所折服，对于韩老师，则虽仰其高明，奈何无由亲炙。自此常将中医各家医书视作良师益友，勤加研读，但终是不得其要，在临床辨证能力和疗效上也鲜有起色，唯恐长此以往，必将沦为医中庸手，滥竽于杏林。

后机缘巧合，余有幸随韩老师学习，并蒙不弃，纳为门人，成为其学术经验传承人，始得窥其门墙。跟师期间，亲见其运用中医治疗各种皮肤病症，得心应手，效验宏丰，患家蜂至。同时，深感老师为人平正谦和，又不失风趣；勤求古训，而师古不泥；博采众妙，而自成一家；积学敏思，而能笔耕不辍；攻难克顽，常乐而不疲；躬行慎思，终能发明新说，创制新药。对于后学言传身教，循循善诱，微言大义，毫无保留；对于医界中钻营嗜利之徒每赫然痛斥；对于来诊患者，无问贵贱，视若一等。诊查病情，周详入微，处判方药，注重实效。解答患者疑问，叮嘱其用药方法，日常注意事项等，不厌其烦。还常刊印赠阅皮肤健康科普书籍，以便患者提高保健意识，避免盲目治疗。至此可知，韩老师能被推为陕西省中医院皮肤科一代宗师，又堪称中医皮肤界临床大家、皮肤病长安流派之中流砥柱，当自有其缘由。

侍诊以来，余将跟师所得，随手记录，上下考证，溯本求源，反复领会其中奥妙，又蒙韩老师耳提面命，常能豁然而有所悟，自许医道有增，渐窥堂奥。在独立临床时，余常将跟师所学验于临床，辄能屡屡中病，疗效超乎以往，乃知韩老师审证用药慧眼独具，法度井然，令后学耳目一新。今不揣浅陋，爰将恩师临证经验结合跟师所得整理成册，以资同道临证借鉴。

在本书编写期间，承蒙韩世荣老师、闫小宁主任审阅指导，并得到诸同道倾心协助，谨此致谢！

李宁

2020 年 10 月

前　言

韩世荣主任医师系陕西名中医，陕西省名老中医药专家学术经验继承指导老师。从事中医皮肤性病临床诊疗研究工作50余载，治学严谨、勤求博采，善记精思，学验俱丰，著作等身，又能言传身教，提携晚进。他擅长治疗各种常见皮肤病症，尤其对硬皮病、银屑病、神经性皮炎、白塞综合征、黄褐斑、荨麻疹、过敏性紫癜、痤疮、带状疱疹、扁平苔藓等皮肤顽症及性传播疾病有独特的治疗经验，其论病常有精妙之言，用药每有独到之处，愈疾屡起重疾沉疴，在当代中医皮肤病学界中享有很高声望。

在临床实践中，韩老师善于研究总结，积累了许多宝贵的经验，创制许多行之有效的皮肤病专病专方，常用的经验方有半枝莲方、消风汤、丹栀消风汤、荆防止痒汤、桂枝玉屏风汤等；中成药如治疗硬皮病的软皮丸、治疗脱发的新生发丸、治疗银屑病的银屑平及愈银片、治疗白癜风的白癜康Ⅱ号及白癜康Ⅲ号和萍香丸、治疗痤疮的痤疮灵丸、治疗过敏性皮肤病的祛风抗敏丸、治疗神经性皮炎的蒺藜丸、治疗黄褐斑的祛斑玉容丸、治疗带状疱疹后遗神经痛的止痛四合汤；治疗各种疣的祛疣三合汤等；外用制剂如软皮热敷散、软皮膏、生地榆方、疤痕软坚散、溻洗散、生发水、白斑一擦净、五味洗剂以及牛皮癣软膏等等，用之临床鲜有不验者。

本书从学术思想、学术经验、专病论治、用药心得、常用方剂、特色疗法、医案选析、医论医话、学术成果等诸方面进行梳理、总结，展示其学术思想及诊疗经验，以资中医皮肤病临床借鉴。全书共分八章，第一、二章着重介绍其临床重要的学术思想和经验；第三章为部分常见皮肤病的分型论治、遣方用药经验，并辅以典型案例分析；第四、五章介绍其临床特色用药、药对和经验方；第六章为临床常用的特色疗法、适应病症以及注意事项等；第七、八章为医案、医话部分，充分展示其临床辨证立法、选方用药方面的经验，还收录韩老师及其学生发表的部分学术论文。

由于水平有限，对于韩老师的学术思想和临床经验尚未能全面透彻领悟，书中纰漏之处在所难免，尚企同道不吝批评指正。

编者

2020 年 10 月

目录

第一章　学术思想述要

第一节　学术源流……………………………………………1

第二节　医乃仁术……………………………………………2

第三节　衷中参西……………………………………………4

第四节　取象论治……………………………………………9

第二章　学术经验述要

第一节　善护脾胃……………………………………………14

第二节　尚用轻宣……………………………………………17

第三节　除湿法要……………………………………………20

第四节　治病求本……………………………………………29

第五节　治热以温……………………………………………31

第六节　不下复始……………………………………………35

第七节　治必兼养……………………………………………39

第三章　专病论治

第一节　硬皮病………………………………………………44

第二节　银屑病………………………………………………54

第三节　青年痤疮……………………………………………64

第四节　过敏性紫癜…………………………………………71

第五节　带状疱疹……………………………………………78

第六节　斑秃…………………………………………………83

第七节　面部激素依赖性皮炎………………………………89

第八节　皮肤淀粉样变………………………………………93

第九节　湿疹…………………………………………………96

第十节　生殖器疱疹………………………………………101

第十一节 疥疮……………………………………………………105

第十二节 脂溢性脱发………………………………………………109

第十三节 老年性皮肤瘙痒症………………………………………117

第十四节 皮肤垢着病………………………………………………123

第十五节 头部脓肿性穿掘性毛囊周围炎…………………………127

第十六节 红斑狼疮…………………………………………………133

第十七节 结节性红斑………………………………………………139

第十八节 黄褐斑……………………………………………………142

第四章 用药心得

第一节 特色用药……………………………………………………149

一、半枝莲 /149　　　　　　　十、蛇床子 /158

二、蜈蚣 /150　　　　　　　　十一、水蛭 /159

三、白茅根 /151　　　　　　　十二、白鲜皮 /160

四、地肤子 /152　　　　　　　十三、蒲公英 /161

五、浙贝母 /154　　　　　　　十四、苦参 /163

六、制马钱子 /155　　　　　　十五、青蒿 /165

七、蝉蜕 /156　　　　　　　　十六、海浮石 /166

八、浮萍 /156　　　　　　　　十七、穿山甲 /167

九、合欢皮 /158　　　　　　　十八、荷叶 /169

第二节 常用药对……………………………………………………170

一、地肤子与蝉蜕 /170　　　　七、地肤子与白鲜皮 /174

二、地骨皮与青蒿 /171　　　　八、荆芥与防风 /175

三、黄芪与浮萍 /171　　　　　九、制何首乌与白蒺藜 /176

四、珍珠母与龙齿 /172　　　　十、蒲公英与连翘 /176

五、山豆根与威灵仙 /173　　　十一、桂枝与细辛 /176

六、女贞子与旱莲草 /174

第三节 常用角药……………………………………………………177

一、白花蛇舌草 丹参 生山楂 /177　　三、安神三药 /179

二、茯苓 泽泻 薏苡仁 /178　　　　　四、寒证三药 /179

第四节　常用群药·······················180

一、降火四味 /180　　　　　三、止血群炭 /181

二、软坚五味 /180　　　　　四、白斑专药 /181

第五章　常用方剂

第一节　内服方剂·······················182

一、半枝莲方 /182　　　　　七、温阳活血通痹汤 /188

二、消风汤 /183　　　　　　八、当归饮子 /189

三、凉血四物汤 /184　　　　九、当归四逆汤 /190

四、丹栀消风汤 /186　　　　十、芍药止痛汤 /191

五、荆防止痒汤 /187　　　　十一、桂枝玉屏风汤 /192

六、消疣三合汤 /187　　　　十二、大黄䗪虫丸 /194

第二节　外用方剂·······················195

一、生地榆方 /195　　　　　五、白马洗剂 /197

二、软皮热敷散 /196　　　　六、头屑洗方 /198

三、溻洗散 /197　　　　　　七、双花洗剂 /198

四、疤痕软坚散 /197　　　　八、归元散 /198

第三节　效方拾遗·······················199

一、小儿荨麻疹效方 /199　　六、鼠妇膏 /202

二、鼻炎方 /199　　　　　　七、软皮丸 /203

三、苓术散 /200　　　　　　八、软皮膏 /203

四、五生止衄汤 /201　　　　九、溃疡散 /203

五、消银汤 /201

第六章　特色疗法

一、软皮热敷散热敷疗法治疗硬皮病 ···············205

二、溻洗散外洗疗法治疗湿疹、皮炎、足癣 ···········205

三、疤痕软坚散贴敷疗法治疗疤痕疙瘩 ·············205

四、牛皮癣软膏外涂治疗银屑病 ·················206

五、鼠妇浆贴敷疗法治疗各种疣 ·················206

六、中药封脐疗法治疗过敏性皮肤病 …………………… 206

七、割耳疗法治疗银屑病、白癜风 …………………… 207

八、耳尖放血疗法治疗银屑病、痤疮、毛囊炎 …………… 207

九、围刺疗法治疗局限性硬皮病 …………………… 208

十、面部刮斑法治疗黄褐斑 …………………… 209

十一、面部微针针刺疗法治疗黄褐斑 …………………… 209

十二、针刺、水针、耳穴压籽疗法治疗黄褐斑 ………… 210

十三、火针疗法 …………………… 210

第七章 医案选析

系统性硬皮病 …………………… 212

网状黏蛋白血症 …………………… 213

皮肤淀粉样变 …………………… 214

蕈样肉芽肿 …………………… 215

肉化石案 …………………… 217

聚合型痤疮 …………………… 218

小儿寻常型银屑病 …………………… 219

扁平苔藓 …………………… 221

成人水痘 …………………… 222

白塞综合征 …………………… 223

阴虱 …………………… 224

疥疮合并阴囊结节 …………………… 225

阴囊湿疹合并睾丸炎 …………………… 226

皲裂型湿疹 …………………… 227

玫瑰糠疹 …………………… 229

脂溢性皮炎 …………………… 230

神经性头痛 …………………… 231

第八章 医论医话

第一节 医理篇 …………………… 233

一、对"和"字的理解与体会 …………………… 233

二、中医在皮肤治疗中的优势浅谈 ·················· 234

三、瘙痒并非尽由风 ····························· 235

四、皮肤多热病 ··························· 237

第二节　论病篇 ······························· 238

一、皮痹无热证略论 ·························· 238

二、硬皮病治疗体会 ·························· 241

三、小儿银屑病琐谈 ·························· 242

四、皮肤顽症辨证"八字真言" ················ 244

五、把握病机是取效的关键 ···················· 246

六、止痒方药大略 ··························· 246

七、皮肤病治痰法浅议 ························ 247

第三节　方药篇 ····························· 250

一、如意金黄散的临床应用体会 ················ 250

二、特殊中草药的使用技巧 ···················· 254

三、活血化瘀药的运用 ························ 259

四、引经药临证选择 ·························· 262

五、花类药应用举隅 ·························· 265

六、藿香、佩兰治口臭 ························ 267

七、黄豆芽治疣 ····························· 268

八、正确认识药物的不良反应 ················· 268

第四节　杂谈 ······························· 272

一、文以载道，儒可通术，医无儒不精 ············ 272

二、学中医一靠悟性，二靠思维 ················ 273

三、良医还要好药材 ·························· 274

第五节　论文集萃 ··························· 275

独特的"一火二丹"炼制技术 ················· 275

成振江临床经验 ····························· 277

董永丰临床经验 ····························· 283

热敷药外用治疗局限性硬皮病 81 例 ············· 290

桂枝玉屏风汤治疗慢性荨麻疹 50 例 ············· 292

新生发丸治疗脱发 90 例 ………………………………… 293

中药治疗硬皮病 100 例观察 ……………………………… 295

白癜康Ⅲ号治疗白癜风 178 例小结 ……………………… 296

《千金方》用松脂治疗"癞病"的启示 …………………… 298

狐惑病诊治探赜 …………………………………………… 302

一代宗师——忆回族医家赵炳南先生 …………………… 305

脱发的中医治疗 …………………………………………… 309

运用血府逐瘀汤临床治验一得 …………………………… 314

韩世荣治疗黄褐斑的经验 ………………………………… 317

韩世荣名中医治疗白塞综合征的经验 …………………… 321

韩世荣主任医师应用通络法治疗硬皮病经验 …………… 323

韩世荣教授运用"上者上之"法治疗皮肤病举隅 ……… 327

附录　韩世荣学术成果 …………………………………… 332

参考文献 …………………………………………………… 337

第一章　学术思想述要

第一节　学术源流

　　韩世荣老师出生于陕西省汉中市洋县，早年投师当地名医高有哲。他跟师临证期间，刻苦精进，钻研记诵中医经典方药书籍，受到高师治病求本、和谐统一的辨治思想以及高有哲同事黄居安扶阳理论的熏染，为其后多年的基层临床诊疗实践乃至皮肤病诊疗学术思想的形成奠定了坚实基础。

　　韩老师此后在陕西中医学院（现为陕西中医药大学）系统学习中医理论，并进入陕西省中医院参加皮肤病临床工作。在此期间，先后参加了皮肤性病、高级激光、"四大经典"学习班，并跟随陕西皮肤界泰斗刘树德教授，以及西安交通大学、全国知名中西医结合皮肤病专家徐汉卿教授等深入系统学习皮肤性病的诊疗经验；还师从陕西名老中医、疮疡外科名家成振江，独得其"一火二丹术"之真传，使这一绝技代有传人。韩老师将成老师的学术经验整理后发表在《陕西省名老中医经验荟萃·第五辑》；1998 年，他投师陕西省第二批中医药专家董永丰老师，成为其学术经验继承人，将其临证经验整理成篇，先后发表于《陕西中医》《中医研究》等杂志；2005 年，整理完成董老先生的学术经验，汇编于《陕西省名老中医经验荟萃·第六辑》，颇能有鉴于临床。

　　在 50 多年的临床实践中，韩老师"勤求古训，博采众方"，融会贯通，逐渐形成其特有的皮肤病学术思想和诊疗特色。诊务之暇，笔耕不辍，将自己及古今医家在皮肤病临证中的宝贵经验，挖掘发挥，汇集整理，付梓行世，以利后学，先后发表学术论文 80 余篇，编著和参编医学书籍近 30 种。多年来，前来韩老师处学习的学生、进修医生以及研究生络绎不绝，在带教中，韩老师对求学者总是能有问必答，言谈平和风趣，讲解深入浅出，将其平生所学毫无保留地传授给后学，深得学生爱戴。作为陕西名老中医传承导师，2012 年、2014 年，韩老师先后将赵连浩、马科党、李美红、李宁等收为其学术经验继承人，并指导传承人编辑整理临证经验及皮肤病专辑多部，完成发表学术论文 10 余篇；2014 年成立陕西名老中医学术经验传承工作室，并逐渐形成一定规模的学术和临床研究团队，为其创建皮肤病"成氏医学长安流派"奠定了基础。

　　皮肤病"成氏医学长安流派"，重视临床实效，在皮肤病的理论研究、诊疗方法、护理预防等方面均有独到见述，因其具有相对特定的地域性，且在诊疗的疾病的范围，与其他地域相较，具有一定的特殊性，加之其学术渊源有别于其他医家，在临床学术观点及诊疗方法上具有一定的特色，故能自成一家。然而该学派的形成并非标新立异，徒务虚名，而是在中医基础理论指导下，忠实于中医的整体观念和辨证论治体系，进行中医皮肤病临床诊疗实践。临床中注重参照现代西医对皮肤病的诊断命名以及药理、诊疗技术的研究成果，既有利于明确诊断病情和临床观察研究总结经验，也便于将临床医家相互交流和推广经验，最终有利于临床，服务患者。

第二节　医乃仁术

皮肤位居一身之表，通过经络内连脏腑，赖卫气营血以及津液正常布散温养，方得发挥卫外的功能。若患者禀赋素弱，加之后天调摄失度，如饮食失节、起居不慎、情志失和等，则可致脏腑气血经脉功能失调，变生痰湿瘀热等邪气，外发肌肤。或由于正气不足，外染六淫、疫毒、虫毒等；或因禀赋不耐，为药毒、漆毒等所伤；或因摄食动风之品；或为水火、虫蛇、利器所伤等等，均可引发诸多皮肤病变。皮肤病病因复杂多样，皮肤病症又常错综复杂，且每多顽难重症，虽多方治疗，却往往收效甚微，难以治愈，反复发作，常令患者身心俱痛。当此之时，韩老师常借《灵枢·九针十二原》中所云"疾虽久，犹可毕也。言不可治者，未得其术也"之语，勉励后学，作为医者，必当首重医术，对患者宜潜心救治，临证又当详审细辨，用药需据证进退，方能使皮肤顽疾尽早得以康复。就"术"而言，其意略说有二：即仁术与学术。其中仁术为本，学术为标。

一、仁术为本

仁者爱人。医乃仁术，医道即医术，又是心术。医者临证，宜"发大慈恻隐之心、誓愿普救含灵之苦"，而不当于名利中孜孜汲汲。许多皮肤病，在辨证以及选方用药无误的情况下，却仍然屡治乏效，无效甚或加重病情，当此之时，医者则应积极寻求更为有效的治疗手段，以期迅速治愈疾病，而不是束手无为，任由发展。韩老师谆谆告诫后学："对于顽固难治的皮肤病，医生就是要千方百计地想办法，为患者解除病苦。"

韩老师为此编辑《皮肤病图解手册》《常见皮肤病防治300问》（该书获陕西省2016年优秀科普读物三等奖）等皮肤病通俗读物，深入浅出地传授皮肤病防治知识，指导临床医生及患者用药。对医疗行业存在的"某某系""激素医生"

等现象，韩老师常甚为担忧，每遇病情深重，辗转求治者，或者被误用"激素"等药物而致病情愈演愈烈的患者，韩老师每能为其耐心讲解病情，疏导患者，重建治愈疾病的信心，或赠阅相关书籍，以提高对疾病的正确认识，并提醒患者对医疗行业的不良现象善加甄别，以免上当受骗。还曾多次谢绝某些私营医院"高薪"邀请，认为医者不仅应做好自己的本分工作，还要对于改善社会医疗风气的职责有一份担当。

对于大处方用药，医界向来诟病不断。韩老师常言："药过十八味，大夫没主意。"皮肤病往往多为痼疾，病情复杂，医者临证，应细加辨证，多方权衡，抓住疾病的主要矛盾，临证用药，当如遣将用兵，贵在精专，总以中病为要，而最忌辨证不清，采用"广络原野"战术，处方杂芜，面面俱到，以期侥幸中病；更不可罔顾患者病苦，以大处方谋取眼前私利。否则，对患者而言，不仅会带来一定的经济负担，又可能造成不必要的药物不良反应；对医生而言，更不利于其临床辨证施治经验的总结和提高。

韩老师不仅是一位中医皮肤界的临床大家，而且为人平和，谦虚谨慎，实事求是；诊治疾病，不论亲疏，也不论地位贵贱，都一视同仁，竭尽所能，耐心诊察，缜密分析，用药简练；对于患者，特别是身染重疾，家境偏于贫寒者，常生怜悯之情，若患者无钱取药时，他常会解囊相助，帮患者解除困厄，故而深得患者信赖，求诊者遍及全国，乃至国外患者也漂洋过海前来就医。仁心操术，事例不胜枚举。

二、学术为标

中医学博大精深，学习中医必须要"勤求古训，博采众方"，是为登堂入室的不二门径。在深入系统学习《内经》《难经》以及《伤寒论》等中医经典的同时，还要涉猎历代医家的著述，潜心钻研汲取中医基础理论知识，领悟其中精髓，方能指导临床实践。切不可自满于现状，故步自封，所谓："吾生也有涯，而知也无涯。"在临床中遇到疑难问题时，又要勤于思考，不耻下问，善于分析总结，从而完善和丰富自己的诊疗经验。

韩老师曾言"文为基，医为楼"，认为中医古籍的文体是文言文，不仅数量之大浩如烟海，而且时代久远，晦涩难懂。要学习古代医学典籍，继承前人经验，透彻领悟其理论实践的精髓，就必须先从学"文"入手，广泛涉猎古代汉语、哲学、天文历法等方面的知识，以及中国古代文化典籍，特别是《易经》《道德经》等经典，为学习和理解中医学理论打好深厚基础。举例而言，《伤寒论》为辨证论治的巨著，为"万世群方之祖"，而在行文时又言简意赅，如严器之所言："其言精而奥，其法简而详。"这常令现代中医的初学者望而却步，而学习研究其文法特点，则是"打开仲景宝藏秘密之钥匙"。

在学习中，又必须善于选择，去芜存菁，以利于提高，而少走弯路。韩老师常言："交友要交良友，读书要读善本"，提醒后学，学医要精读书，读好书。在带教过程中常为学生推荐相关书籍以利于提高中医皮肤病临床辨治水平，如《外科正宗》《医宗金鉴·外科心法要诀》《十药神书》《石室秘录》等。

对当代中医临床各家，特别是在中医皮肤病学方面较有影响的医家，如禤国维、欧阳恒、徐宜厚、杨志波、艾儒棣等，韩老师常能对其诊疗特色多有赞赏，并推荐学生读其相关的著作，将其诊疗经验借鉴于临床。

子曰："学而不思则罔，思而不学则殆。"现代中医学者在勤求博采的同时，应善于领悟各家精妙之处，将其融会贯通，自成一体。在临床实践中，还应在中医基础理论的指导下，善于分析和研究各种皮肤病症，灵活地运用中医理论详审细辨，审慎调药，所谓"三折肱为良医"，而不为即有思维定势或现代西医的诊疗模式所束缚。医者只有在临床实践中不断地加以学习、思考和总结，才能逐渐提升医"术"，诚如程子所云："博学、审问、慎思、明辨、笃行五者，废其一，非学也。"

韩老师以为，为医必当精于医术，仁术与学术并重，而后方可为医，如明代裴一中《言医·序》中说："学不贯今古，识不通天人，才不近仙，心不近佛者，宁耕田织布取衣食耳，断不可作医以误世！医故神圣之业，非后世读书未成，生计未就，择术而居之具也。是必慧有夙因，念有专功，穷致天人之理，精思竭虑于古今之书，而后可言医。"在医术之中，仁术是提高学术的原动力，并为学术指明方向；而学术则始终以仁术为中心，又是仁术的具体体现，医者若能将两者融为一体，则或可不远于道而得其"术"，并造福于一方，而《内经》所言"疾虽久，犹可毕也"之语，也将不再成为高不可及之虚语。

第三节　衷中参西

一、发展中医，先要继承

中医学博大精深，源远流长，其所以能够为后世传承发扬，并于现代西医学比翼生辉，出神入化立于不败之地，就在于临证中掌握了辨证论治这一制胜法宝。刘渡舟先生曾说，辨证论治的开山是张仲景，后世医家如晋之王叔和，唐之孙思邈，金元四家，清之叶、吴等人，无不服膺仲景之学，而后方能有所建树。从《伤寒论》中就可以看出，仲景能够"勤求古训，博采众方"，在当时情况下，已经可以从千百种中草药中，严格地选择最有效的药味，确定最适当的剂量，组成具有最高疗效的经方，具有规范性、标准性、科学性和实践性的特点，这在其他医学之中很难做到。可见中医本来就是科学，中医学是以人为研究对象，以广阔的天地为实验室，数千年积淀的理论为指导，历经临床实践积累和反复验证而形成的。

反观当今中医学界，韩老师认为，许多中医学者，对于中医的理论尚且没有很好地继承，按照西方医学思路研究中医，过分地强调在实验室里大搞科学实验，妄谈发展弘扬，甚或另起炉灶，脱离了中医整体观念、辨证论治的精神。其实对于中医，只要你会辨证，会去运用，就有疗效。例如治疗剥脱性唇炎时，西医往往会补充维生素，外用激素类，甚至他克莫司等药膏治疗，疗效谈不上满意。而按照中医理论，唇为脾之华，口唇潮红干裂、脱皮等症状是由胃火过盛，久耗脾之阴液，唇口不荣所致，治疗时按照中医临床经验，"实则阳明，虚则太阴"，以清胃散合玉女煎化裁，养胃阴，清胃火，就能达到养脾阴、濡唇燥的目的，从而取得长期而良好的疗效。

二、持经达变，中西互参

中医学是一座伟大的医学宝藏，从发展历程来看，与现代西医学不同，西医学的理论知识是在不断自我否定中发展的，中医学则已经具有其完善系统的理论体系，并累经临床实践检验，传承至今。中医学者应该以谦逊科学的态度，对前人积累的临床经验加以发掘整理，去伪存真，继承发扬，并运用于中医临床实践中。同时，也不能否认，随着现代科学的发展，西医在诊疗技术上也发生了翻天覆地的革新，为现代社会所普遍认可。需要提出的是，中医与西医固然各有其形成的社会文化背景，理论体系迥然不同，临床诊疗及研究方法各有所异，且各有所长，也各有所短，但两者均以患者康复保健为终极目的，不应相互排斥。

在多年的临床实践中，韩老师始终立足于中医，参照西医，将中西医诊断、研究和治疗的不同方法，有机地结合在一起，并通过临床的反复实践，加以总结完善，进行优势互补。强调临床上应借鉴现代西医学对皮肤病的命名体系、诊疗方法、药理研究等，以完善中医临床检查诊断的手段，提高中医临床用药的疗效，降低不良反应，在实践中积累了许多宝贵的经验，可资后学借鉴。

1. 皮肤病命名

中医皮肤病学，是在历代医家临床实践和民间医疗活动中，不断地总结积累而逐渐形成的，对这些理论经验进行深入学习和整理，是提高临床疗效的根本，值得重视和研究。在对疾病的命名上，由于历代医家辈出，著述众多，时代有先后，地域分南北，称谓各不同。所述病名混杂，往往存在一病多名，或多病一名等现象。如中医的天疱疮，可包括西医的各型天疱疮、大疱性天疱疮、疱疹性天疱疮、疱疹样皮炎、瘢痕性类天疱疮等多种疱疹性皮肤病。又如西医的湿疹，由于发病病因、部位及发展阶段等不同，在中医上的命名则有旋耳疮、湿毒疮、浸淫疮、胎疮、眉疮、掌心疮、奶癣、下注疮等。更有医家在医籍中记述的医案，也存在病情描述上语焉不详，诊断上不明所指，甚至记述症状与病名不符，不利于后学研究学习。

中医皮肤病名称有 1000 多种，能与现代皮肤病名对应的则仅有 200 余种，易使学习者在学习中医文献时，不知其所治何病，无所适从。韩老师认为：现代西医皮肤病学，已经形成了较为科学的分类方法和统一的诊断标准，并为学界所公认。为了便于皮肤病学科的学术交流和发展，在中医皮肤病临床上，如果能够利用现代皮肤病的分类和命名方法，有助于厘清和整理文献记述，不仅有利于传承，更利于中医的临床经验有效总结和交流。

2. 皮肤病诊断

中西医是完全不同的医疗理论体系，中医的优势在于辨证，西医的优势在于辨病；中医是以人为对象，以宏观（人体的整体观、人与自然的统一）研究为主。中医皮肤病，经历各个时代医家的不断实践和总结，对于一些典型的皮肤病症，在描述和诊断上，积累了非常丰富的临床经验，值得进一步整理和发掘。相对而言，西医对于皮肤病的临床表现、临床诊断、鉴别诊断、实验室及病理诊断，则往往相对更为系统全面。这就要求中医医生在学习和掌握中医诊断的同时，还需充分重视西医的诊断方法，以扩展中医四诊的范围。

经过多年临床实践，韩老师认为，借鉴现代西医学的诊断手段，能够扩展和丰富中医四诊内容，有助于中医对疾病性质的认识，帮助确定诊断，判断病情的轻重以及预后，也有助于确定合理的治疗、用药方法以及用药疗程，避免了盲目治疗，或者延误治疗时机，也便于中医各家进行临床经验的总结和相互交流。例如，对于某些疑难病症，如自身免疫性皮肤病、皮肤肿瘤等，常常还要经过西医实验室诊断及病理诊断方能确诊；某些皮肤病往往会引发系统病变，但在早期却并无明显的体征可供参考，通过传统中医四诊的方法无法排除。如过敏性紫癜是否出现肾脏损害，硬皮病有无食管、肺、心、肝等系统损害等等，必须借助现代西医的检查技术进一步深入分析；某些皮肤病症如老年性皮肤瘙痒症，往往通过西医检查排除是否合并肿瘤、肝胆疾病、糖尿病等等。

3. 皮肤病治疗

中西医结合的目的是服务于临床，更好地发挥中医辨证论治的优势。由于中西医研究的侧重点不同，在临床治疗疾病时必然会有其各自的特点。韩老师指出："中西医结合，不是用点中药再吃点西药，是选择二者各自的优势，要采取西医诊断、中医治疗，达到优势互补的目的。如硬皮病、银屑病、冻疮等中医治疗效果好，就以中医治疗为主；癣类、梅毒、非淋菌性尿道炎西医治疗效果好就选择西药治疗；红斑狼疮、天疱疮类皮肤病处于进展期且症状比较严重者，应当中西医结合治疗，待病情稳定后用中药巩固疗效，这样既减少了西药的副作用，又提高了临床效果。""治疗上，中医是对人，西医是对病。中医从整体把握，根据辨证分析用药，同一种病，辨证的结果不同，则选用不同的方药，即病同药不同，即同病异治；不同的病如果病机相同，那么，治疗方法、使用药物相同，即异病同治。而西医从微观把握病情，无论人的体质、节气等情况是否存在差异，只要所患疾病相同，就用相同的药物，即病同则药同。"临床治疗上，则需要借鉴现代西医所具备的诊疗优势，与中医辨证论治有机地结合起来，方能更好地提高临床治疗效果。

三、相互为用，提高疗效

中医皮肤病学者应对现代西医进行充分学习，发挥中西医学所长，服务于临床实践。在临床上，韩老师常将两者有机结合，运用于临床之中，以期提高临床疗效，具体表现在以下几方面。

1. 参考现代药理学

皮肤科临床上，利用中药的现代药理学研究成果，常会使某些皮肤疾病的治疗，在选用中药时更具有针对性。如油性脂溢性脱发、痤疮伴皮脂溢出过多等，往往与雄性激素升高有关，治疗时可以辨证地伍入丹参、白花蛇舌草等能够抑制雄性激素分泌的药物，从而减少油脂分泌；疣类、水痘、风疹、手足口病、疱疹类等皮肤疾病的发生，往往与病毒感染有关，治疗时可在辨证选方的基础上，伍入具有抗病毒作用的中药，如板蓝根、大青叶、金银花、薏苡仁等。再如，青蒿、茵陈、绿豆、地骨皮等具有抗光敏作用，故针对某些因日光照射诱发或遇日晒病情加重的皮肤病，如盘状红斑狼疮、晒伤、光敏性药疹、慢性光化性皮炎、烟酸缺乏症、黄褐斑、酒皶样皮炎、面部激素依赖性皮炎等，韩老师常喜欢在辨证方药中配伍使用；而对白芷、补骨脂、羌活等光敏药物则主张避免运用。

但在选用这些药物时，又不可过分依赖药理研究，还需根据中医诊断辨证地选用。

2. 借鉴西医有效疗法

随着现代医学技术的迅速发展，对于很多皮肤病症，运用西医治疗方法往往都会取得较为满意的临床疗效。在中医辨证治疗的同时，韩老师常以患者为本，不排斥运用西医的治疗手段，以迅速缓解或消除病情。韩老师常道："西医确实行之有效的治疗方法，我们为什么不可以拿来应用？"如治疗白癜风、银屑病等病变，运用紫外线照射等方法治疗，对于皮损的迅速恢复往往会有积极的作用；尖锐湿疣、寻常疣等可运用二氧化碳激光等物理方法治疗；而对股癣、甲癣、汗斑等真菌性皮肤病，既可根据情况外用中药，也可以单独应用抗真菌药膏，或两者同用；对于脓癣、深部真菌病变等，则可配合服用相应的抗真菌药物，以促进病情迅速恢复。

对于发病急骤、病情危重的皮肤病症，如重症多形性红斑、大疱性表皮松解型药疹等，应该发挥西医优势，首先稳定和恢复患者生命体征，即先留人再治病；而对于慢性病变，病情较重的，如红皮病型银屑病、系统性红斑狼疮等，可先以中西医结合治疗，待病情稳定后，逐渐过渡到以中医为主巩固疗效。

3. 结合西医诊断用药

中医对疾病的辨证偏重宏观临床表现，对微观病理改变认识不足。随着现代科学技术的进步，西医临床检查诊断技术也有了快速的发展，提高了对疾病诊断的准确性。中医若能对其善加利用，则可以延伸和丰富中医四诊的内容，有助于疾病的诊断、预后、证候分析以及选方用药、用药疗程等。还可尽早发现一些"无症可辨"的病理变化，从而有效地避免了对疾病治疗的延误。如对于硬皮病，在进行临床诊断后，还常须进行病理检查、免疫全套分析等进行确诊，并对食管、心、肺等进行相应的检查，以确定是否伴有内脏器官的损害，参考这些诊断结果，常会使治疗更具有针对性，如伴有食管损害者，常伍入枳壳、壁虎等药，以理气化痰、通络散结；伴有肺纤维化者，即配伍海浮石、白芥子等品以软坚化痰、利气通络。再如对于过敏性紫癜，通过对尿液的检测，可判断是否合并肾脏的损伤，若尿隐血阳性，常辨为血热，方中可加入三七、旱莲草、仙鹤草，阴虚较甚者加鳖甲、龟甲等；尿中有蛋白者，辨为气虚，可伍入党参、白术、黄芪等健脾益气之品，伴有肾阳虚症状者，则加仙灵脾、巴戟天等，临床每获良效。

4. 发挥中医辨证优势

西医虽然在诊断治疗及临床研究等方面都有着很多优势，然而也并非尽善尽美。"对某些诊断和病因病机明确的皮肤病，西医往往会有很有效的治疗方法，而对于某些病因病机还没有完全明确的，治疗时则往往疗效欠佳或束手无策。"

对于很多常见病，中医积累了丰富的临床经验，尤其是对于某些西医临床疗效较差的病症，如慢性荨麻疹，单用中药治疗，或配合自血疗法及封脐、火罐、针灸、穴位注射、埋线等中医特色疗法，常会获得满意疗效。对于某些西医尚不能迅速确诊或病因病机不明的病症，常常也可以通过中医辨证论治达到治愈的目的，彰显了中医临证的独特魅力。

对某些皮肤病症，如银屑病、红斑狼疮、过敏性紫癜、硬皮病等，西医临床上，仍然普遍存在盲目滥用激素或免疫抑制剂等治疗的情况，韩老师对此则多不予苟同，认为激素等药物的应用，往往会造成不同程度的不良后果，以致旧疾未去，又添新病，使得病情反复难愈，给后期治疗造成很多人为的困难。韩老师经验，"许多难治性银屑病，在接受中医治疗前曾接受过不同程度的西医治疗，如内服阿维 A 胶囊、甲氨蝶呤片或激素等，外用他克莫司药膏，甚至激素类药物治疗"。这些患者在发病初期，若能发挥中医辨证论治的优势，得到正确规范的治疗，多能取得较好的临床疗效，且愈后不易复发。再如局限性硬皮病，单用"软皮热敷散"局部热敷，即可达到治愈的效果。所以，对某些长期应用西药而疗效不佳的病症，更要充分发挥中医中药的优势，以期取得较好的临床疗效。

综上所述，中医学者应以中医理论为本，发挥中医学临床优势，借鉴现代西医学诊疗及研究的成果，取长补短，相互为用，提高治疗效果，推动中医学向前发展。

第四节　取象论治

"取象比类"又称"援物比类""假物象形"等，是我国上古先民研究自然界规律所普遍运用的一种朴素认知方法，是指以两类事物联系比较，总结类似或相同之处，用已知推论未知。

一、取象比类法在中医学应用的渊源

取象比类的思维方法最初源于《易经》。《周易·系辞传》云："援物类推，引而申之，触类而长之，则天下之能事毕矣。"在中医学基础理论形成的过程中，该方法也起到了重要的作用，它是中医的发展限于历史特定条件和认识水平，运用自然规律及社会活动现象推论人体生理规律，总结临床辨治经验的思维方法。《黄帝内经》是中医学的奠基之作，其中就存在着大量关于"取象比类"的论述。《素问·示从容论》指出："夫圣人之治病，循法守度，援物比类，化之冥冥，循上及下，何必守圣……不引比类，是知不明也。"《素问·五脏生成论》也说："五脏之象可以类推。"《素问·五运行大论篇》则提出："天地阴阳者，不以数推，以象之谓也。"

自古以来，"取象比类"作为一种逻辑思维方法在中医学广泛运用着，是中医学的鲜明特征，同时，也是中医理论实践创新的重要方法，在中医药学的发展过程中发挥了重大作用。宋张杲《医说》云："古今论病，多取象比类。"因此有学者认为"没有取象比类就没有中医学"。

二、取象比类法在皮肤病临床中的应用

韩老师认为取象比类是中医的精髓所在，该法渗透于中医疾病命名、四诊辨证、病因病机、治则治法以及中药功效等诸多方面，常常使临床辨治别开生面。

1. 确定病变命名

在中医皮肤病命名上，也常根据皮疹的形态、部位等特点运用取象比类的方法进行诊断命名。如皮肤迅速变赤、状如丹涂脂染的"丹毒"，皮疹发生于面部两颧、形如蝴蝶且呈红色之象的"红蝴蝶疮"，小腿部多个结节沿腿部血管排列的"瓜藤缠"，以及疮起攻窜作痛且状如蛇形的"蛇串疮"等。其他如水痘、黄水疮、臁疮、鬼舔头、蝼蛄疖、蚂蚁窝、白癜风、蛇头疔、对口疮等等，也都为取象比类的方法命名的结果。

2. 类推病因病机

《内经》按照"人与天地相应""阴阳五行"以及"经络学说"等思想将人体自身，以及人与社会和自然界联系为一个有机的整体，极大地丰富了中医探究人体生理病理及辨治内容。韩老师认为，皮肤居于人身之表，而为一身之藩篱，皮肤病症的产生，内则与五脏、七情、饮食五味等相关，外则与六淫、气候、环境等密切相关，故通过取象比类的方法，常常能够较容易地推知其发病的原因和机制。

如自然界中，五行之中，土能制水，水失土掩则横行肆虐，而在五脏，脾为土脏，脾虚生湿；凡置阴雨之时，或阴暗、低洼、闭塞之所，则常湿气氤氲，比之于人，则湿邪留恋之处，常有脾阳郁遏之机，症见脘腹胀满、肌肤肿胀、便溏少尿等，如《素问·至真要大论篇》所说："诸湿肿满，皆属于脾。"《周易·乾》曰："同声相应，同气相求。"内外湿邪均属阴邪，内湿即生，则易与外湿相招，抟结肌肤而发为皮肤病症；湿性重浊黏腻，湿性趋下，故可推知湿邪伤人易袭阴位，临床凡见皮肤病变在身半以下或四肢末端，病情缠绵难愈，或伴有头重如裹、身体困重等患者，每多湿邪为患，如《素问·太阴阳明论》云："伤于湿者，下先受之。"水满则溢，湿邪偏盛，外渗肌肤而见肌肤肿胀、水疱、渗液、痂皮厚浊、鳞屑污秽以及皮肤多油等症；湿浊上泛，现于舌则见舌体胖大，边有齿痕，苔白或腻，如此等等，不一而足，均可通过取象比类法而互推因果。

《灵枢·本脏》说："视其外应，以知其内脏，则知所病矣。"《望诊遵经·五色相应提纲》亦云："尝考《内经》诊法，以五色行于外，五脏应于内，犹根本之与枝叶也。"韩老师认为，皮肤病常形于表而多源于内，通过观察皮肤黏膜以及毛发等的异常，常常即可推知其相应的内在病变。如脾开窍于口，推知口唇病变常与脾胃运化失常有关。

3. 制定治则治法

《素问·阴阳应象大论》云："故治不法天之纪，不用地之理，则灾害至矣。"明确强调中医的治法确立需要进行同自然界事物运动取象比类的过程。在《内经》基于取象比类的思维方法记述了许多朴素而经典的治法，如"因其轻而扬之，因其重而减之，因其衰而彰之"等。经后世医家的不断发展，创立了"提壶揭盖""增水行舟""围师必阙""釜底抽薪""扬汤止沸""欲求南风，需开北牖"等治法，丰富了中医的临床治疗思路。

临证中，韩老师善于运用取象比类的方法制定治法，颇能启发后学。如针对邪气致病，认为应以祛邪为第一要务，但又强调必须"给邪出路"，使邪去正安。譬若贼匪来犯，当开门逐寇，而不可闭门缉盗。至于如何给邪出路，则当因势利导，常用者有三种途径：汗及二便。其中汗法在皮肤科临床较为常用。韩老师谨崇"其在皮者，汗而发之"之意。临证见风寒或风寒湿邪袭表者，每以麻黄、桂枝之辛温宣散，大开鬼门；表风热郁表者，辄以金银花、连翘、浮萍辛凉轻清，发散透表。若病久邪气深入，瘀结脉络，致去路不畅，则宜活血散瘀、宣通脉络，使邪气易于消除，药如赤芍、丹参，或如川芎、红花，或如威灵仙、忍冬藤，甚或全蝎、蜈蚣等；对于邪气难以速去或去而复至者，若属正虚邪恋者，则攻补兼施，逐邪外出，如我强敌弱，贼自闻风丧胆，不战自溃；若因内外邪气相搏，如贼匪潜伏不去，必是有恃无恐，有险可依，治疗时则当视邪之所依而用药。如无形热邪与有形之痰湿、瘀血、食滞、宿便等邪相搏，则应根据辨证去其有形之邪，使热无所依而易散。

再如，论及阳气的重要性时，韩老师常引用《素问·生气通天论》中"阳气者，若天与日，失其所则折寿而不彰"之语予以论述。在治疗硬皮病、银屑病、冻疮、寒冷性多形性红斑等病，症见喜温恶寒，四肢清冷、小便清长，舌淡苔白、脉沉细微等，辨证属阳虚寒凝者，常用附子、干姜、肉桂、麻黄等温阳散寒，乃取自然界"离照当空，阴霾自散"之意；又取自然界阴阳相生之理，佐养阴之熟地、白芍等，使"阳得阴助而生化无穷"；还常伍以健脾补土之甘草等，则又恰合"灰能伏火"之意，如郑钦安《医理传真》曰："如今之人，将火煽红，而不覆之以灰，虽焰，不久即灭；覆之以灰，火得伏，即可久存。"

4. 阐明药物功用

中医学常运用取象比类法来阐明药物的功效主治。明代李时珍曾说"治胃以胃，以心归心，以血当血，以骨入骨，以髓补髓，以皮治皮"，对后世医家用药思路启发良多。清代医家徐灵胎也说："凡药之用，或取其气，或取其味，或取其色，或取其形，或取其质，或取其性情，或取其所生之时，或取其所生之地，各以所偏而即资之疗疾，故补偏救弊，调各脏腑。"例如，观察到天麻（又名定风草）能在风中独立不摇，故而推论其有息风、定惊之功效；水蛭吸血处每血流不止，故推论本品有活血作用。类似的例子还有很多，可谓俯拾皆是，举不胜举。叶天士"每取虫蚁迅速，飞走诸灵，俾飞者升，走者降，血无凝着，气可宣通，与攻积除坚，徒入脏腑者有间。"并"借虫蚁血中搜逐，以攻通邪结"，运用"虫蚁搜剔法"治疗"其初在经在气，久则入络入血"的中风，为后世所推崇。近代皮肤科医家如赵炳南创制的多皮饮、凉血五花汤、白驳丸等经验方，将以皮治皮、以搔止搔、以色治色等经典中医皮肤科取类比象思维运用于临床诊疗中治疗皮肤病，当代中医皮肤科临床家欧阳恒、艾儒棣等对此也颇有发挥，丰富了皮肤病的用药思路。

韩老师在临床上对以上用药思路也颇为赞同且多有阐发。如临证常以药物质地，推知其功用，如黄芩生长年久而中枯者为枯芩，善上清肺热，而生长岁短中实者为子芩，善清泻胃肠；白茅根虽属根茎类药物，但因其中空质地轻扬，性味甘凉，气味具薄，故知其性善上行而治头面风热之症。植物之花叶轻扬，易升易散，而多通利，其中花药为植物之精华，质轻上行，善去头面诸邪而怡荣养颜，如五花（菊花、红花、玫瑰花、凌霄花、鸡冠花）善治疗面部黄褐斑及痘印等；枝干皮壳，善通经达络，流行气机；根茎、种子及金石、介贝类药物，多质重而潜降、滋填。再如，药物居处不同，功用也有不同，如生长阴湿之地者，或可除湿，药如生薏苡仁、半夏，以及香菇、木耳；或可清热，如鱼腥草、金钱草；或可养阴生津，如麦冬、芦根。观察生活现象，也可发现药物的某些功效，如芒硝用于制革，可让皮革柔韧，故常以之移治湿疹、神经性皮炎等症见皮肤干燥粗糙厚硬者。

5. 拓展和丰富中医治法和用药思路

运用取象比类常能为中医药临床理论的发展提供思路，有助于对疾病，特别是一些疑难病症的分析，也有助于中医治疗方法的创新以及扩展药物功用等。

例如荨麻疹一病，皮肤风团，起伏不定，来去无踪，有类于风，常从风论治而获效，但对某些顽固性慢性荨麻疹，则收效甚微。西医学认为，风团的形成是由于组胺及其他药物活性物质自肥大细胞释出，引起血管通透性增加，进而促血浆从毛细血管滤出于皮肤黏膜。若比类于自然界，风动则水起，此时若堤坝不固，狂澜外泄，则可酿水患于顷刻，而"土能制水"，如果能及时加固堤岸，则虽有乱风四起，亦可免水患于未然。根据"诸湿肿满，皆属于脾"之说，韩老师认为本病风团累累如云，抚之碍手，而有"肿满"之征，多是由于风邪外袭，风水相搏，加之脾气不固，土不制水，以致络中之津液外溢皮下所致。因而脾虚水泛是慢性荨麻疹形成的重要病机，运用健运脾土法治疗本病，既可充化源、益气血而抗御风邪，又可固摄津液，以免外渗脉络而发为风团。验之临床，常获效满意。

再如硬皮病，为皮肤顽难之症，治疗颇为棘手，而韩老师临证则能达药善任，而屡起沉疴。在药物选择上，常根据取象比类法喜用螃蟹、浮萍、麻黄、合欢皮、向日葵茎（茎内白色物）、壁虎、海浮石等。其中螃蟹，又名页虫，性喜动而横行无忌，在生长过程中，每蜕其硬壳则体变软，故知其功善活血通络，且能软化肌肤，故于脉络闭阻，肌肤顽坚之硬皮病最为适宜；浮萍，生于水面，质轻而不沉，故能达上透表，麻黄细长中空，性味辛温，故能开鬼门，通玄府，解表发汗，常以两药作为引经达皮药物（有汗用浮萍，无汗用麻黄）；选合欢皮，以皮达皮，活血散结；向日葵向阳而开，故能除阴疾，其茎形类食管，而直通上下，故能入食管，而兴阳消阴，通调中焦气机；壁虎善能爬墙越脊，又喜于墙角处上行下窜，如虎生威，而人之食管直上直下与墙角相类，故知壁虎善行食管而通络搜邪、解毒散结，临床中常以本品与向日葵茎合用，作为治疗硬皮病食管痹证的专药；海浮石，善化老痰顽痰，虽为石药，但质地轻清，中空似肺，故善上行入肺，专疗硬皮病伴肺纤维化，证属痰浊阻肺者。

《素问·气交变大论》中提出："上知天文，下知地理，中知人事，可以长久。"认为中医大夫只有学识广博，通晓天文、地理、人事中的每一种现象，详尽而巧妙地将人体生命现象与自然界及社会关系结合起来，方能精通医术并不断突破，促使中医理论发展。但应该注意的是，由于取象比类法只是根据事物的普遍规律进行推演，难免有些不太准确的地方，甚至可能有些牵强附会之处，故有一定的局限性。推演所得的结论只能作为假说，还需经过临床验证，才能得出科学结论。因而临床中，既要积极虚心地学习和借鉴前辈医家的临床经验，又要以患者为中心，大胆设想，小心求证。《旧唐书·孙思邈传》云："胆欲大而心欲小，智欲圆而行欲方。"其此之谓乎？

第二章 学术经验述要

第一节 善护脾胃

皮肤病每多顽疾，辨证及用药中，韩老师临床重视脾胃的调理，常收满意疗效。

一、发病多关脾胃

脾胃为气血生化之源，脾胃充则能灌溉四肢百骸，脏腑经络，上下表里。如《素问·灵兰秘典论》说："脾胃者，仓廪之官，五味出焉。"《素问·玉机真脏论》所云："脾为孤脏，中央土以灌四傍。"《扁鹊心书》云："脾为五脏之母。"若脾胃健旺，气血充盛，则肌肤调柔，腠理固密，外邪不得其便，无由外犯肌表。

若脾胃运化失司，气血生化乏源，五内失养，正气内溃，以致内外诸邪，蜂起迭至，终则难免殃及皮肤，进而内侵经脉脏腑，变症纷起。如《医林绳墨》言："脾胃一虚，则脏腑无所禀受，百脉无所交通，气血无所荣养，而为诸病。"《脾胃论》也反复说："脾胃之气既伤，而元气亦不能充，而诸病之所由生也""内伤脾胃，百病由生""百病皆由脾胃衰而生"，均强调脾胃是元气之源，元气是人身之本，脾胃伤则元气衰，元气衰则疾病所由生。

另外，脾胃失运，则水湿渐生，积而成痰，结而气滞，留则为瘀，郁而化热，聚而成形，不一而足；更可随气流行，内外上下，逢虚而居，变化多端；又同声相应，同气相求，湿邪内聚，又常易与外湿相互召引，致病情愈演愈烈；且湿性黏腻，往往与其他内外诸邪气相合，胶结难除，则常致病情缠绵反复。故而皮肤病，特别是慢性顽固性皮肤病症，每每与脾胃功能失调有着千丝万缕的联系。

《灵枢·营卫生会》云："人受气于谷，谷入于胃，以传于肺，五脏六腑皆以受气，其清者为营，浊者为卫，营行脉中，卫行脉外。"李东垣《脾胃论》也说："胃者卫之源，脾乃营之本。"故脾胃健运则营卫化生有源。同时，也只有中焦脾胃的升降出入发挥其正常功能，营卫之气才会旺盛畅行。如《伤寒论·辨脉法》云："中焦不治，胃气上冲，脾气不转，胃中为浊，荣卫不通，血凝不流。"说明营卫起于中焦，人体营卫气血的生成和正常运行主要依赖于中焦脾胃。营卫不和，常可引发多种皮肤病症。

《外科证治全书》载："肌肉不自病，脾胃病之。"《外科正宗》有言："盖疮全赖脾土，调理必要端详。"这些都说明皮肤病发病的整个过程中，与脾胃功能是否正常均有密切关系。脾胃健运，气血充足，则不易发病，邪气即使伤人，也易为正气祛除外达，即病也易于调治；反之，脾胃运化失常，则易发病，且病易深入而不易治愈。

二、治病重调脾胃

脾胃为一身气血之源泉，大凡疑难病症，前贤多从脾胃着手。明·袁班《证治心传》有云："大抵人身以胃为总司，其用繁杂，其位重要，凡内外诸病无不归之于胃。"《慎斋遗书》中亦云："诸病不愈，必寻到脾胃之中，方无疑是，何以言之？脾胃一虚，四脏皆无生机，故疾病日久矣。万物从土而生，亦从土而归，补肾不如补脾，此之谓也，治病不愈，寻到脾胃而愈者颇多。"皮肤病变，特别是慢性顽固性病变，病因多端，治愈不易。临证之时，韩老师崇《外科正宗》"外科尤以调理脾胃为要"之旨，每能重视脾胃辨证调理，或于辨证方药中伍用调理脾胃之剂，以期病情迅速治愈。

如硬皮病为脾肾阳虚，御邪无力，外寒凝结肌腠，深入络脉，气血精微不布，肌肤失养，故有皮肤僵硬萎缩，甚则内陷脏腑，引发脏腑痹。治疗以温补脾肾、活血通络、软坚化痰为大法，常加用益气健脾之党参、生黄芪、扁豆、陈皮等，调补后天，以促化源，荣养周身。一则外充营卫，润养肌肤，祛邪外出；二则内安脏腑，防邪深入；三则运化中舟，调畅气机，推血助行，气血精微布散有常，痰浊瘀血诸邪内生无由。

又如紫癜急性期血热妄行，每多用寒凉收涩之品以治标。恢复期，邪热渐退，但易久病入络，药用寒凉凝涩可致血瘀，血不归经，而使病情反复，加用健脾益气之品，有利于扶正御邪，并可推血助行。

如治疗干燥综合征，韩老认为，治疗原则应为"补气滋阴"。气是人身之本，气能行津，气能摄津，气能生津。津血同源，生成赖于气，因此在治疗本病时不能着眼于"干燥、虚火、阳热"的一面，单纯使用"壮水之主，以制阳光"，当重用补气之品，如健脾益气之党参、生黄芪、山药等，可收事半功倍之效。这是临证 50 余年来韩老师治疗此病的经验概括。

曾治青年痤疮，在用清热凉血剂后，见有腹泻便溏，日行数次，经再次诊断后，认为患者素体脾胃不足，不耐寒凉，而原辨证选方无误，便在原方基础上加用山药、党参、生姜，并嘱其饭后用药。数剂后患者大便复常。在平时处方，韩世荣老师常在辨证方中加用陈皮、枳壳、白术、怀山药、生麦芽、党参、炙甘草等益气健脾、理气和胃之品，如临床上某些患有红斑狼疮、硬皮病、银屑病、天疱疮等顽固性疾病的患者，常服药数月经年也鲜有脾胃不适者。

皮肤病由脾胃失和所致者，临证当灵活辨证，如对于脾胃虚弱者，当健脾益气；寒热中阻，胃气不和，则宜辛开苦降，使脾胃升降复常；对于湿热蕴结者，又有热重于湿，湿重于热，湿热并重之别，临证则当细辨，务必使药与证合。

伴脾胃失常症状者，亦应积极地进行辨证治疗。如伴便秘由实热燥结者，佐以清热泻下；由湿滞胃肠者，宜加化湿导滞之品；由气滞中焦，腑气不降者，宜行气降胃；由津液阴血亏虚者，应养阴润燥，增水行舟；由气虚推导无力者，益气以助推导；因于阳气亏虚者，治宜温阳通便等。若见皮肤病兼脾胃气虚出现纳差、腹泻、乏力，脉濡弱，舌淡、苔薄白等症者，每于主方酌加健脾益气之品，如生黄芪、党参、山药、鸡内金、焦三仙等。

三、用药顾护脾胃

前贤有云："脾胃一败，百药难施。""有胃气则生，无胃气则死。"韩世荣老师临证用药，强调应当时时顾护脾胃，认为对于皮肤病症，特别是顽固而反复发作者，均应在准确辨证的基础上，配伍调护脾胃之品，既可安养五脏以调病本，又可助脾胃以敷布药力，发挥药物应有的作用，故有"安谷则昌，绝谷则危"之说。临床上，如确需大剂清热解毒，则宜佐用辛温和胃之陈皮、生姜等；祛风燥湿药常因刚燥而损胃津，可伍以养阴润燥之生地、知母、石斛等；滋阴养血之品易致滋腻，有碍脾胃气机之升降，宜加调畅中气之砂仁、枳壳等；温阳散寒药每致温燥而耗伤胃阴，则当伍以辛润养阴之白芍、麦冬等。

慢性皮肤病症的治疗一般需持续服药，且疗程较长，有时长达数月乃至数年，然而所用祛风燥湿、清热解毒、活血化瘀以及温阳通络等药大多有损脾胃，用之不当，极易伤脾败胃，影响治疗。所以时时顾护胃气，就成为皮肤病治疗中不可忽视的重要环节之一。在临证时，本着"脾胃健运，诸病易去""凡欲治病者，必须常顾胃气"的原则，用药施治必察其脾胃之强弱、胃气之盛衰。

在运用健脾和胃药时，韩世荣老师从药味选择，到药物炮制都仔细推敲，力求用药精当。如山药常用以补脾养胃、生津益肺、补肾涩精，但患者如脾气虚弱而兼大便溏薄则用炒山药，常合用党参，炒或焦白术；若兼脾阴不足而见形消便结，则用生山药，常合生扁豆、火麻仁等。

在皮肤病症恢复阶段，每因顽湿留着肌肤，锢结脉络，往往可见临床症状虽去，病情反复发作，缠绵难愈。韩老师每常从脾胃入手，运用健脾助运之剂以绝水湿之源，并促气血之源，补土生金，固护卫表，如六君子汤、八珍汤、玉屏风散、参苓白术散等。

四、饮食不伤脾胃

损伤脾胃的原因虽然众多，但由饮食不节所导致者最为常见。如《素问·痹论》云"饮食自倍，肠胃乃伤。"对于皮肤病治疗期间及愈后，韩老师均重视患者的饮食调理。他认为药食同源，食物也有其性味的偏性，合理地对患者进行饮食指导，有利于调和脾胃，促使疾病向愈，减少复发；反之，饮食失宜，则助长邪气，不利于疾病恢复。对于皮肤热证，如火热上炎所致之痤疮、脂溢性脱发、面部皮炎等，常强调患者应避免过食肥甘厚味、辛辣刺激、炙烤煎炸等，以防湿热蕴结胃肠，助长热毒。《素问·热论》亦云："病热少愈，食肉则复，多食则遗，此其禁也。"对于辨证属风邪为患的皮肤病症，强调忌食荤腥之属，以防痰热蕴中，化火动风。《外科正宗》亦强调："凡病虽在于用药调理，而又要关于杂禁之法……鸡、鹅、羊肉、蚌、蛤、河豚、虾、蟹、海腥之属，并能动风发痒……不减口味，后必疮痒无度。大疮需忌半年，小疮当禁百日。"对于辨证属寒湿者，如阳气不足之硬皮病、雷诺病、冻疮等，则嘱其忌食生冷滑腻之品，以防损伤脾阳，变生寒饮水湿。调理脾胃，重视饮食忌宜，充分体现了中医"治未病"的思想。

在临证中，韩老师无论是在皮肤病的辨证、用药、预防、调理等方面，均能以脾胃为中心，强调脾胃健运则病易平复，脾胃失和则病必难疗，诚可有鉴于临床。在进行辨证时，我们若能重视从脾胃着手，常能一窥其发病的本源，有助于临证辨证分析用药；在治疗及饮食调摄中，若能时刻顾护脾胃，使正气化生有源，邪无容留之所，则可利于皮肤病恢复，防止复发。

第二节　尚用轻宣

皮肤病症虽发于表，常关乎里，常常是由内外之邪气客留肌肤脉络而成。韩老师尊崇吴鞠通"三焦分治"之说，根据皮肤病的发病及病位特点以确立治则，选择方药，尚用轻灵，力避滞重，常有四两拨千斤之妙。

一、皮肤病与上焦关系最为密切

按照三焦划分，心肺同属上焦，心为阳中之阳，肺为阳中之阴。肺为华盖之脏，其位最高，外主皮毛，故皮肤为肺之外应。肺通过其宣发肃降之功能，将气血津液布散周身，濡润肌肤，并将皮肤代谢之浊气发散于外，或经过肃降作用使之随二便而去。若肺失宣发肃降，则精微不布，浊气不降，可致肌肤毛发失荣，皮肤干燥枯槁、皮肤色斑等；或致卫外不固，诸邪外袭而引发各种皮肤病变，如银屑病、荨麻疹、单纯性疱疹、扁平疣等等。

《素问·刺禁论》云："心部于表。"心通过主血脉的功能，输布气血精微达于肌肤腠理，因而心与皮表的关系密切相关。若心功能正常，则肌肤得到充分荣养而润泽致密，不易为外邪侵扰。心火过盛，或心火炎上，循脉布散，与外热（湿热、风热、热毒等）相搏，聚结于肌腠或脉络，则发为痈、疽、疔、疮等皮肤病症，热轻则痒，热甚则痛《素问·至真要大论》云："诸痛痒疮，皆属于心。"故皮肤毛发的正常生理功能，以及病变的发生均与上焦心肺有着密切的关系。

二、皮肤病从上焦治疗的意义

清代吴鞠通"近师承于叶氏，远追踪乎仲景"，并受《灵枢·营卫生会》"上焦如雾，中焦如沤，下焦如渎"，"上焦出于胃上口，中焦亦出胃中，出于上焦之后"等三焦部位划分理论的启迪；亦受张仲景"上焦得通，津液得下，胃气因和"，"毋犯胃气及上二焦，必自愈"等理论的影响；汲取了巢元方等历代医家"病从三焦分治"的学术观点，以及叶天士"温邪上受，首先犯肺，逆传心包"，"温热时邪当分三焦投药"等理论，创立了温病的上、中、下三焦辨证系统，并提出了著名的三焦分治原则，即"治上焦如羽（非轻不举），治中焦如衡（非平不安），治下焦如权（非重不沉）"。至今仍为众多医家广泛运用于临床。

肺与心（心包）同属上焦，皮肤内合于肺，并与心主血脉的关系尤其密切，治疗上多可根据上焦的特点进行治疗。韩老师对于吴氏所言"治上焦如羽"的治疗原则尤为推崇，根据《内经》"其在皮者，汗而发之"之旨，主张用药应用轻扬如羽之品，药力方可上达心肺，外散皮毛，从而更好地发挥治疗皮肤病变的作用。若药性重浊沉降或过剂，则不但不易达到预想疗效，反而药力偏走中下焦，攻伐太过。

三、"治从上焦"原则对用药的启发

皮肤病变，邪气在表，治疗当以轻宣透散为要，所谓治上焦如羽。在用药时，尤须在药物的质地、性味、药量、药物配伍、煎服方法等方面加以留意，方能收事半功倍之效。

如在选药时，多选轻扬升浮，性善上行，宣散透邪之品，用药多取植物之花、叶、梗之类，常用药如金银花、菊花、鱼腥草、浮萍、荆芥等；还可选用植物或动物之皮壳之属，如合欢皮、丹皮、蝉蜕、蛇蜕等。然又不必过于为此说所拘，如在根类药物中，白茅根质地清轻，气味俱薄，枯芩中空质轻；石类药物中，海浮石性味寒凉而中空似肺，均能上行肺表，而为韩老师治疗上焦病变所喜用，故医者临证当谙熟药性，如将用兵，善任其能。

在选择药物性味时，多选辛味或轻清芳香之品，以其气薄、味辛而入上焦肺经，性善宣散透邪，且善行血脉，以荣养肌肤，故《内经》云："辛以润之。"皮肤病病发于肌表，韩老师主张在治疗上宜因势利导，在辨证基础上灵活地伍用性味辛温之品，以开解腠理，给邪出路，促使在表之邪外散；同时，辛味药还可通过温通气血，充养肌肤，增强卫外功能，在发散行血的同时，还有助于其他药物布散外达于皮毛。如证属风热，则伍用辛凉之金银花、连翘、鱼腥草等；风寒者，常用辛温之桂枝、麻黄、荆芥等；证属风湿者，常伍辛苦而温之，蛇床子、羌活、地肤子；瘀阻肤络者，常选性味辛温之红花、当归、威灵仙，甚或蜈蚣以及辛平之全蝎等。而对性味苦寒之品，如黄柏、苦参、龙胆草等，主张多宜外用，在煎服时用量宜小。

在药量的使用上，韩老师常主张用量宜轻，因轻可去实，以使药力易于上行，发挥治疗人体肌表或头面部位疾病的作用。若确有部分病症非大剂重剂不能收功者，则需伍入理中行气之品，守中助运，并伍以升提之品，或加引经之品等，以免药物直犯中焦。如治疗颜面丹毒、疔疮或头部脓肿性穿掘性毛囊周围炎等火毒炽盛之证，常急需重用清解之品以截断病势，多选用金银花、连翘、鱼腥草、蒲公英、紫花地丁等质地轻清之品，并伍以行气和中之陈皮、枳壳，载药上行之桔梗，或引经之羌活、葛根等。

在药物的配伍上，若根据辨证需用寒凉直折、甘温补中、质重潜降或滋腻阴润等偏走中下、静而善守之剂，每需适当地配伍灵动善行的药物，以引领诸药上行，外达于肌表。如伍用辛散质轻之品以外达肌肤，如荆芥、防风、浮萍、金银花、白茅根等；或配伍皮类中药而达到以皮行皮的作用，如合欢皮、陈皮、白鲜皮、丹皮、蝉蜕等；或通经活络之品，以开闭散结，使药力外达肌肤，如威灵仙、红花、蜈蚣、全蝎等。还常根据皮损的部位配伍引经药，以引领诸药直达病灶，如在头面者，常伍用桔梗、羌活、升麻、柴胡；皮损病在下肢者，常配伍牛膝等等。

另外，还需注意的是，在煎药时宜武火轻煎而不宜久煎；服用时又宜于饭后服用。如仲景之泻心汤用麻沸汤浸泡，须臾即成，便是令性质苦寒泻下之剂，变为清泻上焦邪热之剂，而非降泻中下焦火热。吴鞠通在论述银翘散煎服方法时说："香气大出，即取服，勿过煮。肺气取轻清，过煮则味厚而入中焦矣。病重者约二时一服，日三服，夜一服，轻者三时一服，日二服，夜一服……盖肺位最高，药过重则过病所，少用又有病重药轻之患，故取时时轻扬法……"可见，药物的煎服方法与临床疗效息息相关，必须予以重视。

总之，皮肤疾病，若辨证属邪气在表，无论其病之远近，或寒或热，或虚或实，在上在下，或在肤表，或入肤络，治疗均当以祛邪为要。用药时细心体悟吴氏"治上焦如羽，非轻不举"之旨，灵活运用，必能有补于临床。

典型医案

王某，男，22岁，延安市人，2016年10月18日初诊。患者颜面对称性红斑鳞屑3个月。曾于2016年10月2日在西安西京医院就诊，确诊为"皮肤型红斑狼疮"，经介绍来韩老师处求诊。现颜面部可见暗红色不规则形斑片，境界清晰，对称分布，上覆黏着性鳞屑，不易剥除，遇热或日晒则皮损颜色鲜红，略觉灼痒，食眠可，二便调；舌红苔薄白，脉细。西医诊断为皮肤型红斑狼疮；中医诊断为蝴蝶疮。辨证属阴虚火旺，风热瘀肤。治以滋阴降火，疏散风热，兼凉血散瘀。方用知柏地黄汤加味。药用：知母10g，黄柏10g，熟地20g，山萸肉10g，生山药15g，茯苓10g，泽泻10g，丹皮10g，青蒿20g，地骨皮10g，菊花10g，白茅根20g，鸡冠花20g，鬼箭羽10g，鱼腥草20g，水煎服。并嘱咐避免日晒，忌食田螺、芒果、菠萝、灰灰菜、芹菜等光敏性食物，以及辛辣刺激饮食和酒、海鲜、荞面等。服药1个月后复诊，皮损明显消退，色呈淡褐色，唯略感乏困，大便微溏，原方加党参15g继服。服药至12月30日复诊，面部皮损已完全恢复正常，余无不适，继服前方以巩固疗效。

按：红斑狼疮多由肾水亏损，龙火上浮，复外受风热，内外热邪相搏，凝滞肤络而发为本病。本案病发于颜面皮肤，而内无所苦，从中医辨证分析而言，其病位虽在上在外，而其根源则在下在内，乃属本虚标实之证，故遵"治下焦如权，非重不沉"的原则，治以滋阴涵阳，使内热去，则外无内应，风热易散。方用知柏地黄汤补阴配阳，潜降虚火，以治其本；又遵"治上焦如羽，非轻不举"之旨，配白茅根、菊花、鱼腥草，质地轻扬，性善上行，清散肌肤郁伏之风热；鸡冠花、鬼箭羽凉血解毒，活血散瘀，以去络中瘀热，使气血调畅，肌肤得以充养；青蒿苦辛而寒，芳香逐秽，能入血分，清透邪热，领邪外出，退无汗骨蒸；地骨皮性味甘寒，以皮达皮，凉血退虚热，泄火下行，治有汗骨蒸，与青蒿合用，可使颜面肌肤火热得以外散下泻。诸药合用，标本兼治，动静相伍，收卓效，其取效的关键则是滋水制火以治其本，并针对邪气郁伏肌肤的标实之症，注重选用"如羽"之品，上行头面，达于肌肤脉络，以速去客邪，使邪去正安，诸症自愈。

第三节　除湿法要

《素问·至真要大论》所论述的病机十九条，是中医诊断和治疗疾病的基本准则之一，其执简御繁地将纷繁复杂的临床表现与中医辨证施治有机地联系起来，从而起到了由"症"过渡到"证"和"治"的桥梁作用，如王冰在《黄帝内经素问·序》所谓："将升岱岳，非径奚为？欲诣扶桑，非舟莫适。"其中"诸湿肿满，皆属于脾"之条文对于指导临床颇有深意，历来医家也均对其有着深入的探究。盖土能制水，脾运健旺，则水谷方能得化。若饮食不节、劳作过甚、情志内伤等，致脾之本脏亏损，进而可致水湿不化，聚而为湿；而他脏相累，如肝木乘脾、肾不暖土以及肺失宣降等，亦可影响脾的运化功能，形成水湿之邪，出现头重如裹，或虚暑泻痢，或周身困重，或痰饮疢癖等"诸湿"之症；水湿内停，壅塞气机，或外泛肌肤，还可出现脘腹胀满、皮肤或四肢浮肿等"肿满"之症。故该条文提示，"诸湿肿满"即是由脾的功能失调所致，治疗时亦当根据辨证从脾论治。

皮肤病症在临床表现上每多繁复错杂，且不乏顽难之症以及反复发作者，而细究其因，往往是由内外湿邪直接或间接致病。关于湿邪致病的病因症形，以及辨治原则，在《素问》病机十九条中简明扼要的论述为："诸湿肿满，皆属于脾。"韩世荣老师崇其所说，对辨证属湿邪作祟的皮肤病症，强调从脾入手进行调治，并时时顾护脾胃，常使治疗渐趋佳境，且不易于复发。医者若能深入理解其中精义，并善抓住其病变核心，从湿论治皮肤病症，对于皮肤病临证分析，施治用药等则将大有裨益。现谨就湿邪所致的皮肤病症的特点以及韩老师的临证经验浅述如下。

一、致病特点

1. 内外相引

湿邪既可由内而生，亦可由外感而来。《周易·乾》云："同声相应，同气相求。水流湿，火就燥。"外湿伤人肌肤，常由于腠理不密，内蕴之湿邪与之相互召引，合而为患。脾胃同属中土，而湿为土气，"湿土之气，同类相召"，故脾虚之人易感湿邪，致病常以脾胃为中心，并兼见脾虚湿蕴之症，如纳呆腹泻、脘腹胀闷、形体消瘦、神疲乏力等。薛生白《湿热病篇》中说："太阴内伤，湿饮停聚，客邪再至，内外相引，故病湿热。此皆先有内伤，外感客邪，非由脏及脏之谓。"

2. 病程缠绵

湿为阴邪，其性黏滞。湿邪伤人，常不易祛除，致病多病程缠绵，或反复难愈，故有"千寒易除，一湿难去。湿性黏浊，如油入面"之说。湿邪还可与其他内外诸邪相互胶结，互为依恃，而使其他邪气亦难以祛除。临床上许多皮肤病症，特别是某些慢性顽固性，或反复发作者，每多与湿邪作祟有关。常见如硬皮病、湿疹、银屑病、神经性皮炎、天疱疮、单纯性疱疹、尖锐湿疣等等。

3. 病位无定

湿性重着，易趋于下，常易伤人体阴位。所致的皮肤病症，临床上往往以下部为重，或独现于身半以下。同时，湿邪又可随气流走，寻虚而居，或浸淫周身，则致病如泛发性湿疹、天疱疮、水痘等；或上泛头面，病如脂溢性皮炎、脂溢性脱发、痤疮等；或循经走窜，则见带状疱疹；或留着一隅，经久难愈，如限局性湿疹以及硬皮病等；也可流注于四末，如汗疱疹、手部湿疹、掌跖脓疱病等。还可由表入里，深入经脉、筋肉、骨节，甚则内伤脏腑而致变症百出。

4. 病形多端

《经》云："阳化气，阴成形。"湿为阴邪，所致病症多有形可查。然而从皮损表现来看，湿邪既可形于肌表而表现为有形之湿，也可锢结于肌肤络脉等处而表现为无形之湿。

有形之湿常由水湿渗溢皮表而致，症见糜烂、渗液、水疱或头面皮肤多油等，病如急性湿疹、水痘、带状疱疹以及皮脂溢出等；也可水湿积聚或风水相搏于肌肤腠理之间，而见皮肤肿胀、风团等，病如荨麻疹、血管神经性水肿等。

无形之湿则常蛰伏于肤腠，或锢结于肌肤脉络，致气血不通，肌肤失养，症见皮肤干燥萎缩、肥厚皲裂、脱屑粗糙、苔藓样变以及色素沉着或减退等，也可出现肌肤瘙痒疼痛、麻木不仁等自觉症状，病如神经性皮炎、慢性湿疹、银屑病、黄褐斑、硬皮病以及带状疱疹后遗神经痛及糖尿病周围神经病变等。若湿邪深入肌肉，闭结于筋骨关节之间，常可见肌肉、关节肿胀，疼痛，关节屈伸不利等，病如硬肿病、皮肌炎、关节型银屑病、关节型紫癜等。

另外，湿邪还可与其他内外诸邪合而为患，如与瘀、痰、热等内生邪气相合，也可与风、寒、暑（热）、火、毒、虫等外感邪气相夹伤人，从而使病情更为复杂。

5. 变症繁复

湿邪蕴结肌肤，湿为阴邪，易伤阳气，伤人则每留滞于肌肤经络之中，使阳气不能正常发挥其温化、推动及卫外固密等功能，从而影响卫气营血的运行以及津液的敷布温养作用，进而造成气血壅滞、营卫被郁、痰湿胶结、玄府开阖失司等病理变化。还可根据患者素体寒热之偏盛、兼夹邪气的不同以及气候饮食居处等影响，发生转化。如湿邪积久，可聚而成痰，致痰瘀互结，表现为丘疹、结节、包块、囊肿及瘢痕、顽厚硬肿等，病如皮肤淀粉样变、囊肿性痤疮、头部脓肿性穿掘性毛囊周围炎、结节性痒疹、硬皮病等。郁久则可化热伤络，或湿阻脉络，血不归经，则见皮肤瘀斑瘀点等，病如过敏性紫癜、变应性血管炎等；化火成毒，壅塞营血，则可见肌肤焮赤肿痛，溃腐成脓，病如丹毒、足癣继发感染等，若热毒炽盛，弥漫三焦，伤阴耗液，则会出现全身症状，甚至危殆。

由以上简述可知，湿邪为患，常具有病症繁复多变，病程缠绵，易于反复，表现多样，变幻多端等特点，正如张仲景所云："湿气为患，内外上下，四处流行，随邪变化，各具病形。"故临证尤应予以详辨，方可胸有定见，不为所惑。

二、临证治要

对于湿邪所致的皮肤病症，治疗当以祛除湿邪为重，并应辨其湿邪之由来，兼夹何邪以及寒热虚实等辨证施治。常用的祛湿法有以下几种。

1. 健脾除湿法

[**适用病证**] 用于脾虚湿停，外泛肌肤所致的皮肤病。症状常表现为皮损色淡不鲜，可有丘疹水疱、糜烂渗液，头面多油，肿胀或风团，或皮损肥厚、鳞屑细碎，也可致脱发、皮肤色斑、瘀点瘀斑等。常伴有面色萎黄，倦怠乏力，食少纳呆，胸腹满闷，小便不利，大便溏薄，肢体浮肿，口不渴，舌淡苔白腻，脉濡缓。常见病如慢性湿疹，大疱性皮肤病，荨麻疹，斑秃、血小板减少性紫癜、黄褐斑等。

[**治法方略**] 宜以健运脾胃为主。脾虚与湿滞两者往往并存，故常在补脾的同时，应适当配伍行气化湿、芳香醒脾等药。湿邪久停，常有化热或伤阳等倾向，在临证时还应据此权衡选药。常用药物有党参、茯苓、白术、薏苡仁、苍术、木香、厚朴、藿香、佩兰、砂仁、白扁豆、白蔻仁等；常用方剂如六君子汤、参苓白术散、除湿胃苓汤等。

2. 清热除湿法

[**适用病证**] 适用于湿热相搏，客于肌表的皮肤病症。饮食不节，内伤脾胃；或外伤暑热，或寒湿郁久均可酿生湿热。致病常起病较急，疹形多变，既可全身泛发，也可局限于一处。临床表现可见红斑丘疹、丘疱疹、脓疱、糜烂结痂或头面多油等。热甚者水疱色黄，周围有红晕，疱液浊黄，气味腥秽，局部红肿灼痛，痛痒兼作，或兼心烦口苦，便干溲黄，肛门灼热，舌红苔黄而腻，脉滑数；湿甚者，可见水疱滋水淋漓，溃烂浸淫，皮损以身半以下为著，伴纳呆胸闷，倦怠乏力，肢体困重，苔白腻，舌淡胖，脉弦濡等。常见病症如湿疹、接触性皮炎、脂溢性脱发、带状疱疹、多形性红斑等。

[**治法方略**] 宜湿热兼治，正如吴鞠通所言："徒清热而湿不退，徒祛湿而热

愈炽。"临床常根据湿热之偏重,或以清热为主,或以利湿为重,或两者并重。热重于湿者,常用药物如龙胆草、黄芩、黄连、黄柏、栀子、苦参、车前子、茵陈、赤小豆、白花蛇舌草等,方如龙胆泻肝汤、王氏连朴饮等;湿重于热者,常用药物如生薏苡仁、泽泻、滑石、木通、车前草等,方如萆薢渗湿汤、除湿胃苓汤、二妙丸、三仁汤等。

另外,无形之热常依附于有形之湿,湿不祛则热不得除,故治湿热之证,分离湿热是关键,而分离湿热,则重在治湿。"单清热而湿不去,徒祛湿而热愈炽,祛湿不在温,而在利小便。"治湿又贵在通阳化气,若阳气不通,气机不畅,则湿邪不去,湿不去则热难清。若湿热蕴郁三焦,其病变常以脾胃为中心,治湿应当用分消走泄之法,灵活运用开上、畅中、渗下之法,切忌湿未化而过早误投寒凉。

3. 解毒除湿法

[适用病证]适用于皮肤病证属湿毒蕴结者。该证常由外犯湿毒,或湿热郁久成毒,或房事不洁,秽毒侵染等所致。临床表现多起病急骤,皮损焮赤肿痛,抚之灼热,根盘坚实,甚者发生脓肿溃烂等;湿热蕴久,化火成毒,热毒内盛,还可熏灼肌肤,弥漫三焦,则见皮损泛发周身,出现大片弥漫性红斑、脱屑脱皮、水疱、血疱或脓疱等,并可伴见发热头身疼痛,面赤唇焦,甚则寒战汗出,神昏谵妄等。临床常见于丹毒、结节性红斑、疮痈、水痘、足癣继发感染、疱疹、疖病、淋病、硬下疳、白塞综合征阴部溃疡,以及红皮病、脓疱性银屑病、重症药疹等病证。

[治法方略]渗湿泄浊与清热解毒之品合用,除湿常用萆薢、土茯苓、猪苓、泽泻、薏苡仁、车前草、滑石等;解毒常用黄连、黄芩、黄柏、苦参、金银花、连翘、板蓝根、蜂房、马齿苋、虎杖、蒲公英、半枝莲、蚤休等。常用方:消疣汤、萆薢渗湿汤、八正散、甘露消毒丹等。

4. 祛风除湿法

[适用病证]适用于风湿相搏肌表所致的皮肤病症。本类病症常由湿邪内蕴,复感风邪,风湿相抟肌肤而发病。皮损可见红斑、丘疹、渗出、脱屑、水疱、风团、苔藓样变,常伴有明显的瘙痒症状,并见抓痕、血痂等。常见病如急性湿疹、天疱疮、荨麻疹、药疹、神经性皮炎、皮肤瘙痒症等病症;若风湿锢结肌肤,不得外散,则可见皮损病位不移,轮廓清晰,干燥粗糙,状如松皮,或见瘙痒鳞屑等,常见于神经性皮炎、慢性湿疹、结节性痒疹、扁平苔藓、银屑病等病症。

[治法方略]祛风胜湿。韩老师认为:"在表者汗之可也。"因势利导,选用风药时,常选性味辛温之品,以发散腠理,开门祛邪,使邪气随汗外泄。但由于

风为阳邪，其性轻浮而易散，而湿属阴邪，其性重着难化，若妄用汗解则常徒伤气阴，风邪虽暂去而湿邪仍存。因此发汗除湿之时，应以微似汗出为度，使阳气内蒸，充盈肌膜，营卫通畅，邪无所藏，则肌腠之湿可化汗缓缓蒸发而出。诚如张仲景所言："若治风湿者，当发汗，但微微似欲出汗者，风湿俱去也。"

常用药如荆芥、防风、独活、羌活、白芷、蝉蜕、地肤子、浮萍、白鲜皮、苦参等；常配以生地、制何首乌等养血润燥之品，以及当归、丹参等活血养血之类药，以期达到"血行风自灭"之效。临床还常伍陈皮、厚朴、苍术、茯苓、白术、泽泻等以行气化湿。常用方剂如丹栀消风汤、消风汤、荆防止痒汤、桂枝玉屏风汤、四物消风散等。

5. 散寒祛湿法

[**适用病证**] 本法用于素体阳弱，复感寒湿，或寒湿之邪浸渍肌肤所致的皮肤病。皮疹色淡或紫暗不鲜，可有糜烂，水疱，滋流津液或结痂，瘙痒不如湿热证剧烈，常受凉而发或加重，遇热稍减，伴畏寒，无汗，四肢不温，便溏，舌淡苔白，脉沉细或细滑等。常见病如冻疮、雷诺病、寒冷性多形性红斑、荨麻疹、湿疹、银屑病、硬皮病、皮肌炎等。

[**治法方略**] 寒湿在表，治疗当以辛温发散为主，使寒湿得以发散。注意不可过剂伤阴。常用药物有麻黄、桂枝、羌活、独活、荆芥、防风、细辛、苍术等。常用方剂：麻杏薏甘汤、麻黄加术汤、桂枝附子汤、荆防败毒散、九味羌活汤、独活寄生汤等。

6. 温阳利湿法

[**适用病证**] 适用于脾肾阳虚所致的皮肤病症。临床表现为皮色暗红，肌肤湿冷，硬肿，色素沉着，伴畏寒肢冷，腹胀纳呆，腰酸，舌淡胖嫩，伴有齿痕，苔白或灰腻，脉沉细等。病如硬皮病、湿疹、白癜风、黄褐斑、荨麻疹、痤疮、红斑狼疮、银屑病等。

[**治法方略**] 张仲景曰："病痰饮者，当以温药和之。"湿与痰饮同为阴邪，遇温则化，得寒则凝，逢阳则行，故湿邪的消散有赖阳气的温化。温药和之，意在振奋阳气，开发腠理，通调水道，使阳气充盛，温运正常，则湿邪自除。常用药为附子、肉桂、干姜、细辛、桂枝、茯苓、泽泻等。常用方剂：麻黄附子细辛汤、真武汤、五苓散、苓桂术甘汤等。但若过用温补及温燥之品，则又可耗伤阴血，故常佐以当归、白芍等濡养阴血之品。

7. 养阴利湿法

[**适用病证**] 适用于皮肤病证属阴虚夹湿者。临床表现上既有湿邪蕴阻之证，

症如头身困重，口黏乏味，舌苔腻滑；又有阴伤之证，症见唇口干燥，五心烦热，大便干燥，舌红少苔或无苔，脉弦细等。皮损则常表现为皮肤肥厚干燥，上有细碎鳞屑，或痂皮较厚，伴有少量渗水，瘙痒遇热加剧等。常见病如亚急性湿疹、慢性阴囊湿疹、脂溢性脱发、天疱疮、带状疱疹后遗神经痛等。

[**治法方略**] 治疗宜养阴除湿，选用养阴药常以甘淡养阴为主，药如山药、莲子、扁豆、沙参、麦冬、玉竹、石斛、白芍、当归等；除湿则以淡渗利湿为主，常用祛湿药如芦根、白茅根、茯苓、猪苓、泽泻、薏苡仁、通草等。常用方如猪苓汤、神应养真汤、养阴除湿汤等。

8. 通络除湿法

[**适用病证**] 适用于顽湿之邪锢结于肌腠脉络之证。由于湿邪稽留，表现为皮损干燥、粗糙、脱屑、肥厚、瘙痒等，常见病如慢性湿疹、神经性皮炎、皮肤淀粉样变、脂溢性皮炎、银屑病等。若湿痰瘀阻，气血不通，也可致皮肤关节疼痛，如带状疱疹后遗神经痛、关节型银屑病等，或者形成皮肤结节囊肿等，如聚合型、囊肿型痤疮，结节性红斑，结节性痒疹，瘢痕性毛囊炎等。甚者湿邪痹阻经脉，则表现为肌肤麻木不仁，顽厚或肿胀，硬化萎缩，常见于硬皮病、硬肿病、皮肌炎等。

[**治法方略**] 除湿通络。在应用除湿药的同时，伍用活血通络之品，以剔除脉络中闭结瘀滞之顽湿老痰，使经脉得通，邪有去路。常用药如威灵仙、羌活、独活、青风藤、络石藤、桑寄生等，伍用当归、川芎、赤芍、丹参等，病情较重者可伍入桃仁、红花、三棱、莪术、乳香、没药等，甚则伍入乌梢蛇、蜈蚣、全蝎、地鳖虫、螃蟹、水蛭等。常用方如丹栀消风汤、独活寄生汤、桃红四物汤、血府逐瘀汤等。

9. 除湿杀虫法

[**适用病证**] 适用于湿腐生虫之证。本证系湿热蕴久酿虫或外感虫毒，症见皮肤红斑、丘疹、丘疱疹、抓痕、结痂、渗水等，甚者皮损融合成片，皮损多以皮肤皱褶或黏膜为著，常可伴剧烈瘙痒、心烦急躁、夜寐不安等。常见病包括某些感染寄生虫或致病微生物所致的皮肤病，如疥疮、螨虫皮炎、酒皶鼻、结核性皮肤病、硬下疳、滴虫性或霉菌性阴道炎、癣症等；也包括白塞综合征所致的外阴溃疡、外阴瘙痒症、阴囊及肛周湿疹、银屑病、神经性皮炎等。

[**治法方略**] 祛湿杀虫。常以外治为主，常用药如苦参、蛇床子、川楝子、龙胆草、黄柏、川椒、艾叶、生百部、白矾、雄黄、硫黄、土槿皮、大风子等。常用外用制剂有溻洗散、生地榆方、硫黄软膏。用作内服时，选择配伍蛇床子、苦参、生百部、黄柏等，对于部分具毒性杀虫药，如雄黄、白矾、硫黄等则应慎

用或禁用。

由于湿邪所致之皮肤病症，病因病机多较为复杂，故临证时可根据辨证，将几种治法联合运用。如治疗风热型银屑病时，常用消风汤，方中金银花、连翘清热解表；荆芥、防风、白芷、羌独活祛风胜湿，使湿去则风热之势孤而易散；并配生地养阴清热，赤芍凉血活血，生甘草清热解毒，健脾和中，顾护脾胃。该方即是将祛风、清热、养阴、活血、健脾等法与祛湿法合为一方，用药轻灵，专于达表，且化湿而不伤胃津，清热而不碍脾运，常用于治疗银屑病，起病较急，病位轻浅，辨证属风热兼湿，而以风邪偏盛者。

三、结语

很多皮肤病，特别是慢性或顽固性皮肤病的发病，均与湿邪留滞肌肤脉络有关。湿邪所致的皮肤病症，常发于表而关于内，且每多与他邪兼夹为患，病性多变，病症多端，病程较长，易于反复，治疗非易。韩老师认为，对于这类皮肤病的治疗，应以迅速祛除湿邪为要。湿去则风、寒、热等邪便可无所凭依，势孤而易散，且由湿所致的痰、瘀、火、毒以及伤阴等病证亦无由变生而自除。若能根据辨证，详审细参，善用除湿之法，则可使皮肤病易于痊愈且不易反复，故近代中医皮肤病奠基人赵炳南先生曾说："善治湿者，则得皮肤病之半。"

根据"诸湿肿满皆属于脾"之旨，在治湿时，韩老师每每重视从脾论治，以运脾、健脾、护脾和胃为治疗湿邪的核心。他认为湿邪所致的皮肤病，特别是某些慢性皮肤病症，若内湿不除，则外湿难除而易犯，或虽暂去而旋又复至，故欲去外湿，包括肌肤络脉中滞留之湿，必须重视健运脾土，祛除内湿，如《慎斋遗书》中所说"诸病不愈，寻到脾胃而愈者颇多"。

又根据吴鞠通"治上焦如羽毛，非轻不举"之说，肺位上焦，外合皮毛，湿邪客表，用药宜选质地轻扬，上行达表之品。主张用药轻灵，力避呆滞重浊，直犯中、下二焦。特别对慢性病症，治疗更需时时顾护脾胃，养阴清热不宜伤及脾阳，温阳除湿时又不可损及胃阴。

临床上，韩老师还常嘱咐患者，自我调摄身心，适时规避四时邪气，避免饮食劳倦，以及七情内伤等。正如《内经》所谓"虚邪贼风避之有时，恬淡虚无，真气从之，精神内守，病安从来"。

典型医案

贾某，女，39岁，2014年11月26日初诊。主诉：全身散在风团伴瘙痒3个月。患者于2014年9月始，全身反复出现风团，有瘙痒感，伴气短、腰疼、怕冷，月经夹有血块。经来腹痛、腰疼加重。他医处以补中益气汤合麦冬、五味子、吴茱萸、枸杞煎服，并配合穴位埋线，加西药抗过敏药内服，皆无效。后又更医，治以消风汤加白蒺藜、蝉蜕、白鲜皮等，并合用荨麻疹丸等治疗，病情仍反复。遂至韩老师处诊治。刻诊：全身风团，此起彼伏，发无定处，面色㿠白少华，畏风，白带量多。专科检查：全身散在淡红色风团，以躯干为著，皮肤划痕征（+），过敏原检测提示尘螨、羊肉、海鲜类（+）；舌淡苔白厚，脉濡弱。西医诊断：慢性荨麻疹；中医诊断：瘾疹。辨证：脾气虚弱，肺卫不固，风邪外袭。治以健脾益肺，祛风除湿。方选六君子汤加味，药用：党参30g，姜半夏10g，陈皮10g，炒白术10g，茯苓30g，炙甘草10g，生黄芪20g，桂枝10g，山药10g，鸡冠花20g，蝉蜕10g，荆芥10g，防风10g，白芍10g。每日1剂，水煎2次混合后早晚分服。避免接触相关过敏原及辛辣刺激物。

二诊（2014年12月6日）：诉服上药7剂，第1剂时，因当日全身仍有风团，瘙痒难耐，随自取特非那定片1粒配合服用中药，痒减之后单服中药，皮疹及瘙痒渐减，数日来几未发作，所苦唯带下量多色黄。舌淡红，苔白较前变薄，脉濡。药已中鹄，继以前方加芡实30g巩固疗效。

三诊（2014年12月13日）：服药7剂，近来风团未作，白带已趋正常，继服以上方7剂而愈。

按：荨麻疹相当于中医之"瘾疹""风疹块"。《医宗金鉴·外科心法》云："此证俗名鬼饭疙瘩，由汗出受风，或露卧乘凉，风邪多中表虚之人，初起皮肤作痒，次发扁疙瘩，形如豆瓣，堆累成片。"常由禀赋不耐，气血虚弱，卫气失固，外为虚邪贼风侵袭，或由鱼虾、辛辣、膏粱厚味化热动风，或因七情变化，或因虫积、异味等因素诱发。

韩老师常言，荨麻疹表现常以反复出现的风团为主，西医学病理分析认为，风团是由于局部毛细血管中组织液渗出皮下而产生，如果把渗出的组织液看作"水湿"之邪，则此案引发荨麻疹的机制，便可看作是脾失固摄，"土不制水"，致水津不循常道，外渗皮下，从而形成皮肤风团。根据《素问·至真要大论》中"诸湿肿满，皆属于脾"，可用健脾益气之法，补土制水，使水液不得渗于脉外，风团自可不作；同时又可通过补土生金，使肺气充盈，卫外功能增强。

本例患者，由脾气不足，土不生金，肺气不固，致风邪外犯而发病。因脾虚失运，气血乏源，水湿内生，故见面㿠少华，带下增多。肺气不足则卫外失固，故见畏风；风邪乘虚而入，抟结于腠理而发为瘾疹。综其脉症，辨证为脾肺两虚。方用六君子汤健脾益气，重用茯苓以除湿利水，消散风团，重用党参、黄芪合山药增强补益脾肺之力，使正气足则邪自却；其中山药合鸡冠花固精收敛止带，治疗妇人脾虚不固之带下，每有奇效；荆芥、防风、蝉蜕祛风止痒；桂枝、白芍调和营卫。复诊时风团瘙痒之症已近痊愈，症状以脾虚带下为主，故重用芡实健脾益肾、除湿止带。药证相合，故收捷效。

第四节 治病求本

疾病的产生是由于各种原因导致人体阴阳偏盛偏衰的结果。《素问·生气通天论》云："凡阴阳之要，阳密乃固。两者不和，若春无秋，若夏无冬，因而和之，是谓圣度。"医者在诊察疾病时，必须探求疾病发生的根本原因，才能采取正确的治本方法。《素问·阴阳应象大论》道："阴阳者天地之道也，万物之纲纪，变化之父母，生杀之本始，神明之府也。治病必求于本。"又云："善诊者，察色按脉，先别阴阳。"《类经·阴阳类》说："人之疾病……必有所本，或本于阴，或本于阳，病变虽多，其本则一。"《景岳全书·传忠录》亦说："凡诊病施治，必须先审阴阳，乃医道之大纲。阴阳无谬，治焉有差？医道虽繁，而可以一言蔽之者，曰阴阳而已。"足见古人对阴阳辨证、治病求本的重视。

皮肤病症虽然多外现于肌表，却与人体内在的脏腑经络，以及气血的功能失调等密切相关。前贤有云："有诸内者，必形诸外。"《灵枢·本脏》篇说："视其外应，以知内脏，则知所病矣。"《灵枢·邪气脏腑病形》篇又说："见其色，知其病命曰明。"在临证中，韩老师时常提醒后学，皮肤病在治疗上与内伤杂病相同，也必须遵循中医基础理论来进行辨证论治，治病必求其本，而其本者，阴阳二字。对于皮肤病症无论是常见病症，还是久治不效的疑难病症，均应首重辨证，明辨病证的阴阳盛衰，然后随证而治，方有获愈之机，诚如江笔花《笔花医镜》说："良医之救人，不过能辨此阴阳而已；庸医之杀人，不过错认阴阳而已。"

然而，临床上对于阴阳之辨，确属不易，如郑欣安说："医学一途，不难于用药，而难于识症。亦不难于识症，而难于识阴阳"，"诊候之际，犹多似是而非之处，辨察不明，鲜有不误人者也"。多年的临床实践，韩老师认为，寒热是辨别疾病性质的两个纲领。寒证与热证反映机体的阴阳盛衰，阴盛或阳虚的表现为寒证，阳盛或阴虚的表现为热证。所谓"阳胜则热，阴胜则寒"。因而欲辨阴阳，需首先从辨寒热着眼，否则寒热不辨，举手便错。

寒证、热证与寒象、热象的概念不同，它是辨证的结论，是通过四诊对疾病本身所反映的各种症状、体征进行全面分析、综合、归纳而得，反映的是疾病的本质。皮肤病临床证候往往错综复杂，例如对于皮肤热证，先须明辨病性之虚实真假，病位之脏腑表里，还要分清寒热错杂、上热下寒、下热上寒、"寒包火"以及"火包寒"等不同，夹风夹湿和夹痰夹瘀之异，更有化火成毒，以及伤阴化燥之变等等。医者若能分清寒热，即便一时辨证未十分明确，用药也不致病情加重，正如当用附子而用干姜，病情亦不至于骤然而铸为坏症；反之，如果寒热不辨，本属寒证而施以寒药，则无异于雪上加霜，热证而治以热药，则不啻于火上浇油，必然会使病情加剧，甚则变生他证。寒热之辨，细心为要，差之毫厘，谬以千里，可不慎欤！

韩老师还强调，通过四诊所得固然可反映病情的本质，然而辨别属寒属热的关键往往就在于舌脉，而舌脉之辨，又重在舌质的辨别，如舌质色淡不红，则常提示阳气虚衰或气血不足；若舌色红绛，甚或起芒刺，则常为阳热炽盛或阴虚火旺之征。这是韩老师临床经验之谈，与当代温病大家赵绍琴"舌苔是反映功能方面的疾病，舌质是反映疾病的实质"的说法不谋而合，确可借鉴于临床。

施治时又需因时、因地、因人治宜，做到"观其脉证，知犯何逆，随证治之"。如对于辨证为热证者，切不可只知"热者寒之"而一概施以寒凉清热之剂。如热郁肌肤，可采用"火郁发之"，"在表者汗之可也"之法；阴虚火旺者，则宜根据"壮水之主以治阳光"之旨，运用养阴清热法治疗。具体用药中，则有必要掌握其配伍之妙、用量之秘以及随证化裁，煎服药物以及病后调理之方法，方能迅速消散皮肤热证。

典型医案

高某，女，56岁，2014年2月26日初诊。患者颜面潮红斑疹，双手皮肤红斑伴色素脱失斑片反复加重1年余，在西安某医院确诊为"红斑狼疮"，用西药治疗近1年无明显效果。后在某中医处治疗，按"血热"论治，方用"凉血"，治疗半月未见寸功，故来韩老师处求诊。现两颊红斑隐隐，日晒加重，双手伸侧皮肤红斑伴色素脱失斑片，面色晦暗少华，四肢清冷，畏寒，神疲乏力，脱发；舌质淡胖，苔白，脉沉弦濡。西医诊断为盘状红斑狼疮；中医诊断为蝴蝶疮，证属脾肾阳虚，虚火上浮。治以温补脾肾，兼散风毒。方用金匮肾气丸加味。药用：肉桂6g（后下），黑附子10g（开水先煎），熟地12g，山药10g，山萸肉10g，茯苓20g，泽泻10g，丹皮10g，青蒿20g，地骨皮10g，菊花10g，生黄芪20g，党参20g，枳壳10g。水煎服，每日1剂。调治半月诸症渐减，乃以上方出入继治而向愈。

按：患者颜面有蝶形红斑，遇日晒加重，常按中医阴亏火旺或"温毒发斑"论治。《金匮要略》中说："阳毒之为病，面赤斑斑如锦纹。"临证多以滋阴降火、凉血解毒等法治疗。本案虽有"热毒"蕴郁肌肤的表现，但无口干口苦，口渴喜饮，身热，便干溺赤，舌红苔白或黄，脉滑数等阳热之象，反见形寒肢冷、脱发，以及面晦少华、神疲乏力等一派脾肾阳气不足之象。参诸舌脉，其舌体淡胖苔白，乃脾肾阳弱、水液不化之征；脉沉为病在里，脉濡弱为阳气内虚不充。综观脉症，当为脾肾阳虚之证。究其皮损，乃为卫阳不固，外受风寒，郁结化火所致，切不可仅因其皮损表现而贸然认作热毒炽盛之证。治宜表里同治，温热以振奋脾阳，兼祛在表之蕴毒。方以金匮肾气丸滋阴助阳，使"肾阳旺则全身诸脏之阳亦旺"。伍以参、芪益气健脾，调补后天之本，充养五脏元气。如李东垣所言："元气之充足，皆由脾胃之气充盈，而后能滋养元气"，元气充足病焉得不除。另以枳壳理气调中，以防补益之品腻碍气机。治外则以青蒿、菊花、地骨皮以清透肌肤腠理之蕴热，且无冰伏热邪之虞。全方扶正却邪并举，内外兼治，药症相合，故邪去正安而诸症向愈。

第五节　治热以温

在皮肤病临床中，热性皮肤病相对较为多见。导致其发病的原因，主要可分内外两类。因于外者，多为六淫邪气外袭肌表；或正气不足，风寒湿邪留恋不散，郁而化热；或素体阳盛，虽感寒邪而从阳化热等。因于内者，则有禀赋不足，复因劳作过甚，阴精渐耗，虚火外发；或五志过极化火；或过食肥甘厚味，胃肠积热；或脏腑气血功能失调，内生痰湿诸邪，郁而化热等。诸热郁结肌肤腠理，瘀阻脉络，则可发为各种皮肤病变。治疗用药中，韩老师在辨证的基础上，常遵实者泻之，虚者补之，分别以清热解毒、清泻里热、滋阴降火及凉血活血等法治之，每能收到预期疗效。但在运用这些治法时，又常灵活地伍用温热之品，非唯不能助热，反可促使温热邪毒速消散，兹举例说明。

1. 风热袭表

风热袭表，常致的皮肤病症有荨麻疹、接触性皮炎、面部皮炎、玫瑰糠疹、银屑病、日光性皮炎及急性湿疹等。治疗宜遵"其在皮者，汗而发之"之训，因势利导，开郁透表，而非以出汗为目的。韩老师认为，选方用药，若纯用寒凉则易损伤脾胃，宜选用性味辛凉，质轻达表，清宣透散之品如金银花、连翘、浮萍、蝉蜕、地肤子、白茅根等以清热散风，再佐以辛温发散之荆芥、防风、豆豉、羌活等以开郁透表。

曾治马某，女，41岁。诉双眼睑皮肤潮红干燥脱屑伴瘙痒2年，加重1个月。患者2年前，因眼睑皮肤瘙痒，外用多种药膏，疗效不显，后一直外涂"妥布霉素地塞米松眼膏"。在某附属医院诊断为"激素依赖性皮炎"。治疗外用他克莫司乳膏及氟芬那酸丁酯软膏等，疗效不显，病情加重。刻诊：双睑至鼻唇沟部皮肤潮红，干燥脱屑，自觉瘙痒，双睑轻度水肿；舌淡红，苔薄白，脉数。西医诊断为激素依赖性皮炎，中医诊断为面游风。

韩老师辨证属风热郁表，治以清热祛风。方用金银花、连翘、大青叶、白茅根、野菊花、地骨皮、青蒿、青葙子、白芷、羌活、荆芥、防风、生甘草，每日1剂，水煎服。另用4%硼酸溶液湿敷。服药14剂后复诊，双睑水肿完全消退，皮肤光滑，无瘙痒感，仅留淡红色色沉，病已近愈，继以前方略作进退，巩固疗效。

2. 湿热蕴肤

湿热胶结，难解难分，致病往往缠绵难愈，反复发作，还可形成气机滞塞、血脉郁阻等病理变化，使病情繁复纷杂。如湿疹、天疱疮、生殖器疱疹等。治疗时，若过用清热，则易致湿邪冰伏，闭阻血络，甚者伤耗阳气转为寒湿之证，使病情延长或反复；而过用利湿则有伤阴化燥，助长热势之弊。故宜根据湿热之偏盛，灵活运用清热利湿并行之法。韩老师认为，湿去则热孤而易散，故湿热相合之证，去除湿邪为治疗之关键。湿属阴邪，非温不化；气能布津，气滞则津停，气化则湿化，故治湿应重视选用温药及理气之品。临证中，韩老师常辨证伍入性味辛温之荆芥、防风、羌活、独活、白芷、麻黄、蛇床子等品，既能祛风胜湿，又有助于发表透热；湿邪偏重者，还常酌加辛温芳香之藿香、佩兰、苍术、厚朴、陈皮、木香、砂仁等以理气和中，除湿化浊。

曾治芦某，男，20岁。头部多处脓肿、硬结疼痛，反复发作3年。伴急躁易怒，大便黏稠不畅，易粘马桶，日行3次，排便时间较长；舌质红苔黄腻，脉弦滑有力。素嗜辛辣刺激性食物及酒类。西医诊断为头部脓肿性穿掘性毛囊周围炎；中医诊断为鳝拱头。韩老师辨证属肝胆湿热上蒸，治以清肝胆湿热、泻火解毒、散结排脓。方用龙胆泻肝汤加连翘、蒲公英、牛蒡子、天花粉、白芷、肉桂、穿山甲，水煎服；药渣加水煮后取汁加醋30g洗头，并嘱清淡饮食，禁食发物及辛辣刺激性食物。

二诊：服上方7剂后，头部脓肿排出较多稠厚的腥臭脓液，疼痛减轻，囊肿变小。大便1日2次，时间缩短，粪便粘马桶现象减少。效不更方，上方继续服用。

三诊：继服7剂后，脓液将尽，囊肿缩小，疼痛明显好转，大便1日1次，时间明显缩短，粪便粘马桶现象消失。改以五味消毒饮加牛蒡子、羌活、皂角刺、连翘、浙贝母、赤芍、陈皮、白芷、肉桂、夏枯草、穿山甲水煎继服。

四诊：脓液已排尽，囊肿变平，疼痛基本消失，舌质红、苔薄白。以荆防败毒散加减治疗2个月调养善后。1年后随访未复发。病告痊愈。

3. 热瘀互结

热邪燔灼一身内外，久则入络扰血，煎熬血液而成瘀血。如张仲景在《金匮要略》曰："热之所过，血为之凝结。"清代王清任《医林改错》言："血受热则煎熬成块。"治宜清热凉血，活血散瘀。常以丹参、赤芍、生地等凉血活血药为主。"血得温则行，得寒则凝"临证中，韩老师常选择配伍性味辛温且具有行气作用的活血药，如川芎、元胡、红花、香附等使有形之瘀消散，无形之热去有出路；同时还常伍入辛温芳香行气之品，如陈皮、枳壳等，既可防止清热凉血之品滞气伤中，又可收气行则血行之功。

4. 久热正损

热邪久居，易致正气耗散，即《内经》所云："壮火食气。"正虚则抗邪无力，又可致邪气留恋，病情缠绵。临床常见病症如卫气不固，风热郁表之荨麻疹；正气耗伤，精微失摄之紫癜性肾炎，狼疮肾伴蛋白尿、血尿；疮疡后期，久不收口之头部脓肿性穿掘性毛囊周围炎等。根据中医辨证，韩老师在运用清热诸法的同时，常佐以黄芪、党参、白术及仙灵脾等，取其甘温以防苦寒伤中与伏遏邪毒，并可益气扶正，祛邪外出。

如患者卫某，女，16岁，双下肢紫斑合并尿蛋白、隐血9个月。曾使用激素类药皮肤紫斑好转，但尿常规检查尿蛋白、隐血反复阳性，在他医处服中药2个月未见改善。刻诊：双下肢可见色素沉着斑，压之不退色，精神可，面色红润，食纳可，口渴思饮，腰酸困痛，大便1日2次；舌质红苔白润，脉细数。查尿：蛋白（＋），隐血（＋＋）。西医诊断为紫癜性肾炎；中医诊断为葡萄疫。证属脾肾两虚，热损络脉，治以补脾益肾，兼清虚热。方用六味地黄汤加味：生地炭30g，山药20g，山萸肉12g，丹皮10g，茯苓10g，泽泻10g，黄芪15g，旱莲草30g，仙鹤草30g，水蛭5g，龟甲15g（先煎），鳖甲20g（先煎），仙灵脾10g，党参20g，枳壳10g，甘草8g，水煎服。

二诊：服药14剂，腰酸困痛减轻。查尿：蛋白（＋），隐血（＋）。以前方加白术10g继服。

三诊：服药14剂，期间化验尿蛋白（＋），隐血（±），前方加肉桂4g继服。

四诊：服药3周，腰酸困痛好转，大便每日1次，化验尿蛋白（±），隐血（±），继服前方巩固治疗。

5. 郁热上炎

《伤寒论》曰："热深者厥亦深"，热郁于内，阳气不达四末，则可形成热厥，症见四肢不温，甚则畏寒怕冷；火性上炎，还可熏灼头面引发皮肤病症。临床常见痤疮、脂溢性皮炎、面部激素依赖性皮炎等病症，多表现为头面丘疹脓头，红斑皮屑，或头面油垢，伴手足冰凉，畏恶风寒，口干唇红、便干溲赤，舌红脉数等。此即所谓"寒包火"之证。其本质属实证，与阴虚火盛之证自是不同。在治则上，韩老师崇"火郁达之"之旨，认为邪热郁里，当用辛凉宣透之品，使邪热外达。常于清解里热等法的基础上，伍用桂枝、细辛等辛温之品开通郁闭，以使郁热外透。

曾治刘某，女，19 岁。面部反复出现红色丘疹 1 年，加重 2 周。诊见颜面散在红色丘疹脓头，头面多油，伴四肢不温，畏寒怕冷，便干溺赤；舌质红，苔薄白，脉沉弦稍数。平素性情急躁。西医诊断为青年痤疮；中医诊断为粉刺。韩老师辨证属血热内郁，治以清热凉血，兼通透郁热。方用凉血四物汤加鱼腥草、白花蛇舌草、生山楂、连翘、桂枝、细辛煎服。外用玫芦消痤膏。服药 20 剂复诊，丘疹显著减少，偶有数枚丘疹新发，手足复温，面部油脂减少，二便调畅。药已中鹄，效不更方，继以上方略事调整 1 个月而愈。

6. 虚火上炎

阴虚阳盛，虚火无制，上炎头面，熏灼肌肤而发为各种皮肤病症；此外，虚热蕴郁肌肤，常易与外感之热毒相合，或致寒湿等邪从阳化热而为病。常见病症如皮肤型红斑狼疮、激素依赖性皮炎、口腔溃疡、面赤症等。治宜养阴涵阳，兼以透散郁热；韩老师临床常用六味地黄汤、知柏地黄汤等合鳖甲、龟甲、制首乌、枸杞、麦冬等以填补阴精；佐砂仁、陈皮辛温芳香之品以和胃助运；伍肉桂以导龙入海，引火归原，阳生阴取"善补阴者，必于阳中求阴，则阴得阳升而泉源不竭"之意，此皆或以肉桂合干姜以温补中州。热势亢盛，上炎头面诸窍者，常以归元散（肉桂、吴茱萸）贴敷涌泉穴，以引热下行，可使肌肤之蕴热因无内热相济而易于消散。

7. 寒热错杂

脾胃虚弱，寒热互结，升降失司，既可致化源乏绝，腠理不密，虚邪外犯；同时，也可致水湿不运，酿生湿热，外越肌肤与外邪相搏而发为皮肤病症，常见如荨麻疹、痤疮、湿疹等。韩老师认为寒热错杂所致的皮肤病，临床当以皮肤病伴见心下痞满，呕吐泄利，苔腻微黄为辨证要点，《吴医汇讲》说："治脾胃之法，莫精于升降"；叶桂有"脾宜升则健，胃宜降则和"之论，治疗当以半夏泻心汤化裁，使脾胃升降有序，复其化源之职。方中姜夏与芩连相配伍，乃寒热并用、辛开苦降之法，斡旋中焦，散寒泄热，使升降得复，痞满自消；人参、大枣、甘草补益脾胃，健运中舟，以资化源。纵观全方，攻补兼施，寒热并治，辛开苦降，配伍得当，常获捷效，乃固宜然。

曾治章某，女，45岁，全身出现红色风团，瘙痒10年余。诊见全身皮肤红色风团，剧烈瘙痒。伴有腹胀，胃脘部疼痛，按之更甚，纳呆，大便不畅；舌尖红，舌苔厚腻，脉象沉紧。人工划痕征阳性。过敏原检测：尘螨、甲醛、僵蚕、乌梢蛇（+）。西医诊断为慢性荨麻疹（胃肠型）；中医诊断为瘾疹。辨证属脾胃不和，治以调中祛风，方用半夏泻心汤加砂仁、蝉蜕、炒地肤子煎服。药进5剂后，症状大减，皮肤风团仅有少量出现，瘙痒明显减轻，腹胀及胃脘部疼痛已除，食纳可，二便调，舌苔转薄。继用上方6剂，以巩固疗效。半年后随访，未再复发。

第六节　不下复始

"人命至重，贵于千金。"医者临证中宜详审病情，处判方药更宜斟酌再三，反复权衡，以冀达到预期疗效，古人所谓"三折肱乃为良医"。

然而在临床实践中，由于种种因素而导致的误诊误治现象却普遍存在，这就要求医者不但能够善于辨证施治，而且还应该具有一定的临床应变能力。古今医家均对此非常重视，并将临证出现的误治及救逆情况记述医籍，以警示后学。如《灵枢·胀论》载胀病误治的补救措施："三而不下，必更其道"，"不下复始，可以万全，乌有殆者乎？"在《伤寒论》中，仲景临证救误，俯拾皆是，论证用药颇为周详，对后世医家临床辨证论治启发深远。如《伤寒论》115条："伤寒脉浮，医以火迫劫之"，出现"亡阳，必惊狂，卧起不安者"，以"桂枝去芍药加蜀漆龙骨牡蛎救逆汤主之"。再如159条，论述伤寒误下，致下利不止，心下痞硬的辨证治疗："伤寒服汤药，下利不止，心下痞硬，服泻心汤已，复以他药下之，利不止，医以理中与之，利益甚。理中者，理中焦，此利在下焦，赤石脂禹余粮汤主之。复不止者，当利其小便。"不仅具体说明对"下利"证的辨证治疗过程，而且也体现了中医临床辨证思维的分析方法。近代程门雪先生曾说："（临证）自非十全，岂能无过。"并将其临床中"失手"的病症整理成《失手象》一书，以使学人有所借鉴。

德国哲学家狄慈根曾在《论逻辑书简》中深刻指出："前人的错误给我们的教益，不亚于他们积极的成就给我们的教益。"现举韩老师临证中纠偏救误的病案数则，以期有鉴于临床。

1. 硬皮病以寒为热案

王某，9岁，男，左侧下肢外侧至足趾带状皮肤硬化发病半年余。该患者半年前发病，曾在当地某医院按硬皮病予以中药治疗，皮损扩大，并出现患肢活动障碍。刻诊：左侧股外侧至足趾皮肤现硬化萎缩性斑片，呈带状分布，皮色褐暗，其上毳毛脱落，色泽光亮，状如涂蜡，3~4足趾前端萎缩脱落，不觉痛痒。查其形削肌瘦，面㿠无华，患侧肢体活动障碍，下蹲困难。观其前所服药，为青霉胺、泼尼松、积雪苷片等，中药方由20余味组成，其中不乏清热养阴之黄芩、黄柏、女贞子、旱莲草等，也有凉血活血之生地、丹参等。

韩老师根据患儿脉症，辨证为禀赋不足，脾肾阳气亏虚，复感寒湿之邪，瘀阻脉络，肌肤失养；治宜温补脾肾，温阳通络。给服软皮丸，缓以图功，外用软皮热敷散热敷，并涂积雪苷软膏，同时服维生素E胶丸、积雪苷片。并嘱其停用前服中药以及青霉胺、泼尼松等。经调理半年，患儿精神食纳转佳，皮损明显变软，颜色渐复常，关节活动亦较前灵活。

按：硬皮病以脾肾阳气虚损为本，痰瘀阻络为标，且本病病程中无热证，治疗倡用温阳益气、活血通络、软坚化痰之品。温阳必得大辛大温之附子之属，通络必用善行搜剔之蜈蚣之类，方有治愈之机。治疗用药最忌寒凉滋腻。活血通络药，有以通为补之功，应以选用性味辛温者为宜，常用如当归、红花、川芎；至于丹参，虽有活血化瘀之效，唯其药性寒凉，入血分而能凉血，入心经而能清心，用于血热瘀肿病症或温病热入营血、身发斑疹、神昏烦躁等症则较为适宜，而于硬皮病治疗则属不宜。

该案患者年幼，禀赋素亏，脾肾虚弱，不耐大剂攻伐，痹邪外侵，锢结筋骨脉络之间，又非一朝可除，宜培补正气，故给丸药久服，辅以外治，内外兼治，缓以图功。前医未谙硬皮病之本源，不知该案温通尚嫌不足，何堪寒凉清热之品更损其阳气，阴柔滋腻之剂凝滞其气血，竟误以寒为热，妄投寒凉，以致雪上加霜，延误病情。

此外，现代西医在本病治疗上常给激素、青霉胺等治疗，但由于疗效多不明显，且用药不当还常会造成较严重的不良反应，故临床中韩老师对这类药物常弃而不用。

2. 痤疮以虚为实案

周某，女，23岁，于2010年3月6日初诊。主诉：颜面反复红斑、丘疹3年。患者多年来，于面部及胸背反复起丘疹、脓疱，微有痛痒，油脂分泌旺盛，屡用中西药治疗疗效欠佳。后他医给服龙胆泻肝丸和三黄片，服用后腹痛难忍，大便次数增多，皮疹亦随之加重。刻诊：大便每日2~3次，手足发凉，喜热畏冷，月经后期1周以上。专科检查：面部及胸背部可见密集炎性丘疹、脓头较多，耳后淋巴结肿大，面色灰暗无光，舌淡苔白厚，脉象沉细。西医诊断为痤疮；中医诊断为粉刺。韩老师辨证属血虚寒凝，湿热蕴结，治以温经散寒、养血通脉、兼清湿热。方用当归四逆汤加丹皮、白花蛇舌草、益母草、乌药、浙贝母、连翘等7剂，水煎分服。另以痤疮擦剂（医院制剂）外涂；并配合外用面膜及背部拔罐。

二诊（2010年4月2日）：以上方化裁，共服药21剂，原皮疹基本消退，余症若失；舌质红，苔薄白，脉弦有力，再进7剂，以巩固疗效。

按：本案颜面胸背见红色丘疹脓疱，极易断为热蕴肌肤之证。然详审病情，又有手足不温，喜热畏冷，月经愆期等症，参以舌脉，则当属血虚寒凝，血行不利，阳气不达四末所致。脾主升清，胃主降浊，清不升则浊不降，今脾虚生湿，故致清阳不升反降，而见腹泻频作；浊阴不降反升，故见头面多油；湿邪久蕴肌腠，聚而成痰，郁而生热，痰热互结则发为痤疮之症。综其脉症，当属外有热而内有寒之象。韩老师指出，外有寒、内有热之证，即"寒包火"，在本质上乃属于实证；而本案属外有热内有寒，即"火包寒"，在本质上则属虚证，两者在病机上截然不同。本案治疗上，以当归四逆汤化裁、温经散寒、养血通脉为主，兼清湿热，药与证合，使病趋坦途。反观前医在辨证时着眼于皮肤外症，而未及其余，轻用苦寒清热之剂，未免顾此失彼，而犯虚虚实实之戒，徒使病情加重，为医者固当鉴之。

3. 激素依赖性皮炎"寒之"未效案

叶某，女，27岁，于2015年1月28日初诊。诉颜面皮肤潮红灼热、瘙痒4年，加重半年。起初因使用某化妆品后，面部皮肤干燥、脱屑，遇风吹加重，曾多方治疗，病情仍反复不愈。近半年来改用"卤米松"软膏，随发随用，连用数月，渐致皮肤潮红，干燥灼痒，遂转求某中医治疗，给半夏泻心汤加味、蒲地蓝口服液内服，并以硼酸溶液等外用，治疗近月，疗效不佳。刻诊：颜面皮肤潮红，自觉皮肤紧绷，灼热瘙痒，遇热加重，食眠可，二便调；舌红苔薄白，脉濡。西医诊断为激素依赖性皮炎；中医诊断为面游风。辨证属热毒壅络、阴虚火亢，治以清热凉血、滋阴潜阳。方用凉血四物汤加味：生地20g，当归10g，川芎10g，白芍20g，黄芩10g，栀子10g，红花10g，丹皮10g，枳壳10g，陈皮10g，龟甲20g（先煎），鳖甲20g（先煎），肉桂6g，白茅根20g，鱼腥草20g，桑叶10g，鸡冠花20g，甘草10g，水煎服。另用芒硝30g化入开水500ml中，待凉后患部冷敷，每日3次；耳尖放血，每周1次。

二诊（2015年2月16日）：服上方14剂，面部潮红基本消退、自觉已无灼热之感。效不更方，仍继以上方化裁巩固治疗。

按：激素依赖性皮炎乃因激素阳热之药毒自皮毛外侵，蕴郁肌肤所致。临床上常根据"治热以寒"之旨，以清散热邪为治。本案颜面皮肤潮红、紧绷，灼热瘙痒，遇热加重，显属热毒壅盛之证，然前医运用常法而未获寸功，可知其证并非单属实热。韩老师认为，本案"寒之"未效，则当崇"诸寒之而热者，取之阴，寒之不寒责之无水，壮水之主以制阳光"之训，另辟蹊径，从"阴"虚的方面辨治，故以清热凉血合养阴涵阳、阳中求阴之法，投之辄效。

细究本案病因，则便于理解韩老师运用养阴清热法取效的原因。心为阳中之太阳，主血脉，"其华在面"，心火下潜则肾水不寒，肾水上济则心火不亢。若肾水不足，则君火无制，上灼颜面，与阳毒相搏，蕴郁肌肤而不易透散。前医单用清解则难以绝其火热之根源，且因寒凉伤阳，则真阴无以化生，致热更重。韩老师在辨证方药中最喜伍用龟甲、鳖甲以滋阴潜阳，加生地以养阴生津，可使肾水充于下而上济心阴，从而使君火不亢，颜面蕴郁之火毒则因无内援而易去。方中伍用肉桂一味，一则引火归原，导龙入海使热下趋，且其性味辛温，与当归合用伍入大队寒凉养阴药中，则不至于滞碍气机，更是取"善补阴者，必于阳中求阴，则阴得阳升而生化无穷"之意，用以微生少火，使阳生则阴长。诸药相合，共收"壮水之主，以制阳光"之功。全方内外兼治，清滋并施，药证相合，故病得速愈。

4. 银屑病经前加重案

曾治张某，女，20 岁，主诉全身散在鳞屑性红斑伴痒，反复 4 年。患者无明显诱因发病，经西医确诊为银屑病，但屡治乏效。刻诊：头皮躯干以及四肢可见散在干燥鳞屑性斑片，基底潮红，自觉瘙痒，发病无明显季节性，余无明显异常；舌红苔薄白，脉弦数。平素心烦性急。西医诊断为寻常型银屑病；中医诊断为白疕，韩老师辨证属风热袭表，治宜清热祛风，方用半枝莲方加合欢皮、白蒺藜、白茅根、地肤子、生白芍、丹参等，水煎服。

经治 3 周后复诊，皮损明显消退，但近日来皮疹突然增多，伴见瘙痒，经询问得知，以往病情每于月经前加重，现经水将潮，故病情反复。遂更方用丹栀逍遥汤加白蒺藜、合欢皮、半枝莲、郁金、菊花、益母草等水煎服。后经本方化裁，治疗 2 个月，病情缓解，月经前新发皮疹逐渐减少。继以前方巩固治疗，病情未见反复。

按：临床上，对银屑病常进行分型论治。医者在收集四诊所得后，可根据每一证型的辨证要点，确立证型以及方药，药证相合，方能达到预期疗效。本案初诊时，根据患者皮疹特点以及舌脉证候，辨为风热郁表，而忽略了经前加重这一表现，以致辨证有失偏差。复诊时，韩老师抓住病情随月经变化这一特点，及时更方，方使病情转愈。可知医者在收集四诊内容时，应客观全面，并与其他证型鉴别，所谓"有者求之，无者求之"，切忌先入为主，用患者临床症状与即有的证型对号入座，以免发生误判。

皮肤病症每多顽难之症，医者宜根据中医辨证论治的原则，对疾病治则的坚持或变更，必须以辨证准确为前提。某些病症如硬皮病等，治疗用药贵在守方长服，灵活化裁，缓图其功，方有治愈之机会，而某些疾病，久治乏效，甚至病势转剧者，是由辨证有误，方不对证，抑或因病重药轻等，则应观察用药变化，慎重分析其症结所在，而后重新调整治疗方案，"观其脉证，知犯何逆，随证治之"。

第七节　治必兼养

皮肤科学属中医外科范畴，在古代，也属于疡科范畴，《疡科心得录》云："外疡与内症，异流而同源。"与内科杂症一样，皮肤病的发病、发展及转归与患者调摄失当，如饮食不节、情志失调、寒暑不避、起居不慎、妄于劳作等密切相关。在临床中，韩老师常根据病情，主张治养并行、治必兼养，即在治疗同时，重视指导患者在饮食、情志、起居等方面进行相应的摄养，以期病情恢复，防止复发或加重，体现了中医"治未病"的思想。这里着重就饮食和情志调摄方面略作归纳。

一、调饮食

合理的饮食能充养五脏，扶固正气，有助保持人体的健康，促进疾病的恢复；反之饮食不节，则伤人五脏，耗损正气，滋长邪气，引发疾病的发生，也可使病情迁延、反复或加重。在《黄帝内经》中就已有明训，如"谷肉果菜，食养尽之。无使过之，伤其正也"，"饮食自倍，肠胃乃伤"，"多食咸，则脉凝泣而变色"，"高粱之变，足生大丁"，以及"病热少愈，食肉则复，多食则遗"等等。后世医家对此也多有论述，如《济生方》说："多食炙，过饮热酒，致胸壅滞，热毒之气，不得宣泄，咽喉为之病焉。"可见饮食调摄与疾病之间的关系历来就为医家所重视。

中医向来有"药食同源""药食同功"之说，韩老师对此亦颇为认同。他认为饮食物与药物类似，也有其各自性味归经功用特点，因而具有其相应的"偏性"。正如《本草纲目》所言："凡药皆毒也，虽甘草、苦参，不可不谓之毒，久服则五味各归其脏，必有偏胜气增之患，诸药皆然，学者当触类而长之可也，至于饮食亦然。"日常食用的食物中，葱白、生姜、大蒜、芫荽、花椒、茴香、八角、黑胡椒等性味辛温的食物，肉类食物中羊肉、鹿肉、雀、鸡肉等和某些甜食如荔枝、桂圆、大枣、蜂蜜、枸杞、橘子、南瓜等之类以及一些经过煎炸炙煿、烧烤炒制的食物，均属温热性食物；而苦瓜、西瓜、青菜、魔芋、绿豆、豆芽、马齿苋、莲藕、葡萄、梨、柚子等，以及腌制的食物如酸菜、咸菜、腌肉等和冷饮、冰激凌等则均属于寒凉性的食物；某些食物，如乌骨鸡、鹅、鸽、鹌鹑、蘑菇、香菇等，因其性味平和，无明显的寒热属性，则属于平性食物。另外，与中药五味类似，食物也具有辛甘苦酸咸以及淡味或涩味的不同，如葱、姜、木耳味辛；大枣、蜂蜜味甘；乌梅、菠萝味酸；苦瓜、杏仁味苦；海带、紫菜味咸；薏苡仁味淡；莲子、芡实、白果、柿饼味涩等。

张仲景早就发现："所食之味，有与病相宜，有与身有害，若得宜则益体，害则成疾。"《饮食辨录》一书也指出："饮食得宜，足为药饵之助，失宜则反与药饵亦为仇。"韩老师常道：医者既要熟知药性，对于食物的偏性以及忌宜，亦须了然于胸；在辨证用药的同时，进行相应的饮食调理，往往能收到事半功倍之效。孙思邈所谓："若能用食平疴，适性遣病者，可谓良工。"临床中，如皮肤病辨证属寒证者，则遵"寒者热之"之旨，嘱其在饮食或药膳中适当增加温热性食物，而忌用寒凉性食物；反之，对于证属热证者，则遵"热者寒之"之旨，嘱其增加食用寒凉性的食物，而忌用温热性的食物。若伴见脾胃虚弱、气血不足者，则命其注意饮食规律，避免饥饱失宜，适当食用粳米、小麦、大枣、莲子、芡实、山药等，并忌食生冷油腻等食物；对于肝肾素亏，精血耗损者，每嘱其适当进食黑芝麻、黑豆、枸杞、桑椹、核桃乃至血肉有情之品。再如，对于孕妇以及哺乳期妇女，还需嘱其清淡饮食，以防母热传子，引发婴幼儿湿疹及痤疮等，或致病情加重。

韩老师还认为，医者在指导患者合理饮食或膳食时，若能在中医辨证的基础上，参考现代皮肤病学的诊疗理论，辨证与辨病相结合，明晰病因病机，则往往会更具有针对性。如对于荨麻疹、药疹等过敏性皮肤病的患者，常根据发病的诱因以及过敏原检测结果，有针对性地进行饮食忌食，而非对于所有"发物"一概禁忌。对于红斑狼疮、植物—日光性皮炎、黄褐斑等与日晒有关的疾病，则嘱患者忌食光敏性食物，如木耳、芹菜、灰灰菜、黄花菜、芒果、无花果、菠萝以及田螺等，同时适当多食具有防止光敏作用的食物，如绿豆、西红柿、茵陈等；白癜风患者，可能与铜缺乏有关，可嘱其多食芹菜、土豆、猪肝之类；对于因缺乏微量元素以及维生素等所致的皮肤病，如肠病性肢端皮炎、核黄素缺乏症、烟酸缺乏症、维生素A缺乏症，则应嘱其进补富含相应营养物质的食物；老年人皮肤老化，见皮肤干燥、瘙痒等症者，常嘱其多食富含维生素A、E以及C的食物等；对寻常疣、扁平疣患者，常嘱其进食黄豆芽或薏苡仁粥；对脂溢性皮炎、脂溢性脱发以及痤疮患者，嘱其多饮豆浆等。

二、调情志

情志是人体对客观事物的不同反应，通常不会导致疾病的发生，而突然、强烈或长期持久的情志刺激，超过了人体正常生理调节的范围，则会使人气机紊乱，脏腑功能失调，阴阳失衡，营卫失和，最终导致包括皮肤病在内的很多疾病的发生，并影响着疾病的转归和预后。

中医对于情志致病的发生、发展、治疗等方面，在《黄帝内经》中已有较全面、系统的论述，如《素问·上古天真论》云："恬淡虚无，真气从之，精神内守，病安从来。"《素问·阴阳应象大论》说："人有五脏化五气，以生喜怒悲忧恐，故喜怒伤气。"《素问·举痛论》说："百病生于气也，怒则气上，喜则气缓，悲则气消，恐则气下，惊则气乱，思则气结。"历代医家亦都莫不重视，发挥甚广，并积累了丰富的临床经验。

就七情与皮肤病的发病而言，一方面，不良的情志可导致皮肤病的发生，影响皮肤病的恢复。如《素问·生气通天论》云："清静则肉腠闭拒，虽有大风苛毒，弗之能害。"提示情志和则腠理密，邪无外扰之机；反之，情志失和则可致气机壅滞，气血失和，失其濡煦之职，以致藩篱不固，邪气外犯而引发皮肤病症。《三因极一病证方论》认为："七情，人之常情，动之则先自脏腑郁发，外形于肢体。"可知七情内伤，五志不遂，皆可动于中而应于外，从而引发各种皮肤病变。另一方面，人的生理活动与心理活动是相互影响的，即《素问·四气调神论》所谓"形盛则神旺，形衰则神惫"，"形伤神，神伤形"。皮肤病经久不愈、瘙痒或疼痛的发作又常常会导致患者寝食不安，生活质量降低，甚至影响社交，出现紧张、焦虑或抑郁等不良情绪，致脏腑气血功能失调，病情加重，形成恶性循环。

韩老师认为，七情调节是皮肤病，特别是某些顽难重症治疗的重要环节。皮肤病患者若能心境泰然、神志安定、充满乐观和信心，则能发挥人体本身的自我调整、控制、修复、防御能力，促进疾病的恢复，反之，即病之后，情志若得不到有效调节，则常会致使病情难以恢复，甚至加重。《素问·汤液醪醴论》有云："形弊血尽而功不应者何？岐伯曰：神不使也。帝曰：何谓神不使？岐伯曰：针石道也。精神不进，志意不治，故病不可愈。今精坏神去，营卫不可复收。何者？嗜欲无穷，而忧患不止，精气弛坏，营泣卫除，故神去之而病不愈也。"《读素问钞》注云："药非正气不能运行，针非正气不能驱使，故曰针石之道，精神进，志意治，则病可愈；若精神越，志意散，虽用针石，病亦不愈。"指出取得疗效的关键在于患者的精神意志的调畅，如果病者"精神不进，志意不治"，则纵有良药神针，也难以取效。明·李中梓对此深有体会："境遇不遇，营求不遂，觉悟牵挂，良药难愈。"清代吴师机在《理瀹骈文》指出："情欲之病，非药能愈，七情之病，当以情治。"这些都说明情志的调节对疾病的恢复有着非常重要的作用。

西医学研究也认为，心理因素可诱发多种皮肤疾病，如神经性皮炎、白癜风、斑秃、皮肤瘙痒症、银屑病、痤疮、酒渣鼻、脂溢性皮炎、扁平苔藓、湿疹、多汗症、痒疹、慢性荨麻疹、系统性红斑狼疮等。而随着特殊生活事件的平稳，精神心理状态的改善，某些皮肤病如斑秃、白癜风的病情也往往逐渐得以恢复，可不治自愈。因此，对皮肤病患者进行情志疏导十分必要。

临床上，对于病久难愈或与情志相关的皮肤病患者，韩老师在对其进行情志疏导时，常注重从医患两方面着手。其一，精诚为医：医者对患者的语言、表情、态度和行为，包括专业技术操作等，本身在某种程度上就影响着患者的情绪，对治疗效果起着重要的作用，于因不良心理情绪而致病情加重或反复的患者，医者在接诊、治疗、用药以及日常调摄指导的过程中，更应做到诚恳热情、周详细致、从容娴熟，以取得患者信任，充分调动其治疗积极性，消除各种消极情绪，使患者以最佳的心理状态，积极配合做好临床治疗。其二，因患疏导：在情志调畅方面，药物的作用远不如病患自身的心理调节，如缪仲淳《本草经疏》所言："药石无知，焉能消其妄执？纵已通其已滞之气，活其已伤之血，其默默绵绵之意，物而不化者，能保无将来复结之病乎？只宜以识遣情，此即心病还需心药医之谓也。"中医在情志疏导的方法多种多样，常用方法有语言疏导、情志相胜、移情易性、发泄郁积等方法，临床运用可灵活选择合适的方法。其中语言疏导法最为常用，即通过对患者心理状态的细微洞悉，有的放矢地根据患者的病情对其进行劝慰开导，讲清疾病的危害程度，告以治疗的措施及效果或列举皮肤病治疗成功案例，鼓励患者向病友学习，提高自信心，提高患者战胜疾病的信心和勇气，从而解除患者的不良情绪，使其心境坦然，精神愉快，心情舒畅，气机条达，气血调和，脏腑气血功能旺盛，促使疾病早愈。如《灵枢·师传》讲得更为透辟："人之情，莫不恶死而喜生，告之以其败，语之以其善，导之以其便，开之以其所苦，虽有无道之人，恶有不听者乎？"

疾病的发生、发展以及反复，往往是由多种因素共同作用的结果，而后天摄养不慎则常为一个重要条件，历来为医家所重视。随着现代社会的日益发展，人们的日常生活、工作、学习乃至情绪等各方面受到相应的影响，身处其中而又不善调摄，身心妄动，不知守常，则可能会为某些疾病，包括皮肤病症的发生埋下隐患。上古时代亦如此，《素问·上古天真论》云："今时之人不然也，以酒为浆，以妄为常，醉以入房，以欲竭其精，以耗散其真，不知持满，不时御神，务快其心，逆于生乐，起居无节，故半百而衰也。"

对于皮肤病患者，进行指导的内容，往往同时涉及多个方面，而不是仅局限于某一个方面。除以上七情和饮食调摄外，在临床指导患者调摄时，韩老师十分注意根据患者具体病情、病因以及患者个体差异等，在日常起居、作息习惯、消毒防护等方面进行综合指导，以配合药物治疗，加速疾病的痊愈。如对于过敏性紫癜、结节性红斑、进行性对称性紫癜样苔藓样皮炎、下肢丹毒等，嘱咐其抬高下肢，注意卧床休息；日光性皮炎、红斑狼疮、黄褐斑及部分白癜风患者则宜避免过度日晒及禁食光感性食物；硬皮病患者宜注意保暖，避免寒湿及生冷饮食，夏天宜减少居住空调房间；痤疮、脂溢性脱发等患者还宜避免经常熬夜、看手机、玩游戏等；神经性皮炎、冬季皮肤瘙痒症等瘙痒明显的患者，应避免过度搔抓和洗浴；脓疱疮、水痘、足癣、疥疮等传染性皮肤病，则嘱其注意隔离防护和消毒措施，以免相互传染。韩老师常说，作为医生，在临床中对患者"多说一句话"，指导其日常调摄，治养并进，对于赢得患者信赖、提高临床疗效等都会大有裨益。

第三章　专病论治

第一节　硬皮病

硬皮病是一种以局限性或弥漫性皮肤及内脏器官结缔组织的纤维化或硬化，最后发生萎缩为特点的结缔组织性疾病。其发病原因及病机目前尚不明确，临床无十分有效的治疗方法。

根据硬皮病的临床表现，常将其分为局限型和系统型两类。局限型硬皮病主要表现为局限性的皮肤硬化萎缩，根据其病程，可分为水肿期、硬化期及萎缩期，病变可累及皮肤、滑膜、肌腱、骨骼等组织，引起患部形态及功能的异常；系统型硬皮病，又称为系统性硬化症，除皮肤，或者皮下组织外，尚可累及内脏，特别是胃肠道、肺、肾、心、血管系统等，引起相应脏器的功能不全。

本病可归属于中医"痹证"范畴，因硬皮病具有典型的皮肤损害，故在中医病名上，通常称之为"皮痹"，还可类似于中医的"肌痹""顽皮""皮痹疽"等病症。其病因病机、治疗原则、病情的发展转归及预后等方面在《内经》中已有所论述。如《素问·痹论》云："风寒湿三气杂至，合而为痹也……以秋遇此者为皮痹。"并指出："诸痹不已，亦益内也"，"五脏皆有其合，病久而不去者，内舍于其合也。""皮痹不已，复感于邪，内舍于肺。所谓痹者，各以其时重感于风寒湿之气也。"指出皮痹等五体痹证可由浅入深发展为五脏痹。在治疗原则上应"从其气则愈"。

后世医家对痹证论述颇详，隋代巢元方指出："风湿痹状，或皮肤顽厚，或肌肉疼痛，由血气虚则受风湿而成此病，日久不愈入经络，搏于阳经，亦变全身手足不遂。"宋代严用和对病因病机有所补充："皆因体虚，腠理空疏，受风寒湿气而成痹也。"宋代陈无择《三因极一病证方论》有云："三气袭人经络，入于筋脉、皮肉、肌肤，久而不已，则入五脏。"明代《景岳全书》云："痹者，闭也，以气血为邪所闭，不得通而病也。"清代《医宗金鉴》云："痹在筋骨则受邪深，故痛久难已。痹在皮脉则受邪浅，故易治也。凡痹病日久内传所合之脏，则为五脏之痹。"可见后世医家虽多有发挥，但仍是以《内经》所论而为基础的。

根据临床所见，局限型硬皮病，因其病变除皮肤损害外，常常还伴有局部的肌肉、骨骼、关节及血管等组织的损伤，故与中医的皮、肌、筋、骨、脉痹等

"五体痹"类似；系统型硬皮病则除皮肤病变外，还同时伴有消化道、心、肺、肝、肾等脏器的功能异常，相当于中医的"五脏痹"。所以，硬皮病一般虽称为皮痹，但实际上，在其临床表现或病程中却有着五体痹和脏腑痹证的不同。可以说，中医的皮痹只是硬皮病病变过程中出现的一个阶段或一种表现，因而硬皮病并不能完全等同于中医的"皮痹"。

近现代中医各家在前人基础上对硬皮病的病因病机认识更趋完善，治疗方法经验亦更加丰富成熟，显示了中医在治疗疑难顽症中独具的特色。

一、病因病机

《素问·评热病论》云："邪之所凑，其气必虚。"《素问·生气通天论》中亦云："内外调和，邪不能害。"硬皮病的发病是由邪气外犯所致，而常以人体正气不足为其内在基础。如《灵枢·五变》云："粗理而肉不坚者，善病痹。"《济生方·痹》也说："皆因体虚，腠理空疏，受风寒湿而成痹也。"韩老师将硬皮病的病因病机归纳为正虚邪犯两个方面，而经络闭阻则为硬皮病的基本病机。

（一）邪气外犯为条件

风寒湿邪是导致痹证发生的直接外因。患者常因调摄不慎，如劳力汗出受凉，涉水游泳，久居寒室，夜卧当风等，以致痹邪外犯。如《素问》云："卧出而风吹之，血凝于肤者为痹。""寒湿之中人也，皮肤不收，肌肉坚紧，荣血泣，卫气去，故曰虚。"而对于硬皮病而言，其发病多为积渐而成，病变部位常固定不移，治疗非易，故韩老师认为本病所感之痹邪中以寒湿偏重。

（二）正气内损为基础

硬皮病的内因可概括为以下 3 个方面。

1. 禀赋不足

患者素体禀赋不足，正气虚弱，则易感受外邪而引发痹证。如《素问·痹论》云："其寒者，阳气少，阴气多，与病相益，故寒也。其热者，阳气多，阴气少，病气胜，阳遭阴，故为痹热。"故皮痹作为痹证的一种，理应因人禀赋的不同而有寒热之分。但理论源自实践，经过对硬皮病多年的临床实践观察，韩老师认为，本病病性应属寒证，而无热证。

患者常由于素体阳虚阴盛，"阳气少，阴气多"，或后天摄养不慎，阳气受损，临床多伴有不同程度的阳虚表现，如畏恶风寒，肢体清冷，耐夏不耐冬，喜温饮食等。易感受风寒湿邪而引发皮痹。部分硬皮病早期表现为红肿或轻微痒痛等，是由于寒湿瘀阻血脉，邪正交争，欲祛邪外出，并非热证或湿热证，若误用寒凉则势如雪上覆霜，而致病情加重，迁延难愈。

2. 营卫失和

营卫二气皆由水谷精微化生及滋养。营属阴，其性精专柔顺，行于脉中而灌注脏腑肢节，上下表里，濡养周身；卫属阳，其性剽悍滑疾，循行于脉外而布散于分肉腠理温煦卫外。营行脉中，卫行脉外，阴阳相贯，营周不休，方能使人体不病。可见，人体温煦、防御及脏腑调节等功能与营卫二气有着密切关系。若气血营卫调畅，就不会形成皮痹。如高士宗《素问直解》说："痹，闭也，血气凝涩不行也"，"荣卫流行，则不为痹"。反之，若营卫气虚或失调，特别是卫气不足，则可致使筋骨肌肉以及脏腑失于温煦濡养，经脉涩滞，皮肤腠理疏松，藩篱不固。若此时感受风寒湿邪，痹邪盘踞肌肤腠理之间，闭结于脉络之中，导致营卫不通，脉络闭塞，肌肤失荣而发生皮痹。

对于硬皮病来讲，营卫失和主要可表现在卫气不固、营卫俱虚、营卫不畅 3 个方面。

（1）卫气不固

"卫气者，为言护卫周身，温分肉，肥腠理，不使外邪侵犯也。"（《医旨绪余·宗气营气卫气》）若卫气不固，则可致痹邪乘隙而入，引发皮痹。如姚止庵所说："风寒湿之为痹也，皆因卫虚，不能悍之于外，以致内入，初非与风寒湿相合而然。是故痹止于荣而不及卫也。"（《素问经注节解》）清·章楠亦云："卫阳未固，风邪直入营分，以致血凝于肤者为痹。"（《灵素节注类编》）故而卫气不足往往是皮痹发病的重要内因。

（2）营卫俱虚

营卫充盛，则脏腑经络，表里上下皆得以濡养温煦，反之，脏腑失养，经络空虚，腠理疏松，藩篱不固，一旦为痹邪所伤，则会使经脉闭阻，气血凝滞，产生皮痹。正如林珮琴《类证治裁·痹证》云："诸痹……良由营卫先虚，腠理不密，风寒湿乘虚内袭，正气为邪气所阻，不能宣行，因而留滞，气血凝涩，久而成痹。"

（3）营卫不畅

脏腑气机失调，气血郁滞，或阳气不足，鼓动无力，或邪气闭阻血脉等，均可致营卫不畅，继而使肌腠失养，卫外不力，藩篱不密，致痹邪乘虚而入引发皮痹。故高士宗云："荣卫流行，则不为痹。"（《素问直解》）

3. 脾肾阳虚

硬皮病的发生与五脏功能失调均有密切关系，而尤其以脾肾阳气不足为根本原因。

"阳气者，若天与日，失其所，则折寿而不彰，故天运当以日光明，是故阳因而上，卫外者也。"（《素问·生气通天论》）肾为先天之本，内藏元阳元阴，为一身阳气之本，亦为卫气之根，故肾阳充盛，卫气亦必然充沛，藩篱密固，且能温煦五脏，使五脏气机调达，气血经脉和畅，百病不生。脾胃为后天之本，运化水谷精微，为气血营卫化生之源，脾胃之气健旺，运化有常，则气血营卫充盛，温煦濡养周身表里。故脾肾阳气充足，五脏安和，卫外密固，则痹邪无由而入，即使犯人，也轻浅而易除。若患者失于调摄，情志失调，妄于劳作，居处寒湿，药食寒凉等，日久伤及脾肾阳气，乃至导致五脏气化功能失常，使气血营卫温煦布散失常，则可导致痹邪伤犯人体，引发硬皮病。

（三）经络闭阻为基本病机

经络以通为用，具有沟通表里上下，联系脏腑器官，通行气血，濡养脏腑组织，感应传导，调节脏腑器官功能活动等。《灵枢·本脏》云："经脉者，所以行血气而营阴阳、濡筋骨，利关节者也。"

当痹邪外犯肌肤，则盘结肌腠，闭阻经脉，致使气血营卫不通，肌肤失养而形成硬皮病。如《景岳全书·风痹》云："盖痹者，闭也，以血气为邪所闭，不得通行而病也。"《顾松园医镜·痹》亦云："痹者，闭也，三气杂至，则经络闭塞，血气不流，而痹斯作矣。"故在硬皮病形成之初即存在经脉不通的病机。

韩老师认为，硬皮病的病机总为本虚标实。以风寒湿邪为外因，以营卫不和，特别是卫气的不足为内因，以脾肾阳虚为根本，而经脉闭阻是硬皮病形成基本病机，存在于皮痹的整个病程之中。

（四）证候分析

根据硬皮病病机，将其常见临床表现分析如下。

1. 皮损症状分析

临床根据硬皮病皮肤病变，可将其分为肿胀期、硬化期和萎缩期3期。

在肿胀期，由于痹邪外犯，客于肌表，与营血相搏，闭阻经脉，使气血阻滞，营卫不通，津液凝滞，血停为瘀，津液聚而为痰浊水湿，"血不利则为水"（《金匮要略·水气病脉证并治》）。这些病理产物与痹邪相结于皮肤腠理之间，故见皮肤苍白浮肿、皱纹消失等，本期病机以邪实为主。

硬化期，痹邪与痰瘀相搏，锢结日深，使经络闭阻更甚。《灵枢·本脏》云："卫气和则分肉解利，皮肤调柔，腠理致密矣。"由于此期气血营卫不通，皮肤失于卫气的温养而不柔，故皮肤变硬，不能捏起，同时可有毫毛脱落，有蜡样光泽，感觉迟钝或消退等。病机以虚实夹杂为主。

硬皮病的萎缩期，内外邪气闭塞日久，经脉闭阻，肌肤腠理失养，故而肌肤萎缩，甚至贴伏于骨面，僵硬如革，伴见形寒肢冷、面色苍白等。病机以正虚为主。

2. 五脏痹病机

皮肤属阳，五脏属阴，痰瘀诸邪胶结肌肤，闭阻阳络，经过及时恰当地调治，或脏气充实，则邪气易于蠲除而逐步向好。如《医宗金鉴·痹病生死证》说："其人脏实则不受邪，复还于外，则易治多生。假如久病皮痹，复感于邪，当内传肺而为肺痹，若无胸满而烦喘咳之证，则是脏实不受邪。余脏仿此。"

《素问·调经论》云："五脏之道，皆出于经隧，以行血气。血气不和，百病乃变化而生。"若脏腑精气不足，阴经空虚，御邪不力，加之复感邪气，或失治误治，痹邪则可循经由浅入里，由络及经，内舍五脏，并阻隔阴络，致脏腑功能失调，形成五脏痹。正如《素问·痹论篇》所说："五脏皆有合，病久而不去者，内舍于其合也。"《三因极一病证方论》亦云："三气袭人经络，入于筋脉、皮肉、肌肤，久而不已，则入五脏。"

韩老师认为，若皮痹不已，复感于邪，内舍于肺，则成肺痹，临床可见咳嗽、呼吸困难等，相当于西医的肺纤维化等；若肌痹不已，复感于邪，内舍于脾，则成脾痹，临床可见吞咽困难，或伴呕吐、上腹部饱胀或灼痛感等，也可见食欲不振、腹痛腹胀、腹泻与便秘等，相当于西医学的食管胃蠕动减慢，排空降低等表现；如筋痹不已，复感于邪，内舍于肝，则成肝痹，相当于硬化症性肝病，检查有肝功能异常等；如脉痹不已，复感于邪，内舍于心，则成心痹，可见胸闷、心悸、气短等，相当西医的心包及心肌纤维化，检查有心动过速、心包积液、心肌缺血、S-T段下移等表现；而骨痹不已，复感于邪，内舍于肾，则成为肾痹，相当于硬皮病肾，临床表现为肾功能异常，蛋白尿、血尿等，余以类推。

3. 自觉症状分析

前贤云："通则不痛，痛则不通。"痹证是由于风寒湿邪闭阻经脉，气血不通而致，往往都会出现疼痛的表现。如《素问·举痛论》："经脉流行不止，环周不休，寒气入经而稽迟，泣而不行，客于脉外则血少，客于脉中则气不通，故卒然而痛。"《素问·痹论》云："痛者寒气多也，有寒故痛也。"而临床上所见，硬皮病的病变部位却常常并无疼痛的表现，甚至出现感觉迟钝或麻木不仁等。在《素问·痹论》中，对此已有论述："其（包括皮痹在内的五体的痹证）不痛不仁者，病久入深，荣卫之行涩，经络时疏，故不通，皮肤不营，故为不仁。"

所谓"病久入深"，即指痹邪闭阻脉络日久，影响气血津液流布，积聚则变生痰浊瘀血，痰瘀又可作为新的致病因素，与邪气相合，锢结难解，不仅使邪气有所依附而难以去除，而且又可加重络脉闭阻的程度。如此循环，感邪愈久经脉闭结愈深。

因而其经络闭阻的程度也较其他具有疼痛症状的痹证更为严重，以致气血不能灌流充盈于经脉，故而经络空虚，因此"不痛"，病变部位气血不达，不能正常发挥其温煦濡养肌肤的作用，故而"不仁"。对此，清代医家汪昂有精炼的概括："痛则气血犹能周流，木者气血不足，皆重于痛。"

二、分型证治

本病基本病机为本虚标实，治疗应以扶正祛邪为原则，以温阳益气以治本，蠲痹散结治其标，疏通脉络法作为基本治法贯穿于治疗始终。临证时，韩老师常将本病分为以下3型治疗。

1. 寒湿犯肤

[临床表现] 多见于硬皮病肿胀期。皮肤肿胀变厚，触之皮温偏凉，肤色苍白或淡黄，可伴肢端皮肤青紫；舌质淡暗，苔薄白，脉浮紧。

[治法] 散寒除湿，活血通络。

[方选] 当归四逆汤合黄芪桂枝五物汤加减。

[常用药] 当归10g，桂枝20g，白芍20g，炙甘草6g，通草6g，细辛3g，黄芪30g，艾叶6g，积雪草10g，浮萍6g，合欢皮20g，生姜10g。水煎服，每日1剂，饭后分2次服。

2. 气虚血瘀

[临床表现] 多见于硬皮病硬化期。皮损板硬如革，伴有蜡样光泽，出汗减少，麻木不仁，根据受累皮肤部位不同，可产生表情固定，眼睑不合，鼻尖耳薄，口唇缩小，唇周皱褶密布，舌短难伸等，有伴面晦少华，唇色暗淡，倦怠乏力，畏寒肢冷；舌质淡胖有瘀斑或紫暗，脉细涩。

[治法] 温阳益气，活血通络。

[方选] 当归四逆汤合桃红四物汤加减。

[常用药] 桃仁10g，红花10g，熟地20g，当归10g，赤芍10g，川芎10g，积雪草10g，螃蟹10g，桂枝10g，细辛3g，生黄芪30g，党参20g，石斛15g，王不留行10g，蜈蚣2条，地鳖虫6g。水煎服，每日1剂，饭后分2次服。

3. 脾肾阳虚

[临床表现] 多见于硬皮病萎缩期。症见皮肤萎缩变薄，甚至紧贴于骨骼，

呈木板样硬片，皮损部毛发脱落，状如涂蜡，可伴有面晦无华，畏寒肢冷，腰膝酸软，少食纳呆，腹胀便溏；舌质淡、苔薄白、脉沉细无力。

[治法] 温补脾肾，活血通络。

[方选] 十全大补汤或温阳活血通痹汤加味。

[常用药] 黄芪 30g，肉桂 5g，党参 20g，白术 10g，炙甘草 10g，当归 10g，白芍 20g，川芎 10g，黑附子 10g，干姜 10g，蜈蚣 2 条，乌梢蛇 10g，地鳖虫 6g，浮萍 10g，仙灵脾 10g。水煎服，每日 1 剂，饭后分 2 次服。

[临证加减] 若见形寒肢冷、神疲懒言、小便清长等，辨证属脾肾阳气不足者，可重用附子、桂枝、干姜、黄芪、仙灵脾、红参之类；若逢夏季，及见咽喉干痛以及鼻衄者，则需相应减少附子用量；见食少纳呆、脘腹胀满等，证属脾胃失运者，加鸡内金、海螵蛸、砂仁、麦芽；若病程积久，皮损色暗，顽厚如革，证属脉络瘀阻者，多伍用虫类药如螃蟹、乌梢蛇、蜈蚣、地鳖虫、壁虎等以活血通络；妇女经期，则宜适当减少应用活血之品。

临证时，根据病变的部位不同，还可配伍相应的引经药，如病在皮表者以浮萍、麻黄、合欢皮、艾叶、生姜皮之属为多；病在头面部者，用葛根、白芷、羌活、红花；在上肢者用姜黄、桑枝、蜈蚣、乌梢蛇、威灵仙；在胸廓部者，用瓜蒌、薤白、郁金、丝瓜络之类；在腹部者则用延胡索、川楝子、乌药、小茴香等；如病在下肢，则常用川牛膝、木瓜、威灵仙、忍冬藤、萆薢等。病在肝肾二经者，用仙灵脾、肉桂、杜仲、续断、巴戟天；皮损泛发或表里同病者，用附子、王不留行、蜈蚣、威灵仙等以通行十二经。

在进行中医辨证分型治疗时，常配合服用软皮丸（院内制剂）、积雪苷片、大黄䗪虫丸以及维生素 E 胶丸等。

系统性硬皮病，可借助西医诊断技术以明确病位，临床治疗可根据以上分型进行辨治，并配伍相应的中药治疗，以增强疗效。如对于病变累及食管，可配伍向日葵茎、壁虎、路路通等引经药；病在肺部者，则选择配伍海浮石、浙贝母、白芥子、鱼腥草、杏仁等。

病情较严重者，可根据情况选用参附注射液、黄芪注射液、红花注射液等以迅速缓解症状，促进病情康复。使用时可根据患者年龄、体重等调节药物的具体用量。对于伴有心气虚损、血脉瘀阻者，可用黄芪注射液，一般成人剂量 30ml 加入 5% 的葡萄糖注射液 250ml 中，静脉滴注，每日 1 次，10 次为 1 个疗程。伴有畏寒肢冷、背部发凉、脉沉细等阳虚症状者，使用参附注射液，成人剂量 30ml，加入 5% 葡萄糖注射液 250ml 中，静脉缓慢滴注，每日 1 次，10 次为 1 个疗程。血瘀症状明显，阳虚症状不明显者使用红花注射液成人剂量 20ml，加入 5% 的葡萄糖注射液 250ml 中，静脉缓慢滴注，每日 1 次，10 次为 1 个疗程。

其中红花注射液在妇女月经期及平时有出血倾向者禁用。韩老师认为，阳气不足、痰瘀阻络是本病的主要病机，临床当以活血通络法贯穿于本病治疗的始终，而血遇寒则凝，遇热则行，所以在选用注射剂时，对属于凉血活血性质者，如丹参注射液、脉络宁注射液等不宜作为本病治疗的首选药物，临床应予以注意。系统性硬皮病有严重的内脏功能损害者，应根据病情采用中西医结合治疗。

三、外治法

常用的中医外治法，包括热敷法、灸治法、针刺法及涂擦药膏治疗，即"四联"疗法。这些方法与内服药的功效相一致，均有温经通络、调畅气血、蠲痹散结的作用，故又称"四联通络法"。

1. 热敷法

软皮热敷散（院内制剂）局部热敷。该方由血竭、艾叶、桂枝、三棱、刘寄奴、料姜石、浮萍、山豆根、地鳖虫、螃蟹、生麻黄、红花、黄药子、威灵仙、穿地龙、断肠草等18味中草药组成。局部外用可使药力直达病所，具有温经散寒、祛风止痛、活血通络、软坚散结之功。应用之时，须用布包，并淋以黄酒，蒸透后趁热煨敷患部，黄酒辛温散寒、通络助热力、温通血脉，增强药物温散寒凝、活血通络之功。研究发现，该法具有改善硬皮病小鼠模型皮肤硬化，降低Ⅰ型、Ⅲ型胶原蛋白作用，能明显改善局限性硬皮病患者皮肤硬化症状，且相对安全。

2. 灸法

灸法是中医临床温通气血、扶正祛邪的常用疗法之一，广泛用于治疗各种常见疾病及疑难杂症。《灵枢·官能》有言："阴阳皆虚，火自当之"，"经陷下者，火则当之；结络坚紧，火所治之"。《医学入门》说："凡病药之不及，针之不到，必须灸之。"清·吴亦鼎《神灸经纶》云："夫灸取于人，火性热而至速，体柔而刚用，能消阴翳，走而不守，善入脏腑，取艾之辛香做炷，能通十二经，走三阴，理气血，治百病，效如反掌。"从本病的病机来看，阳气不足，邪气锢结肌肤络脉，气血凝滞，药力难达，而局部施灸后，热力直达病所而有温通血脉、行气活血、扶正祛邪、宣痹散结之功，与硬皮病阳虚寒凝之病机最为相合，故对本病有很好的治疗作用。

3. 针刺法

针刺法具有扶正固本、振奋阳气、补虚泻实之功，能够达到"通其经脉，调其气血"的目的。本病运用针法常以皮损部围刺或火针为主，兼以辨证取穴。

4. 外用药膏

常用积雪苷软膏、喜疗妥药膏（多磺酸粘多糖乳膏）等，于患部单独外用或交替外涂，具有活血化瘀、疏通经络之功，配合他法可提高疗效。对于皮肤萎缩的部位选择软皮膏（医院制剂）外涂，以生肌长肉。

在四联治疗方法中，以热敷法为韩老师必用之法，尤其对于病损局限、不耐针药的患者，热敷法最为适宜，且临床上常有单用本法即能获愈的患者。小儿也能配合治疗。其他三法根据患者实际情况配合应用。对累及脏腑，或伴有全身症状者，则须配合内服辨证方药灵活施治。《理瀹骈文》中载有"外治之理，即内治之理，外治之药，即内治之药，所异者法耳"。中医外治法直接作用于病灶，具有使用简便、疗效可靠、副作用少等特点。单纯的内服或外用各有其局限性，内服联合外用往往起到事半功倍的疗效，促进皮损恢复正常。

四、临证心法

1. 皮痹无热证

韩老师认为，硬皮病以先天禀赋不足，脾肾阳气亏虚为其发病的基本病机。同气相求，同名相招，故易招致寒湿邪外犯肌肤，闭阻脉络，以致气血不通，津液不布，变生痰瘀，与痹邪相胶结，渐致肌肤失养，表现为皮肤肿胀，继而硬化、萎缩。还可因脾肾不足，五脏失于温煦濡养，以致"五脏不安"，邪气循经深入五脏，引发五脏痹证。

对于五脏痹证的形成，在《素问·痹论》论述较详，认为："五脏皆有其合，病久不去者，内舍其合也。"究其"内舍"的原因，便是五脏精气亏虚。对此，在《医宗金鉴》中明确提出："痹在皮脉则受邪浅，故易治也。凡痹病日久内传所合之脏，则为五脏之痹。若其人中虚受邪，则难治多死，其人脏实而不受邪，复还于外，则易治多生。"肺主皮毛，皮痹不已，内舍于肺成肺痹；脾主肌肉，肌痹不已，内舍于脾成脾痹（食道痹）；心主血脉，脉痹不已，内舍于心成心痹；肝主筋腱，筋痹不已，内舍于肝成肝痹。余以此类推，这就是皮痹与脏腑痹的形成机制。临床观察，硬皮病累及食管、脾胃、肺、肝肾合并者最常见。

总之，硬皮病的基本病机为脾肾阳气不足。临证观察，在硬皮病的病程中并无阳热之证出现，与中医痹证中的"寒痹"和"湿痹"类似；病情严重者，累及五脏，阴阳气血具损，应以"虚劳"论治，故韩老师提出"皮痹无热证"，以此理论指导临床，屡获效验。

2. 通络尚用虫药

硬皮病是由于寒湿之邪闭阻经络所致，基本病机为本虚标实。如沈金鳌在《杂病源流犀烛·诸痹源流》中所云："痹者，闭也。三气杂至，壅蔽经络，血气不行，不能随时祛散，故久而为痹。"《素问·三部九候论篇》云："必先去其血脉，而后调之。"故韩老师认为，在治疗上，当以扶正祛邪为原则，温阳益气治其本，蠲痹散结治其标，活血通络作为基本治法贯穿于治疗始末。正如叶天士《临证指南医案》所云："风寒湿三气杂合之痹，也不外乎流畅气血，祛邪养正，宣通脉络诸法。"

韩老师常谓："顽麻肿硬，不是死血便是痰凝。"皮痹乃由沉寒死血顽痰凝结而成，实属顽症，寻常草木，难堪大用。虫类药物，善走而不守，搜剔经络痰瘀，无处不到，且虫类为血肉有情之品，于病久气血有亏者，亦不无饶益，故虫类药物为治疗本病必不可少之药，其中以蜈蚣、地鳖虫、螃蟹、乌梢蛇、壁虎等为韩老师所喜用。

3. 善用引经药

对于不同部位的硬皮病，韩老师还注重伍入相应的引经药，以加强效果。如治疗中常加浮萍、麻黄、合欢皮、艾叶、生姜皮类以引药达皮；病在头面部者，加入葛根、白芷、羌活、红花；病发上肢部者，加姜黄、桑枝、蜈蚣、乌梢蛇、威灵仙之类；病在胸廓部者，选用瓜蒌壳、薤白、郁金、丝瓜络之类；皮损在腹部者，加用延胡索、川楝子、乌药、小茴香等。伍用向日葵茎、路路通、天龙之类，可引药至食管；海浮石、浙贝母、白芥子、鱼腥草、桃仁之类，常作为肺部引经药；鸡内金、海螵蛸、砂仁、枳实之类可引药至脾胃；大黄䗪虫丸、仙灵脾、肉桂、巴戟天之类，可引药至肝肾；附子、王不留行、蜈蚣、威灵仙之类，则可引药至全身。

4. 善用血肉有情之品

形不足者补之以味，以形补形，硬皮病发展到萎缩期，肌肉瘦削，薄皮着骨，形损体僵。在温阳益气、祛湿化痰、活血通络的同时，要补之以味，使用血肉有情之品，如紫河车、鹿角霜、鹿角胶、阿胶等。小儿硬皮病多为脾胃虚弱，在补脾醒胃的基础上加紫河车、鸡内金之类，成人硬皮病可灵活使用虫类如螃蟹、蜈蚣、乌梢蛇、地鳖虫等，虫类药也属于血肉有情之品。

5. 不废养血益阴

硬皮病虽由阳气不足，邪气痹阻脉络而成，但若纯以温阳为治，则恐有烁阴耗血之弊。临证用药时，韩老师常在鼓舞阳气的基础上，配伍滋阴之剂，既制辛温劫阴，又可从阴化阳，所谓"善补阳者，必于阴中求阳，则阳得阴助而生化无穷"。常用药如熟地、白芍、石斛、麦冬、怀牛膝等，益阴而不滋腻。又由于寒湿入络，经脉久闭，气血不得灌流经脉，故见皮损部麻木不仁，不觉痛痒。如《素问·痹论》云："其不痛不仁者，病久入深，荣卫之行涩，经络时疏，故不通，皮肤不营，故为不仁。"故韩老师常在辨证用药时，合用熟地、当归、白芍、党参等品。

典型医案

王某，女，42岁，2013年3月6日诊。主诉：左上肢及背部皮肤硬化斑片10年余。患者无明显诱因发病，后经多家医院确诊为"硬皮病"，但屡治未效。刻诊：左侧肩背至手腕处褐色带状分布硬化斑片，皮损汗毛脱落，呈蜡样光泽，不易捏起。平素四肢发凉，畏寒，纳少便溏；舌质淡黯，边有齿痕，舌苔白厚，脉沉细。上消化道造影示：食管蠕动减慢，排空降低。西医诊断：系统性硬皮病。中医诊断：皮痹（食道痹）。辨证为脾肾阳虚、寒湿阻络，治以温补脾肾、活血通络。方用当归四逆汤合桃红四物汤加减：当归10g，桂枝20g，白芍20g，通草6g，细辛3g，黄芪30g，桃仁10g，红花10g，川芎9g，熟地20g，黑附子10g，蜈蚣2条，乌梢蛇10g，地鳖虫6g，壁虎8g，向日葵茎10g，水煎服。外用软皮热敷散（院内自制）局部热敷。

二诊（2014年3月7日）：经上方化裁治疗1年，原皮损处除留有淡褐色素沉着外，触之柔软，基本恢复正常，病告痊愈。

按：本案乃由阳虚不固，寒湿外犯，闭阻经脉，致使肌肤失养，故见皮肤硬肿萎缩等症；阳气鼓邪无力，痹邪留而不去，内客于食管，渐损脾阳，中土失运，故见纳少便溏，透视则见上消化道蠕动减慢等；其余舌脉诸症亦均为阳气虚弱、寒湿闭阻之征。故方用当归四逆汤合桃红四物汤化裁，以达温阳益气、逐寒固表、养血通脉、蠲痹散结之功，更以软皮热敷散外用以助其功。诸药内外合治，药证相投，其症必愈。

第二节　银屑病

银屑病又称"牛皮癣"，是一种有特征鳞屑性红斑的复发性、慢性皮肤病，常常罹患终生。病因和发病机制至今仍不完全清楚。临床特征为：红斑基础上覆盖多层松散的银白色鳞屑，刮去鳞屑有薄膜及露水珠样点状出血，病程长，反复发作，不易根除。常好发于膝前肘后及四肢的伸侧，严重者全身皆可发生；发于在指甲者，可见甲板上散布点状凹陷，形如顶针，俗称"顶针甲"；发生在头部者，皮损处的毛发呈束状如同毛笔，称为"束状发"。本病男女老幼皆可罹患，具有一定的遗传倾向。初发病例，病变常有较为明显的季节性，一般多冬重夏轻，根据其发病或病情加重的季节不同，又可分为冬季型和夏季型；病程日久者，季节性则不明显。在我国，北方地区发病率高于南方地区。临床上，根据病变表现，常分为四型：寻常型、脓疱型、关节病型和红皮病型，各型之间可以相互转化或并见，其中以寻常型最为常见；又根据病程发展的缓急，常分为进行期、静止期以及消退期。

本病相当于中医的"干癣""松皮癣""蛇虱""白壳疮""白疕"等病。在中医文献中对本病论述较多，如隋代《诸病源候论·干癣候》曰："但有匡郭，皮肤索痒，搔之白屑出是也"，"皆由风湿邪气，客于腠理，复值寒湿，与气血相搏所生，若风毒气多，湿气少，则风沉入深，故无汗，为干癣也"。明代《疮疡经验全书·癣疮》中也有类似记载："顽癣或如云，或如铜钱，或如荷叶，或长，或否，其形不一"，"干癣，搔则出白屑，索然凋枯，如蟹瓜路之形"。至今日本和东南亚地区，仍沿用"干癣"这一名称。

明代祁坤《外科大成》首先将本病命名为白疕："白疕，肤如疹疥，色白而痒，搔之起白疕，俗称蛇虱。由风邪客于皮肤，血燥不能荣养所致。"《证治准绳》中曰："遍身起风疹，色白不同，但瘙痒，抓之，遂其白疕，命名蛇虱。"清代《医宗金鉴·外科卷下·发无定处》载："白疕之形如疹疥，色白而痒多不快，固由风邪客皮肤，亦由血燥难荣外"，并说，"此证俗名蛇风。生于皮肤，形如疹疥，色白而痒，搔起白皮。由风邪客于皮肤，血燥不能荣养所致"。《外科证治》中对其描述："白疕，又名疕风，瘙痒，起如疹疥，色白，搔则屑起，至肢体枯燥，血出，痛生，皮厚，莫能搔痒。"

一、病因病机

"正气存内，邪不可干"，"邪之所凑，其气必虚"。本病初起，多由于患者禀赋不足，加之后天调摄不当，如情志不和、起居不慎、劳力过度、饮食失节等，致人体脏腑精伤，或脏腑气血功能失调，营卫气血不和，肌肤卫外不密，而致外感风热，结聚肌腠；或风寒外袭，腠理密闭，久而化热；或风湿相兼，怫郁肌肤；或因饮食不当，平素嗜食辛辣炙煿、肥甘荤腥之物，伤及胃肠，酿湿生热；或因脾虚失运，湿困脾阳，郁久化热；情志内伤，肝郁气结，郁而化热等，均可致血分伏热，若风邪外客，风热相搏，瘀阻气血，血燥不荣，甚则邪热久居，耗伤阴血，化燥生风，肌肤失养，则可见皮肤叠起干燥白屑，基底潮红；病久入络，气血凝滞不宣，则鳞屑厚积，基底暗红，缠绵难愈；若邪热化火成毒，燔灼营血，则可见皮损泛发，或见脓疱细密层出等，甚或见热毒弥漫三焦，深入营血分，以致危殆。若正邪相争，病久及肾，耗伤精血，筋脉失养，邪气就虚而藏，深入筋骨经络，则可伴见关节筋肉疼痛，肿胀变形，屈伸不利等症。故本病内因重在血分，见血热、血燥、血虚及血瘀等，外因常与风邪外侵有关，与寒、热、湿、燥、火、毒等相兼致病。

韩老师认为，临床中本病多反复发作，根治不易，常是由于邪气伏藏肌肤腠理之间，乃至瘀结于血络之中，形成"伏邪"，不能祛除，故而迁延难愈。可由新感邪气相激而发，或使原有病情反复或加重。形成伏邪的原因常包括内外两方面因素。

首先，正气不充，精气耗散，是伏邪形成的内因，也是导致发病的根本原因。由于患者禀赋不足，加之后天调摄不当，不但可致人体脏腑气机失调，气血不和，卫外不密，而致邪毒外侵；更为重要者，还可致脏腑精气耗伤，如《素问·上古天真论》所说："以酒为浆，以妄为常，醉以入房，以欲竭其精，以耗散其真，不知持满，不时御神，务快其心，逆于生乐，起居无节。"《素问·痹论》云："阴气者，精则藏神，躁则消亡。"由于精气耗伤则致邪气外侵，潜藏肌肤，稽留不去，成为伏邪，逾时而发。如《素问·金匮真言论》言"夫精者，身之本也。故藏于精者，春不病温。夏暑汗不出者，秋成风疟"，即指出精气不足是邪气伏藏人体的内因。

其次，形成伏邪的外部因素较为广泛。如由于银屑病初起，医者失治误治，过用寒凉清热、养血滋阴等使邪气留恋，或应用西医激素及免疫抑制剂等，戕伐人体阳气而致祛邪无力；或由于生长于西北寒冷之地，素禀腠理致密，邪无出路；或因邪气久留肌腠，聚结脉络，致津血失布，变生痰瘀，并于邪气相合；或由于患者不善调摄，以致脏腑气血功能失调，变生水、湿、痰、瘀等有形之邪，外越肌肤，与邪气胶结，伏藏难解，遂成伏邪。

临床还观察到，若患者外感风寒或风热邪气时，医者却当表不表，反据西医学理论，妄用性味偏于寒凉的"抗菌、抗病毒"中药致伏邪阻遏难出；或激素、抗生素等西药，或过食生冷、久居寒室等，也可渐损阳气，抗邪无力，而致邪气闭遏、伏藏肌肤腠理之间，形成伏邪，遂发为本病。

西医学认为，本病病因及发病机制未明，可能与感染、遗传、精神因素，内分泌、神经、免疫功能障碍，妊娠，吸烟以及某些药物作用有关。

二、分型论治

在临床辨证施治时，当以扶助正气、祛除邪气为原则，而以祛邪为第一要务。又需要根据病情灵活处理扶正与祛邪的关系，在发病早期宜以祛邪为主，病中宜扶正祛邪兼顾，恢复期宜以扶正为主。

1. 风热型

［临床表现］常见于寻常型银屑病的进行期。皮疹可发于全身各处，多以身半上及头面为著，皮损潮红，鳞屑干燥，瘙痒明显，可伴有咽红不适或红肿疼痛，病情常在嗜食辛辣刺激食物后，或熬夜及情志失和的情况下加重；舌红、苔薄白，脉数。

［治法］清热解毒，祛风止痒。

［方选］半枝莲方加味。

［常用药］半枝莲 12g，荆芥 10g，防风 10g，白鲜皮 20g，炒地肤子 20g，蛇床子 12g，萆薢 10g，紫草 10g，蒲公英 20g，蝉蜕 10g，野菊花 20g，紫花地丁 20g，连翘 20g。

［中成药］银屑平片（医院制剂）口服，每日 2 次，每次 5~10 片，先从小剂量开始，根据服药后情况加量，温开水送服。

［临证加减］皮损鳞屑干燥，加丹参、白芍；头面鳞屑较著，加白茅根、菊花、牛蒡子；无汗者，加生麻黄；瘙痒甚者，加白蒺藜、合欢皮、乌梢蛇；瘙痒减轻，可减去白鲜皮、地肤子等；咽喉肿痛者，加玄参、牛蒡子；腹泻者，加生姜、炒山药、扁豆等。

2. 血热型

［临床表现］常见于寻常型银屑病的进行期以及红皮病型银屑病。皮损干燥，基底潮红或鲜红，可有新发皮损不断出现，常无明显瘙痒感觉，可见唇红口干，渴喜凉饮，溲赤便干。舌红苔白或黄，脉滑数。

［治法］清热凉血，活血解毒。

［方选］凉血四物汤加减。

［常用药］当归 10g，川芎 10g，生地 20g，白芍 20g，黄芩 10g，栀子 10g，红花 10g，丹皮 10g，枳壳 10g，陈皮 10g，半枝莲 12g，合欢皮 20g，白茅根 20g，丹参 20g，商陆 10g，甘草 10g。

［中成药］银屑平片，用法同前。

［临证加减］可参风热型加减化裁。皮损泛发，面积较大，基底潮红者，加土茯苓、水牛角、玄参等。热盛阴伤者，加龟甲、鳖甲。

3. 血瘀型

［临床表现］常见于寻常型银屑病的静止期或退行期，皮疹常停止发展或较少，以斑块形、钱币或蛎壳状为主。常久治不愈，皮损顽固不消，基底色暗或紫

红，鳞屑厚积，不易剥脱，甚则干裂疼痛，瘙痒较轻或不痒，以四肢及躯干为主，甲板变形，肌肤甲错，女子可伴痛经、月经后期、夹有血块等；舌质暗红，可有瘀点瘀斑，舌底静脉暗红纡曲，苔薄白，脉弦涩。

[治法] 活血散瘀，软坚通络。

[方选] 血府逐瘀汤加味。

[常用药] 桃仁 10g，红花 10g，当归 10g，生地 20g，川芎 10g，赤芍 10g，枳壳 10g，柴胡 10g，桔梗 10g，威灵仙 10g，半枝莲 12g，合欢皮 20g，甘草 6g。

[中成药] 愈银片（医院制剂），每次 5~10 片，每日 2 次，饭后服。先从小剂量开始，根据服药后情况加量，每日 2 次。

[临证加减] 病程较久，鳞屑厚积，不易剥落，基底暗红，加三棱、莪术，甚或地鳖虫、螃蟹等；畏寒肢冷加桂枝、细辛、干姜；瘙痒明显，加白鲜皮、白蒺藜、乌梢蛇、蝉蜕。

4. 血燥型

[临床表现] 多见于寻常型银屑病的静止期或退行期，病程较长，皮损停止发展或新发皮损较少，颜色淡红，鳞屑多容易脱落，瘙痒明显，口渴喜饮；舌红苔薄或少苔，舌面欠润，脉沉细或弦细。

[治法] 滋阴养血，润燥息风。

[方选] 当归饮子加减。

[常用药] 当归 10g，生地 20g，川芎 10g，白芍 20g，白蒺藜 20g，制何首乌 10g，黄芪 20g，荆芥 10g，防风 10g，合欢皮 20g，麦冬 10g，甘草 10g。

[中成药] 愈银片，用法同前。

[临证加减] 瘙痒较甚者，加白鲜皮、乌梢蛇；大便溏泄，加山药、炒白扁豆；本方不宜配伍鸡血藤，以免有不良反应。

5. 肝郁型

[临床表现] 可见于寻常型银屑病。除银屑病特征外，皮疹多在不良精神因素影响后，或女性月经前后反复加重。常伴口咽干燥、心烦易怒、胸胁胀满不舒，腰酸腹痛，女子可伴见月经不调、乳腺增生等症状；舌质淡红或暗红，舌苔薄白，脉弦弱。

[治法] 疏肝理气，活血解毒。

[方选] 丹栀逍遥汤加减。

[常用药] 丹皮 10g，栀子 10g，柴胡 10g，当归 10g，白术 10g，茯苓 20g，白芍 20g，枳壳 10g，合欢皮 20g，半枝莲 12g，商陆 10g，生甘草 10g。

[临证加减] 胸胁胀满，加枳实、青皮；伴月经不调，加益母草、丹参、香附；乳腺胀痛或增生者，加郁金、山慈菇；腰膝困痛者，加川断、杜仲等。

6. 热毒型

[临床表现] 多见于红皮病型。皮损泛发，基底潮红，鳞屑厚积，干燥皲裂，或有密集小脓疱，抚之灼热，痛痒兼作，可伴发热畏寒，头身疼痛，心烦急躁，夜寐不安，渴喜凉饮，便干溲赤；舌绛苔黄，脉滑数。

[治法] 清热解毒，凉血活血。

[方选] 犀角地黄汤加减。

[常用药] 土茯苓30g，板蓝根30g，生地30g，水牛角30g，代赭石30g，白鲜皮30g，紫草20g，玄参15g，赤芍15g，连翘15g，乌梅15g，槐米10g，甘草10g。

[临证加减] 高热寒战者，加生玳瑁、羚羊角；唇干口燥，口渴加花粉、麦冬等；热势轻者，可酌减水牛角、代赭石；病久伤阴，见口舌干燥，舌光少津，加石斛、沙参、麦冬、黄芪等。

7. 虚寒型

[临床表现] 多见于寻常型银屑病。皮损见鳞屑性斑片，基底潮红或淡红，常自觉瘙痒，伴见身困，畏恶风寒，四肢欠温，女子可伴见月经色淡，痛经，大便稀糊或溏泻，小便清长；舌淡苔白而润，脉沉细弱。

[治法] 温阳散寒，祛风散邪。

[方选] 当归四逆汤加味。

[常用药] 当归10g，桂枝10g，白芍10g，通草6g，制附子10g，干姜10g，黄芪20g，党参20g，合欢皮20g，荆芥10g，防风10g，甘草10g。

[临证加减] 若皮损基底色红，痒剧，以头面及身半以上为著，或伴口干唇红，小便色黄等证者，加半枝莲、野菊花等；病程较久，鳞屑厚积，基底色暗者，加桃仁、红花、威灵仙等；瘙痒者，加地肤子、白鲜皮；无汗者，加生麻黄；便秘，加肉苁蓉、当归；腹泻或稀便，加炒山药、扁豆；经来腹痛，加台乌、益母草、小茴香；纳差加鸡内金、焦三仙等。

8. 湿热夹毒型

[临床表现] 多见于脓疱型银屑病。皮损多发躯干以及皮肤皱褶部位，可见鳞屑黏腻或结成厚痂，鳞屑下有轻度渗出或表面湿润，有时可见脓疱，甚者脓疱可融合成片；或表现为掌跖红斑、脓疱、脱皮；起病较急者，周身迅速出现大片红斑，上布针尖至粟粒大小脓疱，成批出现，此起彼伏，破后融合成片，结痂与

鳞屑混杂附着表面，皮肤皱褶处湿烂，结脓痂；或伴见关节肿痛，变形，头身困重；舌红、苔黄腻，脉弦滑或滑数。

[治法] 清利湿热，解毒通络。

[方选] 萆薢渗湿汤加减。

[常用药] 萆薢 10g，茯苓 20g，薏苡仁 20g，丹皮 10g，板蓝根 20g，金银花 20g，白茅根 20g，鱼腥草 20g，紫草 10g，土茯苓 20g，半枝莲 12g，甘草 10g。

[临证加减] 壮热不退，可用羚羊角粉冲服，每次 0.3~0.6g；脓疱泛发者，加野菊花、蒲公英；关节肿痛明显者，加马钱子、青风藤、蜈蚣、威灵仙；瘙痒者，加白鲜皮、地肤子。

9. 特殊类型银屑病治疗

（1）头部银屑病

部分银屑病患者仅发生于头部，鳞屑较厚如蛎壳状，伴有瘙痒等。治疗时，可在辨证分型治疗的同时，给愈银片口服，并配合中药头部外洗，临床疗效较好。外洗方用头屑洗方加减，常用药为：透骨草、生地榆、皂角、山豆根、威灵仙、连翘、海浮石。诸药水煎取汁，待温外洗，每日 1 次。外洗具有因势利导，使药物直达病所，就近给邪气以出路的特点。

（2）掌跖脓疱病

掌跖脓疱病以在红斑的基础上出现周期性的无菌性小脓疱，伴角化、鳞屑为临床特征，是一种局限于掌跖部的慢性复发性疾病，好发于 50~60 岁，女性多见于男性。对治疗反应差。临床治疗时，常采取综合治疗的方法：口服愈银片；溻洗散煎水加醋浸泡；外用牛皮癣软膏与龙珠软膏交替外涂，每日 2 次。严重者可加用 308nm 准分子激光局部照射，每周 1~2 次。

（3）关节病型银屑病

关节病型银屑病常由寻常型银屑病发展而成。临床表现特征为：具有银屑病皮损，且伴有小关节为主的关节疼痛，肿胀变形，功能障碍。实验室检查排除类风湿关节炎。常因风湿热邪蕴结肌肤脉络，变生痰瘀，胶结不去，加之患者素禀肝肾不足，或久病及肾，真元暗耗，筋骨不荣，以致邪气深入，瘀结筋骨脉络，前贤所谓"虚处藏奸"。由于邪气留阻筋脉骨骱，气血不通，故见关节肌肉肿胀疼痛，屈伸不利。临床治疗时，需根据辨证灵活选方，如证属于瘀热阻络者，方选凉血四物汤中加减治疗；证属于风热瘀络者，方选半枝莲方；病久邪深瘀阻脉络者，方选桃红四物汤化裁；属于湿热瘀阻，筋脉不通者，常用萆薢渗湿汤加减；肝肾亏虚，风湿痹阻者，选用独活寄生汤化裁。随证伍入制马钱子、威灵仙、秦艽、青风藤、鸡血藤、半枝莲、忍冬藤，甚或虫类药如乌梢蛇、蜈蚣、全虫等。其中制马钱子、青风藤通痹止痛，为本型必选之品，在肿痛缓解后，则应逐渐去掉。

此外，对于病情严重者，如红皮病型或脓疱型银屑病，可根据病情需要，权衡利弊后采用中西医结合治疗；中药静脉给药，可选丹参注射液、苦碟子注射液等。

三、外治法

（1）皮损干燥脱屑潮红，常用牛皮癣软膏（医院制剂）或名丹夫王软膏等外涂，每日 2 次。

（2）脓疱遍起，鳞屑瘙痒者，可用生地榆、马齿苋、青风藤、野菊花、紫草、苦参等煎水冷湿敷患处，每日 1~2 次，每次 30 分钟。

（3）关节疼痛，变形，屈伸不利者，用软皮热敷散，煎液待温泡洗或热敷，每天 1~2 次，每次 30 分钟。

（4）药浴疗法：常用于寻常型、红皮病型及关节病型银屑病。常以生地榆方化裁：生地榆、千里光、山豆根、威灵仙、黄柏、桃儿七、苦参、白鲜皮、商陆、紫草等各 30g，水煎取液，兑入温水泡浴，还可同时入适量淀粉、麸皮和醋；瘙痒较剧者，可加少许艾叶、川椒。每天 1 次，每次 30 分钟。

（5）火针疗法：主要对斑块型银屑病，久治不愈，皮损干燥顽厚者。

四、临证心法

1. 祛邪为第一要务

邪气蕴结于肌表脉络，肌肤失养是导致银屑病发病的直接病因，故治疗当以祛邪为要。临床上，根据"其在皮者，汗而发之"之旨，对于病势轻浅，初发或体质尚实，辨证以邪实为主者，治疗当因势利导，达邪出表，以宣散邪气为主；病久者根深，反复发作者，属虚实互见，又当根据辨证灵活运用扶正祛邪之法。运用得当，则可使病情迅速向愈，且不易反复发作。如辨证属风热者，常伍用金银花、连翘、牛蒡子合荆芥、防风等以清热解表，方如半枝莲方、银翘散、消风汤等；风寒者，常用麻黄、桂枝、荆芥、防风、羌活、独活等以祛风散寒，方如麻黄汤或麻桂各半汤；阳虚寒凝者，常用附子、麻黄、桂枝、细辛、干姜等以温阳散寒，方如当归四逆汤等。血分热盛者，遵叶氏"入血恐耗血动血，只需凉血散血"之说，常用凉血四物汤化裁；热毒炽盛者，当清热解毒、凉血益阴，又不忘用透邪出表，伍用竹叶、金银花、连翘之属，而少用苦参、黄柏等苦寒之属，以免戕伐阳气，凝滞血脉，更致邪气冰伏凉遏，难解难出。

2. 顽症重治伏邪

银屑病多经久难愈，反复发作。究其原因，除正气有亏、失治误治等因素外，常是由于邪气藏匿肌肤，并与有形邪气相互胶结，有所依恃而不易祛除。故临证时，当根据辨证，灵活用药，尤其重视对有形邪气的祛除，使伏邪无所依附而自散。根据经验，其有形之邪常以湿、瘀最为多见。如兼湿浊则伍萆薢、半枝莲、商陆等除湿利水，或白芥子、半夏、陈皮等以温化痰湿；兼瘀则配当归、赤芍、红花、丹参等以活血通络；伴气郁者，则合枳壳、香附、郁金等以疏理气机；若有胃肠积滞者，则加大黄、火麻仁、枳实等消积导滞。

本病邪伏难出，还常常是由于患者腠理致密，邪无出路。验之临床，患者常见皮损干燥，且多伴有无汗或少汗的表现，《素问·调经论》云："上焦不通利，则皮肤致密，腠理闭塞，玄府不通，卫气不得泄越，故外热。"据"其在皮者，汗而发之"，"火郁发之"之旨，治疗宜因势利导，开泄腠理，使伏藏的邪气出里达表，随汗而解。临证时，常在辨证方中伍以辛散宣发或轻清宣透之麻黄、浮萍等品，或配合中药药浴、火针等法治疗，均有助于伏邪外透。

韩老师强调，在临床痊愈后，皮肤生理结构尚未恢复正常，所以还应继续服药巩固疗效，务使伏藏之邪气消散净尽，巩固治疗约以3个月为期。正如叶天士《温热论》所说："恐炉烟虽熄，灰中有火也。"

3. 治疗不离活血

本病病程相对较长，邪气久而入深，瘀结脉络，祛除不易；同时，邪阻脉络，既可致气血不畅，复又加重血瘀，还可致气血不荣，卫外不密，邪气外犯。故血瘀既是病理结果，又是致病因素。所以治疗中，活血化瘀药的使用应贯穿始终。临床选用本类药物时，多用性味辛温善行之品，以疏通经络、开凝散滞，使邪无所依，去有出路；且能防止清热解毒之品凝滞血脉，使药物速达病所而逐邪外出，还可调畅气血，荣养肌肤。对于热瘀互结者，常选丹参、赤芍、丹皮、紫草等以散瘀通脉；寒凝血脉者，加桂枝、当归、川芎等温通血脉；气滞血瘀者，可选郁金、枳壳等行气散瘀；气虚血瘀者，加生黄芪、党参、白术等益气祛邪；阴损者，可伍生地、白芍、麦冬等，益阴和营，荣通脉络。病久入络，血瘀之征显著，体质尚实者，常加桃仁、红花、威灵仙、三棱、莪术等破血消瘀，甚则伍以全蝎、地鳖虫、蜈蚣、穿山甲等虫类药以搜剔脉络败瘀顽痰，以加强活血通络之效。

4. 用药贵在轻灵

银屑病的病位在表，内合于肺，而肺为华盖之脏，位于上焦，故韩老师认为，治疗中，宜根据叶氏"上者上之"之说，以及吴鞠通"治上焦如羽，非轻不举"的治法，顺应正气鼓邪外出之机，因势利导，用药以轻灵宣透、达表走上为要，以开发腠理，使邪有去路。这类药物常多为植物花、叶、枝类，体质轻浮，气味清薄或辛香之类，如连翘、金银花、荆芥、防风、菊花、白茅根之属。对于药物性味苦寒及质重滋腻之品，如苦参、黄柏、黄连、龙胆草、熟地、枸杞等则不主张过用久用，即便应用，也常伍以宣畅气机和透邪外达之类。

典型医案

杨某某，男，62岁，山西省霍县人，2013年11月2日初诊。主诉躯干四肢散在鳞屑性红斑伴瘙痒6年，加重4年。患者于感冒后全身出现鳞屑红斑，病情时轻时重，近4年来，病情明显加重，皮损增多，扩大融合成片，遂来诊。刻诊：全身鳞屑性红斑，自觉瘙痒明显，夜寐不安，怕冷，食纳可，二便调。专科检查：腰背、双肘及下肢可见大片鳞屑性红斑，以双小腿伸侧为甚，边界清楚，鳞屑厚积，刮除后可见薄膜现象及点状出血。舌红苔薄白，脉弦滑。西医诊断：寻常型银屑病；中医诊断：白疕。辨证属湿热瘀阻证，治以清热除湿、活血通络，方选萆薢渗湿汤加味。药用：萆薢10g，茯苓20g，法半夏10g，生薏苡仁20g，黄柏6g，通草6g，丹皮10g，白术10g，半枝莲12g，丹参20g，连翘15g，制马钱子0.8g。水煎服。兼服愈银片，外用卡泊三醇软膏。

二诊（2013年11月9日）：服上方7剂，病情稳定，仍觉瘙痒。上方加三棱、川牛膝各10g继服。

三诊（2013年11月16日）：病情好转，皮损变薄，偶有轻微瘙痒。前方继进。

四诊（2013年11月23日）：皮损明显变薄，部分皮损鳞屑消退，仅留色素沉着，瘙痒减轻，继以上方加木瓜10g煎服。

五诊（2013年11月30日）：全身皮损鳞屑消退，仅留淡褐色至褐色色素沉着斑片。舌暗红苔薄白而润，脉滑。上方7剂继服，以巩固治疗。现在随访中。

按：本例病程缠绵，皮损以双下肢为著，故从湿辨治。饮食不慎，脾虚生湿，蕴阻肌腠脉络，肌肤失养，郁久则化热生风，或湿热内生，与风湿之邪相召，搏结肌肤，故见红斑鳞屑，伴见瘙痒。故治以清热除湿、活血通络，以萆薢渗湿汤活血通络、除湿清热，加半枝莲、连翘加强清热解毒之功；加丹参凉血活血；马钱子苦寒，有毒，功能清热通络，《外科全生集》谓其："能搜筋骨入髓之风湿，祛皮里膜外凝结之痰毒。"《医学衷中参西录》也云其"开通经络，透达关节之力，远胜于它药"。韩老师每喜用以治疗证属血瘀络阻之皮肤顽疾。二诊瘙痒未减，加三棱、川牛膝加强活血化瘀，以达"血行风自灭"之效，其中牛膝引药下行；加木瓜以化湿通络。诸药合用，祛湿清热、活血通络，血行风灭，故诸症悉除。

第三节　青年痤疮

痤疮是一种发生于毛囊皮脂腺的慢性炎症性皮肤病，具有一定损容性。发病以颜面为主，可波及颈部、胸背，乃至上臂和股部伸侧。其皮损特征为粉刺、丘疹、脓疱、结节、囊肿甚至瘢痕等。发病年龄 10~40 岁左右，高龄患者多见于女性。

本病相当于中医的粉刺、肺风粉刺、酒刺、风刺等。《素问·生气通天论》对粉刺早有论述："劳汗当风，寒薄为皶，郁乃痤"，"汗出见湿，乃生痤痱。"指出痤疮的病因是，外受风寒湿邪，玄府闭阻，卫阳被郁，津液凝集，聚生痰湿，郁久化热，乃发为痤疮。葛洪《肘后备急方》载："年少气充，面生疱疮"，提示本病以青少年多发。隋代《诸病源候论》称其为"面疱"。明代陈实功《外科正宗·肺风粉刺酒齄鼻》载："肺风属肺热，粉刺、酒渣鼻、酒刺属脾经。此四名同类，皆由血热瘀滞不散，又有好饮者，胃中糟粕之味，熏蒸肺脏而成。经所谓有诸内行诸外，当风受于何经以治之。"明·申斗垣《外科启玄·肺风疮齄鼻疮》载："肺气不清，受风而生，或冷水洗面，以致热血凝结于面所有。"清代《医宗金鉴·肺风粉刺》中云："此证由肺经风热而成。每发于面鼻，起碎疙瘩，形如黍粒，色赤肿痛，破出白粉汁。日久皆成白屑，形如黍米白屑。"以上论述均认为血热是痤疮的基本成因。

一、病因病机

1. 内因

痤疮的形成常与患者平素调摄失当有着密切关系。常见原因则多见于以下几个方面：首先是饮食方面，嗜食辛辣油腻以及煎炸烧烤等食物，以致胃肠积热，或湿热内蕴，熏蒸头面而发。临床中，常见有些患者在进食火锅或酒肉等食物后，次日即见病情加重。其次，起居失宜，劳力过甚，特别是经常熬夜等，致阳气内盛，化火成毒，外灼肌表，如《素问·生气通天论》云："阳气者，烦劳则张。"再则，情志失和，如长期紧张焦虑、烦躁易怒、心绪不宁等，亦可致阳热亢盛，上灼颜面，发为痤疮。

除上述因素外，韩老师认为，痤疮发病还与其素禀阳盛有关。证之临床，患者父母双方或一方常多有痤疮病史，若遗热于子，加之患者调摄适当，湿热或阳热内生，与素体阳热相激，勃发肌肤则可形成本病。而部分女性患者，每于月经前后病情加重，则是由于女子素体阴亏血少，月经期胞宫亏虚，肝体失养，肝阳无制，化火上乘所致。

2. 外因

汗出当风，汗液为风寒湿邪郁于肌肤，郁而化热，则促发本病，如《素问·生气通天论》载："劳汗当风，寒薄为皶，郁乃痤。"同理，若皮损护理不当，如外用化妆品或护肤品、冷水外洗等，也可致毛窍或玄府不通，则可致邪热郁闭难出，发为痤疮。

韩老师认为，火性炎上，易乘阳位。脏腑阴阳失和，内生火热或湿热，均可循经上熏头面等部位。通常情况下，若热邪或湿热之邪，经皮肤腠理或玄府得以宣泄透散于外，则不致病。若热郁肌肤毛窍，阻滞营气，致血郁化热，则可见丘疹、脓头，如《素问·生气通天论》说："营气不从，逆于肉理，乃生痈肿。"病情迁延日久，火热之邪常可煎熬津血，变生痰瘀，积聚成形，则发为结节、瘢痕；若湿热痰浊互结，则可积聚为囊肿，囊液浑浊或如脓，如《素问·至真要大论》所谓："水液浑浊，皆属于热。"

痤疮发病，为内外诸多因素合而为病。内则因脏腑失调，阳热或湿热熏蒸上炎，外则因玄府毛窍闭塞，邪热郁结不得外泄。而其病机关键总在于热郁，而与湿、痰、瘀有关。临床宜详审细辨，分清主次，做到"审察病机，勿失其宜"。

西医学认为，本病与雄激素、皮脂分泌增加、痤疮丙酸杆菌增殖、毛囊皮脂腺导管的异常角化、心理、遗传及其他微生物感染有关。

二、分型证治

1. 湿热型

[临床表现] 皮疹多发，色红或暗红，见粉刺、丘疹、脓疱，头面多油，气味腥臭，大便干燥或黏稠，小便黄赤；舌红苔薄黄或黄腻，脉滑数。辨证要点：丘疹色红，高大多发，甚则伴脓头囊肿，头面多油，舌红苔腻，脉滑数。

[治法] 清热化湿。

[方选] 龙胆泻肝汤加减。

[常用药] 胆草 8g，栀子 10g，黄芩 10g，柴胡 8g，生地 12g，车前子 8g，当归 10g，泽泻 10g，公英 20g，连翘 15g，白花蛇舌草 20g，甘草 6g。水煎服，每日 1 剂，饭后分 2 次服。

[临证加减] 丘疹色暗者，可加红花、赤芍；便干者，加大黄；出油明显，

加茯苓、山楂；纳呆腹满，大便黏腻不爽，舌苔厚腻等，加藿香、佩兰、苏梗等。

　　[临证点睛]龙胆泻肝汤属苦寒之剂，主要针对热重于湿，或湿热毒炽盛者，运用时宜中病则止，待病情缓解后再根据辨证更方治疗。

　　2. 血热型

　　[临床表现]丘疹色红，可伴见脓头，黑白头粉刺及头面部多油，消谷善饥，口渴喜饮，便干溲赤，心烦多梦；舌质红，苔薄白或黄，欠润，脉象滑数。

　　[治法]清热凉血。

　　[方选]凉血四物汤加味。

　　[常用药]当归10g，生地20g，赤芍10g，川芎10g，丹皮10g，栀子10g，黄芩10g，陈皮10g，枳壳10g，红花10g，公英20g，连翘15g，蛇舌草20g，丹参20g，甘草5g。水煎服，每日1剂，饭后分2次服。

　　[临证加减]热毒炽盛，见皮疹红赤高大，或脓头多发者，可选加金银花、鱼腥草、蚤休等；唇红口渴，加白茅根、花粉、石斛等；便秘加大黄；夜寐不安，加酸枣仁、龙齿等。

　　[临证点睛]阳热内盛，则热煎油出，火升油浮，而致头面多油，与湿热蕴蒸之多油不同。鉴别关键在于辨湿邪之有无，前者舌红苔薄白或薄黄，后者舌红或胖大，苔多薄腻或黄腻。

　　对于辨证确属热证，但应用清热解毒法疗效不佳者，应考虑阴液亏耗，不能制火，伍以养阴生津之品，如麦冬、鳖甲、龟甲等，此即《内经》所谓"诸寒之而热者取之阴"之意，也可加入牛膝以引热下行；属于虚阳上越者加肉桂以导龙入海，引火归原。

　　3. 血瘀型

　　[临床表现]病程较久，皮损多见丘疹伴结节，或不规则条索状结节，颜色暗红，质地坚韧，或色素沉着。女子可伴痛经，经事延后，经血色暗，夹有血块；舌暗红，或伴见瘀点及舌底络脉迂曲青瘀，苔薄白，脉弦或弦涩。本型常见于瘢痕型痤疮。以疹色暗红，坚实，或见结节瘢痕，病久不愈，以及典型舌脉表现为辨证要点。

　　[治法]消痰散结，活血化瘀。

　　[方选]桃红四物汤或血府逐瘀汤加味（女子月经期，可暂停服药）。

　　[常用药]桃仁10g，红花10g，当归10g，川芎10g，生地20g，赤芍10g，浙贝母10g，皂角刺20g，连翘20g，生牡蛎30g，夏枯草20g，桔梗10g，陈皮10g，白花蛇舌草30g，甘草6g。水煎服，每日1剂，饭后分2次服。

［临证加减］伴有结节瘢痕或囊肿者，加海浮石、穿山甲等，或同时服用大黄䗪虫丸；色素沉着，加玫瑰花、凌霄花等；伴淋巴结肿大，酌加海藻、白芥子等。

［临证点睛］瘢痕型痤疮，应以化痰软坚、活血通络为治疗大法，加入穿山甲则效果更好，但物稀价昂，可用软坚五味代之：连翘、夏枯草、生牡蛎、皂刺、浙贝母。

4. 肝经郁火型

［临床表现］颜面丘疹多于紧张焦虑或生气后加重，女子则每多于经前发作或加重，痛经、月经过后自然减轻或消退；舌红或淡红，舌质偏胖或伴有齿痕，苔薄白或薄黄。以皮疹加重与情志失调或月经变化有关为其辨证要点。

［治法］养血疏肝，清热解郁。

［方选］丹栀逍遥汤加味。

［常用药］丹皮 10g，栀子 10g，柴胡 10g，白芍 20g，茯苓 15g，白术 10g，当归 10g，丹参 20g，白花蛇舌草 20g，甘草 10g。水煎服，每日 1 剂，饭后分 2 次服。

［临证加减］丘疹多发，脓头，加连翘、蒲公英等；伴乳腺增生，加郁金、山慈菇；月经不调，加益母草、香附、乌药、月季花等；颜面色斑，或色素沉着，酌加玫瑰花、红花、菊花、凌霄花、丝瓜络等；腹泻稀糊，加炒山药、扁豆等。

5. 胃热型

［临床表现］皮疹见丘疹脓头，多发于口周，唇红而干，恣食辛辣厚味则反复或加重，心烦不安，口干口渴，便秘溺赤；舌质红、苔薄白或黄，脉数。以发病部位及饮食不节加重为辨证要点。

［治法］清胃养阴。

［方选］清胃散合玉女煎加味。

［常用药］丹皮 10g，生地 20g，升麻 10g，黄连 8g，当归 10g，川牛膝 10g，生石膏 20g，麦冬 10g，知母 10g，鸡冠花 20g，连翘 10g，白花蛇舌草 20g，生山楂 10g，鱼腥草 20g。水煎服，每日 1 剂，饭后分 2 次服。

［临证加减］口干喜饮加白茅根、花粉；便秘加火麻仁、大黄；丘疹坚实较大，加夏枯草、皂刺、浙贝母等；颜面多油，加荷叶、茯苓、泽泻等。

6. 上热下寒型

［临床表现］颜面胸背等部位，丘疹结节，脓疱，多油，伴见面色少华，四

肢不温，肠鸣便溏，畏寒喜暖，月经后期或痛经；舌淡、苔白厚，脉象沉细。以皮损兼见畏寒肢冷、四肢冰凉为辨证要点。

［治法］清热凉血，兼温阳通脉。

［方选］当归四逆汤加减。

［常用药］当归 10g，细辛 3g，桂枝 10g，干姜 10g，白芍 20g，丹皮 10g，丹参 20g，连翘 10g，白花蛇舌草 20g。水煎服，每日 1 剂，饭后分 2 次服。

［临证加减］皮疹较重加栀子、黄芩、鱼腥草等；月经后期，加益母草、乌药等；头面多油，加茯苓、薏苡仁等。

［临证点睛］本型多见于女性，属寒热错杂之证。患者多素体营血虚弱，脾肾阳虚。由于阳虚寒凝，血行不利，不能温煦肌表四末，故见畏寒怕冷，四肢不温；虚阳上越，故有面部粉刺、丘疹、脓疱红赤之证，似属火热，实为真寒假热，或"火包寒"之证，不可妄用寒凉，否则易伤阳气。

三、外治法

本病属损容性皮肤病，患者常治疗心切，以求迅速痊愈。韩老师临证时常在应用内服药物的同时还兼以中医外治疗法，以速其效。

1. 中药面膜

对于皮损见红色丘疹、脓头等为主者，可外用消炎面膜（皮肤科自制药）；在面部皮疹消散后，遗留色素沉着时，则可用外用消斑面膜（皮肤科自制药）。

2. 归元散穴位贴敷

以归元散（吴茱萸、肉桂各等份）1g 用醋调膏，做成饼状，贴敷于涌泉穴（男左女右），胶布固定，每晚 1 次。用于上热下寒证。

3. 刺血疗法

耳尖放血、耳针疗法（主穴取肺、膈、内分泌、皮质下）。

4. 背部刮痧及拔罐

对于背部无皮损者配合刮痧治疗，每周 1 次，背部有皮损者选用膀胱经穴位拔罐，每周 1 次。

5. 外用药膏

玫芦消痤膏、龙珠软膏、夫西地酸乳膏、克林霉素甲硝唑擦剂等外涂。

6. 其他疗法

黑头和白头粉刺采取针清治疗，红蓝光照射，在面部皮疹消散后，遗留色素沉着时，可配合面部刮痧等；必要时，对于结节和（或）囊肿，可用激光治疗，聚合型痤疮发生的较大囊肿、结节，可在皮损处采取火针治疗。

四、临证心法

1. 治热方略

热郁肌肤脉络为痤疮发病的主要病机，对于热邪治疗，宜遵"火郁发之"之旨，以及《温病条辨》"治上焦如羽，非轻不举"之训，用药以辛凉宣散透热为要。临床常选用鱼腥草、金银花、野菊花、白茅根、连翘等辛凉宣透、质轻上浮之品。热邪常与其他有形邪气相合，而难以透散，故对于兼夹之证，临床也需灵活调治，如夹湿者，则伍以清利湿浊之品，使湿去热孤而易散，如茯苓、薏苡仁等；夹瘀者，配以凉血活血之剂，使营血宣流而瘀热自除，如赤芍、丹参等；夹痰者，则合以理气化痰之属，使气行津布而痰不凝，如浙贝母、陈皮等。临证中，还可见某些辨证属阳热之证的患者，在运用清热之法后，却疗效不著，甚或病情加重，此时宜加用滋阴生津之类，如生地、白芍等。总之，兼夹诸邪即去，则热邪自然易于透散。

本病热邪在上在表，应用清热苦寒之品常宜中病即止，不可过剂，以免药过病所，直达中焦，徒伤脾胃，或苦燥伤阴，反助热势，甚或伏遏湿热，闭阻血脉，反致病程延长，遗留色素沉着等，《外科正宗·痈疽治法总论》中讲得好："疮本发于阳者，为痈，为热，为疼，此原属阳证易治"，"或又被医者失于补托，而又以凉药敷围，图其内消之以和病家之意，多致气血冰凝，脾胃伤败"，确系经验之谈。

2. 病位辨证

中医认为，有诸内必行诸外。皮肤通过脉络与内脏相联，脏腑热邪或湿热，由内而外，由里而表，常循其经脉外发于相应部位，故痤疮的发病以某部位为主，则往往与相应的某一脏腑功能失调有关。因此，韩老师强调，临证中详细观察发病的部位，常可有利于准确地辨证和用药，提高临床疗效。如皮疹以两颧为主，多由肺与大肠经热盛所致，可伍以枇杷叶、黄芩或泻白散、枇杷清肺饮等；以印堂为主者，以心火为多，可加入黄连、栀子或导赤汤等；口周为主者，多因胃火上炎，可加入知母、黄连或玉女煎、清胃散之类。以前额为主，常伴有便秘或不畅者，多为阳明经热盛，加白芷；两颊为主者，多属少阳经胆热，加柴胡、夏枯草等。

3. 兼症用药

（1）颜面及头部多油。常由热盛或湿热所致。若伴见口苦咽干，便秘溲赤，舌质红，脉滑数等症者，多因火热内盛所致，即所谓"热煎油出、火升油浮"，临床常加入白花蛇舌草、连翘、鱼腥草、蒲公英等，清泄火热，或加入丹参、白茅根等凉血活血。若见面红口臭，心下痞满，肛周灼热，大便不爽，舌红苔黄而腻，脉滑数等，多因湿热熏蒸头面所致，常伍入薏苡仁、茯苓、泽泻、荷叶、藿香等；若伴体倦纳呆，腹满便溏，舌淡胖苔白或腻，脉濡等症者，多属脾失健运，水湿上泛，常加入炒白术、苍术、炒薏苡仁、生黄芪或六君子汤等。

（2）色素沉着。多发生在病变后期，丘疹脓头消退后，每因热瘀互结，或过用寒凉直折之品，以使络气不和，肌肤失养所致。韩老师常在辨证方中，加入红花、玫瑰花、菊花、鸡冠花、凌霄花等通络消斑之品，以促使色素消散。

（3）瘢痕、结节或囊肿。常由痰热瘀结所致，治疗常在辨证基础上，伍以活血化瘀、软坚散结之品，如桃仁、红花、穿山甲、莪术等，或径以桃红四物汤合五味软坚散（生牡蛎、连翘、浙贝母、皂刺、夏枯草）化裁治疗。方中穿山甲活血通络、软坚散结，尤为韩老师所善用，《医学衷中参西录》有云："穿山甲味淡，性平，气腥而窜，其走窜之性无微不至，故能宣通脏腑，贯彻经络。透达关窍，凡血凝血聚为病皆能开之。以治疗痈，放胆用之，立见功效。"西医学研究发现，穿山甲具有抗炎、抗病毒、扩张血管以及促进血液循环等作用，临床对于一些久治难愈，以囊肿、瘢痕为主的聚合性痤疮，用之多有奇效，唯货少价昂，不得已而用之。

4.重视调摄

本病发病或反复加重，常与患者不善调摄有着密切的关系。韩老师尤其重视患者情志、饮食、日常皮肤护理等方面的调摄。

韩老师常告诫患者，忌食肥甘油腻及性味温热的食物，如肉类、花生等富含油脂者，以及煎炸炙煿之品；忌食辣椒、大蒜、葱及火锅等辛辣刺激之类以及甜食，如荔枝、桂圆、橘子、大枣、蜂蜜、巧克力等。饮食应以清淡为主，多食蔬菜及水果，特别是豆芽、豆浆、青菜、冬瓜、苦瓜类。对于有便秘症状的患者，嘱其多食粗粮和纤维含量多的食物，以保持大便通畅，如芹菜、白菜、燕麦等，多食通便润肠的食物，如萝卜、香蕉等。在皮肤护理方面，宜忌用油脂类、粉类化妆品及含有激素成分的外用药物；宜温水洗脸，不宜用碱性强的肥皂；禁止挤捏面部丘疹、痤疮、脓疱，以免外染毒邪而变生他证或遗留瘢痕。另外，还应注意调畅情志，保证睡眠充足，常有利于病情的缓解。

典型医案

刘某，女，19岁，2014年11月8日初诊。主诉：颜面反复散在红色丘疹1年余。近1年来，患者面部反复出现红色丘疹，在他院按"青年痤疮"治疗未效，故来韩老师处求治。刻诊：面部散在丘疹脓头，前额、两颊多发，颜面多油，并有散在暗红色素沉着斑点。情绪焦急。食眠可，四肢不温，畏寒怕冷，大便干，1~2 日一行，小便时黄，月经尚调；舌质红，苔薄白，脉沉弦稍数。辨证为血热内郁，治以清热凉血，兼通阳活血。方用凉血四物汤加味：当归 10g，生地黄 20g，白芍 20g，川芎 10g，黄芩 10g，枳壳 10g，红花 10g，丹皮 10g，栀子 10g，陈皮 10g，鱼腥草 20g，白花蛇舌草 20g，生山楂 20g，连翘 15g，桂枝 10g，细辛 3g，生甘草 10g。每日 1 剂，水煎服。外用玫芦消痤膏。嘱忌食辛辣刺激及油腻食物，避免熬夜，舒畅情志。

二诊（2014 年 12 月 6 日）：服上方 28 剂，丘疹显著减少，偶有 1~2 枚丘疹新发，手足复温，面油及色素沉着变化不甚显著，余无不适。药已中鹄，效不更方，以上方去桂枝、细辛，加茯苓 20g，玫瑰花 10g 继进。

三诊（2014 年 12 月 20 日）：诸症近愈，无新发皮疹，继以前方 14 剂巩固而愈。

按：临床须详审细参，明辨病本，如寒热不辨，以寒为热或以热为寒，治疗时必然是抱薪救火，南辕北辙。本案热盛于内，火灼头面，故面生痤疮；热煎油浮，故颜面多油；便干溲赤及舌脉均属热邪内盛之象。同时，阳气闭郁，失其温煦之能，故见畏寒肢冷之症。综其脉症，当属外有寒内有热的"寒包火"之证。治宜凉血四物汤白花蛇舌草、鱼腥草、连翘等清热凉血；当归四逆汤通阳活血，温煦四末，并使热邪外出有路。诸药相合，温清并用，凉而不遏邪，温而不助邪，故取良效。

第四节　过敏性紫癜

过敏性紫癜又称为亨-舒综合征，是以全身小血管炎为主要表现的一种免疫性疾病。皮损以血液溢于皮肤、黏膜之下，出现瘀点瘀斑，压之不退色为其临床特征，好发于双下肢皮肤，常伴有腹痛、关节痛和肾损害，可同时伴发血管神经性水肿、荨麻疹等其他过敏表现。据其症状体征不同，可分为单纯型、腹型、关节型、肾型和混合型四型。本病好发于青少年，男性发病略多于女性，春秋季发病较多。西医学对其病因、发病机制尚未完全阐明，目前认为，本病主要致病因素有疫苗接种、食物过敏、药物、细菌或病毒感染等。

本病属于中医的"血证"范畴，类似"葡萄疫""肌衄""紫斑"等病症。如《灵枢·百病始生》云"起居不节，用力过度，则经络伤。阳络伤则血外溢，血外溢则衄血；阴络伤则血内溢，血内溢则后血。"《证治要诀》云："血从毛孔而出，名曰肌衄。"《石室秘录》称："血之证，有从口鼻出者，有从九窍出者，有从手足皮毛之孔出者。"最后一句即指肌衄而言。

一、病因病机

本病发病原因较为复杂，可与感受外邪、饮食失调、五志过极等方面有关。因于外邪者，又以感受风热毒邪为最常见。如陈实功《外科正宗》记载："葡萄疫，其患多小儿，感受四时不正之气，郁于皮肤不散，结成大小青紫斑点，色若葡萄，发在遍体。"《医宗金鉴》云："感受疫疠之气，郁于皮肤，凝结而成，大小青紫斑点，色状似如葡萄，发于遍身，为腿胫居多。"《证治准绳·疡医》曰："夫紫癜风者，由皮肤生紫点，搔之皮起，而不痒痛者是也。此皆风湿邪气客于腠理，与气血相搏，致营卫否涩，风冷在于肌肉之间，故令色紫也。"《医宗金鉴》概括道："感受疫疠之气，郁于皮肤，凝结而成，大小青紫斑点，色状似如葡萄，发于遍身，为腿胫居多。"

此外，古代医家认为饮食失调、七情劳伤等也是导致本病发生的重要因素，如巢元方《诸病源候论》云："斑毒之病，乃热气入胃，而胃主肌肉，其热挟毒，蕴积于胃，毒气熏发于肌肉，状如蚊虫所啮，赤斑起，周匝遍体。"严用和在《济生方·失血论治》中认为失血"所致之由，因大虚损，或饮酒过度，或强食过饱，或饮啖辛热，或忧思恚怒。"《景岳全书》观点更为独特："故有七情而动火者，有七情而伤气者，有以劳倦色欲而动火者，有以劳倦色欲而伤阴者……"

对于本病的病机，韩老师认为不外虚实两个方面。虚者多为脾虚不能统血，气虚不能摄血，血渗出脉外；实者常为血分热盛，迫血妄行，血溢出脉外。临床上以实证者居多。严用和强调"夫血之妄行也，未有不因热之所发"，清·李用粹在《证治汇补》中也提出："热极沸腾发为斑"，"热则伤血，血热不散，里实表虚，出于皮肤而为斑"。认为该病因热而病者为多。而《景岳全书·血证》则云："血本阴精，不宜动也，而动则为病。血主营气，不宜损也，而损则为病。盖动者多由于火，火盛则逼血妄行；损者多由于气，气伤则血无以存。"将其病机概括为火盛、气伤两方面，此说与韩老师的临证经验颇为一致。

本病初发病时以实证为多，虚证相对较少。临床可见，本病以小儿和青少年为多发，乃因其纯阳之体，代谢旺盛，外感六淫，皆从阳火化，蕴郁肌肤腠理之间，热伤血络，迫血妄行，溢于脉外，渗于皮下，发为本病。若热毒较盛，内伤阴络，则可出现便血、尿血等。若挟湿浊，留注关节，则可见局部肿痛，屈伸不利。若热瘀互结肠络，可致剧烈腹痛。若素禀不足，或疾病迁延日久，耗气伤阴，均可致气虚阴伤，病情由实转虚，或虚实夹杂。若气虚则统摄无权，血溢于脉外；余热未清，每与外邪相招引，则可致病情迁延，反复发作。

二、分型论治

韩老师临床将本病常分两型治疗，即血热型和气虚型。其中以血热型较为多见，而脾虚者则较为少见。

1. 血热型

[临床表现] 起病较快，疹色鲜明，后渐变为紫色，分布较为密集，抚之不碍手，压之不褪色，偶伴瘙痒，或关节肌肉肿痛，或伴咽喉红；舌质红，苔薄黄，脉浮数。

[治法] 清热凉血，散瘀消斑。

[方选] 紫癜汤加减。

[常用药] 生地炭 20g，棕榈炭 10g，大小蓟炭各 10g，地榆炭 10g，侧柏炭 10g，白茅根 30g，茜草 10g，丹皮 10g，紫草 10g，仙鹤草 30g，旱莲草 20g，血余炭 6g，水煎服。

[临证加减] 腹痛重用白芍，并合用生甘草、元胡等。若下肢瘀点瘀斑，密集成片，烦躁口渴，便干，舌红苔黄，脉滑数，证属热毒炽盛者，每以犀角地黄汤化裁治疗，常用药为水牛角 30g（先煎），生地炭 20g，丹皮 8g，赤芍 8g，仙鹤草 30g，旱莲草 30g，茜草 12g，大小蓟炭各 8g，白茅根 20g，紫草 10g，甘草 6g，水煎服。

2. 气虚型

[临床表现] 起病较缓，斑疹色淡，分布稀疏，可反复发作，伴腹胀便溏，食纳不馨，面色少华，神疲乏力；舌质淡，或伴见舌体胖大而有齿痕，苔薄白，脉濡。

[治法] 健脾益气，养血止血。

[方选] 归脾汤或补中益气汤加减。

[常用药] 黄芪 30g，党参 20g，白术 10g，茯苓 20g，当归 10g，木香 6g，仙鹤草 30g，墨旱莲 20g，川牛膝 10g，地榆炭 10g，甘草 10g，水煎服。

[临证加减] 皮疹难消，时有新发，疹色瘀暗，或伴肌肉关节肿痛者，加三七粉 3g。纳呆食少，加焦三仙、鸡内金；腹泻加炒山药、炒白扁豆等。

3. 阴虚热盛型

[临床表现] 斑疹反复发作，绵绵不止，分布稀疏，疹色淡红或鲜红，伴口咽干燥，面赤目涩，五心灼热，潮热盗汗，舌红少苔，脉细数。

[治法] 养阴清热，凉血消斑。

［**方选**］知柏地黄汤加味。

［**常用药**］知母10g，黄柏10g，生地炭20g，山药20g，山萸肉10g，茯苓10g，泽泻10g，丹皮10g，旱莲草20g，女贞子20g，水煎服。

［**临证加减**］腰膝酸软者，加怀牛膝、沙苑子；口干口渴者，加沙参、麦冬；化验见血尿者，加水蛭、仙鹤草等；伴尿蛋白者，加党参、白术；阴虚较甚者加鳖甲、龟甲。

临床如见发热、头痛、腹痛、便血等病情严重者，则宜中西医结合治疗。

三、临证心法

韩老师认为，若血分热邪炽盛，迫血妄行；或气虚不固，统摄无权；或血络瘀阻，血不归经等，均可致血液渗溢脉外而引发本病。在本病急性期，血热、血瘀与出血常并见，病久则可存在阴伤、气虚的情况。

对于血证治疗，清代唐容川曾明确提出"治血四法"，即止血、消瘀、宁血、补虚四法，并为后世医家所推崇。在其《血证论》中有云："惟以止血为第一要法。血止之后，其离经而未吐出者，是为瘀血……故以消瘀为第二法；止吐消瘀之后，又恐血再潮动，则须用药安之，故以宁血为第三法……去血既多，阴无有不虚者矣……故又以补虚为收功之法，四者乃通治血证之大纲。"而在本病治疗时，"治血四法"也有着重要的指导意义。但又应注意，清热凉血则恐血凝成瘀，辛温行血有助热迫血之虑，收涩止血必有留瘀之患，故临床中常从以下几个方面着眼。

1. 治标当以止血为首

本病发病多较急剧，常以皮下瘀点瘀斑为其主要表现。常有医家执于"见血休止血"之论，唯施清火、益气等法，而对止血之法，视若畏途。其实，在前贤论及血证时，言"见血休止血"，意在强调，治疗时应着重针对出血之因，而非盲目地一味用苦寒收涩。遵《内经》"急则治其标"之旨，韩老师认为，本病标急时，当以"止血"为第一要务。

葛可久在《十药神书》中云："治疗呕血、吐血、咯血、嗽血，先用此药（十灰散）止之。""如病势轻，用此方立止；如出血成升斗者，用后药（花蕊石散）止之。"在《十药神书注解》中，周氏注云："先生（葛可久）首以二方止血，明明劫剂，毫无顾忌，细玩始知先生意之所到，理之精也。"而其"所以急于止血之大旨"则为"留得一分自家之血，即减得一分上升之火"，使阳得阴偶而速降。

对于葛氏治疗血证首用止血之法，韩老师尤其推崇。"大抵血热则行，血冷则凝，见黑则止，此定理也"，韩老师治疗本病最常用的方药为紫癜方，该方针对血热所设，多选炭药，如棕榈炭、生地榆炭、大小蓟炭、生地炭、侧柏炭等。然而并非以止血药任意堆砌，也不是一味用炭剂止血，而是根据病机选药，集收涩止血、凉血止血、活血止血于一方，止血而不留瘀，活血而不助热，凉血而不凝血，养阴而不滞碍，充分体现了韩老师对于血证治疗的学术思想。应用时还常伍入藕节、童便、血余炭、三七等以加强治标之力。若脾失统摄，血溢脉外，则宜给以益气摄血，使"气壮则能摄血，血自归经，而诸症悉除矣"。《医方集解》补充道："气虚不能摄血者，可以归脾汤等加减治疗。"

2. 消斑不忘活血散瘀

过敏性紫癜多因血分热盛，迫血妄行，外渗血络，是为瘀血，亦为死血。《血证论》说："既是离经之血，虽清血鲜血亦是瘀血……瘀血在经络脏腑之间，则周身作痛，其阻塞气之往来，故滞而痛，所谓痛则不通也。"然热邪煎熬营血，血络之中未尝没有血瘀，如张仲景所言："风伤皮毛，热伤血脉，热之所过，血为之凝滞。"清代王清任《医林改错》言："血受热则煎熬成块。"叶天士《温热论》也说："夏月热久入血，最多蓄血一证。"故火热之邪每可煎熬营血津液而成瘀血，若不予以消散，必使络中之血不循常道，络外之败血难得归经。本病中，瘀血既是致病因素，又是病理产物，贯穿病程始终。瘀热互结，瘀血得散则热孤而易于透散，故在凉血之中必须伍以活血散瘀之剂，使瘀血散则热毒易解，络脉通则血循故道。故而，治疗中应特别重视活血散瘀药物的应用。常用茜草、丹皮等凉血活血而无寒凝之弊的药物，或伍以仙鹤草、三七等品，于止血之中又兼散瘀之功。

3. 血热重在养阴透散

过敏性紫癜常由热毒充斥血络，迫血妄行而致，急当清之散之。然过用寒凉直折，虽可使热势顿减，暂收止血之效，但恐寒凝血瘀，致使血不归经，瘀斑又起，病情反复。同时，过用寒凉还可能导致邪热冰伏，郁遏难散，或者戕伐中气。

人之一身，阳常有余，阴常不足。本病患病即久，热伤阴液，虚火内盛，则可灼伤脉络。阳络伤则血外溢，阴络伤则血内溢。故治宜养阴以配阳，壮水以制火，并用止血散瘀之法，方与本病之病机契合。常选生地炭、旱莲草等养阴制阳、清热凉血，且又不滋碍中州运化。

同时，治疗热邪不忘透热外出，给邪以出路，常用白茅根、蝉蜕等轻清达表，使肌肤络脉之郁热透散，热去血宁。其中白茅根，在《医学衷中参西录》载其"味甘，性凉，中空有节，最善透发脏腑郁热，托痘疹之毒外出"。蝉蜕，在

《本草备要》则认为"其气清虚，味甘寒，故除风热；其体轻浮，故发痘疹"。

4.审病还需中西医合参

紫癜常可并发紫癜性肾炎，出现血尿及蛋白尿，且常反复发作，甚者经久难愈，最终导致肾功能衰竭。

韩老师指出，本病病变过程中出现的血尿，可归属中医"血证""血尿"，多从阴虚血热施药。患者多有禀赋不足，肾水本虚，若热病久伤肾阴，虚阳无制，或血热炽盛，灼伤肾络，则可见紫斑、衄血、尿血等。对于尿中有隐血，不易消退，辨证属血热或阴虚血热者，宜凉血安络或养阴凉血，常重用旱莲草、仙鹤草等；阴虚较甚者加鳖甲、龟甲；湿热伤络，加大小蓟、白茅根；病久有瘀血者，喜用水蛭、三七等。

蛋白尿可参照中医"尿浊"，常从气虚论治。尿蛋白则类似于中医之"精微"，脾主统摄升清，脾病则统摄失司，精微下泄；同时，精气宜藏不宜泄，肾为封藏之本，受五脏六腑之精以藏之，若肾虚失藏，亦可致精微外泄形成蛋白尿。故蛋白尿的出现与脾肾受损密切相关。如紫癜伴有蛋白尿者，辨证属脾肾两虚者，治宜健脾益肾，多以六君子汤合益肾之品治疗，脾虚常用党参、白术、黄芪、怀山药、芡实等；肾阳虚者，加仙灵脾、巴戟天等；临床也有辨证属湿热蕴积者，可伍用萆薢、薏苡仁、茯苓等。

对于病情反复发作、久治不愈的患者，辨证往往非虚即瘀，习用血府逐瘀汤加减，临床每有效验。

典型医案

王某，女，6岁。双下肢瘀点反复发作2个月余。患儿于2个月前，无明显诱因于双下肢出现瘀点，病情反复，逐渐加重，曾在某院专科治疗，口服泼尼松由30mg/d渐增至80mg/d，未能控制病情。刻诊：双下肢瘀点瘀斑，烦躁口渴，便干，余无明显异常。专科检查：体温正常，血小板计数$180×10^9$/L，尿常规未见异常。患儿双下肢紫癜大小不一，密集成片，压之不褪色，面容胖大似浮肿感，舌红苔黄，脉滑数。西医诊断：过敏性紫癜。中医诊断：葡萄疫。韩老师辨证为热灼营血，治以清热凉血止血，佐以活血。方用犀角地黄汤加味：水牛角20g（先煎），生地炭20g，大小蓟炭各8g，赤芍8g，丹皮8g，仙鹤草12g，茜草12g，白茅根12g，紫草12g，玄参12g，旱莲草12g，甘草6g。每天1剂，水煎分2次服，并嘱逐渐减少泼尼松用量。

二诊：服上药2周，原皮损开始减退，但仍有少许新出，前方生地炭改用生地，加三七粉3g（冲）。

三诊：继服 2 周，皮肤紫癜明显消退，无新皮损再现，泼尼松减至 30mg/d，其他症状亦减，嘱上方加太子参 10g、大枣 3 枚，继续调理 2 个月余而愈，停用泼尼松，半年后随访未再复发。

按：本例下肢瘀点瘀斑，烦躁口渴，便干，舌红苔黄，脉滑数，辨证为血热型紫癜。凉血止血、活血祛斑为法，使出血止、瘀血去、新血生。选犀角地黄汤治疗，本方出自《千金方》，原为热毒炽盛于血分而设，方中犀角清营凉血、清热解毒为君，因犀牛是国家珍稀动物，故常以水牛角代替，也有用玳瑁或羚羊角或升麻代替者，均取其清营凉血、清热解毒之功；生地、玄参清热凉血、滋养阴液为臣，因紫癜较重，改用生地炭，并加重用量，配合大小蓟炭取其"血见黑则止"之理，以增强急则塞流止血功效；白茅根、赤芍、丹皮、茜草、紫草泄血分伏热、凉血散瘀，仙鹤草、旱莲草养阴凉血、止血活血，甘草清热解毒，并调和诸药，共为佐使，诸药相合，配伍精当，清热之中兼以养阴，凉血之中又能散瘀，使热清血止而无留瘀之弊。

【学生验案】

王某，男，15 岁，学生，2016 年 1 月 8 日初诊。主诉：双下肢散在瘀点 1 个月余，加重 3 天。患者于 1 个月前因饮食不慎而见双下肢散在红色斑点，无不适感，故未予以重视。3 天前发现斑点增多，在某医院确诊为"过敏性紫癜"，给服甲泼尼龙片（每日 3 次，每次 2 片），以及维生素 C 片、左西替利嗪片、复方甘草酸苷片、头孢呋辛胶囊等治疗，皮疹颜色有所减淡。因畏激素不良反应，遂来我处寻求中药治疗。现双下肢密集散在鲜红或暗红瘀点，无腹痛及关节疼痛及浮肿等，食纳可，二便调。查皮疹压之不褪色；扁桃体肿大，潮红，腹软无压痛，双下肢无凹陷性浮肿，关节活动自如；舌尖红、苔少薄白，脉弦滑数，寸脉弱。西医诊断：过敏性紫癜；中医诊断：葡萄疫。辨证属血热妄行，治宜清热凉血、止血散瘀。方用紫癜方加减，药用：生地炭 30g，棕榈炭 10g，焦山栀 10g，仙鹤草 30g，白茅根 30g，茜草 10g，生地榆 8g，丹皮 10g，大蓟 10g，小蓟 20g，生白芍 10g，旱莲草 20g，三七粉（冲）3g，陈皮 10g，生甘草 10g，大枣 3 枚。水煎 2 次，头煎 15 分钟，次煎 10 分钟，两次煎液混匀，分两次口服。并嘱其停服甲泼尼龙片，余药继服。每周进行尿常规化验 1 次，抬高下肢休息，避免剧烈运动；清淡饮食，忌食辛辣及肉类。

二诊（2016 年 1 月 15 日）：服药 1 周，瘀点完全消退，无色素沉着。大便每日 3 次，食纳可。尿常规正常。药已中的，恐炉火虽灭，灰中有火，故嘱其继服，以清血中余热。上方减生地炭为 15g，去生地榆、棕榈炭、三七粉，加党参 15g、生山药 15g，继服如前。

三诊（2016年1月22日）：服上方7剂，诸症皆愈。无新疹出现，食纳二便均调。脉弦滑，舌稍红苔薄白。继以上方改生地炭为生地15g继服，以巩固疗效。

四诊（2016年2月4日）：近因饮食辛辣肉食，又有零星瘀点新发，扁桃体略红；脉弦滑数，舌尖红少苔，舌体至舌根苔薄白。化验尿蛋白（+）。此为饮食不节，引动余热以致病势反复；"壮火食气"，本案由热邪稽留，久则耗气，以致精微不固而见蛋白尿。治宜凉血止血，益气固精。方用棕榈炭10g，焦山栀10g，仙鹤草30g，白茅根30g，茜草10g，生地榆8g，丹皮10g，大蓟10g，小蓟20g，生山药20g，旱莲草20g，三七粉（冲）3g，党参15g，荆芥炭6g，水煎服。

五诊（2016年2月15日）：服上方10剂，未见新疹，尿常规检查未见异常。腹部不适，腹泻每日3次，舌脉同上。上方减仙鹤草为20g，加炒白术10g，生山药改为炒山药20g继服。

六诊（2016年2月26日）：服上方10剂，无新发皮疹，尿常规检查正常，以上方去棕榈炭继服。其后以上方略事加减，巩固治疗近3个月，期间无新发皮疹出现。随访1年未再复发。

按：《素问·生气通天论》云："阳气者，烦劳则张，精绝。"本例为初三学生，学习压力较大，每日熬夜，久则暗伤阴精，阳气内张；复因饮食不慎，过食辛辣厚味，酿生湿热，下注入络，更与阳热相搏，化火扰血，发为瘀斑。综其脉症，证属血热妄行。故以生地炭、棕榈炭、三七粉、仙鹤草、旱莲草、大小蓟均能凉血止血以治其标，其中生地炭、墨旱莲合生白芍滋阴养血，以制阳热；白茅根、茜草、丹皮清热凉血活血。诸药合用，标本兼治，止血而不留瘀，养阴而不助湿，故收效理想。

第五节　带状疱疹

带状疱疹是由水痘－带状疱疹病毒感染所致的发生于皮肤的急性疱疹性疾病。临床表现以突然发生的、沿神经带状分布、单侧分布、密集成群的疱疹为特点，常伴有明显疼痛，一般愈后极少复发。

本病属中医"蛇串疮"范畴，根据其发生的形态、部位之不同，又有"缠腰火丹""蛇丹""蜘蛛疮""腰带毒""缠腰火丹""甑带疮""火带疮""白蛇疮"等病名。如《诸病源候论·甑带疮候》载："甑甑带疮者缠腰生……状如甑带，因以为名。"《疮疡经验全书·火腰带毒》云："火腰带毒，受在心肝二经，热毒伤心流滞于膀胱不行，壅在皮肤，此是风毒也。"明《外科准绳·缠腰火丹》称火带疮："或问绕腰生疮，累累如珠何如？曰：是名火带疮，亦名缠腰火丹……"清《外科大成·缠腰火丹》载本病："俗称蛇串疮，初生于腰，紫赤如疹，或起水疱，痛如火燎。"

一、病因病机

现代中医各家认为，本病多因情志内伤，肝经气滞，郁而化火，外窜肌肤而发；或由嗜食辛辣油腻，损伤脾胃，湿热内蕴，泛溢肌表而作；或外感毒邪，蕴郁肌肤，化火外发而为病。

疼痛是带状疱疹的主要特征之一。《素问·至真要大论》云："诸痛痒疮，皆属于心。"心属火，主血脉，本病中的疼痛及疱疹症状，与邪热壅结血络有着直接的关系。在发病初期，正气尚充，或热毒较轻，留着脉络，难以外透，皮损仅表现为红斑、丘疹，而无典型水疱，疼痛程度也多较为轻微或没有疼痛；若正气不充，热毒炽盛，内闭脉络，外窜肌表，则疼痛症状以及皮损往往较为明显，甚则可形成大疱、水疱、血疱，乃至坏死溃疡等。

本病皮肤疱疹消退后 4~6 周，若皮肤的疼痛仍持续存在，并伴有皮损区感觉异常如蚁行感、痒、紧束感、麻木感，或不定时抽动及其他不适的感觉时，则可诊断为疱疹后神经痛，其发生率与年龄成正比。中老年人不仅易患带状疱疹，而且急性期疼痛剧烈，持续时间长，疱疹后神经痛的发生率也高。这常是由于老年人正气不足，祛邪无力，或失治误治，余邪阻络，气血瘀阻所致。《灵枢·营卫生会》云："壮者之气血盛，其肌肉滑，气道通，营卫之行不失其常。"又云："老者之气血衰，其肌肉枯，气道涩，五脏之气相搏，其营气衰少而卫气内伐。"青壮年气血充盛，营卫调畅，感邪后往往不易深入并瘀阻血络，或瘀而不甚。而年老之人，由于其脉络空涩，邪气来犯则易深入脉络，瘀阻气血，则致"不通则痛"；又因老年人"营气衰少"，抗邪无力，致热毒留恋不去，燔灼营阴，使脉中营血更为枯涩，失其濡养之能，而致"不荣则痛"。因而本病后遗神经痛的发生，多发生于老年患者，且在发病之初，其疼痛症状亦较之青壮年更为突出。

综上所论，韩老师认为，本病发病初期，病机可概括为热（火）、湿、瘀，而带状疱疹后遗神经痛的病机则以虚、瘀为主。

西医学认为，本病初次感染为水痘或为隐性感染，多见于小儿。病毒可长期潜伏在脊神经后根或脑神经节的神经元内，当机体因为各种因素导致免疫力低下，抗病能力下降时，病毒可再活动、生长繁殖，使被病毒侵犯的神经节发炎或坏死而产生神经痛。病毒沿周围感觉神经活动，波及相应的皮肤黏膜，引发特有的节段性疱疹，即带状疱疹。

二、分型论治

1. 肝经湿热型

临床症状：皮损基底潮红，疱壁紧张，疼痛剧烈，伴有口苦咽干，烦躁易怒，小便黄，大便干；舌质红，苔黄，脉弦滑。

[治法] 清肝止痛。

[方选] 龙胆泻肝汤化裁。

[常用药] 龙胆草8g，黄芩10g，黄连6g，车前子10g，柴胡10g，生地15g，当归10g，木通6g，泽泻10g，川楝子10g，元胡10g，生薏苡仁30g，马齿苋30g，生甘草10g。水煎服，每日1剂，饭后分2次服。

[临证加减] 病在上肢加姜黄、桑枝；病在下肢加川牛膝；在头面加川芎、菊花；在胸胁者，加郁金、瓜蒌等。

2. 脾虚湿盛型

临床症状：皮损基底淡红，成片水疱，疱壁松弛，疼痛较轻，伴纳差或腹胀，大便溏；舌质淡，苔白厚或白腻，脉沉缓。

[治法] 健脾除湿。

[方选] 除湿胃苓汤化裁。

[常用药] 苍术10g，厚朴10g，陈皮10g，猪苓10g，泽泻10g，茯苓20g，白术10g，滑石20g，防风10g，栀子10g，木通6g，肉桂5g，甘草10g。水煎服，每日1剂，饭后分2次服。

[临证加减] 发于下肢者，常加入牛膝、萆薢、生薏苡仁，上肢者改肉桂为桂枝10g；便溏者，加山药、党参；纳差者，加鸡内金、焦三仙等；疼痛剧烈者，加元胡、全蝎、制马钱子等。

3. 脉络瘀阻型

临床症状：多见于皮疹消退后，患部疼痛不止者，其疼痛程度因人而异，或如火燎虫噬，绵绵不休，或如锥刺刀割，寝食难安，甚者痛极而泣；舌质暗或有瘀点，苔薄白，脉弦。

[治法] 调畅气血，通络止痛。

选方：桃红四物汤加味或韩氏芍药止痛汤加减。

[常用药] 桃仁10g，红花10g，川芎10g，当归10g，白芍30g，甘草10g，枳壳10g，川楝子10g，元胡10g，瓜蒌皮15g，制乳没各6g，全蝎5g，蜈蚣1条。水煎服，每日1剂，饭后分2次服。

[**临证加减**] 在胸胁部者，加郁金、薤白；病发于头部者，加地龙、桔梗；病在四肢末端以及外阴部，疼痛较甚者，可加重蜈蚣用量；夜寐不安者，加夜交藤、酸枣仁等；身困乏力者，加黄芪、党参；疼痛剧烈者可加制马钱子（每剂0.6~0.9g，打碎同煎）。

部分患者常伴发较为严重的并发症，如病毒性面瘫、病毒性失明、病毒性耳聋、病毒性脑炎等，极个别患者还可出现全身泛发疱疹，并伴有高热或其他并发症，如不及时抢救，可致死亡，应借助西医积极治疗。

三、外治法

外治方面，在疱疹早期，以红斑、丘疹为主者可用炉甘石搽剂外涂，或六神丸适量，研成细末，用米醋调成糊状，直接将药糊涂于患处，以能全部遮盖住皮损为度，也可选择梅花点舌丹、紫金锭、南通蛇药片、季德胜蛇药片、云南白药等外用；破溃后可涂抹四黄膏，或莫匹罗星软膏、碘伏溶液等；若溃烂流水，也可用六神丸研末直接撒于患处，每日3次；口腔黏膜受累，可局部外用西瓜霜、锡类散以及碘苷液或5%金霉素甘油糊剂；累及眼部者，外用阿昔洛韦眼药水等，严重者可请眼科协同诊治。局部疱疹消退，后遗神经痛者，以软皮热敷散热敷以温经通络、活血止痛，常配合外用自制复方全蝎粉（全蝎、王不留行、蝉蜕，共研细末，用白醋调成糊状涂搽，乃韩老师治疗疱疹疼痛秘验方）及针刺、拔罐等以加强通络止痛功效。

四、临证心法

1. 治痛重在通络

疼痛是带状疱疹患者首先要求解除的症状，主要表现为发病部位的灼痛、窜痛、刺痛等，频繁发作，经久不愈，然其痛势虽各有所异，但痛则发有定所，压之痛增，且多以夜间为著，在中医辨证仍不外乎络脉瘀阻，气血不通。韩老师临证，常在辨证的基础上加用活血化瘀、通络止痛之品予以治疗。处方用药善投虫药，取其飞扬走窜，善于搜剔络中顽瘀，而达通络止痛的目的，常用如蜈蚣、全蝎、地鳖虫、地龙等。对于疼痛剧烈，似锥刺刀割状，常药乏效，尤其是发生在头部、手指及生殖器部位者，必加用制马钱子一药，韩老师经验，该药具有极强的通经络、散结聚、消肿毒之功，故为治疗带状疱疹神经疼痛之妙品，其功至宏。验于临床，本品虽属有毒之品，然若炮制得法、用法得当，则屡建奇功而未见明显的不良反应；其味虽极苦，却无伤脾败胃之患，反有开胃进食之功；性虽极寒，却非但无寒凝血脉之过，反有行血止痛之效，已成为治疗本症必用之品。

2. 久痛不忘络虚

后遗神经痛多发生在年老患者，如前文所述，导致疼痛的因素，在于瘀和虚，瘀为血络不通，虚则为正气不足，邪毒留恋不解，阻滞脉络，气血灌注不足，或热毒灼伤营阴，热瘀互结，络中枯涩。故治疗的关键在于"通"与"荣"。而应用通法时，不宜过用或单用辛温通络之桂枝、川草乌等品，或苦寒除湿之龙胆草、黄芩、黄柏等，以免更伤营阴，致脉络枯涩，血行迟滞，从而加重血瘀。同时，运用活血通络药时，应当慎用破血活血之剂，以免更伤气血。对于年老患者，韩老师尤其强调以荣为通，以通为补，在活血通络基础上，选用辛润通络，滋而不腻之当归、生地、白芍之属，以养血活血，使营血得充，经络荣通；伴气虚者，则伍入黄芪、党参、白术等以益气祛邪，并推血行瘀，从而有助于迅速消除疼痛症状。

3. 治血兼以调气

带状疱疹的病机中，经脉瘀阻常常贯穿于整个病程之中，以致津停为水，血凝为瘀，故见水疱与疼痛并作。经脉是气血运行的通道，《灵枢·本脏》云："经脉者，所以行血气而营阴阳、濡筋骨、利关节者也。"经脉中气血关系密切，气血相协，经脉则能得以调畅，人体方能无病。前贤有云，气行则血行，气滞则血瘀，气虚则推血无力。故治疗中，常酌加行气之品如瓜蒌、枳壳、陈皮等以行气活血，或选用兼有行气作用的活血化瘀药，如香附、川芎、元胡、莪术等以调畅气血；若兼气虚者，则常伍入补气之品益气以助血行。

4. 重视引经药

引经药为先导之官，引领诸药直达病所，可收到事半功倍的效果。何柏齐《医学管见》云："引经即引治病之使，致谓病之所在，各须有引导之药，使药与病遇始得有功。"故在本病治疗中，韩老师尤为重视引经药的使用，如皮疹发于上肢，加桑枝、桂枝；在头面者，加川芎；病在前额加白芷；病在眼睑加白蒺藜、菊花等。对后遗神经痛如痛在头部加白芷、川芎；上肢者及肩部者，加桂枝、姜黄；胸部者加瓜蒌、薤白；腹部者加玄胡、川楝子；前后二阴者加蛇床子；在四肢末端，阴部疼痛剧烈者加蜈蚣；在下肢则加木瓜、川牛膝等。

典型医案

王某，男，60岁。主诉：右侧腰背部疱疹疼痛2个月。初发病时，于右侧腹部至腰背部起大片丘疹、水疱、伴疼痛感，在某医院皮肤科按"带状疱疹"给抗病毒治疗1个月，皮疹消失，但疼痛不减。后又在他院给予止痛剂、神经营养剂等治疗 20 余天，仍感腰背部皮肤呈阵发性刀割样疼痛，严重时患部皮肤接触到衣服或被褥也可诱发剧烈疼痛，故来韩老门诊治疗。诊见：右侧腹部至腰背未见皮损，触痛明显。身体较胖，舌质黯红，苔白而润，脉象沉弦。辨证为瘀血阻络，治以理气活血、通络止痛。方用桃红四物汤加味：桃仁 10g，红花 10g，当归 10g，川芎 10g，生地 15g，白芍 30g，制马钱子 1g，全蝎 8g，蜈蚣 2 条，地龙 10g，郁金 12g，薤白 12g，枳壳 10g，瓜蒌皮 15g，甘草 10g。每日 1 剂，水煎 2 次混合后早晚饭后服。经治 1 周，疼痛明显减轻，接触衣服已无疼痛感，患者及家属均喜形于色，连声道谢。效不更方，又以前方加减巩固治疗。

按："顽麻肿痛，不是瘀血便是痰。"该患者发病 2 个月，发病较久，邪阻络脉，气血不通，不通则痛。痛点固定不移，当是瘀血无疑。同时，由于络脉久瘀，气血运行不畅，络中枯涩，从而导致不荣则痛，故其疼痛为"瘀"中兼"虚"。用桃红四物汤加味以养血活血，通络止痛。其中白芍、枳壳、甘草是缓急止痛之"角药"；郁金、瓜蒌皮、薤白专治胸背部疼痛；制马钱子、全蝎、蜈蚣、地龙为治疗带状疱疹疼痛的要药。诸药相合，通补并用，使营血得通，络脉得养，痛安不止乎？

第六节　斑秃

斑秃为一种骤然发生的非瘢痕性和炎症性的斑片状脱发。患者常在头皮部位突然发现圆形或椭圆形、大小不一、数目不等、边界清楚的脱发区，并可渐进性加重。严重者头发全部脱落称为全秃，少数则其可累及眉毛、胡须、腋毛、阴毛等部位，甚者全身毳毛脱落，则称为普秃。恢复期头发细软，色淡黄或淡白，以后逐渐转正常。其临床特征为脱发区皮肤正常，一般无自觉症状，或偶伴有微痒。约有半数患者病情反复发作，可迁延数年或数十年。此病可发生于任何年龄，多见于成年人，男女发病率无明显差异。目前普遍认为斑秃的致病机制是 T 淋巴细胞介导的、以毛囊为靶器官的器官特异性自身免疫性疾病，并与神经精神因素、内分泌及遗传因素相关。但是，其确切的病因尚未明了，故而目前对斑秃并无根治方法，亦无预防复发的有效方法。

本病相当中医的"油风""鬼剃头""鬼舔头""发落""发坠""毛落"等范畴。对其病因，历代医家认为本病多由血虚风盛所致，并在治疗上累积了丰富的临床经验。如《诸病源候论》有云："若其血衰弱，经脉虚竭，不能荣润，故须发秃落。"又云："人有风邪在头，有偏虚处，则发秃落，肌肉枯死，或如钱大，或如指大，发不生，亦不痒，故谓之鬼剃头。"明代《外科正宗》首创"油风"之名，认为"油风乃血虚不能随气荣养肌肤，故毛发根空，脱落成片，皮肤光亮，痒如虫行，此皆风热乘虚攻注而然。治当神应养真丹服之，外以海艾汤熏洗并效。"《医宗金鉴·外科心法要诀》云："此证毛发干焦，成片脱落，皮红光亮，痒如虫行，俗名鬼剃头。由毛孔开张，邪风乘虚袭人，以致风盛血燥，不能荣养毛发。宜服神应养真丹，以治其本；外以海艾汤洗之，以治其标。"《冯氏锦囊秘录》中也载："发乃血之余，焦枯者，血不足也，忽然脱落，头皮作痒，须眉并落者，乃血热生风，风木摇动之象也。"

至清代王清任《医林改错》则另辟蹊径，提出血瘀致脱之说："伤寒、温病后头发脱落，各医书皆言伤血，不知皮里肉外血瘀，阻塞血络，新血不能养发，故发脱落。无病脱发，亦是血瘀。"现代中医名家岳美中则云："发秃的形成，多因水气上泛颠顶，侵蚀发根，使发根腐而枯落。"指出本病乃水气上泛，侵蚀发根所致，这些不同观点均丰富了中医对斑秃病机的认识，也为本病临床治疗提出了新的思路。

一、病因病机

肾藏精，其华在发，肝藏血，发为血之余。根据精血同源的理论，精血相生，肝肾精血充盛，并能正常升散于肌肤毛窍，则毛发自能润泽繁茂；反之，若肝肾精血亏虚，血不上承；气血两虚，血不荣发；或气血瘀阻，精血不布；或脾湿积聚，水气侵蚀发根等，均可致毛窍失荣而发为本病；同时，由于精血不布，肌肤失养，则致虚风攻注皮毛，留而不去，化热生燥，耗伤阴血，毛发失养是促使本病发生的重要因素。

韩老师认为，情志失和常常是导致斑秃发生的主要因素。惊恐或劳伤过度，以及他脏病久及肾等，均可伤及肾精，精不化血，血不养发，终致毛根空虚而发落成片。另外，思虑过度，心脾受损，致气血生化乏源，发失所养，也可导致本病的发生。另外，患者情志抑郁，则可致肝失调达，气血失疏，血行遇遏，难达颠顶，或致肝郁化火，损耗阴血，均可致毛发失于濡养，使毛发突然脱落。

综上所述，斑秃的病因可分虚实两端。其中虚者，可分肝肾精血不足、心脾气血亏损；实者可分为肝气郁滞、血瘀失布、风盛血燥及水气侵蚀等。其病机特点在于虚、瘀、风，而以毛窍失养为其发病的基本病机。

二、分型论治

治疗宜根据辨证，随其虚实，或补或泻，或补泻兼施，或先泻后补，或先补后泻，总以精血充盛，气血调畅，毛根得养为目的。

1. 肝郁血滞

[临床表现]本型多见于发病初期。以青壮年人和中年人为多见。患者发病前常有紧张、焦虑、抑郁等情绪不良的情况。多起病迅速，发展较快，症见头部斑片状脱发，严重时可见眉毛、腋毛和阴毛等处毛发脱落。脱发区或无所苦，或痒如虫行，烦躁焦虑、失眠多梦；舌质红或黯红，或有瘀斑，苔薄白，脉弦。

[治法]疏肝活血，养血生发。

[方选]丹栀逍遥散加减。

[常用药]丹皮 10g，栀子 10g，柴胡 10g，白术 10g，茯苓 10g，白芍 20g，当归 10g，制首乌 10g，菊花 10g，松针 15g，甘草 10g。水煎服，每日 1 剂，饭后分 2 次服。

[临证加减]若脱发区痛痒明显，或见舌黯有瘀点瘀斑、女子月经后期、痛经等，加川芎、桃仁、红花等，或以逍遥散合通窍活血汤加减治疗；少寐多梦、心神不安者，加酸枣仁、夜交藤或珍珠母、生龙牡等。

2. 肝肾不足

[临床表现]本型多见于发病后期。脱发区域常由小到大，渐进性加重，严重时也可累及全身其他部位，残发触摸易脱，新生毛发色淡细软，稀疏枯槁，可伴有耳鸣、头晕、目眩、腰膝酸软等；舌淡红，苔薄白，脉沉细或弱。

[治法]养血填精，固发生发。

[方选]神应养真汤加减。

[常用药]当归 10g，川芎 10g，熟地 20g，白芍 10g，天麻 10g，菟丝子 20g，制首乌 10g，羌活 10g，木瓜 10g，女贞子 20g，旱莲草 20g，侧柏叶 10g。水煎服，每日 1 剂，饭后分 2 次服。

[临证加减]腰膝酸软，加川断、炒杜仲；毛发色淡，细软稀疏，加桑椹、枸杞。若见舌红少苔，脉细或数或弦等，辨证属肾阴不足者，可加山茱萸、山药等，或以六味地黄汤化裁。

3. 心脾两虚

[临床表现]本型多见于发病后期。脱发进展缓慢，反复发作，常此起彼消，严重时也会累及全身其他部位，毛发细软无泽，稀疏枯槁，可伴神疲乏力、面黄少华、心悸气短、失眠多梦；舌淡胖，苔薄白，脉沉细。

[治法]益气养血，健发生发。

[方选]归脾汤加味。

[常用药]黄芪 30g，龙眼肉 10g，木香 6g，当归 10g，党参 20g，茯苓 20g，

白术 10g，菟丝子 20g，羌活 10g，制首乌 10g，女贞子 20g，旱莲草 20g，侧柏叶 10g，炙甘草 10g。水煎服，每日 1 剂，饭后分 2 次服。

[临证加减] 失眠多梦，加远志、酸枣仁；腹泻便溏，炒山药、扁豆；食少纳果，加鸡内金、焦三仙；患部瘙痒，加羌活。

若兼见头面油垢，腹满纳果、泛呕吞酸，舌体胖大，舌苔厚腻等，辨证属脾虚湿盛者，则宜以健脾助运、化湿行气为先。视病情缓急，暂去芪龙菟首之类，佐用夏朴薏蔻等辈，待脾健湿化，化源渐充，再以健脾养心、固发生发为主进行治疗。

若患者身无所苦，舌淡苔白，脉濡或兼弦，证属脾湿停积，水泛颠顶，侵蚀发根者，可用一味茯苓饮：茯苓 500~1000g。上为细末，每服 6g，每天 2 次，以发根生出为度。岳美中说："茯苓能上行渗水湿，而导饮下降，湿去则发生，虽不是直接生发，但亦合乎'先其所因，伏其所主'的治疗原则。"

[常用成药] 临床常用的中成药为有新生发丸、滋肾生发丸、养血生发丸、精乌胶囊、七宝美髯丹、归脾丸、八珍丸等，可根据辨证，在治疗或愈后巩固时选择应用。还常同时口服胱氨酸片、维生素 E 胶丸、四维葡锌片等。

三、外治法

（1）外用搽剂：生发药水（院内制剂）、生姜汁或 5% 米诺地尔酊，外搽于脱发区，每天 2 次。

（2）海艾汤水煎外洗：海艾、菊花、薄荷、防风、藁本、藿香、甘松、蔓荆子、荆芥穗各 6g。用水五六碗，同药煎数滚，先将热气熏面，候汤稍温，用布蘸洗，每日 2 次。1 剂用 2~3 天后再换新药。

（3）梅花针叩刺：局部皮肤常规消毒后，用消毒梅花针以同心圆方式反复移动叩刺脱发区，刺激强度为弱到中度刺激，以患处皮肤潮红、微出血为度，叩刺频率为 120~140 次 / 分。每周 1 次，10 次为 1 个疗程。

四、临证心法

1. 重视活血化瘀

肾藏精，其华在发，肝藏血，发为血之余，头发的生机根源于肾，头发的润养来源于血。而精血之所以能够正常流布，发挥其荣养毛根之功，又有赖于肌肤脉络之调畅。若血脉瘀阻不通，则必致精微不能充养毛窍，从而形成斑秃。而导致血脉瘀阻的原因又可分为虚实两端：因实致瘀者，常见如肝郁失疏，气滞血瘀；或虚风燥血，脉道涩滞；或脾湿上泛，阻滞脉道。由虚致瘀，常见气虚不运，血行迟滞；精血不充，脉道枯涩。诚如王清任所言："皮里肉外血瘀，阻塞血络，新血不能养发，故发脱落。无病脱发，亦是血瘀。"可以说血脉瘀阻是导致本病发生的基本环节，贯穿于本病的整个病程之中。运用活血化瘀法，则可达祛瘀生新、血行风灭、滋养毛窍之功，故可将活血通络法作为治疗本症的重要原则予以重视。西医学研究发现，斑秃患者血液流变学检查，多有全血黏度升高、血小板聚集、血栓弹力图异常、体外血栓严重增加、甲皱微循环异常、血流图异常等血瘀的指征。而运用活血化瘀之中药，常可达到扩张毛细血管，改善微循环，有利于消除以上血瘀的客观指征，加强毛囊营养，促进毛发再生。

韩老师临证常在疏肝益肾、养血填精等治法的基础上，伍用活血化瘀之品，如当归、丹参、川芎等治疗。对辨证属虚者，常用补肾活血、益气活血、养血活血等法，通补兼施，使补而不滞；属实者，分别予以行气活血、祛风活血、除湿活血等法，疏通血脉，以通为补。外治诸法，也多兼具活血通络之功，故能促使毛发生长，临床常与辨证方药同用。

2. 调摄身心

如前所述，精神失和是斑秃发生的重要因素。常可导致肝、肾、心、脾等脏腑功能及气血功能失常，进而导致发根失养，从而引发本病的发生。在西医学中，斑秃被认为是典型的心身疾病，患者常有较大的心理压力；不良的精神因素，常可通过人体内分泌、免疫系统，导致自主神经功能紊乱，交感神经紧张性增高，毛细血管持续性收缩，毛囊营养障碍而脱落，会加重本病的发展。而患者常由于对其外观的担心而产生的心理负担，从而可使病情更容易反复难愈。

根据临床观察，患者情志和畅，饮食起居有节，往往能促进病情恢复，减少复发。故在临床用药的同时，还应对患者进行适当的情志疏导，缓解其不良情绪，增加治愈的信心，同时宜告诫患者节制房事，按时作息，不妄劳作，饮食有节，避免煎烤炙煿、辛辣甜腻等食物，以提高疗效。

3. 专病用药指要

中医临证以治病求本为原则，但对于斑秃而言，却常常是辨证选方无误，而取效较缓，患者也往往会由于急于求成而失去耐心。故临证中，韩老师常在辨证选方的基础上，适当地伍用生发固发之品，常可迅速控制毛发脱落，促进毛发生长，提高临床疗效。常伍用药侧柏叶、桑叶等生发固发。《本草易读》云："柏叶，润髭发而黑头。"《本草纲目》载桑叶："明目长发。"头居高位，用药还宜选善达颠顶之品，并能引领诸药上达病所。常用如祛风通络之羌活，辛温活血之川芎，祛风清热之桑叶等。对顽固性脱发的患者，在治疗时，韩老师常能博采众妙，以宏药效。如常借鉴国医大师禤国维的治疗经验，在辨证方中伍入蒲公英、松针、丹参等药物。其中蒲公英是治疗斑秃有效的中药，李杲曰："蒲公英苦寒，足少阴肾经君药也，本经必用之。"《本草纲目》载蒲公英"掺牙，乌须发，壮筋骨"。松针常用量为15~20g。现代药理研究表明：松针内含有大量的原花青素，具有抗氧化、清除自由基活性、舒张血管、抗血小板凝聚及促毛发生长等功效。对于久治不愈的患者，还可以在中药方中加入菖蒲，开通毛窍，以助药力。

典型医案

张某，男，32岁，2016年11月19日初诊。患者于1年前，无明显诱因而出现头枕部脱发斑数片，继而逐渐加重，头发、眉毛、胡须相继脱落，以至于童山濯濯，羞于见人。期间经中西医多方医治乏效，曾服中药通窍活血汤化裁，眉毛及胡须有所恢复，而头部之脱发，却毫无生意，今来韩老师门诊求治。现见其人头皮光亮，仅可见新生细软白发，零星可数。食纳尚可，大便稀烂，舌淡红，苔薄腻，脉滑濡。既往身体健壮，喜食生冷油腻。中医诊断为油风，西医诊断为全秃。韩老师辨证为精血不足，发失所荣，兼见脾失健运，生化无源。治当以补益肝肾阴血为先，兼以健脾助运。

处方：熟地15g，白芍20g，天麻10g，当归10g，川芎10g，天麻10g，木瓜10g，女贞子20g，墨旱莲20g，生侧柏叶10g，生薏苡仁20g，菟丝子20g，羌活10g，茯苓30g，炒白术10g，沙苑子10g。水煎服，每日1剂。并服新生发丸，每次30丸，每日2次。外用海艾汤，水煎外洗，配合生发药水外擦以及梅花针患部叩刺。另嘱患者保持心情舒畅。

患者服药10剂后，腹泻症减，毛发生长，乃前方加减继服，终得秀发复生，精神焕发，诸症告愈。

按：本案属全秃，由于病久多虚，并见头发全脱，新生毛发色白，而寥寥无几，显然为肝肾精血不足，不得上乘，而致肤络枯涩，毛窍失养；同时，由于肌肤失充，"毛孔开张，邪风乘虚袭人，以致风盛燥血，不能荣养毛发"。故可在补益肝肾、填补精血基础上，合用活血祛风之品，使血行风灭，毛根得荣。脾虚湿停，气血乏源，若纯以滋补则易致有碍脾助湿，纯用除湿祛风及活血化瘀，又恐耗血伤阴，故宜补泻兼施，方用熟地、白芍、当归、墨旱莲、女贞子、沙苑子补肝肾，益精血，并以当归合川芎、天麻活血祛风；茯苓、薏苡仁、白术健脾助运，以促气血生化；侧柏叶养阴生发；羌活引药上行。海艾汤外洗以疏通脉络，祛风活血，使毛发得养。内外合用，方证相投，故能渐收全功。

第七节　面部激素依赖性皮炎

面部激素依赖性皮炎为近年来出现的一种常见皮肤病，又称激素性皮炎、糖皮质激素性皮炎、皮质类固醇激素依赖性皮炎、激素戒断性皮炎等，是由于颜面部长期外用皮质激素制剂所致的一种面部皮炎。临床表现为红斑或潮红、水肿、丘疹、脓疱或痤疮、脱屑、表皮菲薄、发亮等，并自觉灼热、瘙痒、疼痛、干燥和紧张感，重者可伴有毛细血管扩张、色素沉着或色素减退等。患者往往在停用皮质激素制剂后，面部原有皮肤病复发、加重，进而又重复使用该类制剂。目前西医对此缺乏理想的治疗方法。

在传统医籍中，对于本病并无记载。据其病因可归入中药毒范畴，临床表现类似于西医学的"药疹""粉疹""膏药疹"以及面热、面痒、面肿、面游风等病。

一、病因病机

外用糖皮质激素具有抗炎、免疫抑制和抗增生作用，在皮肤病的临床中，适应证多，应用广泛，在50多年皮肤科的应用中，为众多的皮肤病患者解除了病痛，被誉为皮肤科治疗学上一个划时代的突破。但若长期使用激素，特别是含氟激素，则可导致糖皮质激素性皮炎的发生，出现皮肤萎缩、毛细血管扩张、多毛、萎缩纹等不良反应，且尤以面部最为好发，其发病与使用激素的时间及强度呈正相关。近10年来，随着多种强效激素制剂的不断问世，本病在临床中也更为多见，而目前对其发病机制，则尚未完全明了。

面部皮厚肉坚，且较人体其他部位的阳气更为充盛。韩老师认为，激素性质属阳属火，功能助阳生热，当长期反复外用激素制剂时，激素的阳热之气便更易为面部之阳热之气所招引，侵入腠理毛孔，搏结肌肤腠理之间，不得透散，故能变生皮肤病变。这也是激素依赖性皮炎发于颜面者较发于其他部位者为重，且难以迅速痊愈的一个原因。

两阳相搏，郁而化火成毒，可见皮肤潮红灼热；邪热阻络，热盛则痛，热轻则痒，故见皮肤或痛或痒；络脉瘀阻，血瘀化水，则可见皮肤红斑水肿；热灼营阴，津伤液燥，面部皮肤失于润养，化燥生风而出现皮肤干燥、脱屑、紧绷感等；热壅血脉，营气郁滞，化火成毒，则可发为丘疹脓疱、粉刺及酒渣鼻样改变。长期反复使用激素制剂，阳热鼓荡气血，充斥毛窍，故还可见面部毳毛增粗变长；脉得热则舒，阳热客于络外，久而可致浮络扩张绛紫；热入血络，久而煎熬成瘀，气血失其濡养之能，甚则出现皮肤菲薄、色素沉着等。

综上所述，本病为阳热外犯，郁而不发所致，其病机特点总以热、瘀为主。

二、分型证治

1. 热盛风燥

[临床表现] 颜面皮肤潮红斑片、斑丘疹，可见皮损干燥脱屑，自觉灼热、瘙痒，有紧绷感。皮损常遇热或日晒加重；舌边尖红，苔薄白或薄黄，脉数。

[治法] 清热散风。

[方选] 消风汤加减。

[常用药] 金银花20g，连翘15g，白芷10g，羌活10g，生地20g，荆芥10g，防风10g，大青叶15g，白茅根20g，野菊花20g，地骨皮10g，青蒿20g，生甘草10g。每日1剂，水煎2次混合后早晚饭后服。

2. 血热瘀阻

[临床表现] 颜面斑疹呈绛红或暗红色，红丝缕缕，皮肤粗糙干燥，脱屑，触之棘手，可伴灼热痛痒；舌红苔薄白，脉数。

[治法] 清热凉血，活血祛风。

[方选] 凉血四物汤加味。

[常用药] 生地20g，当归10g，赤芍10g，川芎10g，丹皮10g，栀子10g，红花10g，陈皮10g，生甘草10g，连翘20g，枳壳10g，白茅根20g，鱼腥草20g，野菊花20g。每日1剂，水煎2次混合后早晚饭后分服。

[临证加减] 眼睑浮肿，加青葙子、菊花；口周为主者，加鸡冠花；红斑灼热较著，加紫草、大青叶；遇日晒加重，加地骨皮、青蒿；瘙痒严重者，加蝉蜕、地肤子、白鲜皮。久治乏效，唇红口干，舌红少苔，加鳖甲、龟甲。

三、外治法

（1）金银花、野菊花、生地榆、马齿苋、生甘草等量，水煎取汁冷敷。

（2）硼酸液湿敷：取纱布7~8层或口罩浸于3%~5%硼酸液中，轻挤压后，以不滴水为度，冷湿敷于患处，5~10分钟后更换，连续使用1小时，每日重复上法3次。

（3）芒硝液湿敷：芒硝30g，用500ml开水化开待凉后冷敷，用法同硼酸液，每日3次。

（4）卡介菌多糖核酸注射液湿敷：卡介菌多糖核酸注射液10支（每支1ml）加入0.9%生理盐水250ml，混匀后冷藏备用，或短期内于阴凉避光处保存。使用时，将医用纱布或面膜纸展开叠至多层，浸透药液后湿敷患部，每隔10分钟重复浸湿后继续湿敷，共计 20~30 分钟，每日 2~3 次，湿敷后可外用肝素钠软膏等濡润皮肤。如在湿敷时有刺激或烧灼感，可加凉开水稀释一至两倍后再使用。

（5）归元散穴位贴敷：以归元散（吴茱萸、肉桂各等份研细末备用）1g 用醋调膏，做成饼状，贴敷于涌泉穴（男左女右），胶布固定，每晚 1 次。

（6）蓝科肤宁外用。

（7）耳尖放血，每周 1 次。

四、临证心法

1. 风药的应用

面部激素依赖性皮炎，部分患者在临床上常可出现瘙痒的表现。然而虽有瘙痒之症，却非风邪外犯所致。《素问·至真要大论》云："诸痛痒疮，皆属于心。"李中梓亦曾有云："热轻则痒，热重则痛。"可知热邪亦可导致瘙痒的发生，所谓热能生风。本病因面部久用激素，阳热入络，热瘀互结，营血不布，或灼伤津血，均可致肌肤失于润养，燥胜生风，风盛则痒，故细究本病瘙痒之因，当为热郁肌肤所致，而大不同于风邪袭表之瘙痒。治疗仍当以清热凉血、活血散瘀为主。

然而韩老师临证，却常在辨证方中酌加祛风之品，一则开发腠理，以利清透郁伏之邪热，如地肤子、白茅根、菊花、鱼腥草等；二则性味辛温之风药常有达邪出表、活血通络之用，并能防止寒凉清热之剂郁伏热邪，凝闭血络，反不利于热邪外出，临证常用如荆芥、防风、羌活等。然而辛温祛风之剂，在运用时若过用久用，则难免风药助阳，使风火相煽，热毒更甚。故运用时应小其用量，中病即止，或伍以养阴生津之品以制其温燥之性。

2. 养阴潜阳法的应用

本病的阳热症状，韩老师并不主张单用或过施苦寒清热为治，以免苦燥伤及阴津，更致寒凝郁闭，不利散邪。对于应用清热解毒之法治疗未效，当知其证非纯属实热之证，可根据《内经·至真要大论》中"诸寒之而热者，取之阴"之论，以及王太仆"寒之不寒，责其无水，壮水之主，以制阳光"的治疗大法，采用滋阴涵阳之法，使肾阴足则火自降，正如张介宾《质疑录·论伤寒无补法》中说："人知惟寒可以去热，不知滋阴方能降火也。"医者临证，贵在变通，若仅以苦寒清热为治，则可致苦燥伤津，更伤其阴，寒凝郁闭，不利散邪；而又不知滋阴以配阳，则望其病速愈而不可得。

中医认为面为心之华，如《素问·六节藏象论》云："心者……其华在面，其充在血脉，为阳中之太阳，通于夏气。"《素问·五脏生成篇》说："心之合脉也，其荣色也。"心居于上，其性属火，肾居于下，其性属水。心火下降于肾，则肾水不寒，而肾水上济于心，则心阳不亢。若肾阴不足，虚热浮越于上，且肾水亏虚于下，不能上济于心，则可致君火亢盛无制，上炎头面。此时，若有激素阳热毒邪外侵，则必然易与内热相互召引，合而为患致病情难愈。

韩老师常在清解凉血之剂中伍以养阴潜阳之品，如龟甲、鳖甲、生牡蛎等，使肾水足而上济于心，君火不亢，则颜面之火毒易去，即所谓"壮水之主，以治阳光"。在应用本法时，也常加牛膝以引热下行，伍肉桂以引火归原，潜藏上浮之相火。诸药相合，内热下潜，则不能与激素阳热内外相召，则阳热易散。也可崇"火郁发之"之旨，应用透表达邪之法，以及配合凉血散瘀等法以使热毒速去。

3.重视活血通络法

病久入络，久病多瘀。本病为激素阳热邪毒内犯肌肤所致，阳热郁久，必内入血络，瘀阻气血，热瘀互结，瘀不祛则热难散，故致病情难愈。活血通络之剂，可使瘀血得祛，热无所依而易散，常用丹皮、赤芍、当归、红花、川芎等。在选用清热凉血以及祛风解表之品时，也常选用兼有活血通络作用的药物，如连翘、紫草，以及羌活、荆芥、合欢皮等。

4.花类药的应用

花类质轻性浮，每能上行头面，有散热疏瘀、怡容悦颜之效，在本病后期，邪去大半，由于邪气瘀阻，皮肤色暗或出现色素沉着时，常可伍用玫瑰花、鸡冠花、凌霄花等，疏散残热，活血消斑，以善其后。韩老师治疗继发性色素沉着及瘢痕时，常先集中药力以去除原发病灶，再逐渐调整用药，过渡到消除色素沉着和瘢痕，如治疗激素依赖性皮炎、青年痤疮、酒皶鼻等病时，也常能体现出这一用药特点。

典型医案

叶某某，女，27岁，2015年1月28日初诊。

主诉：颜面皮肤潮红灼热、瘙痒4年，加重半年。患者于4年前因面部使用某化妆品后，出现皮肤干燥、脱屑、遇风吹加重，随即在多家医院按"过敏性皮炎"给口服外用（药名不详）治疗，1年前在某附属医院给"卤米松"软膏外用有效，之后随发随用，连用数月，渐致皮肤潮红，灼痒，干燥紧绷，遂在某中医处求治，按"肺热粉疮"给半夏泻心汤加味、蒲地蓝口服液、硼酸溶液等内服外用，经治半月余，少有疗效，遂延韩老师治疗。刻诊：食眠可，自觉面部皮肤紧绷，灼热瘙痒，遇热加重，二便调。专科检查：颜面皮肤潮红、无明显脱屑、渗出等。舌红苔薄白，脉濡。西医诊断为激素依赖性皮炎；中医诊断为面游风。辨证属热毒壅络，阴虚火亢。治以清热凉血，滋阴潜阳。方用凉血四物汤加味。药用：生地20g，当归10g，川芎10g，白芍20g，黄芩10g，栀子10g，红花10g，丹皮10g，枳壳10g，陈皮10g，龟甲20g（先煎），鳖甲20g（先煎），肉桂6g，白茅根20g，鱼腥草20g，桑叶10g，鸡冠花20g，甘草10g。每日1剂，水煎2次混合后早晚分服。另以芒硝30g，用500ml开水化开待凉后冷敷，每日3次。耳尖放血，每周1次。

二诊（2015年2月16日）：服上方14剂，面部潮红基本消退、自觉已无灼热之感。效不更方，继以上方加减治疗，以巩固疗效。

按：本案颜面皮肤潮红、紧绷，灼热瘙痒，遇热加重，显属热毒壅盛，治疗宜清散热邪为主，然前医"治热以寒"，以清热解毒之法治疗未效，知其非纯属实热之证。韩老师认为，本案乃药毒自皮毛外侵，蕴郁肌肤，复因肾水不足，君火无制，上灼颜面，内外相召，搏结肌肤，故而发病。以清热凉血、活血解毒合以养阴制阳之法为治。其中龟甲、鳖甲滋阴潜阳，合生地共达"壮水之主，以制阳光"之功，使肾水足而上济心，则君火不亢，颜面之火毒因无内援而易去。"善补阴者，必于阳中求阴，则阴得阳升而生化无穷"，故以肉桂微生少火，使阳生则阴长，肉桂还能引火归原，导龙入海使热下趋，且其性味辛温，故与当归同时伍入大队寒凉药中，则不至于滞碍气机。全方内外兼治，清滋并施，药证相合，故病得速愈。

第八节 皮肤淀粉样变

皮肤淀粉样变是由淀粉样蛋白沉积在正常皮肤内，而不累及其他器官的慢性瘙痒性皮肤病。好发于胫前、前臂外侧及腰背部，皮损表现为皮肤出现半球形或圆锥形坚硬丘疹，呈串珠状排列，互不融合，密集成片，轻度鳞屑，自觉剧痒。西医学对其发病原因尚不明确，代谢障碍可能是其重要原因，治疗常给予抗组胺药口服，局部外涂强效糖皮质激素、卡泊三醇或光疗，但疗效多不显著。

本病相当于中医"松皮癣""顽癣"范畴。《医宗金鉴·外科心法要诀》亦载："松皮癣，状如苍松之皮，红白斑点相连，时时作痒"，描述较为形象。

一、发病机制

本病多由外感风湿之邪，客于肌肤腠理，气血运行不畅，肌肤不得濡养而成。邪留肌肤，久而入络，闭阻脉络，营卫津血不得正常敷布，津聚成痰，血凝为瘀，日久风湿痰瘀胶结成形，发为皮肤淀粉样变。中医皮肤科名家赵炳南认为此病为顽湿聚结，化生为痰，久困肌肤所致。

韩老师认为，情志失和对本病的发病不能忽视。若五志调畅，则脏腑气血冲和，营卫调畅，则肌肤调柔，腠理致密，卫外而固，邪不可干。若过度焦虑或情绪抑郁等，则可致肝气失疏，气滞血瘀，皮肤失荣，故而引起瘙痒。另外，若脾湿蕴肤，或肝脾失和，水湿不运，则与风湿之邪相召，搏结肌腠，久则成形，也是本病形成的重要因素。

韩老师也认为"顽麻肿硬，非痰即瘀"。本病多病程较久，邪气势必深入闭阻血络，致肌肤不荣，同时邪气闭阻也可致津血不布，痰瘀凝结而使得皮损愈发干燥，顽厚坚硬。

可见，本病的发病，内则由肝失疏泄，或脾虚蕴湿，致营卫津血不布，肌肤不荣，致虚邪袭表，外则因于风湿痰瘀相抟肌肤。

临床治疗时，应在中医辨证基础上，采用内外合治的方法，方可收到较好的疗效。

二、分型论治

1. 肝气郁结型

［**临床表现**］四肢伸侧丘疹聚集成片，呈褐色或近于皮色，烦躁易怒，两胁胀满，口苦纳少；舌淡苔白，脉弦濡。

［**治法**］解郁化瘀，祛风除湿。

［**方选**］丹栀消风汤（自拟方）。

［**常用药**］丹皮 10g，栀子 10g，当归 10g，白芍 20g，柴胡 8g，茯苓 20g，白术 10g，羌活 10g，白蒺藜 30g，荆芥 10g，防风 10g，地肤子 20g，合欢皮 20g，蝉蜕 10g，甘草 6g。水煎服，每日 1 剂，饭后分 2 次服。

2. 络瘀风燥型

［**临床表现**］病程较久，皮肤顽厚，状如松皮，基底暗红，瘙痒夜重，伴口渴不喜饮；舌黯苔薄白，脉弦涩。

［**治法**］活血通络，祛风润肤。

［**方选**］桃红四物汤加味。

［**常用药**］桃仁 10g，红花 10g，当归 10g，生地 20g，赤芍 12g，地鳖虫 6g，白蒺藜 20g，合欢皮 20g，威灵仙 10g。水煎服，每日 1 剂，饭后分 2 次服。

临床加减：以上两型在临床较为常见，临证治疗时，宜灵活化裁，如病在颈背者加葛根；病在上肢，加桂枝；发于下肢者，改羌活为独活，加川牛膝；夜寐不安，加酸枣仁、夜交藤或龙齿、珍珠母；瘙痒较剧，加乌梢蛇、苦参。皮损顽厚，可加白芥子、穿山甲、浙贝母、海浮石等；无汗加麻黄。

三、外治法

临床治疗时，应在中医辨证基础上，采用内外合治的方法，方可收到较好的疗效。

（1）刮痧法：针对患部涂上软坚活血油（莪术、威灵仙、山豆根、地鳖虫等）直接刮痧。一般每周1次，每次半小时。

（2）中药软皮热敷散（院内制剂）局部热敷，每日2次，每次半小时。

（3）外用丹皮酚软膏、名丹肤王软膏等。

四、临证心法

皮肤淀粉样变属于顽固性皮肤病，治疗较为棘手。韩老师认为，本病治疗的重点在于消除皮损的顽厚粗糙及瘙痒症状，强调标本兼治，内外联用，坚持治疗方能取效。

内服以养血润燥、调和肝脾治其本，则内无痰湿之源，营卫通调，肌肤调柔，腠理致密，外邪无由而入；祛风止痒、除湿化痰、散瘀通络治其标，使邪去正安，脉络调畅。对于皮损顽久肥厚坚实者，韩老师常从痰瘀结聚论治，在辨证方中加入"虫蚁搜剔"及祛痰之品以助活血通络、化痰消坚之力。

本病常因病久根深，皮损顽坚，内服药物常难以直达病灶，拔除病根。故在治疗中，尤其要重视中医外治法的应用。外治法中，以患部刮痧取效最捷。从20世纪70年代始，韩老师便尝试对患者病变部位直接施以刮痧治疗，通过刮痧对体表的刺激，可达到疏通经络、调节脏腑气血、调和营卫等功效，常常能够使皮损迅速消退，瘙痒等症状也随之减轻，疗效满意。对于皮肤顽厚、坚硬如革者，还可配合中药热敷、针灸等方法，促进郁滞消散，气血流布，对促进皮损平复确有裨益。

典型医案

何某，男，45岁，新疆乌鲁木齐市人，2012年6月8日初诊。主诉：双下肢及背部皮肤颗粒状，瘙痒10年余。患者于10年前由不明原因而发病，出现双下肢及背部皮肤粗糙斑片，自觉瘙痒，病后在多家医院就诊，曾经做皮肤组织病理切片，报告为"皮肤淀粉样变"，经用西药止痒类软膏及口服抗过敏类药物，均无明显疗效，故来韩老师处寻求中医治疗。刻诊：双下肢及背部皮损干燥无汗，瘙痒剧烈，食纳可，余无不适。专科检查：双下肢伸侧及背部皮肤粗糙，呈颗粒状形似珍珠，片状分布，皮损中心严重边缘较轻，表面有脱屑，舌质黯红，苔白而润，脉弦。西医诊断：皮肤淀粉样变；中医诊断：松皮癣。辨证属痰瘀凝结，治以活血软坚、化痰润肤。方选桃红四物汤加味。药用：桃仁10g，红花10g，当归10g，生地20g，穿山甲8g，赤芍12g，川牛膝10g，乌梢蛇10g，地鳖虫6g，白芥子12g，浙贝母10g，白蒺藜20g，合欢皮20g，麻黄6g，威灵仙10g。每日1剂，水煎2次混合后早晚饭后分服；局部以软皮热敷散热敷，每日2次，每次半小时；并配合刮痧治疗，每周1次，每次半小时。

二诊（2012年6月23日）：使用以上方法治疗2周，无不适感觉，局部皮损有好转，瘙痒减轻。效不更方，以上法继续治疗。

三诊（2012年7月29日）：治疗6周后皮肤变得较前滋润，瘙痒明显好转，颗粒状丘疹变小。以前方去白蒺藜，加皂角刺15g，每日1剂，水煎2次混合后早晚饭后分服。其他治疗方法不变。

四诊（2012年8月31日）：瘙痒消失，皮损部位有细小颗粒状丘疹，范围已经缩小至原来的1/3，继按7月29日方加减，治疗月余，皮肤恢复正常，病告痊愈。

2年后随访，未见复发。

按：患者病程较久，综其脉症，乃由痰瘀凝结所致。痰湿阻络，气血津液不达，肌肤失养，化燥生风，故肌肤干燥无汗而瘙痒；痰湿瘀阻，聚而有形，发于肌肤则见皮肤丘疹坚结成片，累累如串珠；舌质黯红，苔白而润，脉弦，皆为痰湿瘀阻之象。桃红四物汤活血化瘀，养血润燥，而达"血行风自灭"之功；穿山甲、浙贝母、白芥子化痰散结；威灵仙、乌梢蛇、地鳖虫、赤芍活血祛风通络；白蒺藜、合欢皮祛风止痒；麻黄辛温发散，开发腠理，使津液得以布散，肌肤得以润养；川牛膝活血化瘀，引药下行。外治意在加强活血通络、化坚散结、疏通气血之效。全方以治标为主，使诸邪尽去，气血以荣，则顽疾自除。

第九节　湿疹

湿疹是临床最常见和多发的、由多种原因引起的一种迟发型变态反应性皮肤病，以多形性皮疹、发无定位、倾向渗出、对称分布、剧烈瘙痒、病程慢性、易于复发为特点。常严重影响患者的生活质量及身心健康。根据临床表现常分为3型，即急性湿疹、亚急性湿疹、慢性湿疹。

本病相当于中医的湿疮。在中医文献中，并无湿疹之病名，常根据其发病部位、皮损形态及病因的不同而命名各异。如根据其发病部位的不同，将发于阴囊部者，称为肾囊风或绣球风；发于肛门者，称为风疳；发于婴幼儿头面延及躯干四肢者，称为奶癣或胎癥疮；发于手指掌面或足部者，称为病疮；发于脐部、肘膝弯曲部、耳部和乳头处者，分别称为脐疮、四弯风、旋耳疮、乳头风等。依据临床表现的不同，将浸淫全身滋水较多者，称为浸淫疮；对于皮损以丘疹为主者，则称为粟疮或血风疮等。根据病因病机差异而命名者，如生于足胫之间，因湿瘀成毒而发的湿毒疮；由"风热、湿热、血热交感"所致的血风疮等。

在本病的病因病机、临床治疗等方面，历代医家的论述也颇为丰富，颇值得临床借鉴。如浸淫疮一病，与西医皮肤病学中的急性泛发性湿疹类似，其名首载于《金匮要略》，原文云："浸淫疮从口流向四肢者可治，从四肢流来入口者不可治。黄连粉主之。"《诸病源候论·浸淫疮候》对其证候有类似描述，并提出本病病机："是心家有风热，发于肌肤。"其后宋、明、清代外科诸家对其论述大都循其所说而有所发挥，如《医宗金鉴·外科心法要诀》认为"浸淫疮，此证初生如疥，瘙痒无时……由心火、脾湿受风而成"，认为其病因与心火、脾湿受风相关。在治疗上指出："初服升麻消毒饮加苍术、川黄连。抓破津血者，宜服消风散，外搽青蛤散即愈。"还在饮食调摄时提出，浸淫疮患者须"忌椒、酒、鸡、鹅、动风等物"。这些都对临床有着重要的指导意义和较高的参考价值。

一、病因病机

临床上，湿疹之病常缠绵难愈，且易反复发作，这与湿邪蕴肤有着直接关系。湿邪的产生可由外而感，亦可由内而生。因于外感者，常由腠理不密，卫外不固，或久处湿地，汗出受风等，致湿邪或湿邪夹风，外伤肌表，滞留不解。其由内生者，常由饮食不节，脾胃受伤，湿邪生内，蕴郁化热外发于肌肤。或因脾胃虚弱，气血化源不足，皮肤失养而成本病。

湿疹以小儿较为多发，究其病因，除因患儿父母嗜食辛热炙煿，致湿热内蕴，"母热遗儿"致湿热内伏外，还与小儿脾常不足，饮食失节，重伤脾运，湿热内生有关；也可因肺气虚弱，腠理不密，致湿邪外袭。另外，小儿又为纯阳之体，感邪则易从阳化热，故临床表现风热或湿热之证较为多见。

韩老师认为，湿疹病机当属本虚标实，以风湿热邪为标，以肺脾胃虚弱为本。同时，同性相引，同气相求，内蕴湿邪可与外邪湿邪内外相引，而致湿邪，乘隙而入，稽留肌肤而发为本病，故内湿的产生往往是湿疹发病及反复发作的根本因素。

现代西医对于本病目前多认为是机体内部因素如免疫功能异常、皮肤屏障功能障碍等基础上，由多种内外因素综合作用的结果。微生物可以通过直接侵袭、超抗原作用或诱导免疫反应引发或加重湿疹。

二、分型论治

1. 风热偏盛型

〔临床表现〕本型多见于急性期或慢性湿疹急性发作者。起病较急，发病以头面为著，也可延及周身，皮损基底潮红，覆有细薄干燥鳞屑，常无水疱及渗液，或渗出多不甚明显，可伴见瘙痒夜甚，夜卧难安，心烦急躁，唇红口干，便干溺赤。舌红脉数。

〔治法〕清热祛风止痒。

〔方选〕消风汤加味。

〔常用药〕金银花20g，连翘10g，生地20g，赤芍10g，羌活10g，独活6g，白芷10g，荆芥10g，防风10g，甘草10g。水煎服，每日1剂，饭后分2次服。

〔临证加减〕瘙痒明显者，加地肤子、白鲜皮、蝉蜕、浮萍等；口渴喜饮，可加花粉、石斛等；便秘加火麻仁、大黄等；病在身半以下者，加川牛膝、萆薢，去羌活；病在身半上者加菊花、白茅根，去独活。

2. 湿热偏盛型

〔临床表现〕常见于急性期或亚急性期。发病迅速，皮损基底色红或淡红，肿胀，可见糜烂，渗液，结痂，自觉瘙痒，心烦口渴，大便黏腻臭秽，小便短黄；舌质红苔白腻或黄腻，脉滑数。

〔治法〕清热利湿，祛风止痒。

〔方选〕除湿胃苓汤或萆薢渗湿汤

〔常用药〕萆薢10g，茯苓20g，半夏10g，薏苡仁20g，黄柏10g，通草6g，丹皮10g，厚朴10g，陈皮10g，荆芥10g，防风10g。水煎服，每日1剂，饭后分2次服。

〔临证加减〕瘙痒加地肤子、白鲜皮、海桐皮、蝉蜕等；渗出明显者，加滑石、泽泻等；脘腹胀满，加砂仁、白蔻仁、枳壳等。若热重于湿，症见皮疹基底潮红肿痛，结痂肥厚，渗液色黄等，加忍冬藤、连翘或地肤子、苦参等；肝经湿热下注，皮损以二阴为主者，可治以龙胆泻肝汤加蛇床子等。热盛伤阴，见皮损基底潮红结痂，稍有渗液，唇红干燥，渴喜凉饮，舌红少苔，欠润，脉细数等，加山药、扁豆、石斛、莲子等甘淡养阴之品。

3. 脾虚湿盛型

〔临床表现〕多见于慢性湿疹。病程较久，皮损多发于身半以下，皮疹基底色淡红，渗液较多或渗出淋漓不断，结痂较厚，面色㿠白无华，身困乏力，纳食不馨，大便溏薄，小便短少或清亮；舌淡苔白或薄白，脉濡弱。

［治法］健脾除湿。

［方选］六君子汤或参苓白术汤加减。

［常用药］半夏 10g，陈皮 10g，党参 20g，茯苓 20g，白术 10g，薏苡仁 20g，山药 20g，扁豆、萆薢、地肤子各 20g，白鲜皮 15g，合欢皮 15g，甘草 10g。水煎服，每日 1 剂，饭后分 2 次服。

［临证加减］瘙痒甚者，选加蝉蜕、僵蚕、荆芥、防风等；渗出多者，可加六一散、猪苓等；皮损以下肢为著者，加木瓜、牛膝等；纳呆，加鸡内金、焦三仙等。

4. 肝郁脾虚型

［临床表现］多见于慢性湿疹。皮损常干燥粗糙，基底部暗红或淡黯，渗液较少，或无渗液呈苔藓样改变，瘙痒明显，入夜更剧，常伴心烦易怒，胸胁不适；舌红苔白或黄腻，脉弦或弦濡。

［治法］疏肝健脾，除湿止痒。

［方选］丹栀消风汤加味。

［常用药］丹皮 10g，栀子 10g，柴胡 10g，白术 10g，茯苓 20g，当归 10g，白芍 20g，羌活 10g，白蒺藜 20g，荆芥 10g，防风 10g，地肤子 20g，白鲜皮 15g。水煎服，每日 1 剂，饭后分 2 次服。

［临证加减］瘙痒昼轻夜甚者，加夜交藤、合欢皮、龙齿等；病久难愈，皮损肥厚粗糙者，为顽湿蕴结，加用活血通络之品，如威灵仙、红花，甚者可加用虫药。皮损手足为著者，常加蜈蚣，病在阴囊者，可再加蛇床子等。

若病程既久，脾虚湿蕴，营血失养，症见皮损基底色淡，干燥粗糙，皲裂，或伴神疲倦怠，舌淡苔白，脉细弱者，则可以当归饮子加减。

三、外治法

临床上，常根据皮损表现选用相应的外用药物。

（1）若皮损潮红，干燥脱屑，渗液较少者，宜清热解毒、除湿消风，可用马齿苋 30g、野菊花 30g、金银花 30g、生地榆 30g 等加水 1500ml，浸泡半小时后，煮沸 15 分钟，滤渣取汁待凉后，用多层纱布或口罩蘸水冷敷，每日 2 次，每次 30 分钟。

（2）若皮损潮红糜烂，渗出明显者，宜清热燥湿、收湿止痒，用溻洗散（生地榆、苦参、苍术、黄柏、马齿苋、白矾）水煎局部冷湿敷。若皮损痂皮肥厚，皲裂疼痛，可用蛋黄油、甘草油外擦。

（3）若皮损红肿，痂皮肥厚，皲裂疼痛者，皮损干燥或结痂，渗出减少者，用氧化锌软膏、名丹肤王软膏、龙珠软膏等。

四、临证心法

1. 顾护脾土

前贤有云，脾胃有伤，百病难疗。湿疹治疗，往往疗程较久，且易反复。韩老师认为，对于标症明显者，应根据辨证，视其邪之偏重，或清热，或祛风，或除湿，以急治其标，但在治疗用药中，若重投寒凉解毒，则易戕伐脾阳，过用辛温苦燥，则又徒耗其胃阴，故即使未见脾胃虚损之征，亦应时时顾护其脾胃，缓图其功，不可过剂。对于小儿，因其脏腑娇嫩，用药尤宜轻灵活泼，力避滞重，以免伤及中州。选药多以质地轻清上行之品，以免犯及中下，如清热多用金银花、连翘等轻宣透热。对于热毒壅盛者，虽需寒凉直折之黄柏、龙胆草、黄芩等，也常小其量投之，且须中病即止。若兼有脾虚者，则宜标本兼顾，在辨证论治的基础上加入和胃运脾之品。

脾居中焦，为后天之本，气血生化之源。韩老师认为，在本病后期，亦须注重对脾胃的调理，使脾胃健运，气血充盛，灌溉四旁，则正气足而邪自去，从而达到不治之治。

2. 重视除湿

湿邪蕴结肌腠，是湿疹发病的直接原因。湿性黏腻，对于慢性复发性湿疹，尤应重视应用除湿之法。若湿邪在表，重在宣化，以因势利导，达邪出表，药如荆芥、羌活等；顽湿锢结肌腠络脉，重在通化，使邪有去路，邪气易散，药如威灵仙、羌独活，或用红花、赤芍，甚者用蜈蚣、乌梢蛇等；湿邪泛溢肌表者，治宜淡渗利湿，药如薏苡仁、茯苓等；湿浊滞留内外者，治宜理气化湿，药如厚朴、蔻仁等。湿郁化热，重在分利，使湿去热孤，热亦易散，药如萆薢、土茯苓等；风湿相搏，治宜祛风胜湿，药如地肤子、白鲜皮等；若湿热伤阴，宜在辨证的基础上，伍用甘淡养阴之品，健脾助运。药如山药、石斛、扁豆、莲子肉等。

内生湿邪常常是本病发病的内在因素，又是外湿伤人的内应。而欲去除内湿，则应始终以健运脾气为中心，根据辨证灵活运用健脾助运、疏肝健脾、调和脾胃、行气化湿等法治疗，以绝水湿之源。

典型医案

张某，女，4岁，2003年1月29日初诊。其母代诉：患儿出生后2个月颜面部即出现皮疹，按"湿疮"治疗近4年，虽然颜面部黄水渐少，但皮损渐及全身，特延韩老师诊治。刻诊：颜面、手足指（趾）间隙、腋窝部、小腿内侧，皮疹渗水，干燥粗糙，奇痒不止，晚间为甚，食纳可，二便畅，舌红苔少津而干，脉细数。西医诊断：慢性湿疹；中医诊断：小儿湿疮。辨证属阴虚血燥，治以养阴清热、润燥止痒。药用韩老师自拟湿疹方：生地6g，荆芥6g，防风6g，赤芍3g，白芍8g，黄柏3g，水牛角3g，玄参6g，紫草6g，蚤休6g，丹皮6g，白鲜皮6g，生甘草6g。每日1剂，水煎2次取汁约250ml，混合后分3~4次服。配合中药外治：马齿苋30g，野菊花30g，金银花30g，生地榆30g，煎液冷敷，每日2次，每次30分钟。

二诊（2003年2月26日）：守方加减治疗，服药20余剂，诸症好转，前方去荆芥、白鲜皮继治。

三诊（2003年3月8日）：又服10剂，皮疹消失，舌脉复常，告愈。

按：本例病程较久，由禀赋不足，外感湿热之邪，郁久伤阴耗津，肤失濡养所致。皮肤干燥，舌脉乃阴虚血燥之象，故使用养阴清热、润燥止痒法而取效。方中生地、玄参、白芍养阴润燥；丹皮、赤芍凉血清热；蚤休、水牛角清热解毒；黄柏、白鲜皮、荆芥、防风清热燥湿、祛风止痒；二诊时瘙痒已减，湿邪已化，阴液渐复，故去荆芥、白鲜皮。全方虚实兼顾，养阴不助湿，祛湿不伤阴，邪去正复，病告痊愈。

第十节　生殖器疱疹

生殖器疱疹是一种常见的慢性、易复发的性传播疾病。由单纯疱疹病毒（主要为Ⅱ型单纯疱疹病毒）感染泌尿生殖器及肛周皮肤黏膜所致。好发于男性阴茎、冠状沟、龟头部；女性常见于大小阴唇附近，可渐扩散至外阴部位。以红斑基础上密集成簇的水疱、脓疱和破溃而成的溃疡、结痂，自觉灼热疼痛等为临床特征，部分患者可伴有相应的全身症状。

生殖器疱疹，在中医文献中，无明确记载。可归属于中医"阴疮""热疮""阴疳""火燎疮"等范畴。热疮之名，最早记载于南北朝《刘涓子鬼遗方》。《诸病源候论》对本病病因病机、病状有这样论述："诸阳气在表，阳气盛则表热，因运动劳役，腠理则虚而开，为风邪所客，风热相搏，留于皮肤则生疮。初作瘭浆，黄汁出，风多则痒，热多则痛，血气乘之则多脓血，故名热疮也。"《诸病源候论》在热病热疮候中对本病亦作了描述，如云："人脏腑虚实不调，则生于客热，表有风湿，与热气相搏，则身体生疮，痒痛而浓汗出，甚者一瘥一剧，此风热所为也。"宋代《圣济总录》对其略有阐发："热疮本于热盛，风气因而乘之，故特谓之热疮，盖阳盛者表热，形劳则腠疏，表热腠疏。"《外科正宗》云："妇人阴疮，乃七情郁火伤损肝脾、湿热下注为患。其形固多不一，总由邪火所化也。"《外科启玄》曰："妇人阴户内有疮，名阴蚀，是肝经湿热所生，久而有虫作痒，腥臊臭。或因男子交女过之，此外肝经湿热，乃感疮毒之气。"《医宗金鉴·外科心法要诀》载："妇人阴疮为总名，各有形证各属经……"又云："䘌疮……痛而多痒，溃而不深，形如剥皮烂杏者，名䘌疮……治当疏利肝肾邪火，以八正散、清肝导赤汤主之。"说明古人已经认识到本病系由脏腑失和，湿热内蕴，以及不洁性交，感受邪气而发病。

一、病因病机

生殖器疱疹多由于性滥交或房事不洁，为湿热秽毒侵染，结聚于阴部或肛周皮肤黏膜所致。由于湿热蕴阻肌肤黏膜之络脉，热甚则痛，热微则痒；湿热相搏而发为疱疹；热腐营血则成脓。在发病后，常反复发作，剔除非易，究其原因，多与以下因素有关。

首先是正气虚损，邪气留恋。《灵枢·经脉》云："足厥阴之经筋，结于阴器，络诸筋。"可见阴器不仅与肝经有关，尚与脾肾胃经等关系密切。本病发阴器，所以肝、肾、脾、胃等脏腑经络功能失调，也常为本病发生的内在因素。肝肾阴虚，阴器失荣，腠理不固，湿热秽毒之邪则易趁虚而入，留居而难去。

其次，肝经湿热下注，或脾虚生湿，肾不化液，水湿下踞酿热，也可作为本病发病的内在因素。复由不洁性交后，湿热秽毒侵染于阴部，与内蕴之湿热内外相召，搏结于肌肤黏膜而发为疱疹。

再则，六淫之中，湿邪常重着黏腻，多袭人下部，且缠绵难愈。本病为湿热秽毒所致，其性至阴至浊，感人则胶着难解；且病久邪气深入，瘀滞络脉，则更为难除。

韩老师认为，本病的实质为本虚标实。其病机可概括为虚、湿、热（毒）、瘀。由于正气内虚，祛邪无力，则邪气留恋胶着，瘀结络脉而不易根除。正邪相争，常邪气胜则病作，正气胜则暂愈，故病情常时瘥时剧，反复发作。

西医学认为，病毒感染后，首先在表皮角质形成细胞内复制，引起表皮局灶的炎症和坏死，出现原发性感染或轻微的亚临床感染。当原发性生殖器疱疹的皮损消退后，残留的病毒长期潜存于脊神经节，机体抵抗力降低或某些诱发因素作用下可使潜伏于神经内的病毒激活而复发。且复发率较高，较难根治。其诱发因素为发热性传染病、胃肠道功能紊乱、精神刺激、月经来潮等。

二、分型论治

治疗原则为缩短病程，减轻症状，防止感染，减少复发。

1. 肝经湿热型

［临床表现］阴部簇集性小水疱、基底潮红，易溃破糜烂，局部灼热疼痛，可伴有口干渴，大便干结，小便短赤，或腹股沟淋巴结肿大；舌质红，苔黄腻，脉弦数或滑数。

［治法］清泄肝火，利湿解毒。

［方选］龙胆泻肝汤加减。

［常用药］龙胆草 10g，栀子 10g，黄芩 10g，柴胡 10g，生地 20g，泽泻 10g，当归 10g，车前子 10g，川木通 6g，生甘草 6g，板蓝根 20g，薏苡仁 20g，蜈蚣 2 条，蛇床子 10g。水煎服，每日 1 剂，饭后分 2 次服。

［临证加减］腹股沟淋巴结肿痛，加川楝子、夏枯草、浙贝母等；口干口渴，加知母、天花粉；便秘，加大黄等。中成药可选龙胆泻肝丸等口服。

2. 肝肾阴虚型

［临床表现］阴部反复出现潮红、水疱、糜烂、溃疡，疱液较少，灼痛，日久不愈，遇劳复发或加重，可伴心烦少眠，头晕耳鸣，腰膝酸软，咽干口渴，手足心热，神疲乏力；舌红少苔或舌淡苔白，脉细数或细弱。

［治法］滋补肝肾，解毒除湿。

［方选］知柏地黄汤加减。

［常用药］熟地 24g，山药 12g，山萸肉 10g，茯苓 10g，泽泻 10g，丹皮 10g，知母 10g，黄柏 10g，蛇床子 10g，仙灵脾 10g，板蓝根 20g，薏苡仁 30g。水煎服，每日 1 剂，饭后分 2 次服。

［临证加减］腰膝酸软，加川断、怀牛膝、杜仲；失眠多梦，加酸枣仁、合欢花、夜交藤。中成药可选知柏地黄丸口服。

临床上，在中医辨证治疗同时，常可配合西药治疗，如阿昔洛韦、干扰素等抑制病毒药物内服或外用；反复发作者，可配合应用免疫调节剂，如注射用胸腺肽、卡介菌多糖核酸注射液等治疗。

三、外治法

热疮外洗方：紫草、连翘、板蓝根、马齿苋、金银花、土贝母各 20g，先将中药浸泡 30 分钟，煎 2 次滤渣取汁约 1000ml，待温分次外洗，妇人经期停用。洗后外涂龙珠软膏、阿昔洛韦软膏等。

四、临证心法

1. 治分虚实

本病宜标本兼治，治疗上应着眼于湿、毒、虚、瘀的病机。对于初发患者，应以解毒除湿为主，兼以散瘀通络。且因本病在病机上存在正虚的方面，故治疗中除避免过用苦寒之品损脾碍胃，尚需在病情稳定后，辨证伍入扶正之品，以利祛除余邪，减少复发。而对于反复发作的患者，治疗宜重在扶正，兼以祛邪，常取知柏地黄汤加味补肝肾脾三脏，扶正以祛邪，又可解毒除湿，使邪去而正安。在治疗上亦可选用西药的免疫调节剂如干扰素、注射用胸腺肽、卡介菌多糖核酸注射液等治疗。同时应嘱患者远于房帷，调畅情志，饮食有节，加强锻炼，增强体质和抵抗力，往往能达到预防复发的效果。

2. 善用专药

复发性生殖器疱疹常由脏腑内损，湿毒瘀络所致，故根治较为困难。临证中，韩老师常喜在辨证方药中伍用蛇床子、蜈蚣、板蓝根、薏苡仁等以提高临床疗效。其中蜈蚣，性味辛温有毒，归于肝经，功能息风镇痉、攻毒散结、通络止痛，可治疗风湿顽痹、肌肤疮疡、瘰疬等症。《医学衷中参西录》载："蜈蚣，走窜主力最速，内而脏腑，外而经络，凡气血凝聚之处皆能开之。性有微毒，而转善解毒，凡一切疮疡诸毒皆能消之。"可见其性走窜而不守，善能剔脉络中阻结之瘀毒，故对于复发性疱疹，证属湿热瘀阻肌肤络脉者，用之最宜；且因其归属肝经而有通络之能，可使药力直达宗筋，故有引经之效。

蛇床子，辛苦而温，归脾肾经。功能温肾助阳、祛风燥湿杀虫，常用治男子阳痿，阴囊湿痒，女子带下阴痒，宫寒不孕，风湿痹痛，疥癣湿疮等症，《本草正义》云："蛇床子，温暴刚烈之品……必也肾阳不振，寒水弥漫，始可以为内服之品……《本经》又谓除痹气，利关节，癫痫，则燥烈之性，本能通行经络，疏通关节……不得以贱品而忽之。"韩老师常用治带状疱疹、生殖器疱疹、湿疹以及神经性皮炎等，病发于阴部，证属顽湿阻络或湿邪瘀阻者。认为在治疗生殖器疱疹时，蛇床子入于辨证方中，即可温肾扶正以实本虚，又可祛湿通络以治标实，更可作为引经药，引诸药以达病所；其性味虽属辛温，然配伍得当并无助热之弊，为治疗生殖器疱疹必选之药。

本病为病毒感染所致，临床中对于现代药理证实具有抑制病毒的中药，如板蓝根、薏苡仁等，也常在辨证方中酌情伍入，但用药时又不可惑于"病毒"之说，一味"清热解毒"，对药理研究具有"抗病毒"作用的苦寒之品，应慎重选用，以免冰伏湿热之邪，延长病程。

典型医案

成某，女，36 岁，2005 年 8 月 13 日初诊。主诉：外阴反复出现红斑水疱 1 年半。患者自述其丈夫患有疱疹数年，时好时发，经过多家医院治疗，近半年未见复发。患者本人于 1 年半前在左侧外阴部发现一小片红斑，上有水疱，有轻微灼热感。涂搽阿昔洛韦乳膏后很快好转，1 个月后又在原来的部位发生同样皮疹，在某院按生殖器疱疹治疗，干扰素肌内注射、局部涂擦后好转。1 个月后在右侧小阴唇部位发现同样皮疹，灼热感明显。按以前方法治疗好转，以后每月发作 1 次，常常在月经来前 10 天左右发病。如此反复 1 年有余，苦不堪言。求诊于中医。刻诊：外阴红斑，上有聚集性粟粒大小水疱、脓疱，部分疱壁破溃结痂，伴有淡黄色黏液性分泌物。月经推后、经后腰膝酸困。舌淡红，苔白润，脉弦细。HSV-Ⅱ检查（＋）。西医诊断为生殖器疱疹；中医诊断为热疮。辨证属肝郁肾虚，湿毒留恋。治以补肾调肝，解毒除湿。方用知柏地黄汤加味。药用：生地 24g，山药 12g，山萸肉 12g，茯苓 10g，泽泻 10g，丹皮 10g，知母 10g，黄柏 10g，蛇床子 10g，仙灵脾 10g，白芍 20g，板蓝根 20g，益母草 30g，薏苡仁 30g。水煎 2 次滤渣取汁约 400ml，早晚饭后分服，每日 1 剂，外用热疮外洗方（板蓝根、苦参、土贝母、马齿苋、黄柏各 30g，苍术 20g）水煎外洗，经期停用。并嘱咐疗程长，不可急于求功。治疗 2 周后复诊，无不适，守方再用 2 周。三诊：月经周期正常，疱疹未再发生，经后腰酸困感仍在，前方去板蓝根、益母草、黄柏，加枸杞 10g、续断 20g。停用外洗药，嘱其继续内服月余，3 个月没有复发再做实验室检查。6 个月后复诊，告知近 5 个月未再复发，实验室检查 HSV-Ⅱ检查（－），病告痊愈。

按：生殖器疱疹类似于中医热疮，本患者反复发作 1 年有余。本病急性多属表实热，慢性常为里寒虚，久病多虚，肾主二阴，经后腰酸乃血去脏腑失养之故。经期发作为肝郁伴有冲任失调之证，因此用知柏地黄汤加蛇床子、仙灵脾先固其本；加板蓝根、薏苡仁助知柏清其余邪；加益母草调冲任兼解肝郁。外用热疮外洗方标本兼顾，内外同治，且外用药可直达病所，作用更强。方证相投，故最终收效满意。

第十一节　疥疮

疥疮是由疥虫（又称疥螨）引起的一种传染性很强的皮肤病。疥虫多侵犯皮肤角质层较薄的地方，如指缝、腕屈面、腋前、肘窝、脐周、下腹及股上部内侧和外生殖器等部位。皮疹常始发于手指夹缝等处，随后逐渐遍及全身，但少见于头部。婴幼儿则可以侵犯全身，很难与湿疹区别，容易误诊。临床以皮肤皱褶处隧道、丘疹、水疱、结节，夜间剧痒，可找到疥虫为临床特征，部分患者可继发湿疹、脓疱疮，甚至肾炎等病变。

疥疮中西同名。隋代巢元方《诸病源候论》载："疥者，有数种，有大疥，有马疥，有小疥，有干疥，有湿疥，多生手足，至遍身……湿疥者，小疮皮薄，常有汁出，并皆有虫。"又说："疥疮，其疮里有细虫甚难见，人往往以针头挑得，状如水内蜗虫，小儿多因乳养之人病疥，而染着小儿也。"可见巢氏对疥疮的认识已达到相当水平，远比西欧有关疥虫的报告早一千余年。宋代《事林广记》辛集下卷《风月笑林》载陈大卿得了疥疮，被人所笑，大卿笑谈此病有五德，所以在别的病之上，因为不上人脸是仁，容易传染是义，让人又手搔痒是礼，生于不易察觉的手指缝间是智，每天定时发作是信（原文：世言疥有五德：不上面，仁也；喜得于人，义也；令人两手揩擦，礼也；生指骭骨节间，智也；痒必以时，信也），这风趣地描述了疥疮的特征症状。《医宗金鉴》云："凡疥先从手丫生起，绕遍周身，瘙痒无度。"

一、病因病机

疥疮由触染疥虫，郁于皮肤所致，具有很强的传染性，任何人均可发病。其临床表现则常因疥虫侵袭部位以及患者素体禀赋寒热虚实等而有所差异。故《医宗金鉴》云："此证有干、湿、虫、砂、脓之分，其形虽有五种，总由各经蕴毒，日久生火，兼受风湿，化生斯疾，或传染而生。"又云："疥生上体多者，偏风热盛，下体多者，偏风湿盛，肥人多风湿，瘦人多血热。"

疥虫以晚上7~9时活动最为活跃，虫动则痒，故入夜奇痒；虫毒属湿，郁结肌肤，故见皮肤水疱，丘疱疹，壁薄液多，破流脂水，浸淫湿烂，搔破染毒，湿热毒聚则见脓疱叠起，或起红丝，腹股沟部臀核肿痛；病久湿热伤阴，血热风燥，故皮损干燥粗糙，搔起血痂等；虫毒与肝经或脾经下流之湿热相抟，凝结肤络，痰瘀互结则可形成疥疮结节，常发生于外阴，形如黄豆，颜色淡红，质地坚韧，并伴有瘙痒症状，不易消退。

西医学认为，发病多因与疥疮患者密切接触而直接传染，也可通过接触患者使用过的日常生活用品（主要为未经消毒的衣服、床被）而间接传染。疥虫侵染皮肤后，受精雌虫钻入皮肤的角质层内，边钻行边排卵，在表皮上形成隧道，是本病的特征性皮损，受精雌虫每天排卵2~3个，可达2个月之久，最后死在隧道的尽端。虫卵孵化为幼虫后，爬到皮肤表面，藏到毛囊口内，吸取毛囊附近的分泌物，经过7~20天蜕皮数次而变为成虫。疥虫离开了人体后尚能生存2~3天，因而传染性很强。

疥疮结节是由于人体对疥虫的一种过敏反应，西医的组织病理显示疥疮结节主要以嗜酸性粒细胞浸润为主，而嗜酸性粒细胞的浸润是一种过敏的标志。用杀疥虫的药物是无效的，西医多使用含有皮质类固醇激素药膏外用或皮损部注射治疗。

二、内治法

[**临床表现**] 症见皮肤瘙痒，夜间尤甚，皮疹以指间、腋窝、阴部等多发，可见细小水疱，丘疱疹，并有线条样隧道，疱壁薄液多，破流脂水，浸淫湿烂，结痂，可融合成片；或脓疱叠起，或起红丝，附近淋巴结肿痛；舌红，苔黄腻，脉滑数。

[**治法**] 清热化湿，杀虫止痒。

[**方选**] 消风汤化裁。

[**常用药**] 生地 20g，赤芍 10g，荆芥 10g，防风 10g，金银花 20g，连翘 10g，甘草 10g，白鲜皮 20g，苦参 10g，土茯苓 20g，蛇床子 10g。水煎服，每日 1 剂，饭后分 2 次服。

[**临证加减**] 瘙痒剧烈，加乌梢蛇、白蒺藜；伴见脓疱、疖肿者，可合五味消毒饮化裁；伴见腹股沟或腋下淋巴结肿大，加浙贝母、夏枯草、生牡蛎等。

疥疮结节治宜软坚散结、活血破瘀、解毒除湿化痰，治疗可用龙胆泻肝汤或除湿胃苓汤加桃仁、红花、蛇床子、地肤子、威灵仙、三棱、莪术、蜈蚣等。

三、外治法

虫淫肌肤，湿毒蕴结，治疗当以杀虫止痒为原则，临证每以外治为主。

（1）硫黄软膏：根据患者性别及年龄不同，选用硫黄软膏的浓度也有所不同，一般情况下，成人男性为 20%，成年女性为 10%，小儿为 5%。应用时取适量药膏，置于掌心，合掌用力来回揉搓，然后闻之，再用力涂搽于皮肤。内衣、内裤开水烫洗灭虫。

（2）溻洗散（经验方）：生地榆、苦参、苍术、黄柏、马齿苋、白矾水煎待温后外洗。每日 1~2 次，每次 30 分钟。

（3）生百部洗剂（经验方）：生百部 60g，蛇床子、川楝子、黄柏、苦参各 30g，苍术、白矾（后下）、槟榔各 20g，花椒 10g，水煎待温后外洗。每日 1~2 次，每次 30 分钟。

（4）疥疮结节外洗方：生百部 60g，蛇床子、川楝子、威灵仙、山豆根、地肤子、苦参、槟榔、莪术各 30g，花椒 10g，水煎外洗，每日 1 次，5 日为 1 个疗程。

（5）其他常用软膏：林丹软膏、疥灵霜等。

四、临证心法

1.明确诊断

对于疥疮，韩老师强调应掌握疥疮的发病的特点，明确诊断，以利于及时用药。本病除皮肤瘙痒剧烈，夜间为甚外，还有以下临床特点。

首先，疥虫多侵犯皮肤角质层较薄的地方，故皮损常以指腕屈侧、腋前、肘窝、乳房下面、脐周、大腿内侧等处较为明显，重者除头部可以遍及全身，幼儿还可发生于颜面、头部及掌跖部位。皮疹表现多样，可见淡红、鲜红或正常皮色的丘疹或疱疹，常因奇痒搔抓而引起血痂，久而呈苔藓样变或湿疹样皮炎，也可继发感染形成脓疱疮、疖病等。

其次，疥疮的基本损害为针头大小丘疱疹，疥虫在表皮内掘有隧道，隧道长0.5~1.5cm，弯曲，淡灰或皮色，指缝多见，末端有小水疱。在隧道末端的水疱内可找到疥螨或卵及粪便。

再则，部分患者阴囊或阴茎上的皮损可形成绿豆至黄豆大小的褐红色结节，称为疥疮结节，经久难愈，往往是诊断疥疮的重要依据。

韩老师常引民谚以顺口溜的形式形象地揭示出疥疮的特点：疥是一条龙，先从手缝行，围腰转三圈，阴部扎大营。第一句说明疥疮的症状是泛发的，不是集中在某处，同时也说明了疥疮有发展性，常常痒无定处，如龙穿行；第二句，说明手指缝是最先发生的部位；第三句，说明女性的乳房下，脐窝、腰部常常是主要的发病部位；最后一句"阴部扎大营"，说明疥疮最后在阴部的症状比较严重，还会出现疥疮结节。

2.严格消毒

疥疮可通过直接与携带疥虫的患者或动物接触以后被感染，即直接感染，是疥疮传播的重要途径；也可通过间接接触到疥疮患者的衣物、用品、患者接触到的家具、物品等被间接感染。由于本病传染性很强，任何人与患者直接接触或间接接触均可致病。故一人得病全家都可以被传染。

为预防疥疮的传染和复发，应详尽告知患者用药、生活起居及消毒注意事项。如消毒患病以来用过的所有贴身衣物，包括被罩、床单，要开水煮沸洗烫，不能洗烫者可用灭蚊喷剂里外喷洒衣物，之后用大塑料袋扎紧捂4小时以上，再清洗即可；搽药时从脖子以下全身皮肤搽药，每日1次，指缝、肘窝、腋窝、脐周、大腿内侧这些部位搽药时要用力涂抹，连续2~3天，搽药期间不洗澡，不换衣被床单，第 3 天洗澡更换衣物；家中（同住）患者一定要同时治疗，患者与其他家中成员应分床就寝；健康者帮助患者搔抓、涂药、洗晒衣被后，应用硫黄皂等洗手，以防传染等等。

典型医案

李某，男，33 岁，商人，西安市郊县人。初诊时间：1997 年 6 月 10 日。自述 1 个月前去汉中旅游，回家后感到全身发痒，尤其夜间更为严重，手缝、腋下、腿根部位比较明显，自行购买止痒药服后未见效果，递日加重，剧烈瘙痒，大约 1 周后家中 3 人出现相同症状。曾多处求医，均按湿疹治疗，针药用了不少，收效甚微。皮肤科检查：手缝、腋下、脐窝可见丘疹、水疱，阴茎包皮、阴囊部位有 10 多个结节，在脐窝水疱处用针尖挑得似针尖大小活物，借放大镜视之，可见有腿且动。诊断为疥疮，治以杀虫止痒、燥湿洁肤。方用生百部洗剂：生百部 60g，苦参、蛇床子、黄柏各 30g，苍术、白矾（后下）各 20g，水煎取汁待温外洗，每日 2 次，每次 30 分钟，外用 20% 硫黄软膏。

内衣、内裤开水烫洗灭虫。3 天后瘙痒明显减轻，1 周后瘙痒基本消失，遵法再用 3 天巩固疗效。1 个月后随访未复发，告愈。

按：疥疮一病，由于早期症状不著，似湿疹皮炎，常常误诊，延误病情。只要用心细查，诊断准确，治疗不难。潮湿是疥虫藏身之源，故以生百部洗剂水煎外洗，杀虫止痒、燥湿洁肤，使湿去疥虫无处所附，再用硫黄软膏遵法涂擦，衣、裤开水烫洗灭虫，以绝其源。硫黄治疗疥疮，世界上许多皮肤科教科书称：中国汉代研发硫黄膏治疗疥疮至今仍为特效药。

本病只要预防得法，完全可以避免其发生。出门远行住宿，选择档次稍高一点、卫生条件好一点的房间；在集体场合生活，注意讲究个人卫生，毛巾、衣物、盥洗用品不交互使用等，总之避免接触可疑疥虫携带者就不会被感染。

第十二节 脂溢性脱发

脂溢性脱发，又名雄激素性脱发，男性型秃发或早秃。这是一种具有遗传因素参与的、与人体雄激素作用的特征性秃发，为皮肤科最常见的脱发类型之一。临床上男女均可发病，而以青壮年男性更为多见。常在 20~30 岁发病。临床主要表现为前额，尤其是两颞部的发际线逐渐上移和头顶部的毛发稀疏脱落，仅枕部及两颞保留剩余的头发。脱发处皮肤光滑，可见毛发干枯变细，多伴见头部皮脂溢出增多以及灰白色糠秕状的头屑，瘙痒或无自觉症状。女性患者临床症状常相对较轻，头顶部毛发稀疏纤细，呈弥漫性脱落，而无发际线上移表现。

本病可归属于中医之"发蛀脱发""蛀发癣"等范畴。历代医家对脱发病症论述较多。但多强调脱发的原因在于虚损，如《素问》曰："肾者，主蛰，封藏之本，精之处也，其华在发，其充在血脉。""女子七岁，肾气实，齿更发长……五七，阳明脉衰，面始焦，发始堕。丈夫五八，肾气衰，发落齿枯。"《金匮要略》说："失精家，少腹弦急，阴头寒，目眩，发落。"《诸病源候论·毛发病诸候》亦谓"若血气盛则荣于须发，故须发美；若气血衰，经脉虚竭，不能荣润，故须发秃落。"《脾胃论·脾胃胜衰论》云："夫胃病其脉缓，脾病其脉迟。且其人当脐有动气，按之牢若痛，若火乘土位，其脉洪缓，更有身热，心中不便之证。此阳气衰落，不能生发……或皮毛枯槁，发脱落。"认为胃气衰落，不能化生气血濡养毛发，则可见脱发。

对于导致本病的其他原因也有论述。如《素问·五脏生成篇》云："肾之合骨也，其荣发也，其主脾也，是故……多食甘，则骨痛而发落。"此指出嗜食肥甘厚味，致使脾虚生湿，湿热上蒸，侵蚀发根，毛发不固，可致头发油腻、脱落；或者脾气亏虚，气血不足，不能濡养发根，则发干细柔、枯萎、脱落。孙思邈《千金翼方》说："忧愁早白发落。"此则认为忧思不遂，情志内伤，肝气郁结则发落，或损及心脾，气血化生无源而脱落。

至金元时期，张子和首倡血热可致脱发之说，他在《儒门事亲》载："年少发白早落，或头起白屑者，血热太过也。世俗只知发者血之余，以为血衰，不知血热发反不荣，火多血少，木反不荣，火至于顶，炎上之甚也，热病汗后，发多脱落。"

清代医家何梦瑶《医碥》说："年少发白早脱，或头起白屑者，血热太过也。"而《血证论·瘀血》则说"瘀血在上焦，或发脱不生"。《医林改错·通窍活血汤所治之症目》提出瘀血引起脱发："头发脱落，各医书皆言伤血，不知皮里肉外血瘀，阻塞血络，新血不能养发，故发脱落。"此提出血瘀阻络，可致毛发脱落。

直到清代王洪绪《外科证治全生集》始有"发蛀脱发"病名的出现。《外科证治全书·头部证治》将脂溢性脱发称为"蛀发癣"，其中载："蛀发癣，头上渐生秃斑，久则运开，干枯作痒，由阴虚热盛，剃头时风邪袭入孔腠，传聚不散，血气不潮而成。"

一、病因病机

临证中，根据是否伴有皮脂溢出，将本病分为干性和油性两型进行分析。

（一）干性脂溢性脱发

常由于先天禀赋不足，加之后天不善调摄，大病久病，女子经产，思虑过甚，劳力过度等，伤及肝肾精血；或由于阴精耗伤，阴不配阳，化火生热，以及五志过极化火等灼伤营血；或饮食不节，损及脾胃，化源不足，以致血不化精，均可致精血亏虚，毛发失于濡养，发枯而脱落。同时，由于气血精微不荣也常致毛发细软枯黄，肌肤失养则化燥生风或兼风邪上扰，还可见头皮瘙痒、脱屑等症。

（二）油性脂溢性脱发

临床较干性型为常见，其发病因素可有以下 3 个方面。

1. 湿热内生

多由饮食不节，嗜食肥甘厚味，辛辣炙煿，使脾胃损伤，生湿蕴热，湿热上蒸颠顶，外溢肌肤则头皮多油；侵及发根，闭阻血络，毛窍失养，则致脱发，故《素问·五脏生成篇》曰："多食甘，则骨痛而发落。"也可因湿热久积，聚而生虫，侵蚀毛根而致脱发，同时往往还伴见头皮瘙痒，抓起灰白色油腻性皮屑等症。

2. 热盛油浮

由于素体肝肾阴亏，而又因久病耗伤，胎产过度，以及长期的紧张、焦虑或熬夜、睡眠不足、房室不节等，则易致精血暗损，阳热内张。阳热上炎头面，煎灼津液而成湿热，湿热外泄则致皮肤出油，韩老师总结为："热煎油出，火升油浮。"同时，湿热蕴郁头皮腠理，影响气血精微正常输布，不能正常荣养毛发则致头发脱落。

3. 水湿上泛

脾胃居中州，为气血生化之源。脾主升清，胃主降浊，脾胃调和，升降有序，则水谷精微得以运化，气血生化有源。反之，若饮食不当，饥饱失宜，思虑过度等，均可导致脾胃升降失和，精微不布，变生湿浊。同时，清者不升，则毛发失养而致脱发，浊者不降，反上泛外溢则见头皮出油，若水湿侵蚀毛根也可致脱发。

综上所述，脂溢性脱发病变在毛发，其基本病机为毛发失养，病位在脏腑，尤与肝、脾、肾三脏关系密切，属本虚标实之证。其中肝肾精血亏虚，气血化源不足为发病的根本，阳热偏盛、湿热蕴蒸、水湿上泛、血络瘀阻为标。

西医学认为，本病的发生与遗传因素、精神神经因素密切相关，长期工作或学习紧张、精神压力大、饮食失调、心理失衡、失眠、生活不规律等为诱发或加重本病的重要因素。

二、分型证治

脂溢性脱发在病机上往往虚实夹杂。如脾虚失运，化源不足，久则损及肝肾，致血虚精亏，毛窍空虚；也可致水湿停积，上泛头面，侵蚀发根。再如，五志过极，既可暗耗阴精，也可化火生风，又可致"热煎油出，火升油浮"。故在治疗时，不可为临床分型所囿，而宜根据辨证灵活运用补虚泻实之法。

对油性脂溢性脱发，韩老师强调宜"先去油，后生发"，即先根据辨证运用清热除湿、清热凉血或健脾除湿等法，减少皮脂溢出，而后再逐渐转以"生发"为主，即运用益肝肾、填精血、调养气血为主，以充养发根，促进毛发生长。对于干性脂溢性脱发，多为精血失养，但临证则非一味运用补益生发之法，若辨证兼有热伤阴血、血虚风燥等时，则须权衡虚实，合用清热凉血、养血祛风等法以去邪实。

1. 血热型

［临床表现］可见于干性脂溢性脱发，也可见于油性脂溢性脱发。症见头发稀疏脱落，可兼见白发；或干枯不荣，或头发油腻，头皮光亮潮红，发根黏腻，可散发特殊臭味；可伴见性情急躁，心烦易怒，少寐多梦，口苦咽干，唇红面赤，溲赤便秘；舌质红，苔薄白或黄腻，脉滑数。

［治法］凉血活血，养血生发。

［方选］凉血四物汤加减。

［常用药］生地黄20g，当归10g，赤芍10g，川芎10g，红花10g，枳壳10g，栀子10g，丹皮10g，陈皮10g，甘草10g，侧柏叶10g，荷叶10g，白茅根20g，女贞子20g，旱莲草20g。水煎服，每日1剂，饭后分2次服。

［临证加减］油脂过多者，酌加去油之生山楂、白花蛇舌草、茯苓、泽泻、蒲公英、生薏苡仁等；待皮脂溢出减少或正常时，可酌减去油药，加桑椹、制何首乌等；头皮瘙痒者，常选加桑叶、菊花、牛蒡子、白鲜皮、蔓荆子等。

2. 脾虚型

［临床表现］头发稀疏脱落，头面皮肤油腻或油脂泌出正常，头皮无潮红，可伴瘙痒，皮屑，神疲乏力，头脑闷重，面色萎黄，脘腹胀满，纳差便溏；舌淡红，苔薄白或薄腻，脉细无力。

［治法］益气健脾，祛湿生发。

［方选］六君子汤加味。

　　[**常用药**] 党参 30g，白术 15g，茯苓 30g，陈皮 10g，姜半夏 10g，生山楂 10g，白花蛇舌草 30g，荷叶 10g，菊花 10g，侧柏叶 10g，白茅根 20g，薏苡仁 20g，菟丝子 15g，甘草 6g。水煎服，每日 1 剂，饭后分 2 次服。

　　[**临证加减**] 头油脂减少或正常者，去生山楂、白花蛇舌草、荷叶，加旱莲草、女贞子、松针等；便溏腹泻者，加山药、白扁豆；头身困重，舌苔厚腻，脉濡者，加苍术、厚朴、藿香、佩兰、白蔻；纳呆者，加鸡内金、生麦芽。

3. 肾虚血弱型

　　[**临床表现**] 症见头面油脂泌出增多或正常，前额两侧及头顶部头发稀疏，细软干枯，可伴见头屑较多，头皮瘙痒，痒若虫行，常夜间痒剧，面色少华，唇甲色淡，头晕心悸，失眠多梦；舌淡无苔或少苔，脉细弱。

　　[**治法**] 补肾养血生发。

　　[**方选**] 神应养真汤加味。

　　[**常用药**] 熟地 20g，当归 10g，川芎 10g，白芍 20g，羌活 10g，天麻 10g，菟丝子 15g，木瓜 10g，侧柏叶 10g，女贞子 20g，旱莲草 20g。水煎服，每日 1 剂，饭后分 2 次服。

　　[**临证加减**] 皮脂溢出正常者，酌加枸杞、制何首乌、沙苑子、桑椹等；头皮多油者，则酌加"去油"药物，常用药如生山楂、白花蛇舌草、茯苓、泽泻、薏苡仁等，并减少熟地用量；瘙痒夜甚，加夜交藤、白鲜皮；身困乏力，加黄芪、党参；失眠加酸枣仁、生龙牡等。

4. 肝肾不足型

　　[**临床表现**] 相当于干性脂溢性脱发，或油性脂脱经"去油"治疗后。多病程日久，发展缓慢，头发脱落，脱发处头皮光滑或遗留稀疏、细软短发，可伴头晕耳鸣，口干，腰膝酸软，夜尿频多等；舌淡，脉细。

　　[**治法**] 滋补肝肾，生发固发。

　　[**方选**] 六味地黄汤合七宝美髯丹化裁。

　　[**常用药**] 熟地 20g，山药 15g，山萸肉 10g，茯苓 10g，泽泻 10g，丹皮 10g，枸杞 10g，怀牛膝 10g，制何首乌 10g，当归 10g，女贞子 20g，旱莲草 20g，菟丝子 10g，侧柏叶 10g，陈皮 10g。水煎服，每日 1 剂，饭后分 2 次服。

　　[**临证加减**] 头油偏多者，加生山楂、白花蛇舌草等去油药，酌减枸杞、制何首乌等药用量；五心烦热者，加黄柏、知母；畏寒怕冷者，加仙灵脾、巴戟天；腰痛膝软者，加杜仲、川断；夜尿频多者，加桑螵蛸、补骨脂等。

　　临床可根据病情配伍应用中成药治疗，常用如新生发丸、精乌胶囊、丹参酮胶囊、滋肾生发丸、养血生发丸、七宝美髯丹、归脾丸、八珍丸等；还可以常服胱氨酸片、四维葡锌片等。

三、外治法

（1）外用搽剂：生发药水、5% 米诺地尔酊，外搽于脱发区，每天 2 次。

（2）梅花针叩刺：局部皮肤常规消毒后，用消毒梅花针以同心圆方式反复移动叩刺脱发区，刺激强度为弱到中度刺激，以患处皮肤潮红、微出血为度，叩刺频率为 120~140 次 / 分。每周 1 次，每次 1 分钟以内，10 次为 1 个疗程。

四、治疗心法

1. 先去油再生发

脂溢性脱发根本原因虽然在于精血亏虚，但不能一概用补。对于油性脂溢性脱发患者，韩老师指出，"出油"之症与湿邪的存在有着密切的关系，"油就是湿"。湿是人体水液精微失于布散，积聚而成的病理产物，同时湿邪也可作为新的致病因素，如湿邪上泛，则可侵蚀毛窍而致脱发；湿邪蕴结肌腠，郁而化热，湿热酿虫，蛀蚀发根，湿热化热，伤及营血，或瘀阻脉络，阻滞气血，致毛窍失养等，均可引起脱发。故油性脂溢性脱发，常属虚实并见之证。

临证中，可根据"兼者并行"的原则，分清主次，标本兼顾，治疗时分为两步："先去油，后生发。"去油，即是以祛湿为主，暂缓或兼补肝肾精血；生发，即以补肝肾、益精血为主，兼以除湿。大部分患者经过去油阶段的治疗后，在皮脂减少的同时，毛发脱落减少，甚至有的停止脱落。当皮脂溢出的程度减轻至"每周洗头 1 次而头发不油"时，即可进行"生发"治疗。

韩老师强调，治疗油性脂溢性脱发时，应根据具体情况，采用健脾祛湿或者清热燥湿等法，祛湿就是去除头上的多余油腻，待头部没有油腻的感觉，再逐渐转为以补肾养血生发为主。否则，在多油症状明显时，便用滋腻补肾之剂，会加重油腻，疗效适得其反。

2. 补益肝肾为本

"肾藏精，其华在发"，"发为血之余，肾气之外候"，肝肾精血充盛，气血充足，并且脉络畅达，毛发始能得荣养而润泽浓密，反之肾精匮乏，血不化精，则致毛根空虚，毛发枯槁脱落。故韩老师认为，脂溢性脱发根本内因在于先天禀赋不足，肝肾阴精素亏。而后天调摄失当，以致精血耗竭，或化源不足，或络脉瘀滞等，虽然均可致精血不能正常濡养毛窍而发为本病，但往往仅属于发病的诱发因素。

临床辨证中虽然可见有湿热蕴结、血热风燥、水湿侵蚀等外在邪实的表现，或有脾胃虚弱等表现，但若肝肾精血尚充，毛发也不至于脱落。因而本病辨证多为本虚标实，而以本虚为主。在治疗中，应在祛除邪实或补脾助运等法的同时，以填补肝肾精血、通调血脉贯穿始终。

3.善以通中求补

在脂溢性脱发中，常有血脉瘀阻，气血不通，致毛发失养的病机存在。如湿邪蕴结肌腠，久而入络，则可致气血瘀阻；若热邪偏盛者，热入营血，炼津为痰，煎血为瘀，常能搏结脉络，致血行不畅，如张仲景所云："热之所过，血为之凝结。"若精血亏虚，血脉不充，或热扰血分，耗损阴血，必然也会造成络中枯涩，血脉不畅的病理变化。故在治疗时，韩老师主张"以通为补"，在辨证方药中伍入活血化瘀、通经活络之品，以助气血精微周流布散，使毛发得以荣养。破血耗气以及过于温燥伤阴之品，常在慎用之列。如热偏盛者，常用丹参、赤芍、荷叶等凉血活血之品，其中丹参凉血散瘀以散热瘀，养血活血以荣发根的功效，对油性脂溢性脱发证属热瘀互结，或血虚络枯，或湿热阻络，热重于湿者较为适用，为韩老师临床所喜用。若湿邪偏重者，常伍入羌活、薏苡仁等除湿通络之品；肾精亏虚者，则伍入牛膝、旱莲草等填补肝肾、通络活血之品；血虚者，则伍入当归、白芍等养血活血之品。菖蒲祛湿又善开毛窍，用之以助祛湿生发之功。

研究发现本病患者大都存在着血液高黏滞，尤以湿热型为甚。并发现甲皱微循环的改变，与血液流变学异常之间存在着明显的正相关联，经活血化瘀的中药治疗后，随着新发的生长与自觉症状的改善，血黏度下降并趋正常，说明活血化瘀法有改善微循环、营养毛发、促进毛发生长的作用。

4.参考药理研究

西医学认为脂溢性脱发与局部毛囊单位的雄激素代谢增多有关。韩老师认为，根据现代药理研究，配伍丹参、白花蛇舌草、黄芪、蒲公英等具有降低雄激素水平作用的中药，常能提高临床疗效。

药理研究发现，丹参能扩张皮下毛细血管，改善微循环，加强毛囊营养，促进毛发再生，其有效成分丹参酮具有缓和的雌激素样活性，有抗雄性激素、调节免疫功能及抗菌祛脂的作用；白花蛇舌草有类似雌激素的效用，可降低雄激素水平；蒲公英内含肌醇，确有促进毛发生长的作用，且据临床观察，本品清热利湿，还有较好的祛脂作用，可减少油脂的分泌，有助于本病症状的改善；黄芪不仅具有双向免疫调解作用，而且可以扩张血管，改善血液循环，有利于毛发生长发育，其主要成分毛蕊异黄酮也有雄激素拮抗作用。据研究报道，还有其他多种中药中也含有雌激素样活性物质，并能对抗雄激素，如补骨脂、菟丝子、女贞子、肉苁蓉、人参、红花、川牛膝、王不留行、桑叶、葛根、紫苏梗、芦根、夏枯草、蒺藜等。韩老师指出，对于以上药物，在临床中切不可盲目选加，而应该在中医辨证论治思想的指导下配伍运用，方能达到预期疗效。

5. 注重日常调摄

在辨证用药同时，应注意提醒患者，去除引起脱发的各种因素，主要包括以下几个方面。

首先，头发只宜梳理，不宜勤洗。每日可梳理 3~5 次，每周洗头 1 次。因为，"头油"为皮脂腺分泌的皮脂，对头皮及毛发具有一定的润养保护作用，达到一定数量（即正常）后，通过信息反馈作用而减少分泌，使皮肤不干、不油。这时，如果及时将头油清洗干净，人体就会通过信息反馈作用，又立即分泌油脂，清洗次数越多，分泌油脂也会随之越多，从而消耗了头发的大量营养，使头发失去足够营养而脱落。因此，洗得越勤，头油越大，头发掉得越多，如此形成恶性循环。所以要明白，油脂来源于体内，不是外在的尘土，是洗不完的，再好的洗发水、洗发膏也无能为力。

其次，饮食调摄至关重要，是取得疗效的重要保证。患者饮食不节，也往往容易诱发和加重本病。重视调整饮食结构，以清淡为主，多食薏苡仁、红豆、小豆类祛湿利水食物及新鲜蔬菜、水果，可每日饮豆浆（大豆）150~200ml；同时，忌饮酒及饮料类，少吃肉食，忌食辛辣、油腻、糖类及油炸、火烤、上火之物，如荔枝、桂圆、大枣、蜂蜜、柑橘之类。

再则，宜调摄身心，不妄劳作。现代社会中，人们工作生活学习节奏紧张，压力过重、情绪波动大，容易导致不良情绪的产生；同时，随着现代社会发展以及科技日新月异，人们在享受这些"福利"时，又不断受到各种意识思维的冲击，而神思飞扬，不知持守，以至于形成经常熬夜、睡眠不足等不良习惯。如《素问·上古天真论》所言："今时之人不然也，以酒为浆，以妄为常，醉以入房，以欲竭其精，以耗散其真，不知持满，不时御神，务快其心，逆于生乐，起居无节，故半百而衰也。"《素问·痹论》也说："阴气者，静则养精，躁则消亡。"从中医辨证分析，长期的情志不和，神不内守，妄于劳作等，均可造成人体阴精耗散，或由阴不制阳，化火生热，进而灼伤营血，均易致毛发失养而脱落。故在治疗时不可不注意身心方面的调摄。

典型医案

沙某，男，29 岁，2014 年 9 月 27 日初诊。主诉头发多油 3 年，伴脱发 1 年余。患者平素喜食油腻，于 3 年前起，头油逐渐增多，每天洗 1 次头，油脂仍然很多。近年来脱发症状也逐渐加重，每日起床时枕头上都有数十根脱发。长期服用胱氨酸片、精乌胶囊、维生素 B_6 等药，外搽"生发水"等，效果不佳。刻诊：头发稀疏，头面多油，并散发臭味，头皮未见潮红脱屑，食眠可，二便调，余无不适，舌淡红苔黄，脉弦细。西医诊断为脂溢性脱发，中医诊断为发蛀脱发。辨证属湿热蕴阻，精血不荣。治以清利湿热，养血生发。方用神应养真汤加味，药用：熟地黄 10g，菟丝子 15g，当归 10g，白芍 10g，天麻 10g，木瓜 10g，生山楂 20g，羌活 10g，白花蛇舌草 30g，茯苓 20g，泽泻 10g，菊花 10g，侧柏叶 10g，白茅根 20g，薏苡仁 20g。每日 1 剂，水煎服。并嘱其忌食辛辣、油腻、糖类及油炸、烧烤类食品，饮食宜清淡，多食豆类食物，减少洗头次数，每周洗头 1 次。

二诊（2014 年 11 月 2 日）：共服药 35 剂，期间曾在原方中增入荷叶 10g、桑叶 10g。现头油较前有所减少，脱发减少，7 天洗头 1 次。上方继服。

三诊（2014 年 11 月 8 日）：出油进一步减少，遂于方中加枸杞 10g、怀牛膝 10g，并去生山楂、白花蛇舌草、荷叶继服，加服精乌胶囊、新生发丸。

四诊（2014 年 11 月 23 日）：病情好转，脱发显著减少，头发较前变密，继服药巩固治疗。

按：本案平素禀赋不足，肝肾亏虚。又由于饮食不节，致脾失运化，湿热内蕴，上蒸头面，外溢肌肤故见头面多油；同时，脾运受损，气血乏源，血不化精，久则更致精血不足，发根失荣，加之湿热久郁，侵蚀发根，并瘀阻毛窍，也可致精血不能正常周流濡养发根，故见脱发。综其脉症，辨证属本虚标实之证。其中肝肾及脾虚为本，湿热瘀阻为标。治疗分为两步：先去油，以清利湿热为主，兼以活血通脉；后生发，以填补肝肾精血为主，兼以健脾除湿。方中熟地黄、菟丝子补肾生精；薏苡仁、泽泻、木瓜、茯苓、白花蛇舌草、荷叶升清降油，健脾和胃而清利湿热；且荷叶"升发阳气，散瘀血，留好血"，与当归、川芎、白芍、生山楂、丹参合用以养血活血；天麻甘平，"助阳气，通血脉"，合羌活，祛风通络，引药上行颠顶；白茅根、菊花清轻上行，透散肌腠郁热。治疗后湿热渐去，头油减少，乃减少清利去油之品，增枸杞、牛膝，并加服精乌胶囊、新生发丸以增强补益肝肾、荣养毛发之功。现代研究表明，丹参可调节雄性激素分泌，并可改善头皮微循环，促进毛发生长；山楂、白花蛇舌草有减少油脂分泌作用。诸药合用，虚实兼顾，调理分明，祛邪不伤正，扶正不敛邪，病乃向愈。

第十三节 老年性皮肤瘙痒症

老年性皮肤瘙痒症是指病发于老年，症见皮肤瘙痒感而无原发皮损的一种皮肤病。瘙痒可发于全身各部，而以躯干部为重。瘙痒以晚间多发，或昼轻夜重，严重者常彻夜难安，以致精神憔悴，痛苦不堪。初期并无皮疹，由于不断地搔抓，病久则可出现皮肤抓痕、血痂以及色素沉着，甚至局部皮肤干燥粗糙，发生湿疹样变和苔藓样变，少数则可因搔抓破溃流脓。瘙痒每于冬季发病或加重，部分则可由于情绪变化、环境温度的变化、饮食不慎、化纤类衣物、洗浴过度等而诱发。

本病中医又称为"风瘙痒""风痒""血风疮"和"痒风"等。如《诸病源候论》云"风瘙痒者，是体虚受风，风入腠理，与气血相搏，而俱往来在于皮肤之间，邪气微，不能冲击为痛，故但瘙痒也"。唐《千金方》云："痒症不一，血虚皮肤燥痒，宜四物汤加防风……有脾虚身痒，本无疥癣，素非产褥，洁然一身，痒不可忍，此乃脾虚所困。"清代《外科大成》云："生于胫，一名爪风疮，由三阴经风虚血燥所致，初发则瘙痒无度，破流脂水，日渐沿开，宜当归饮子加栀子、柴胡，忌投风药"，又称为"血风疮"。《外科证治全书·痒风》称本病为"痒风"，表现特点为"遍身瘙痒，并无疥疮，搔之不止"。

一、病因病机

年老之人，精血渐亏，气血不足，肌肤失荣，故常见肌肤萎缩干燥；血虚生风，鼓动皮肤则易引发皮肤瘙痒；气虚则卫外不固，风邪外犯，客留肌肤之间，亦可引起瘙痒。亦可由肝肾不足，阴虚生热，或情志不遂，肝失调达，气郁化火，热扰血脉，血热生风，风邪又鼓动皮肤，引起皮肤瘙痒症。由于气血不足，营卫失和，卫外不固，复为风寒之邪外袭，络脉瘀闭，营血失荣，燥而生风作痒，故每于秋冬季节气候干燥寒冷则加重，而暑夏季节，气候温暖潮湿则症减。若饮食不节，伤及脾胃，水湿内停，郁久化热，湿热郁于皮肤腠理而不得疏泄，鼓动皮肤也可引发本病。由上可知，本病之瘙痒，其因在风，而风邪又有内风和外风之别，内风常由血虚、热扰所致，外则由风邪外犯为主。

韩老师认为，年老气血不足，运血无力，或络脉空涩，血行不畅，或风寒湿热诸邪，阻结络脉，均可致血瘀，脉络瘀阻，不能濡养肌肤而痒，所谓"瘀则生风"。故本病属于本虚标实之证，以气血阴精亏虚为本，风动血瘀为标。

西医学认为本病的发病因素比较复杂，目前尚不完全了解。一般认为随着老年人皮肤逐渐老化，皮肤弹力纤维受损，表皮变薄，以及腺体萎缩，皮脂分泌减少等因素，导致了皮肤含水量减少，皮肤表面的水质平衡紊乱，使得皮肤干燥、皱纹增多、变宽，对外界刺激敏感性增加，从而易受周围环境冷热等刺激而发生瘙痒。另外，某些内脏疾病如糖尿病、贫血、肝胆系统的疾病、肾脏病、某些肿瘤、代谢障碍性疾病、习惯性便秘等等，也可伴有较为顽固的皮肤瘙痒的症状，而部分患者则可由情绪、性格改变以及某些生活习惯诱发瘙痒。

二、分型论治

1. 血虚风燥

〔**临床表现**〕皮肤瘙痒夜甚，可伴干燥、脱屑，抓痕累累，可伴面色少华，心情烦躁，失眠，口干多饮，倦怠乏力，纳呆，大便干；舌质淡苔薄，脉弦细等。

〔**治法**〕养血润燥，祛风止痒。

〔**方选**〕当归饮子加减。

〔**常用药**〕当归 10g，白芍 20g，生地 20g，川芎 10g，制何首乌 10g，白蒺藜 20g，荆芥 10g，防风 10g，黄芪 30g，甘草 10g。水煎服，每日 1 剂，饭后分 2 次服。

〔**临证加减**〕瘙痒较甚，加蝉蜕、地肤子、白鲜皮等；瘙痒夜甚者，加夜交藤、合欢皮、珍珠母；夜寐不安者，加龙齿、牡蛎等；面色㿠白少华，舌淡红少苔，脉细弱者，加党参、黄精；便干结者，加火麻仁、大黄。

2. 肝郁化火

〔**临床表现**〕瘙痒，皮损顽厚甚至出现苔藓样变，急躁易怒，常因情绪不良加重，可伴脘腹胀满，纳少，大便干稀不调；舌红或淡胖，苔白，脉弦细或滑。

〔**治法**〕疏肝解郁，祛风止痒。

〔**方选**〕丹栀消风汤加减。

〔**常用药**〕丹皮 10g，炒栀子 10g，白芍 20g，当归 10g，白术 10g，茯苓 20g，白蒺藜 20g，羌活 10g，荆芥 10g，防风 10g，白鲜皮 20g，甘草 10g。水煎服，每日 1 剂，饭后分 2 次服。

〔**临证加减**〕瘙痒剧烈者，加乌梢蛇；倦怠乏力，纳呆便溏，加炒白术、山药等。

3. 肝肾阴虚

〔**临床表现**〕皮肤瘙痒剧烈，周身皮肤干燥，脱屑，粗糙，甚则出现苔藓样变，遍布抓痕，可伴失眠多梦，眩晕耳鸣、视物昏花，腰膝酸软，夜尿频数；舌红苔少，脉弦细。

〔**治法**〕滋补肝肾，息风止痒。

〔**方选**〕六味地黄汤加减。

〔**常用药**〕熟地 20g，山药 20g，山萸肉 10g，丹皮 10g，赤芍 10g，泽泻 10g，龟甲 10g，制何首乌 10g，蛇床子 10g，生龙骨 10g。水煎服，每日 1 剂，饭后分 2 次服。

[临证加减] 视物昏花，加菊花、青葙子；失眠多梦者，加远志、麦冬；夜尿频数者，加桑螵蛸、益智仁；腰酸膝软者，加杜仲、川断；咽干口渴者，加天花粉、石斛等。

4. 营卫失和

[临床表现] 周身皮肤干燥、瘙痒，触冷冒风后诱发或加重瘙痒，畏恶风寒，手足清凉，或易于感冒，动则气短汗出；舌质淡红，苔薄白，脉沉细缓。

[治法] 调和营卫，充养肌肤。

[方选] 玉屏风汤加味。

[常用药] 黄芪 30g，防风 10g，白术 15g，桂枝 10g，白芍 20g，当归 10g，熟地 15g，白鲜皮 15g，刺蒺藜 20g，陈皮 10g，炙甘草 10g。水煎服，每日 1 剂，饭后分 2 次服。

[临证加减] 出汗明显者，加麻黄根、生牡蛎、桑叶等；手足冰凉者，加细辛、干姜等。

三、外治法

（1）无明显继发损害者，外涂龙珠软膏、冰黄肤乐软膏、除湿止痒软膏等，每日 2 次。

（2）皮肤干燥脱屑者，用楮桃叶 250g 煎水外洗。

（3）外阴瘙痒洗方：土茯苓、苦参、蛇床子、生百部各 30g，龙胆草、黄柏、苍术各 15g，花椒 10g，地肤子 24g，上方加水 2000~3000ml，煎水坐浴，也可用洁尔阴洗剂外搽患处。

四、临证心法

1. 治风

风邪善行数变，伤人肌肤则易于引发瘙痒，故云"无风不作痒"。本病以痒为主要证候，显然与风邪作祟有着密切的关系。如《女科百问》云："身瘙痒者，是体虚受风。风入腠理，与血气相搏而俱往来，在皮肤之间，邪气散而不能冲击为痛也，故但瘙痒也。"又云："久久成痂癞，亦由体虚，受风邪之所致也。"临床中根据风邪成因，可将其分为内风和外风，内风常由血虚化燥生风、阴虚血热生风、肝郁化火生风、脾湿蕴热生风以及血瘀生风等；外风则由风邪直犯，而有夹热、夹寒、夹湿等不同。

治疗中宜审症求因，据证选方。血虚者，治以养血息风，药如熟地、何首乌、夜交藤等，因气能生血，又可伍黄芪、党参等以益气生血、扶正达邪；阴虚者，益阴制阳以息风，用六味、二至、鳖甲等；肝火盛者，清肝凉血以祛风，用丹皮、栀子、柴胡等；瘀血阻络者，宜活血通络搜风，如当归、红花、丹参、乌梢蛇等；夹热者，宜清透风热，如菊花、浮萍、薄荷等；湿热者，治宜清热利湿，常用如苦参、黄柏、蛇床子、地肤子、白鲜皮等。

在辨证基础上，韩老师还常酌加相应的治风止痒之品，以迅速消除瘙痒症状，常用如荆芥、防风、刺蒺藜、蝉蜕、地肤子、浮萍、合欢皮、钩藤等；瘙痒剧烈者，酌加乌梢蛇、全蝎、僵蚕等虫药以通络息风。另外，"诸痛痒疮，皆属于心"，"热甚则疮痛，热微则疮痒"。故对于病程日久、瘙痒剧烈，或伴焦躁心烦、夜卧难安者，可加龙齿、牡蛎、珍珠母等以潜镇心阳，安神止痒。

2. 治血

韩老师认为，老年患者，多有脏腑不足，气血虚羸，病变之中，每有瘀血阻络的病机存在，"治风先治血，血行风自灭"，故治疗中活血之法不可轻忽。

本病临证中，形成瘀血阻络的常见病机，常有以下几种，医者宜具体分析，运用相应的"行血"之法，从而达到止痒目的。

首先，气为血帅，血为气母。年老气虚或血虚不能化气，推血无力，则可造成络脉瘀阻；血虚津少，津血失荣，在化燥生风，引起瘙痒症状的同时，又可因脉中枯涩，血行艰涩不利《景岳全书》曰："凡人之气血犹如源泉也，盛则流畅，少则壅滞，故气血不虚不滞，虚则无有不滞者。"可见，老年气血衰惫，势必易致肌肤络脉瘀阻，所谓因虚致瘀。《医林改错》云："元气既虚，不能达于血管，血管无气必停留而瘀。"又云："血瘀，气不得外达皮肤，此用补气破血之剂，通开血道，气直达于皮肤痒即止。"故治宜用益气活血、养血润燥之品，以达行血止痒之效。

其次，由于气血不足，营卫不和，卫外不固，风寒外犯，久而入络，亦可造成瘀血之证。如《成方便读》云："夫风之中于经也，留而不去，则络中之津液、气血浑合不分，由是卫气失其常道，络中之血，亦凝而不行，络之津液即结而为痰。"此时，则宜在调和营卫的基础上兼用温经活血、养血活血，以及益气活血之剂。

再则，由于肝肾阴虚而生内热，在热胜生风的同时，热扰血脉，煎灼营血，也可形成血瘀之证，风热瘀邪相合，搏结肌肤则痒作。治疗则宜选养阴活血以及凉血活血之品。

总之，本病中血瘀之病机存在整个病程之中，活血化瘀法的应用应贯穿于治疗始终。而临证具体应用中，则应根据血瘀成因，灵活辨证，运用益气、养血、凉血、祛风、温经散寒等法，以达到"血行"的目的。

3. 治虚

《内经》云："诸痛为实，诸痒为虚""邪之所凑，其气必虚"。老年诸虚不足，风邪由内外而生，攻冲肌肤而引发瘙痒，故本病之本为虚。治疗时宜辨其虚有气血、津液、阴精之不同，以及病在脾、肺、心、肝、肾之异，方能有的放矢。韩老师强调，诸虚之中，尤以血虚津燥，以及肝肾精血不足最为多见。治疗首要者，在于补养精血以充养肌肤，又当养血以充络，行血以祛风，常喜用当归饮子加味施治，以养血润燥、益气活血、祛风止痒，临床屡治屡验。年老之人，脏腑偏衰，不耐攻伐，且病多由来既久，贵以王道缓图。故用药不在峻猛，而在对证，凡苦寒碍胃之品如苦参，峻下燥结之品如硝黄，破血逐瘀之棱术及温燥有毒之虫类药物如蜈蚣等，均需慎用。

另外，胃为水谷之海，主受纳和腐熟水谷，又赖脾气散其精微，以化生气血津液，供养全身。如《脾胃论·脾胃虚则九窍不通论》云："胃气者，谷气也，荣气也，运气也，生气也，清气也，卫气也，阳气也。"而老年人脏气渐衰，脾胃运化功能亦减，故在治疗用药中，尤其应时时顾护中焦，使药食得运，气血有源，而不可更伤脾胃，否则胃气一败，百药难施。如《黄帝内经》曰："平人之常气禀于胃，胃者平人之常气也，人无胃气天逆，逆者死。"故韩老师指出，治疗皮肤病时，尤其是虚证，均应以保护胃气为先。临床对于本症，祛风不宜过于辛散苦燥，益阴则宜远滋腻重浊，清热凉血又不宜过投苦寒，总之凡有碍于胃气者，概当慎用。

4. 摄养

临床观察，老年皮肤瘙痒症的发生或加重，常与患者日常调护不善有着密切关系。故临证中应注意提醒患者要善于自我调摄，去除病因，以提高临床疗效。

饮食宜清淡，合理搭配，营养充分，忌食肥甘厚味、辛辣刺激以及鱼腥发物等；内衣要柔软宽松，宜穿棉织品或丝绸品而不宜毛织品；洗澡次数不宜过频，水温不宜过高，冬天以每周洗澡 1 次为宜，水温以 35~40℃为好，每次不要超过 20 分钟。要用中性肥皂，不要用碱性肥皂；瘙痒处应避免搔抓、摩擦、热水烫洗；还应善于调摄情志，保持心情舒畅，情绪乐观；培养健康的日常生活规律，保持大便通畅。

典型医案

王某，男，72 岁，2015 年 1 月 15 日初诊。主诉：皮肤瘙痒夜甚半年。半年来，皮肤瘙痒，曾屡用西药口服外用，始则有效，渐而无效，瘙痒逐渐加重，随其女儿前来门诊求治。刻诊：皮肤干燥，瘙痒，入夜尤剧，甚则彻夜不安，食纳尚可，便干难下，2~3 日一行。专科检查：皮肤菲薄，触之干燥，缺乏弹性，四肢胸背可见皮肤抓痕，少量血痂；舌淡红有裂纹，苔少根部稍白厚而欠润，脉弦濡。西医诊断：老年性皮肤瘙痒症；中医诊断：风瘙痒。辨证属血虚风燥。治以养血润燥，祛风止痒。方用当归饮子加味：熟地15g，当归15g，川芎10g，白芍20g，黄芪20g，荆芥10g，防风10g，制何首乌15g，白蒺藜20g，麻子仁30g，夜交藤20g，合欢皮20g，菊花10g，白蒺藜20g，龙齿30g，珍珠母30g，甘草10g。7剂，水煎服。

二诊（2015年1月22日）：因患者年高，就诊不便，由其女代为就诊，喜告，药服3剂即痒止夜安，行便酣畅，诸症若失。药已中的，遂以前方继服，以巩固疗效。

按：患者年过七旬，精血虚损，气血不达，肌肤失养，故皮肤干燥菲薄；同时，精血不荣，化燥生风，故觉瘙痒。又因气血不足，卫外不密，致风寒外舍肌肤血络，更致气血不荣，故常易于冬季发病。夜卧则血藏，不得充养于肤，血益虚而风愈甚，风愈盛则痒愈剧，故皮肤瘙痒夜甚，不得安卧。血虚肠燥，气虚无力推行，故便干秘结。舌脉俱为精血不足之征。故方中以当归养血活血，以治其本，《本草发明》谓其："治皮肤涩痒。"寓"治风先治血"之意，且能润肠通便，故为君药；何首乌、生地、白芍养血滋阴，黄芪益气固表，并助血行，具为臣药，以助君药之力；荆芥、防风辛温透散，合菊花疏风祛邪；川芎行气活血；白蒺藜、合欢皮、夜交藤祛风止痒；胡麻仁合归、首、生地润燥通便；龙齿合珍珠母清心安神止痒诸药为佐；甘草调和诸药为使药。诸药配合，养血润燥，益气固表而不留邪，疏散风邪而不伤正，有补有散，标本兼顾，故获得速效。

第十四节　皮肤垢着病

皮肤垢着病又称垢浊症，是一种较为罕见的精神性皮肤病。1960年首次由日本坂本邦树报道，并于1964年正式命名。1985年国内赵焕琴和王培中首次报告。本病病因不明，多数学者认为其发病与精神因素、外伤或长期未清洗有关；但近多年来，也有报道认为本病与真菌或病毒感染有关，尤其是与马拉色菌感染最为密切，并有学者认为本病可能是马拉色菌感染的一种特殊临床表现形式，且用抗真菌药物治疗有效；部分学者则认为其与内分泌功能失调有关，但尚待进一步证实。

本病男女皆可发病，但多见于女性青少年，平均发病年龄20岁左右。好发于颊部、额部或乳头、乳晕及其周围，也可见于手部、外阴等部位，一般仅限于某一部位，也可为双侧性或单侧性分布。发生于颊和前额部位者，皮肤常损害为污垢样黏着性黑褐色痂，表面皲裂呈树皮状，亦可呈结节状或绒毛状，用清水或汽油可以去除，但不久又可长出。痂皮厚为 1~4mm，边缘稍薄，边界清楚，呈灰褐色、褐色或黑色。痂与皮肤附着紧密，强行将痂剥掉可见痂下皮肤浸渍发白，基底呈淡红色，无渗血。病发于乳晕周围者，则皮损呈褐色小丘疹样色素沉着，或似轻度鱼鳞病样网状褐色色素沉着。患者常自觉有轻度瘙痒和间断性疼痛；部分患者可有外伤、皮肤感染史以及性格方面的异常。病程较长，经过缓慢，有复发倾向。

一、病因病机

皮肤垢着病在中医文献中并无明确记载，其中病发于面部者则与中医学中的"面垢"较为类似。《伤寒论》第 219 条："三阳合病，腹满身重，难以转侧，口不仁，面垢……若自汗出者，白虎汤主之。"提出皮肤垢着病属阳明热证。其后《景岳全书·暑证》则记载："暑有八证：脉虚、自汗、身热、背寒、面垢、烦渴、手足微冷、体重是也。"《医宗金鉴·订正伤寒论注》有云："阳明主面，热邪蒸越，故面垢也。"说明面垢之发生可由内外热邪所致。

韩老师认为，皮肤垢着病，是以皮肤痂垢，其形污秽，好发于面颊及乳晕等为特征的一种皮肤病。初起主要表现为皮肤发红变褐，如蒙尘垢，日久增厚，洗之不去，或落而又生，反复发作，形如松脂，触之棘手，甚或增殖肥厚，难以剥离。究其病因，多因素禀内热或湿热偏盛，复受风热或湿热之邪；或因情绪不畅，五志化火，上炎面首，发越肌表；也可由饮食不节，肠胃损伤，酿湿生热，循经上蒸，或串行乳中；还可因肝胆湿热，循经移胃，流注外阴等。由此可知，热邪内蒸外客，蕴结肌肤应该是形成皮肤垢着病，特别是导致病发于颜面者的重要因素。另外，临床上，也有因患者精神抑郁，肝气不疏，横逆犯脾，久而致肝郁脾虚，肌肤失于荣养遂致发病者。故本病之病机可分虚实两端，而以实证为主。

西医学认为，糠秕孢子菌是人体皮肤正常菌群之一，皮脂分泌旺盛有利于其生长繁殖。临床观察，本病发病部位多为皮脂腺丰富的部位，近年来国内有学者认为皮肤垢着病与糠秕孢子菌感染有关，用抗真菌药物治疗有效。但是本病的发病与糠秕孢子菌的增多是否有必然的因果关系，仍需进一步研究。

二、分型证治

1. 湿热蕴结型

[临床表现] 具有本病的特征性皮损，可伴见头面多油，便秘溲赤；舌红苔黄腻，脉弦滑等。

[治法] 清利湿热。

［**方选**］龙胆泻肝汤加减。

［**常用药**］龙胆草 8g，黄芩 10g，栀子 10g，柴胡 10g，泽泻 10g，生地 10g，当归 10g，木通 10g，甘草 10g。水煎服，每日 1 剂，饭后分 2 次服。

2.热毒瘀结型

［**临床表现**］除特征性皮损外，并见唇红面赤，消谷善饥，口干心烦，二便正常；舌质红，苔薄白，脉滑数。

［**治法**］清热解毒，凉血散瘀。

［**方选**］凉血四物汤加减。

［**常用药**］生地 20g，当归 10g，川芎 10g，白芍 20g，丹皮 10g，栀子 10g，枳壳 10g，红花 10g，陈皮 10g，白茅根 20g，甘草 10g。水煎服，每日 1 剂，饭后分 2 次服。

3.肝郁脾虚型

［**临床表现**］除具有本病皮损外，常可伴烦躁易怒，或情绪抑郁，善悲欲哭，胁肋胀满，心绪不宁，夜寐不酣，咽中如有物梗以及善太息等；舌淡苔白，脉弦或弦濡。

［**治法**］疏肝理气，健脾养血。

［**方选**］逍遥散加减。

［**常用药**］柴胡 10g，当归 10g，白芍 20g，白术 10g，茯苓 20g，枳壳 10g，生麦芽 20g，玫瑰花 10g，甘草 10g。水煎服，每日 1 剂，饭后分 2 次服。

［**临证加减**］在以上辨证用药时，若伴见颜面潮红、皮脂溢出过多者，加白花蛇舌草、生薏苡仁、荷叶；病位乳晕部者，加白蒺藜、橘核、丝瓜络；瘙痒明显者，加地肤子、白鲜皮；胸胁胀满者，加香附、郁金。

三、外治法

（1）痂皮肥厚污秽者，常用中药煎水湿敷或外洗。方用海浮石 30g，透骨草 30g，生地榆 30g，芒硝 30g（烊化）。水煎 2 次，取汁 500ml，待凉后于患部冷敷，每日 2 次，每次 30 分钟。

（2）在患部痂皮脱落后，常以外涂 5% 硫黄乳膏外涂，每日 2 次。

四、临证心法

1.偏清里热

从病位上看，本病多发生于面颊、额部以及乳头、乳晕及其周围，临床上，韩老师多从湿热或风热辨证治疗，屡获良效。探究其理，中医学认为，足阳明胃经起于鼻翼旁，挟鼻上行，向下沿鼻柱外侧，入上齿中，行贯乳中。若患者素体阳热或湿热偏盛，加之饮食不节，过食辛辣肥甘，则常易酿湿生热，化火成毒，蕴积肠胃，或者因情志不遂，木郁化火，木火乘土，胆热移胃，均可致阳明热盛，循经上蒸面颊，或贯行乳中，而形成本病。另外，外热客表，每由内热外越并与之相为招引有关，故欲除在表之热邪，常需先内热，则外热易散。故临床上多根据辨证，从里热论治。

2. 综合治疗

西医学对于皮肤垢着症的病因尚未明确，治疗效果不佳，若能按照中医整体观念，辨证论治的原则进行治疗，则常能取得满意的临床效果。在治疗过程中，韩老师强调综合治疗，即中药辨证内服、局部外治、饮食调节以及心理疏导。在用药上常采取内外兼治的方法，内治则按中医辨证给以清利湿热、清热凉血或疏肝健脾等；外治则以中药煎液湿敷或外洗为主，在外用药中，海浮石合芒硝，软坚散结；透骨草，辛温，辛能行散，温胜寒湿，外用以化湿去浊；生地榆，凉血止血、清热解毒，现代研究有广谱抗菌作用，诸药合而外用，药力以直达病所，取效较著，为临床所必用；痂皮脱落者，以外涂硫黄软膏为主。治疗时，还常嘱患者进行饮食调理，如清淡多蔬，忌食辛辣刺激以及肥甘厚味，以免滋生湿热，助长邪气。

在药物治疗同时，还应重视对患者进行相应的心理疏导。临床观察，本病多数患者有压抑、忧郁或精神呆滞等异常；心理学检查可发现性格异常。治疗中，对患者进行适时的心理干预就显得非常重要。应告知患者该病很容易治疗，使其减轻心理压力，放下心理负担、减轻精神抑郁。对于情志不疏之症明显者，则可按中医"郁证"进行辨证调理。

典型医案

郭某，女，21岁，西北大学大二学生，1998年5月12日初诊。主诉：面部污泥样沉着物，瘙痒3周。患者素往面部皮肤多油、瘙痒，常因饮食不当时加重。经某医给自制药膏外用，面部出现褐色小丘疹，并逐渐增多、扩大、融合成片，形成疣状堆积的黑褐色痂，质地较硬，不易剥离。1周后附着物增多加重，瘙痒，先后经某医院皮肤科多位教授按脂溢性皮炎、红斑狼疮、砷中毒、污泥综合征治疗未果，最后经会诊被确诊为"垢着病"。现面部可见褐色小丘疹，融合成片，形成疣状堆积的黑褐色痂，质地较硬，不易剥离；舌质红，苔薄黄，脉弦滑。西医诊断：垢着病；中医诊断：面垢。辨证属湿热聚结，治以清热利湿、软坚散结。方选龙胆泻肝汤加减。药用：龙胆草 10g，栀子 10g，黄芩 10g，柴胡 8g，生地 15g，车前子 10g，泽泻 10g，当归 10g，通草 6g，甘草 6g，蛇舌草 20g，浙贝母 10g，海浮石 20g，鱼腥草 15g，牛蒡子 12g。每日 1 剂，水煎 2 次混合后早晚分服。同时，配合中药湿敷，方用海浮石 30g、透骨草 30g、生地榆 30g，水煎 2 次，取汁 500ml，再入芒硝 30g 烊化，待凉后用口罩蘸水冷敷，每日数次；对于痂皮脱落的部位，则以 5% 硫黄乳膏外涂。

二诊（1998 年 5 月 20 日）：黑褐痂皮从边缘开始脱落，脱后的皮肤正常。效不更方，原来方法继续治疗。

三诊（1998 年 6 月 15 日）：内服外敷共治疗月余，皮肤恢复正常，病告痊愈。随访至今未复发。

按：垢着病，相当于中医的"面垢"，临床上甚为罕见。该患者发病前，即有平素面部皮脂溢出过度，以及皮肤瘙痒等表现，当属湿热蕴积，上蒸头面，复受风热外感所致，后因误用辛温有毒之雄黄等药外治，加之病久失治，情绪焦躁，气郁化火，上炎头面，助长湿热，以致铸成本病。综其脉症，乃属内外合邪，聚结肌表所致，故治疗宜内清湿热蕴蒸，外散风热侵扰，兼以消坚散结以速祛其标实，并配合中药外用以清热散结，诸药合用，内外兼治，故能获得满意疗效。

第十五节　头部脓肿性穿掘性毛囊周围炎

头部脓肿性穿掘性毛囊周围炎，又称头部毛囊周围炎或头皮部分割性蜂窝织炎，是一种少见的头部慢性化脓性皮肤病。Spitz 于 1903 年首次描述了该疾病，Hoffman 首次将其命名为头部脓肿性穿掘性毛囊周围炎。常与聚合性痤疮、化脓性汗腺炎同时并发，且此 3 种病发病机制和组织病变均相类似，故有人将此 3 种病概称毛囊闭锁性三联征。西医学对本病的病因和发病机制尚未完全明确，部分患者的脓液中可培养出金黄色葡萄球菌、白色葡萄球菌、链球菌或双球菌，常与厌氧杆菌并存，但其组织破坏程度严重，与感染程度不相符，目前普遍认为其组织破坏与抗原 – 抗体免疫反应有关。

该病多见于小儿和较肥胖的中青年男性，易发生于头颈及枕部，严重时可布满头皮各处，病程缓慢，此起彼伏。初起时为毛囊炎或毛囊周围炎，继而逐渐向深部发展形成黄豆或核桃大小不等的半球状或峰状结节、肿块；结节肿块软化形成脓肿，破溃后可形成多个瘘孔，皮损之间形成窦道，挤压时脓液可从瘘口或多数毛孔溢出；病损处头发脱落，愈后留有疤痕。若治疗不当可数年甚至数十年不愈。但患者自觉症状常轻微，通常无明显全身症状。本病目前病因不明，发病机制复杂，治疗较为困难，对患者的生存质量和心理健康产生较大影响。

本病类似中医的蝼蛄疖、鳝拱头、蝼蛄串等。历代医家多认为本病与热毒有关。如《外科大成·蝼蛄疖》曰："蝼蛄疖即鳝拱头，其因有二，胎中受者小而悠远，生后受毒者大而易愈。"《外科正宗》曰："鳝拱头，俗名脑猪。患小而禀受悠远，此皆父精母血蓄毒而成。生后受毒，只发一次，其患肿高，破之又肿，皆由禀受时，原有衣膜相裹，毒虽出而膜未除，故愈而又发。"《疡医大全》云："亦有小儿夜间以头藏在乳母怀中睡觉，热气熏蒸而成。亦有小儿不避烈日暑毒而成者。"清代吴谦《医宗金鉴》云："蝼蛄疖即蟺拱头，势大势小各有由，胎毒坚小多衣膜，暑热形大功易收。"亦有医家认为，本病由外感风寒或寒湿所致，如宋代《扁鹊心书·蝼蛄疖》云："风寒凝于发际，或冷水沐头，小儿头上生疖。"

一、病因病机

临床上，本病可分两种类型。一类疮形较小，根底坚硬，疮溃脓出后仍根坚如故，多愈而又发，常一处未愈，他处又生。另一类疮如梅李，三五相连，溃后脓出而疮口不敛，日久头皮窜空，如蝼蛄窜穴之状。发病多由素体脾虚湿蕴，复感毒邪，两邪相搏，内不能疏泄，外不得透散，蕴结肌肤毛窍，郁久化热，或调摄不慎，冷水洗头，感受风寒，寒湿郁结而化热而成；也可因饮食不节，嗜食辛辣肥甘，酿生湿热，蕴蒸于上；或五志过极化火上攻，或起居失宜，劳力过甚，耗伤阴精，阳热鸱张，熏灼头皮而致。

韩老师认为，本病初起常因湿毒郁久化热，热毒瘀阻，可见头皮毛囊性丘疹；继而热入血络，烁血为瘀，炼津为痰，痰热瘀结，聚而成形，外现肌肤，渐增大如黄豆至梅李大小之结节肿块，根底坚硬；热壅肉腐成脓，若脓泄不畅，疮内隔膜相裹发为脓肿及波动性结节，甚或脓毒旁流，头皮串空，状如蝼蛄窜穴；热壅血瘀，阻结脉络，气滞血瘀，故痛痒不休；气血阻隔，毛窍失养，故皮损部毛发脱落。后期，由于邪正相争，或过用攻伐之剂，久必更伤正气，则致气血不足或气阴两虚等，故见病情迁延难愈，反复发作，溃脓不断或疮口经久不敛等。

由以上所述可见，本病之病机总以热、瘀、痰、虚为要点，病初以热毒为主，中期以热瘀痰阻为主，后期则以虚为主，虚实互见。

二、分型证治

治疗时，多以祛邪与扶正相结合，早期热毒炽盛，治以清热解毒为主；中期痰毒交阻，参以活血化痰；后期正气受损，调以补益气血。必要时，可适当行外科脓腔引流术。

1. 毒热上攻型

[临床表现] 多见于病情初期。头部可见红色毛囊性丘疹脓头，结节，脓肿、囊肿及疤痕，脓液腥臭，压之疼痛，可伴心烦急躁，渴喜凉饮，便干溲赤，常因饮食辛辣，或情绪紧张及熬夜等而致病情反复加重；舌质红、苔薄黄，脉滑数。

[治法] 清热解毒，散结排脓。

[方选] 五味消毒饮加味。

[常用药] 金银花 30g，蒲公英 20g，紫花地丁 20g，野菊花 20g，紫背天葵 10g，牛蒡子 15g，连翘 15g，陈皮 10g，白芷 10g，肉桂 5g（后下）。每日 1 剂，水煎 2 次混合，早晚饭后服用。

[临证加减] 皮损坚硬，加浙贝母、赤芍、桔梗等；伴口干口渴者，加天花粉、石斛等。脓稀者加黄芪；脓出不畅者加穿山甲、皂刺。

2. 湿热蕴蒸型

[临床表现] 头皮脓肿、相互穿通，可自溃形成瘘口、挤压时脓液从瘘口或毛孔溢出，脓液黄稠腥臭，硬结，疼痛，头面油秽，急躁易怒，口苦，大便黏滞不爽，小便短赤；舌红苔黄腻，脉滑数。

[治法] 清利湿热，泻火解毒，散结排脓。

[方选] 龙胆泻肝汤或五神汤加味。

[常用药] 龙胆草 10g，栀子 10g，黄连 8g，车前子 10g（包），生地 12g，泽泻 10g，木通 6g，甘草 6g，连翘 15g，牛蒡子 10g，天花粉 10g，白芷 10g，肉桂 3g（后下）。每日 1 剂，水煎 2 次混合，早晚饭后分服。

[临证加减] 头面多油，大便溏滞，加薏苡仁、茯苓；结节红肿坚实，加蒲公英、穿山甲等。

3. 瘀热互阻型

[临床表现] 头皮起硬结、囊肿、脓肿，根深疼痛，脓肿常相互融合贯通，未破如鳝拱头，瘢痕累累，连接成片，或如条索蜿蜒崎岖，自溃可形成瘘口，挤压有脓性分泌物流出，或稠厚，或质稀，可伴局部脱发；舌紫暗或带紫气，苔薄白或腻，脉细或细涩。

[治法] 清热解毒，活血散结。

[方选] 桃红四物汤合五味消毒饮加减。

[常用药] 桃仁 10g，红花 10g，当归 10g，赤芍 10g，川芎 10g，金银花

20g，蒲公英 20g，野菊花 20g，地丁 20g，天葵 10g，桔梗 10g，连翘 20g。每日 1 剂，水煎服。

［临证加减］皮损高大根坚，质硬疼痛，加穿山甲、浙贝母、生牡蛎、海浮石；脓液黄稠，腥臭，加蚤休。

4. 气虚血弱型

［临床表现］多见于病程后期。病程日久，头皮反复出现散在大小不等的结节、囊肿、脓肿等；脓肿破溃后脓液多较清稀，或有死骨，脓肿间相互沟通，挤压呈筛状溢脓；肉芽不鲜；病损处有瘢痕及毛发脱落；伴有食少纳呆，神疲乏力，口干；舌淡白、苔白腻，脉弦滑。

［治法］补气益血，托毒消肿。

［方选］托里消毒汤或八珍汤化裁。

［常用药］黄芪 30g，当归 10g，人参 10g，白术 10g，茯苓 10g，川芎 10g，白芍 10g，白芷 10g，桔梗 10g，金银花 30g，连翘 15g，甘草 10g。每日 1 剂，水煎服。

［临证加减］脓成不溃者，加炮山甲、皂刺；疖肿平软，溃脓不畅，脓液稀少，口不收敛者加党参、贝母、穿山甲、皂刺；口干欲饮，加花粉、石斛。

三、外治法

（1）病变初期，囊肿质较硬，未成脓破溃时，局部皮损可表现灼热红肿。可外用马应龙软膏、金黄膏（组成：大黄、黄柏、姜黄、白芷、生天南星、厚朴、苍术、陈皮、天花粉、甘草）等。

（2）脓成而未溃，外点白降丹；疮疡溃后，脓腐将净，久不收口，外用九一丹。

（3）脓疮溃破、脓液较多而稠厚腥臭者，取溻洗散煎液，待凉至肤温以下，以干净毛巾浸透药液后湿敷于创面，每 3~5 分钟后将毛巾重新在药液中浸泡，外敷于患处。每日 2 次，每次 20~30 分钟。还可取患者所口服的中药方剂，在煎完口服中药后用所剩药渣再次煎熬得湿敷药液，按前法湿敷。

（4）外科引流：对脓肿较大，有明显波动感时，及时切开引流，窦道应进行扩创，将串空头皮剪通，使无藏脓之处；有死骨者，待松动时务须取出。

（5）火针疗法：对脓肿初成者，直接用中粗型火针施治，以通行气血、散瘀泄热；对脓溢不畅者，可用火针扩大脓口，以助排脓。

（6）对头发脱落的斑块皮损，可以用"生发药水"，或用生姜外搽，促进斑块毛发生长。

四、临证心法

1. 清解热毒的应用

热毒稽留是本病发生的直接因素。适当地选择清热解毒药对病情的迅速恢复至关重要。头居高位，为诸阳之会。在选用清热解毒之剂时，韩老师常遵"治上焦如羽，非轻不举"之旨，多用质轻上行之品，如蒲公英、金银花、连翘等花叶之类，而少用苦寒质重之苦参、黄芩、黄连、黄柏等，以免药过病所，直犯中下。同时，颠顶及颈枕部位为本病的好发部位，也是足太阳膀胱经络循行之所，故常配伍羌活、葛根、川芎、桔梗等以引领诸药直达病所。

韩老师认为，蚤休功能清热解毒、消肿止痛，擅治痈肿、疔疮、瘰疬等，清热解毒药之效堪称最佳，故为临证所倚重。然而对体虚及阴证外疡者，本品又非为所宜，如《本草正义》云："此草（蚤休）专治痈疡，古今无不推重。然此类寒凉诸品，惟阳发红肿大痛者为宜，而坚块顽木之阴证大忌，非谓凡是外科，无不统治也。"故临证宜相参而用。

本病初起，以热毒壅盛为标，急当以清热解毒为主；中期多有痰热瘀互结，运用清解法时，又需与活血通络、化痰软坚之品相互配伍；后期病程积久，余毒未尽，耗伤正气，还需根据辨证伍以益气、养阴之品。

需注意的是，苦寒清热之品，若过用久用，常有冰伏热邪，凝闭血行，滞碍气机以及戕伐脾胃之弊，尤其在病程后期，若过用寒凉往往会更耗伤正气，延长病情，故需慎之。韩老师临证运用清热解毒药，常佐用辛温行气活血之品，如肉桂、白芷、川芎等；如非大剂清热解毒不足以截断病势，则需中病即止，同时兼顾胃气，伍以枳壳、陈皮之属。

2. 调畅营卫宜贯以始终

气血营卫以调畅为贵。《灵枢·痈疽》曰："夫血脉营卫，周流不休……寒邪客于经络之中，则血泣，血泣则不通，不通则卫气归之，不得复反，故痈肿。"又言："营卫稽留于经脉之中，则血泣而不行，不行则卫气从之而不通，壅遏而不得行，故热。大热不止，热胜则肉腐，肉腐则为脓。"《素问·生气通天论》亦云："营气不从，逆于肉理，乃生痈肿。"本病初起常因湿毒瘀络，气血不通，营气为之壅遏；同时，卫气必乘其彪疾之性，与邪相争，终致营卫稽留经脉，聚结生热，热壅肉腐，肉腐成脓而发病。

营卫与津血，常相行并至，如《研经言·原营卫》说："本无形质，必有所附丽以行。故荣行脉中，附丽于血；卫行脉外，附丽于津。惟血随荣气而行，故荣气伤则血瘀；津随卫气而行，故卫气衰则津停。"在本病病变过程中，由于热壅脉络，营卫不畅，则可致血停为瘀，津聚为痰，痰瘀胶结，聚而成形，终则发为结节囊肿等症。可见，营卫不畅是本病病程中的重要病机，乃至贯穿病变的始终，所以临证用药宜时以通行营卫二气为要。

韩老师临证，在辨证方中每配伍理气药物，如陈皮、枳壳等，一则可调畅营卫；二则可行血布津，进而达到散热、消瘀、化痰、除湿之效；还可和胃护中，避免在使用寒凉清热药物时闭阻脾胃气机升降，确是一举多得；并注重运用活血通络之品，尤其是兼具行气作用者，如川芎、红花、玄胡等。

3. 重视培补正气

本病多因素体虚弱，复感湿热毒邪，蕴结肌肤，热壅血瘀，肉腐成脓而成。故属本虚标实之证，其本在于气血虚弱，蕴湿不化，兼感毒邪，而标在于湿热瘀滞，脓毒壅结。故治疗应运用清热解毒、活血散结等法合以扶正之法，以标本兼治。韩老师认为，本病的病因和发病机制尚不十分明确，多认为组织破坏抗原-抗体免疫反应有关，与中医本虚之说相类似，按照中医辨证运用扶正方药，不但能培补正气，达邪外出，缩短病程，且可使正气内充，邪不可干，防止病情复发。临床常伍用黄芪、党参、当归、赤芍、肉桂、陈皮、甘草养血益气；对于某些慢性、反复发生以及疗效不佳者，还可配合服用香菇菌多糖片或肌内注射卡介菌多糖核酸注射液等，以利于病情恢复。

典型医案

沈某，女，25岁，2014年1月14日初诊。主诉：头部多处脓肿、疼痛，反复发作5年。患者5年来头部起脓肿、结节，疼痛，化脓，反复发作。曾辗转于西安、北京等多家医院治疗，先后应用头孢曲松钠、甲硝唑、维胺酯等药物治疗，病情时轻时重。遂来韩老师处寻求中医治疗。询知：该患者平素性情较急躁，且因学习工作紧张而经常熬夜，渴喜凉饮，便干溲赤，余无不适。专科检查：头部可见大小不等的多处脓肿，有的正在排脓期，有的已经形成疤痕，有的表现为囊肿，有腥臭味，舌质红苔薄黄，脉弦滑。西医诊断：头部脓肿性穿掘性毛囊周围炎；中医诊断：鳝拱头。辨证属毒热上攻，治以清热解毒、化痰散结排脓。方选五味消毒饮加味：金银花30g，蒲公英20g，紫花地丁20g，野菊花20g，紫背天葵10g，牛蒡子15g，羌活10g，皂角刺15g，连翘15g，浙贝母10g，赤芍12g，天花粉10g，白芷10g，肉桂5g，穿山甲8g。每日1剂，水煎2次混合后早晚饭后服。药渣加水煮后取汁加醋30g泡足，每日1次，每次20分钟。并嘱其清淡饮食，禁食发物及辛辣刺激性食物。

二诊：上方服14剂后，头部脓肿排出很多较稠的腥臭脓液，疼痛明显好转，囊肿缩小。效不更方，上方继续服用 1 周。其他治疗不变。继服 7 剂后，脓液将尽，囊肿变平，疼痛基本消失。以上方加减继服 1 周后，脓液已排尽，囊肿变平，疼痛消失，舌质红苔薄白。以人参败毒散加减治疗 2 周，再用八珍汤益气养血调养其后。1 年后随访未复发，病告痊愈。

按：患者平素性情急躁，久而火热内生，加之起居失宜，经常熬夜，以致阳热以烦劳而内张。"火性炎上，易乘阳位"，热毒上熏蕴结头皮肌肤，壅遏营血，肉腐成脓故见头皮脓肿疼痛；毒热蕴久，煎熬营阴，变生痰瘀，痰瘀壅结又可郁而化热成毒，使病情反复加重。宜急治其标，清其热，散其瘀，祛其痰。方以五味消毒饮清热解毒、消肿散结，加牛蒡子、连翘清散头面风热；赤芍、浙贝母、花粉、皂刺、穿山甲活血化痰，软坚透脓，使血脉通畅而利于诸药直达病所，清解热毒；肉桂辛温通络，引浮火归原，并防诸药寒凉凝滞血脉；白芷、羌活芳香除秽，祛湿解表，引诸药上行。诸药合用，以攻逐邪实为主，使邪去而正安，营血调畅，病自得除。病久多虚，热毒壅盛，久则耗伤正气，使邪恋不易尽去，故在四诊邪去大半时，渐增扶正之剂，使正充邪自去。治疗用药，方证相应，进退合节，病乃得愈。

第十六节　红斑狼疮

红斑狼疮是一种慢性的反复迁延性的自身免疫性疾病。属于病谱性疾病，70%~85% 的患者有皮肤受累，在病谱的一端为盘状红斑狼疮，病变部位主要限于皮肤，另一端为系统性红斑狼疮，病变可累及多脏器多系统，并常伴皮肤损害，中间又有许多亚型如播散性盘状红斑狼疮、亚急性皮肤型红斑狼疮、深部红斑狼疮等。本病男女均可发病，而以 15~40 岁女性为多见，女∶男比例为 7~9∶1。

红斑狼疮在中医古籍中并无相应病名。近代中医学家对本病在命名上千差万别，以致难以用某一种或某一类病名来概括。根据临床皮肤表现常称之为"红蝴蝶疮""蝴疮流注""红蝴蝶丹"或"红蝴蝶斑"等。对于盘状红斑狼疮，朱仁康认为与中医"鸦口疮"类似，赵炳南则将其命名为"鬼脸疮"。系统性红斑狼疮常可归属于中医"痹证""温（瘟）毒发斑""热毒发斑""血热发斑""阴阳毒"等病症范畴。《素问·痹论》曰："风寒湿三气杂至，合而为痹也……以冬遇此者为骨痹，以春遇此者为筋痹，以夏遇此者为脉痹，以至阴遇此者为肌痹，以秋遇此者为皮痹……五脏皆有其合，病久不去者，内舍其合也。"与本病病久不去，外邪诱发，由浅入深，由表入里循经传于脏腑的病变规律较为相似。《金匮要略》

曰："阳毒之为病，面赤斑斑如锦文，咽喉痛……阴毒之为病，面目青，身痛如被杖，咽喉痛。"《诸病源候论》曰："夫欲辨阴阳毒者，始得病时，可看手足指冷者是阴，不冷者是阳……阳毒者面目赤，阴毒者面目青而体冷。"以上关于阴阳毒的记述与系统性红斑狼疮患者面部有红斑或青斑、身痛肢冷的表现较为符合。《诸病源候论·温病发斑候》云："表证未罢，毒气不散，故发斑疮，至夏遇热，温毒始发，出于肌肤，斑烂瘾疹，如锦纹也。"这与系统性红斑狼疮急性发作期出现高热、红斑皮疹等临床表现相类，现代医家据此将本病称为"温毒发斑"。临床上，根据系统性红斑狼疮临床症状，病情发展阶段以及所累及脏腑的差异，还可将其分属于中医"虚劳""水肿""喘证""心悸""胁痛""悬饮""癫狂""痹证"以及"血证"等病症范畴。沈丕安结合临床经验体会，将本病命名为"斑痹"。

一、病因病机

《素问·评热病论》曰："邪之所凑，其气必虚。"故正气不固是疾病发生的基本条件。韩老师认为，红斑狼疮的发病总由先天禀赋不足，肾阴亏虚所致。由于肾阴不足，阴不配阳，则致虚火内生，至青春期后，阳气日彰，加之内伤劳倦、精神失摄、起居不慎以及女子经产等，更致阴精益损，内火无制，成为本病发病内因。阴虚火热内盛则易与外在阳热邪毒互为招引，当腠理不密，日光暴晒，热邪外侵，则热毒入里，与内热相抟，瘀阻络脉，外伤肌肤，内伤脏腑而发为本病。

热毒蕴结肌肤，上犯头面，导致面部及其他部位皮肤发斑，常发为皮肤型红斑狼疮；热毒内传脏腑经络，痹阻于脏腑、肌肉、关节，则发为系统性红斑狼疮。在红斑狼疮病程中，若热毒炽盛，燔灼营血，阻隔经络，则可引起急性发作而见皮损鲜艳、高热烦渴、肌肉酸楚，关节疼痛等症；继则热盛伤阴，出现低热盗汗、手足心热等阴虚火旺症状，若耗气伤津，则表现出低热盗汗、神疲乏力、舌红口干等气阴两亏之证；疾病后期，尚可阴损及阳，致五脏俱虚。若病久及肾，则可见腰膝酸软、发枯易落，耳鸣失聪、小便清长或尿闭、四肢清冷，全身浮肿等；若累及于脾，以致脾肾阳虚，水湿泛滥，气化失司可出现便溏溲少、肢体乏力，下肢乃至全身水肿等症状；还可因气血两虚，心阳不足，病邪入心，症见惊悸怔忡等；邪入心包，则有神昏谵语等；邪气入肝，气血失疏，则可出现胸胁胀痛、口苦咽干、腹胀纳呆等症状。

韩老师认为本病临床常表现各异，呈现虚实夹杂、寒热交错等复杂局面。从病程来看，毒热常由表及里，首犯肌肤，瘀阻脉络，内侵关节，累及脏腑，久则五脏俱损，气血瘀滞，阴损及阳，甚则阴阳离决而死亡。但究其病机根本，总以先天禀赋不足，真阴亏虚为本，而以热、毒、瘀为标。

本病的发病机制，西医学尚未完全明确，一般认为其发病原因是在遗传素质的基础上，由于紫外线、性激素、感染、药物、劳累过度、精神创伤、免疫反应及神经内分泌等的作用而引发。

二、分型论治

1. 阴虚热瘀型

[临床表现] 相当于皮肤型红斑狼疮，也见于系统性红斑狼疮稳定期。颜面斑疹暗红，日晒加重，可伴有不规则发热或持续性低热，手足心热，心烦无力，自汗盗汗，面色潮红，关节疼痛，经期腰痛，月经量少或闭经；舌红无苔或少苔，脉细数。

[治法] 滋阴降火。

[方选] 知柏地黄汤加味。

[药用] 知母 10g，黄柏 10g，熟地 20g，山药 15g，山萸肉 10g，茯苓 20g，泽泻 10g，丹皮 10g，青蒿 20g，地骨皮 10g，旱莲草 20g，女贞子 20g。水煎服。

[临证加减] 临床见皮损瘙痒者，加荆芥、防风；疹色鲜红，舌红脉浮数者，加菊花、鱼腥草、白茅根；伴发热者，加水牛角、金银花、连翘，改熟地为生地；疹色黯红或绛红，舌质黯红或见瘀点瘀络者，加鸡冠花、鬼箭羽；化验出现尿蛋白者，加黄芪、党参；血尿者，加二蓟炭、地榆炭，改生地为生地炭；身困者，加黄芪、党参；便溏者，加炒扁豆、炒白术，山药改为炒山药；口渴口干者，加石斛、麦冬；纳呆，加焦三仙、鸡内金。

2. 热毒炽盛型

[临床表现] 相当于系统性红蝴蝶疮急性期或活动期。面部蝶形红斑，斑色鲜明，皮肤紫斑、血疱；伴高热头痛，烦躁口渴，关节肌肉疼痛，神昏谵语，肢体抽搐，便秘溲赤；舌红绛，苔黄不润，脉洪数或细数。

[治法] 清热解毒，凉血养阴。

[方选] 犀角地黄汤加味。

[药用] 水牛角 30g，生地 20g，白芍 20g，丹皮 10g，金银花 20g，紫草 10g，玄参 15g，连翘 15g，竹叶 10g，黄连 6g，麦冬 10g，石斛 10g。水煎服。

[临证加减] 临证中，若见高热不退者加生石膏、知母或羚羊角粉；惊厥抽搐者，加钩藤、蝉蜕；神昏谵语加安宫牛黄丸或紫雪丹；红斑明显加鸡冠花、凌霄花、菊花；伴有心力衰竭者，可加西洋参。

3. 脾肾阳虚型

[临床表现] 常见于系统性红蝴蝶疮的慢性期及狼疮性肾炎。症见红斑色暗，面色无华，头发稀疏，神疲乏力，腹满纳呆，腰膝酸软，畏寒肢冷，口淡不渴，面浮肢肿，便溏溲少；舌质淡嫩，舌体胖大，边有齿痕，苔白或白腐，脉沉细或沉迟。

[治法] 温肾壮阳，健脾利水。

[方选] 四君子汤合真武汤加减。

[药用] 党参 20g，白术 10g，白芍 20g，茯苓 20g，制附子 10g，木香 6g，陈皮 10g，黄芪 30g，山药 15g，车前子 10g，仙灵脾 10g，泽泻 10g，生姜 10g。水煎服。

[临证加减] 临证中见全身浮肿者，加防己、猪苓；腰痛者，加川断、杜仲；血尿者，加仙鹤草、地榆炭、二蓟炭等；纳呆者，加生麦芽、鸡内金。

4. 肝脾不和型

[临床表现] 面部红斑，反复发作，迁延不愈，症状随情绪变化而波动，性急易怒，心烦失眠，胸胁胀满，腹胀食少，头昏头痛，耳鸣失眠，月经不调或闭经；舌质淡红，苔薄白或薄黄，脉弦数。

[治法] 疏肝健脾。

[方选] 丹栀逍遥散加味。

[药用] 柴胡 10g，茯苓 20g，白术 10g，白芍 20g，当归 10g，丹皮 10g，栀子 10g，丹参 20g，枳壳 10g，郁金 10g，菊花 10g，白花蛇舌草 20g，甘草 10g。水煎服。

[临证加减] 临床上，若见月经不调或闭经者，加香附、益母草；腹胀食少者，加鸡内金、焦三仙；心烦多梦，加夜交藤、酸枣仁；面部斑疹较重者，加玫瑰花、鸡冠花。

5. 气滞血瘀型

[临床表现] 多见于盘状局限型、亚急性皮肤型红斑狼疮以及系统性红斑狼疮伴见血管炎、紫癜、心脏损害或肝脾肿大患者。斑色暗红，经久不愈，肢端清冷，遇寒青紫或白紫交替发作，色素沉着或异色，肌肤甲错，关节肌肉疼痛，伴胁肋胀痛，情志不畅，口渴不欲饮，月经不调或闭经；舌紫暗或有瘀斑，苔白脉细弦。

[治法] 理气活血，化瘀消斑。

[方选] 血府逐瘀汤加味。

[药用] 桃仁 10g，红花 10g，当归 10g，川芎 10g，白芍 20g，柴胡 10g，枳

壳 10g，桔梗 10g，川牛膝 10g，鬼箭羽 10g，连翘 10g，白花蛇舌草 20g，甘草 10g。水煎服。

　　[临证加减] 临证中见胁下痞块，加丹参、生牡蛎、郁金，或加服大黄䗪虫丸；月经不调者，加益母草、香附；皮损顽固难消，加威灵仙、乌梢蛇；斑疹色暗或色素沉着者，加玫瑰花、鸡冠花。

三、其他治疗

　　（1）中成药可应用昆明山海棠片，每片 50mg，每次 2~4 片，口服，每天 3 次；雷公藤总苷制剂按每天每公斤体重 1~1.2mg，分 2~3 次口服；青蒿浸膏片，每片 0.3g，每天 4~6 片，分 2~3 次口服。

　　（2）对急性发作或重型者，则宜进行中西医结合治疗，根据病情运用皮质类固醇激素、免疫抑制剂等。

四、外治法

　　皮损处涂龙珠软膏、白玉膏或黄柏霜，每天 1~2 次。

五、临证心法

1. 病机不离肾阴亏虚

　　韩老师认为，很多皮肤病症在临床表现上常常纷繁复杂，病程中变症百出，但每种疾病都有其特定的病机特征。红斑狼疮由于病程较长，证情复杂，病变脏器多，但其基本病机总为肾阴亏虚。如皮肤型红斑狼疮，病机上以肾阴亏虚、龙火上浮为内因，复受风热毒邪外侵，两邪相搏，瘀阻肤络而发病，临床上以滋阴降火、外散郁热为治疗大法，喜以知柏地黄汤灵活化裁，投之辄获速效。系统性红斑狼疮，虽证候错综复杂，但根本病机仍以肾阴不足为本，热毒瘀血为标，属本虚标实之证。据资料显示，系统性红斑狼疮患者有 92% 以上出现发热，其中约 70% 的患者以发热为初始症状而就诊，并可出现斑疹、关节痛、疲乏等症，与"温毒发斑"之症颇为吻合，如《诸病源候论·温病发斑候》云："表证未罢，毒气不散，故发斑疮，至夏遇热，温毒始发，出于肌肤，斑烂瘾疹，如锦纹也。"从病机而言，该病发展过程中，几乎都存在着不同程度的伤阴现象，如清代吴鞠通所说："温病最善伤阴。"因而，临证应以顾护肾阴肾精贯穿于本病治疗的始终。

2. 辨病与辨证结合

　　西医学对红斑狼疮的发病机制目前尚未完全明确，治疗上多用激素和免疫抑制剂等，常能短期内取得较为明显的临床效果，且对较严重的系统性红斑狼疮往往能够迅速稳定病情，但长期应用却存在着不可忽视的不良反应。

韩老师认为，本病诊断上，宜发挥西医临床诊断优势尽早明确诊断，而在治疗上则应以中医辨证施治为主。临床上坚持以西医辨病与中医辨证相结合，常能获得满意的临床疗效，且少有不良反应发生。如对皮肤型红斑狼疮，单用中医药治疗往往即可达到临床治愈的疗效。借助现代实验室诊断，对化验尿蛋白，加黄芪、党参，以及仙灵脾、菟丝子等；血尿者，加旱莲草、二蓟炭、地榆炭等；日晒后病情加重者，根据现代药理研究，加入青蒿、地骨皮等降低光敏作用的药物；对于系统性红斑狼疮患者，可采用中西药并用，以提高疗效，延长存活时间，减少并发症及降低死亡率；在病情平稳阶段，可逐步减少激素等西药用量，转以中医治疗为主，西医为辅，常可有效地控制病情，缓解症状，并且加速激素的递减，避免或减少药物的毒副反应，提高患者生存质量。

典型医案

王某，男，22 岁，2016 年 10 月 18 日初诊。患者颜面对称性暗红色斑片鳞屑 3 个月。无明显诱因于颜面部出现散在潮红斑片，未予以重视。后因病情逐渐加重，遂于 2016 年 10 月 12 日在西京医院就诊，确诊为"皮肤型红斑狼疮"（病理号：1610325）。经介绍来韩老师门诊求治。现颜面部可见暗红色不规则形斑片，境界清晰，对称分布，上覆黏着性鳞屑，不易剥除，遇热或日晒则皮损颜色鲜红，并略觉灼痒，无发热、身困乏力、关节疼痛、脱发等症状，食眠可，二便调，余无不适。西医诊断为皮肤型红斑狼疮；中医诊断为蝴蝶疮。辨证属阴虚火旺，风热瘀肤。治以益肾养阴，疏散风热，兼凉血散瘀。方用知柏地黄汤加味。

［**药用**］知母 10g，黄柏 10g，熟地 20g，山萸肉 10g，生山药 15g，茯苓 10g，泽泻 10g，丹皮 10g，青蒿 20g，地骨皮 10g，菊花 10g，白茅根 20g，鸡冠花 20g，鬼箭羽 10g，鱼腥草 20g。水煎服。并嘱咐避免日晒，忌食田螺、芒果、菠萝、灰灰菜、芹菜等光敏性食物，以及辛辣刺激饮食和酒、海鲜、荞面等。

服药 1 个月后二诊，皮损明显消退，色呈淡褐色，唯觉略有身困，大便微溏。药已中病，原方加党参 15g 继服。12 月 30 日二诊，面部皮损已完全消退，余无不适，以前方继服。2017 年 6 月 9 日三诊，病情未见反复，继以上方巩固治疗。

按：皮肤型红斑狼疮多由肾水亏损，龙火上浮，复外受风热，内外热邪相搏，瘀阻肤络而发为本病。本案病发于颜面皮肤，而内无所苦，从中医辨证分析而言，其病位虽在上在外，而其根源则在下在内，乃属本虚标实之证，治以滋阴涵阳，使内热去，则外无内应，风热易散。方用知柏地黄汤补阴配阳，下潜虚火，以治其本；地骨皮性味甘寒，以皮达皮，凉血退虚热，泄火下行，治有汗骨蒸；青蒿苦辛而寒，芳香逐秽，能入血分，清透邪热，领邪外出，退无汗骨蒸。

两药合用，故可使颜面肌肤火热得以外散下泻；配白茅根、菊花、鱼腥草，质地轻扬，性善上行，清散肌肤郁伏之风热。鸡冠花、鬼箭羽凉血解毒、活血散瘀，以去络中瘀热，使气血调畅，肌肤得以充养。诸药合用，标本兼治，动静相伍，内潜浮火，外散毒瘀，药证相合，故使诸症向安。

第十七节 结节性红斑

结节性红斑是由于真皮脉管和脂膜炎症引起的结节性皮肤病。皮损为肢体双侧对称性结节性损害，呈鲜红至紫红色，疼痛或压痛，一般不痒，常误诊为急性风湿热。病变好发于双膝以下小腿内侧，也可侵及小腿外侧、膝以上大腿，甚至侵及上肢，头面部少见。临床多见于青年女性，以春秋季发病者为多。根据其病因可分为特发型和继发型，特发型结节性红斑具体原因不明，而继发型结节性红斑病因复杂多样，包括感染、肿瘤、风湿性疾病、炎症性肠病、药物、妊娠等。其发病机制与免疫复合物的沉积及迟发型超敏反应有关。西医治疗主要为对症处理和应用糖皮质激素等，虽有较好的疗效，但往往容易复发，运用中医药治疗本病常疗效好，且复发率低。

本病因结节绕胫而生，犹如藤系瓜果，与中医的"瓜藤缠"相类。又类似于中医"湿毒流注""梅核火丹""室火丹""三里发""肾气油风"等。《医宗金鉴·外科心法要诀》云："此证生于腿胫，流行不定，或发一二处，疮顶形似牛眼，根脚漫肿……若绕胫而发即名瓜藤缠，结核数枚，日久肿痛"。

一、病因病机

结节性红斑多由饮食所伤，脾虚生湿，郁久化热，湿热下注，瘀阻脉络而发；或素体脾虚湿盛，阳气不充，卫外不固，复因久处寒湿之地，以致寒湿之邪乘虚外侵，凝结血络，气血不畅而发病。韩老师认为，本病初期多以邪实为主，日久多由实转虚，或虚中夹实。总以湿邪留着为发病之根本原因，而以经络阻隔、瘀血凝滞为其主要病机，并贯穿于病程始终。

二、分型论治

1. 湿热瘀阻型

[临床表现] 发病急骤，结节鲜红灼热，肿胀光亮，触之作痛，此起彼伏，发作不止，经久难愈，可有头痛，咽痛，关节痛，口渴，便干尿黄；舌质微红，

舌苔黄，脉滑数。

[**治法**] 清热利湿，凉血活血。

[**方选**] 萆薢渗湿汤加味。

[**常用药**] 萆薢10g，生薏苡仁20g，丹皮10g，紫草10g，茜草10g，白茅根15g，黄柏10g，赤芍10g，红花6g，独活10g，木瓜10g。

[**临证加减**] 结节红肿，触之灼热者，加忍冬藤、连翘；下肢水肿者，加车前子、防己、水蛭、益母草；咽痛者，加牛蒡子、玄参、板蓝根；关节疼痛者，加鸡血藤、青风藤。

2. 寒湿凝滞型

[**临床表现**] 结节暗红，此起彼落，缠绵不愈，遇寒加重，可伴面色苍白，口淡不渴，心悸肢凉，大便不干或有溏泄，舌质淡胖，苔白或腻，脉沉缓或迟。

[**治法**] 温经散寒，除湿通经。

[**方选**] 当归四逆汤加味。

[**常用药**] 当归10g，桂枝10g，芍药10g，细辛3g，通草6g，白术10g，茯苓20g，炒薏苡仁20g，独活10g，木瓜10g，炙甘草10g，大枣3枚。

[**临证加减**] 畏寒肢冷较著者，加制附子、生麻黄；胸闷纳呆、舌苔白腻，加苍术、厚朴；心悸者，加茯苓、远志。

3. 瘀血阻络型

[**临床表现**] 多见于病程较久者，皮损紫暗，质硬根深、疼痛拒按，活动或劳累后加重或复发，踝部水肿，舌质暗紫，或边有瘀点，脉沉涩或弦涩。

[**治法**] 活血通络，祛瘀散结。

[**方选**] 桃红四物汤加味。

[**常用药**] 桃仁10g，红花10g，当归10g，川芎10g，生地20g，赤芍10g，丹参20g，川牛膝10g，枳壳10，陈皮10g。水煎服。

[**临证加减**] 上肢病变者，加桂枝；结节质硬，顽固难化者，加浙贝母、白芥子、三棱、莪术；疼痛较甚者，加乳香、没药、玄胡；关节疼痛者，加羌活、独活、威灵仙；下肢肿胀者，加益母草、水蛭；体倦乏力者，伍黄芪、白术等；舌淡胖而见瘀络，苔白腻，加木瓜、萆薢。

根据辨证，临床还常配合服用大黄䗪虫丸、昆明山海棠片、复方丹参片等中成药，或静脉注射川芎嗪注射液、丹参注射液等以加强疗效。

三、外治法

（1）可外用青鹏软膏、龙珠软膏、积雪苷软膏、肝素钠软膏等。其中青鹏软膏，具有清热解毒、活血止痛之功效，现代药理研究证实其可促进局部血液循环，消炎、消肿。

（2）寒湿型或瘀血阻络者，可用软皮热敷散水煎热敷。

四、临证心法

1. 活血通络法贯穿始终

本病结节性皮损多为湿、热、瘀血以及痰湿等实邪阻结于经络而成。故以气滞血瘀、经络阻滞为本病的基本病机。因而，治疗又当以活血化瘀、疏通脉络贯穿于本病治疗的始末。若瘀滞得行、得散，则气血流畅而结节红斑可消。正如唐容川在《血证论》说："既已成瘀，不论初起已久，总宜散血，血散瘀去则寒、热、风湿均无遗留之迹矣。"本症初期多实证，治疗应以祛邪为主。临床中，以湿热相胶结，瘀阻络脉者相对多见，韩老师常选用清热利湿而兼通经活络之品，如忍冬藤、川牛膝、薏苡仁、萆薢、益母草等；痰湿阻者，治宜化痰通络，用浙贝母、白芥子等；对于热毒偏盛者，在重用清热时，也常伍用活血通络之品，如黄柏伍丹皮、连翘伍当归等，以免寒凉凝滞脉络伏郁邪气，致病情反复。日久由实转虚，或虚中夹实，治疗则当以扶正为主，佐以祛邪，攻补兼施。若湿热伤阴、脉中枯涩者，又当应用养阴生津、润通脉络之品，以涤邪外出，如白芍、当归、玄参等；气虚血瘀者，伍以益气之品，推血助行，并逐邪外出，如黄芪、党参等；对病程较久、邪气锢结难除者，可根据辨证在扶正的基础上，伍用桃仁、红花、三棱、莪术等活血散瘀，甚或伍以水蛭、地鳖虫、全蝎等虫类药物，搜剔络中顽瘀。

2. 重视湿邪的清除

湿邪既可由内而生，又可由外伤人。湿邪下注，留着肌腠，凝滞脉络，为本病发病的重要病机，也是本病病程较长，易于反复的主要原因。湿既伤人，变证最广，在本病发病过程中，湿邪既是发病的重要原因，又可作为新的致病因素，聚而成痰，瘀阻脉络，或郁而化热，伤阴耗血，或易伤人阳气，阻滞气机，或与风、寒、热、瘀等邪气相杂，合而为患。因而，治疗应时时重视除湿法的应用。在治湿时应以舒展气机，佐用淡渗为总的治疗原则，并根据辨证灵活用药。如兼有脾虚者，应健脾运湿，以绝水湿之源，药如党参、白术、茯苓、炒薏苡仁等；阳虚水湿不化者，宜温化水湿，药如桂枝、茯苓，甚则药用附子、干姜等。另外，还需注意的是，因湿性黏腻，善阻气机，常佐枳壳、陈皮、木香等以行气化湿；又风药胜湿，故常加用独活、荆芥等以助湿邪化散。对于湿热互结者，单用清热则助湿，纯用除湿则助热，故宜视湿热之偏盛，清利兼施。

典型医案

王某，女，26岁，住西安市南郊某小区，2013年5月27日初诊。主诉：双下肢伸侧散在红斑结节疼痛1个月。患者于1个月前，双侧小腿皮肤出现红色结节斑块，自觉疼痛，继而两腿沉重肿胀，部分皮损消退后留有淡褐色痕迹，食眠可，二便尚调。专科检查：双小腿稍有浮肿，皮肤散在大小不等的数个结节，以小腿伸侧多发，直径为1~3cm，色淡红至暗红，有压痛。舌淡红苔薄白，有齿痕，脉弦滑。尿常规检查未见异常。西医诊断：结节性红斑；中医诊断：瓜藤缠；辨证属湿热瘀阻，治宜活血通络、清利湿热。方以桃红四物汤加味。

［药用］桃仁10g，红花10g，当归10g，川芎10g，熟地10g，白芍15g，山楂20g，丹参20g，川牛膝20g，木瓜10g，连翘15g，萆薢10g，忍冬藤20g，陈皮10g，板蓝根20g。每日1剂，水煎2次混合后早晚分服；兼服地奥司明片，每日2次，每次2粒。

二诊（2013年6月4日）：服药7剂，近无新的结节出现，原皮损有所消散并缩小，已不觉疼痛，效不更方，继以前方治疗。

三诊（2013年7月2日）：病情稳定，无新疹出现，原有皮损消退，无不适，患处留淡褐色色素沉着。继服上方7剂巩固疗效。

四诊（2013年8月19日）：近因饮食辛辣油腻，又有数枚新发皮疹，但症状较前为轻微，余无不适。继治如前。

五诊（2013年9月2日）：服药14剂。诸症消失，嘱清淡饮食，以防复发。

按：本例病由湿邪下注，郁而化热，湿热阻络，聚而成形，故见红斑结节；脉络瘀阻，气血不通，故有疼痛；血不利则为水，故见下肢水肿，清·唐容川《血证论》所谓："瘀血化水，亦发水肿，是血病而兼水也。"综其脉症，证属湿热瘀阻，气血不通，总以邪实为主。崇"甚者独行"之旨，治以清利湿热，兼通血络，方以桃红四物汤加丹参、川牛膝、山楂活血化瘀；川牛膝活血利水，化瘀通络，并引药下行，直达病所，为必用之品；连翘、忍冬藤、板蓝根、萆薢清热解毒，通络散结；木瓜合陈皮理气和胃。诸药合用，重在祛邪，使邪去正安而病自愈。

第十八节　黄褐斑

黄褐斑是一种以面部发生黄褐色斑片为特征的获得性色素沉着性疾病。好发于面颊、鼻部、额部、颞部和口唇周围等部，表现为不规则的淡褐色至淡黑色斑片，边界清楚，抚之光滑，常对称分布，局部一般无自觉症状，日晒或疲劳后色素可加深，多发于青年女性，以 25~35 岁为高发年龄段。由于此病发生于面部，影响仪容，且缠绵难愈，对患者心理和社会交往影响较大。西医学认为，本病病因复杂，其诱发因素主要为日晒、内分泌、精神压力，其他危险因素有情绪性格、饮食习惯、大便情况、化妆品及护理方式等。但目前其真正发病机制尚不明确，亦无特效治疗方法。

中医将本病称为"黧黑斑""面色黧黑""面黑䵟""䵷黵"等。在《内经》中即有较多论述，如《素问·上古天真论》有云："女子……五七阳明脉衰，面始焦，发始堕，盖因阳明之脉气上荣于面，故其衰，发落而焦也。"又云："胃，足阳明也，是动则病洒洒振寒，善呻数欠，颜黑，此土病则水无所畏，故黑色反见于颜面也。"《灵枢·经脉》载："血不流则毛色不泽，故其面黑如漆柴者。"后世医家对该病多有发挥，文献中论述颇多。如陶弘景《养性延命录》中载："凡行途中，触热，逢河勿洗面，生乌䵟。"认为日晒以及感受风热等邪可发为本病。隋·巢元方《诸病源候论·面黑䵟候》谓："面黑䵟者，或脏腑有痰饮，或皮肤受风邪，皆令血气不调，致生黑䵟，五脏六腑、十二经血，皆上于面，夫血之行，俱荣表里，人或痰饮渍脏，或腠理受风，致血气不和，或涩或浊，不能荣于皮肤，故变生黑䵟。"《女科百问》《圣济总录》《普济方》《医学入门》等亦有"凡风客皮肤，痰渍脏腑，则面䵟黵"的相关记载，均认为本病由痰浊阻滞或风邪外犯，气虚瘀滞，肌肤不荣所致。

陈实功《外科正宗》则说："黧黑斑者，水亏不能制火，血弱不能华肉，以致火燥，结成黑斑，色枯不泽……此症不得于夫，及疑事不决者，多有之。"《疡医大全》也认同陈氏所说；《医宗金鉴》中亦载："黧黑䵟黵原于忧思抑郁，血弱不华，火燥结滞而生于面上，妇女多有之。"认为本病因情志不疏、精血不充，虚火上炎所致，多发于女性。清代何梦瑶《医碥》说："面黑，有胃阳虚，肾寒侮土，故黑色见于面唇，唇者，脾之华，土不胜水，故黑。"认为脾肾阳虚也可导致本病。可见，历来医家对本病论述颇为周详。

一、病因病机

黄褐斑的发病原因较为复杂，常常是由内外诸多病因共同作用的结果。韩老师认为本病的发生主要与肝、脾、肾三脏及气血功能的失调有着密切的关系。首先，情志不遂，肝失条达，气机不畅，血行瘀滞，或肝郁化火，灼伤阴血，血行不畅，以致颜面肌肤失养而发为色斑。其次，久病伤肾，或房劳过度，或年迈肾亏，以致精血渐损，不能上承，面部失于滋养也可发为本病；若肾水不足，虚火无制，上炎头面，暗耗精血，则可致皮肤色枯不泽，火燥结而成黑斑；或肾阳不足，命门火衰，鼓动精血周流上承无力，精血不能荣养面颊，血滞成瘀面生黑斑，外显肾脏本色。再则，由于忧思过度、饮食不节、劳累过度，渐伤脾气；或脾胃素弱，运化失常，脾失健运，气血化源不足，不能上荣于颜面；或因过食生冷，致脾阳虚衰，阴寒内盛，水湿不得运化，停留中焦，聚为痰饮，浸渍脏腑，循经壅遏头面气血；或脾虚失运，气机不畅，水湿不化，留滞中焦，久而化热，湿热内生，熏蒸于面部等均可发为本病。

就外因而言，本病还可因日晒，不当使用化妆品以及感受风燥等邪，致令气血不和，肌肤失荣而发，但外因通常只是作为发病的诱因，而内因仍是本病的根本原因。

中医学认为久病成瘀。韩老师认为，本病病程较长，在其病因之中，肝郁、脾虚、肾虚乃至邪气外犯，最终均能致气血不和，脉络瘀滞而"形之于面"，如肝气郁结，气血失疏而致瘀；肝肾阴虚，虚火上炎，燥结成瘀；脾肾阳衰，寒则血凝；脾失健运，气血不足，鼓动无力而致瘀；而风邪外犯，也可致脉络失和，气血不畅而致瘀。故本病以气血瘀滞为其病机关键而贯穿始终。

二、分型论治

黄褐斑的发生与肝、脾、肾三脏及气血功能有关，韩老师临床将其分为肝郁气滞型、脾虚痰湿型、肝肾阴虚型、脾肾阳虚型、血瘀型等5型辨治。

1. 肝气郁结型

［临床表现］面部斑呈黄褐色，对称分布于颧部、鼻部、唇周，边界尚清，伴胸胁或乳房胀痛，烦躁易怒，经前斑色加深，月经不调，经色紫暗有块，一般在月经前后斑色加深，易并发子宫肌瘤、乳腺增生等症；舌质淡红，苔薄白，脉弦。

［治法］疏肝理气。

［方选］丹栀逍遥散加减。

［常用药］丹皮10g，栀子10g，柴胡10g，当归10g，白芍20g，茯苓20g，白术10g，红花10g，鸡冠花20g，玫瑰花10g，凌霄花10g，菊花10g，甘草10g。

［临证加减］伴有月经不调者，加益母草、香附；烦躁易怒者，加夏枯草、合欢皮；伴有失眠者，以茯神易茯苓，加龙骨、珍珠母等；伴胸胁或乳房胀痛，加枳壳、木香、郁金，如行经腹痛，加延胡索、五灵脂等。

2. 脾虚湿阻型

［临床表现］面部淡褐斑片，斑色隐隐，边界不清，自边缘向中央逐渐加深，对称分布于鼻翼、前额、口周，轮廓模糊，伴见神疲乏力，腹胀纳差，大便不

调，月经后期经色浅淡；舌质淡，边有齿痕，苔白或腻，脉沉缓。

[治法]健脾益气，活血消斑。

[方选]六君子汤或参苓白术散加减。

[常用药]半夏10g，党参20g，茯苓20g，白术10g，扁豆10g，山药20g，桔梗10g，薏苡仁20g，陈皮10g，红花10g，鸡冠花20g，玫瑰花10g，凌霄花10g，菊花10g，炙甘草10g。

[临证加减]伴腹胀者，加厚朴、枳壳；伴失眠者，加酸枣仁、远志等；倦怠乏力者，加黄芪等。

3. 肝肾阴虚型

[临床表现]面部为深褐色或黑褐色斑片，大小不等，形状不规则，轮廓易辨，对称分布于目周、颜面，常伴头晕目眩，腰膝酸软、耳鸣眼涩，失眠多梦，五心烦热，女子不孕、月经不调，男子早泄、遗精等；舌红少苔，脉沉细。

[治法]补益肝肾，降火祛斑。

[方选]六味地黄汤加减。

[常用药]山萸肉10g，山药12g，熟地24g，茯苓10g，丹皮10g，泽泻10g，女贞子20g，旱莲草10g，红花10g，鸡冠花20g，玫瑰花10g，凌霄花10g，菊花10g。

[临证加减]遗精者加莲子、芡实；腰酸者加桑寄生、川断；虚火过盛时，加知母、黄柏；精神不振，郁闷烦躁者，可加合欢花、栀子。

4. 脾肾阳虚型

[临床表现]斑色为灰黑色，状如蝴蝶或地图，多分布于颧骨或面颊等部位，伴腰膝酸软，遇寒后加剧，手脚冰凉，睡眠差，纳差腹泻，怕冷尿频，舌淡苔白，脉沉迟。

[治法]温补脾肾。

[方选]桂附地黄丸加味。

[常用药]制附子10g，肉桂5g，山萸肉10g，山药12g，熟地24g，茯苓10g，丹皮10g，泽泻10g，仙茅10g，仙灵脾10g，红花10g，鸡冠花20g，玫瑰花10g，凌霄花10g，菊花10g。

[临证加减]若阳虚畏寒不著，可不用桂、附，可酌加巴戟天、鹿角霜；腹泻腹痛者，加炒白术、党参；尿频者，加菟丝子、桑螵蛸。

5. 气血瘀滞型

[临床表现]斑色灰黑或紫暗，境界清楚，可伴肌肤甲错，腹冷痛经、月经

夹有血块，舌紫暗，有瘀点、瘀斑，脉涩。

　　[**治法**] 温经活血，化瘀祛斑。

　　[**方选**] 血府逐瘀汤加味。

　　[**常用药**] 柴胡 10g，桃仁 10g，红花 10g，当归 10g，赤芍 10g，川芎 10g，枳壳 10g，桔梗 10g，鸡冠花 20g，玫瑰花 10g，凌霄花 10g，菊花 10g，六月雪 10g，丝瓜络 10g，甘草 10g。

　　[**临证加减**] 伴痛经者，加香附、玄胡；便秘者，加酒大黄；神疲乏力者，加黄芪、党参等。

　　[**中成药**] 祛斑玉容丸（院内制剂），该药由柴胡、当归、白芍、玉竹、黄芪、茯苓、白术、红花、郁金、丹皮、青蒿、栀子、玫瑰花、甘草等 10 余味中药组成，具有疏肝健脾、活血祛斑的作用。临床常与辨证方药合用，或病轻及愈后巩固疗效时单服本药。也可根据辨证选用景天祛斑胶囊、六味地黄丸等。

三、外治法

　　祛斑面膜：选用茯苓、白及、僵蚕、白附子、白芷、当归、川芎等药物，研细末，加入适量蜂蜜、水调成糊状，常规清洁面部后，取适量涂于面部，辅以离子喷雾器的热蒸汽和负离子，30 分钟后洗净。每周 1 次，10 次为 1 疗程。

　　面部刮痧：面部刮痧是以水牛角或玉石为材料制作的鱼形刮痧板刺激穴位，沿经络刮拭，配合不同的植物精油，用刮拭、提捏、挑刺等手法刺激肌肤而使其血脉通畅，起到活血化瘀、通经活络等作用，最终达到使黄褐斑逐渐消退的目的。每周 1 次。

　　面针：用特制微针针刺面部相应穴位，达到活血化瘀，通络祛斑作用。每次留针 30 分钟，每日 1 次，10 次为 1 个疗程。

　　水针：川芎注射液、当归注射液、胎盘注射液、复方丹参注射液等任选一种注射于肺俞、心俞、膈俞、肝俞、脾俞、胃俞、肾俞、关元俞、三焦俞等穴位，每次选取 2~3 个穴位，隔日 1 次，1 个月为 1 个疗程，两个疗程之间间隔 7 天。

　　耳穴压籽：根据不同证候选穴，两耳交替治疗，找到以上证候穴位敏感点后，用胶布粘贴王不留行籽贴在穴位敏感点上，每天进行按压刺激 2 次，3 日 1 帖，十帖为一疗程。

四、临证心法

1. 重视运用活血化瘀法

　　《素问·调经论》曰："人之所有者血与气耳。"《灵枢·邪气脏腑病形》篇云："十二经脉，三百六十五络，其气血皆上于面而走空窍。"若气血运行不畅，脉络瘀阻，肌肤失养则可发为色斑，如《灵枢·经脉》云："血不流则毛色不泽，故其面黑如漆柴者。"《难经·二十四难》曰："脉不通，则血不流，血不流，则色泽去，故面黑而鬐，此血先死。"韩老师认为本病病程较长，"久病必瘀"，其病机关键为气血不和，血脉瘀滞，故有医家谓"有斑必有瘀，无瘀不成斑"。临证宜在辨证论治的基础上，伍入活血化瘀之品，使气血调和，肌肤得养，则斑自消。

韩老师认为，气血贵在流通，本病治疗当以"通"法贯穿治疗始终，但"通"法不可机械地理解为活血通络一法。如因于气滞者，理气行气以通之；由于血瘀者，活血化瘀以通之；责之痰浊者，祛痰化浊以通之；火燥凝滞者，疏散润燥以通之；诸虚不足，脉络枯涩而不通者，则辨证给以益气、温阳、填精、养血等补而通之。

2. 善于应用花类药物

"皮毛之疾"，病发于表，内关脏腑，尤其与肺关系密切，故治疗宜针对上焦特点，首选"如羽"之品。花类属植物精华之所聚，韩老师常以其多质轻清扬而善达于上，性轻浮而行于肌肤，在治疗黄褐斑时，每多选用。常用有红花、玫瑰花、月季花、凌霄花、菊花（五花祛斑汤）。红花性味辛温气香善于走窜，内而脏腑，外而皮毛，经络筋骨，凡有血瘀皆能消而散之；玫瑰花和月季花为同科近亲植物，玫瑰花被誉为解郁圣品，偏于行气解郁、利血散瘀而祛斑；月季花因每月开花，与女子月经暗合，故除具玫瑰花的主治外，更有调经而祛斑的作用；凌霄花性善上行，善治面、鼻血瘀、血热之症；菊花质地轻清，性味甘淡，以清肝经风热。"诸花皆升"，均具有上行头面之效，故"五花"配合而善治血瘀型之黄褐斑及其他色素沉着。

3. 注重内外合治

本病治疗常收效较缓。临床除内服药物外，韩老师还重视配合外用药物及中医特色疗法，使疗效显著，内外合用，内治其本，外治其标，多管齐下。外治法如配合祛斑面膜、面部刮痧、面针、耳穴压籽等以加强活血消斑之功。临床上，韩老师还常嘱患者对患部及相应的穴位进行按摩，以疏通经络、行气活血，从而淡化色斑。穴位按摩可选三阴交、阴陵泉、地机、膻中、关元、气海、肾俞、足三里和脾俞等，如果配合针灸治疗，则常会有更显著的效果。

4. 强调日常调摄

黄褐斑的病因较为复杂，临床应根据其发病原因进行适当的调节，以利于病情恢复。对于因情志不遂、心烦易怒等不良情绪导致本病的发生或加重者，应进行相应的情志疏导。对于中医辨证证属脾胃虚弱或肾精不足等的患者，还应嘱其慎起居、节饮食、远房帷等。

另外，本病常于日晒后加重，故宜注意防护，尽量减少日晒，并可外用具有防晒作用乳膏等；在饮食上，宜忌食黄花菜、灰灰菜、芹菜、芒果、菠萝、田螺等光敏性食物，并适当多食有助于防止光敏的食物如绿豆、西红柿、茵陈等。

典型医案

赵某，女，30岁，1997年7月2日初诊。主诉：面部色素沉着斑5年余，加重2个月。患者5年前于怀孕期间面部出现色素沉着斑，产后4年色素斑未消失，后来做过人工流产术，术后色素斑面积逐渐扩大，颜色加深，发展到整个面部，病后服用祛斑胶囊、维生素C等，疗效不佳，转求韩教授治疗。刻诊：整个面部均可见深褐色色素沉着，边缘模糊不清，伴有腰膝酸软，耳鸣头晕，白带清稀量多，四肢发凉，月经量少色淡，食眠尚可，二便调；舌质暗红，苔白厚，脉沉细。西医诊断：黄褐斑；中医诊断：面尘。辨证属肾阳亏虚，治以温阳补肾，活血祛斑。方用金匮肾气汤加减：熟地24g，山萸肉12g，山药12g，丹皮10g，茯苓15g，泽泻10g，黄芪30g，枳壳10g，红花10g，玫瑰花10g，凌霄花10g，菊花10g，仙灵脾10g，附子10g（开水先煎30分钟），肉桂5g（后下）。每日1剂，开水煎2次混合后早晚饭后服。局部进行中药祛斑面膜倒膜、面部刮痧治疗。

二诊（1997年7月18日）：面部色斑较前变淡，腰膝酸软及四肢发凉有所好转，余证同前。前方去仙灵脾，加芡实30g，继服。

三诊（1997年8月4日）：面部色斑较前明显变淡，腰膝酸软、耳鸣头晕及四肢发凉症状基本消失，有少量白带，月经量较前增多一些，色红。前方去肉桂、附子，加六月雪10g，并加服祛斑玉容丸，每日2次，每次6g（约30丸）口服。继治1个月余，色素斑消失，其他症状也随之消失，病告痊愈。1年后随访未复发。

按：本案为胎产所伤，致肝肾精血亏损，不能上荣于面而燥结成斑；肾不足，腰膝酸软，耳鸣头晕；血弱则经水量少而色淡；阴损及阳，肾气失其温煦固摄之能，故见四肢不温，带下量多质清。舌脉之象，属肾阳不足。方以金匮肾气汤加仙灵脾温阳补肾、填补精血以上承于头面；诸花质轻上行，活血消斑；枳壳行气调中，以免诸药滋补滞碍脾胃；芡实健脾固肾，固摄精微而止带。证药相合，故有良效，更加服祛斑玉容丸以益气养血、活血消斑，配合面膜倒膜及刮痧促进局部血行，祛除色斑，均有提高治疗效果的作用。

第四章　用药心得

第一节　特色用药

一、半枝莲

【性味归经】味辛苦；性寒。归肺、肝、肾经。

【功能主治】清热解毒，散瘀止血，利尿消肿。主治热毒痈肿，咽喉疼痛，肺痈，肠痈，瘰疬，毒蛇咬伤，跌打损伤，吐血，衄血，血淋，水肿，腹水及癌症。

【文献摘录】《泉州本草》：清热，解毒，祛风，散血，行气，利水，通络，破瘀，止痛。内服主血淋，吐血，衄血；外用治毒蛇咬伤，痈疽，疔疮，无名肿毒。

《南京民间药草》：破血通经。

【皮科应用阐微】银屑病多因血分热盛，或湿热蕴肤，复为风热之邪相为召引，内外合邪，相搏肌肤而发病。病久入络，瘀阻络脉，营卫不和，肌肤失养，而致病情加重。故银屑病之发病多与风（湿）热、血热、血瘀有着密切关系。韩老师认为，半枝莲功能清热解毒而无凝滞气机之弊，利水消肿使邪从下走而无燥伤阴液之虑；此外，因其还兼有散瘀通络之功，既能通调营卫，以充养肌肤，使邪气无外犯之机，又可调达肌肤络脉，使瘀滞于血络的邪气外出有路。现代药理研究证实，半枝莲抗肿瘤效果明显，具有增强机体免疫力、诱导肿瘤细胞凋亡、抗致突变作用、抑制端粒酶活性、抑制肿瘤细胞增殖等作用。临床常以本品作为治疗银屑病之要药，对于血热或风热型银屑病，以及热证夹湿、夹瘀型银屑病均可应用。

对于银屑病证属风热者，常伍以金银花、连翘、荆芥、防风、菊花、蝉蜕等，常以半枝莲方加减；证见邪阻络瘀者，配用当归、赤芍、红花，以及威灵仙、乌梢蛇、全蝎等，多用桃红四物汤化裁；证属热入血分，热瘀互结者，合用丹皮、丹参、生地等，每用凉血四物汤加减。

【用量用法】煎服常用量：12g。

二、蜈蚣

[**性味归经**] 味辛；性温，有毒。归肝经。

[**功能主治**] 息风镇痉，攻毒散结，通络止痛。用于小儿惊风，抽搐痉挛，中风口歪，半身不遂，破伤风，风湿顽痹，疮疡肿毒，风癣白秃，瘰疬结核，毒蛇咬伤等。

[**文献摘录**]《本草纲目》：按杨士瀛《仁斋直指方》云，蜈蚣有毒，惟风气暴烈者可以当之，风气暴烈，非蜈蚣能截能擒，亦不易止，但贵药病相当耳。设或过剂，以蚯蚓、桑皮解之。又云，瘰疮一名蛇瘴，蛮烟瘴雨之乡，多毒蛇气，人有不服水土风气，而感触之者，数月以还，必发蛇瘴，惟赤足蜈蚣，最能伏蛇为上药，白芷次之。然蜈蚣又治痔漏、便毒、丹毒等病，并陆羽《茶经》载《枕中方》治瘰疬一法，则蜈蚣自能除风攻毒，不独治蛇毒而已也。

《医学衷中参西录》：蜈蚣，走窜之力最速，内而脏腑，外而经络，凡气血凝聚之处皆能开之。性有微毒，而转善解毒，凡一切疮疡诸毒皆能消之。

[**皮科应用阐微**] 蜈蚣辛温小毒，入肝经，为皮肤病治疗中常用虫类药。其性善行不守，能内行脏腑，外达肌肤，功擅通行经络、搜风活血、解痉止痛、解毒散结。韩老师认为本品以通络止痛、解毒散结的功用最为突出，且善能引药达于病所；又因其善能搜剔脉络中锢结之痰湿瘀毒等邪，使气血津液布散有常，肌肤腠理得以荣养，故又有"以通为补"之功，临床用之得当，常能屡建奇功。其功效表现在以下几个方面。

1. 用作引经药

韩老师认为，蜈蚣功善开通经脉，能为诸药之先导，引药深入病灶而有引经药之用，用以治疗病发于四肢末端以及外阴的皮肤病变。盖因发于四肢末梢的皮肤病症，如硬皮病、慢性湿疹、神经性皮炎、白癜风等，常由病久入络，气血闭阻，药力难达，以本药伍入辨证方中，则可作为向导之官，通关夺险，引领诸药直达病所。足厥阴肝经"循股阴，入毛中，过阴器"，而本品尚能入于肝经而能通络解毒，故可作为引经药，治疗肝经湿热下注，或肝肾精血不足，复感秽毒所致的外阴部病变，如外阴部湿疹、神经性皮炎、带状疱疹、生殖器疱疹以及阴茎扁平苔藓等。

2. 蠲痹通络

叶天士谓"其初在气在经，其久在络在血"。皮肤病每多顽难之症，多由病久入络，易入而难出，而致经脉瘀阻，气血不通，故非虫蚁搜剔之类而不能通之。对于硬皮病，症见肌肤麻木不仁、肿胀、坚厚甚至萎缩等，证属阳气不足，寒湿阻络，痰瘀互结，肌肤失荣者，韩老师每以蜈蚣伍以温阳散寒之附子、麻黄、桂枝、细辛、水蛭，或通络化痰之浙贝母、白芥子、地鳖虫、螃蟹等，使通经活络，气血周流，肌肤得以充养，临床常收佳效。

3. 祛除顽湿

对于神经性皮炎、慢性湿疹等，症由顽湿锢结，脉络不通，津血不荣，燥胜生风所致者，大抵类同于叶天士所说"邪与气血混同一所"。临床治疗时，若常法乏效，韩老师则因"蠕动之物可以松动病根"，在辨证方中伍以本品取效。临床常与地肤子、白蒺藜、白术、茯苓、羌活等伍用。

4. 解毒散结

邪毒盘踞肌腠脉络，常致气血凝滞，津液停留，久而痰毒瘀阻，聚结成形，发为结节、斑块、囊肿等，病如瘢痕疙瘩、聚合性痤疮、结节性痒疹、头部脓肿性穿掘性毛囊周围炎以及瘰疬痰核等。临床治疗时，韩老师常在辨证方中伍以本品以加强拔毒散结之效。外用方瘢痕软坚散，由本品与乌梅肉、威灵仙、山豆根等组成，具有活血解毒、软坚散结、收敛止痒作用，适用于痰毒瘀阻、气血凝聚所致的瘢痕疙瘩以及外伤性瘢痕等，为韩老师临床所喜用。

5. 通络止痛

关节型银屑病、带状疱疹后遗神经痛等为皮肤科常见的疼痛性皮肤病，治疗颇为棘手。就其发病机制而言，常为邪气入络，阻隔气血或痰瘀胶阻所致，韩老师常谓为"顽麻肿痛，不是痰便是瘀"。临床上，韩老师常在辨证方中伍用蜈蚣以通经络而除痹痛。如筋骨痹痛者，常伍青风藤、马钱子等；带状疱疹后遗神经疼痛者，常以本品配伍元胡、马钱子等。

在临床用药中，尚需注意的是，蜈蚣属温燥有毒之品，宜小其量而用，以免耗伤阴血；对于血虚生风者及孕妇当禁用本品。有报道患者在用药后出现过敏性瘙痒、皮疹、消化系统疾病，或蛋白尿、溶血性贫血、急性肝肾功能损害等，故在使用中应注意患者个体差异，密切观察用药后的反应，根据病情调整药量，确保用药安全。韩老师临证应用本品，轻症常用1条，重者不过2条，且去其头足，以减小毒性。

[**用法用量**] 内服：煎汤，1~2条；研末，0.5~1g；或入丸、散。外用：适量，研末撒、油浸或研末调敷。

三、白茅根

[**性味归经**] 味甘；性寒。归肺、胃、膀胱经。

［**功能主治**］凉血止血，清热利尿。治热病烦渴，血热吐血，衄血，尿血，肺热喘急，胃热哕逆，热淋涩痛，小便不利，水肿，黄疸。

［**文献摘录**］《本经》：主劳伤虚羸，补中益气，除瘀血、血闭寒热，利小便。

《本经逢原》：治胃反上气，五淋疼热及痘疮干紫不起。

《本草正义》：寒凉而味甚甘，能清血分之热，而不伤于燥，又不黏腻，故凉血而不虑其积瘀，以主吐衄呕血。泄降火逆，其效甚捷，故又主胃火哕逆呕吐，肺热气逆喘满。且甘寒而多汁液，虽降逆而异于苦燥，则又止渴生津，而清涤肺胃肠间之伏热，能疗消谷燥渴。又能通淋闭而治溲血下血，并主妇女血热妄行，崩中淋带。又通利小水，泄热结之水肿，导瘀热之黄疸，皆甘寒通泄之实效。然其甘寒之力，清泄肺胃，尤有专长，凡齿痛龈肿、牙疳口舌诸疮，及肺热郁窒之咽痛腐烂诸证，用以佐使，功效最著，而无流弊。

《医学衷中参西录》：味甘，性凉，中空有节，最善透发脏腑郁热，托痘疹之毒外出；又善利小便淋涩作疼、因热小便短少、腹胀身肿；又能入肺清热以宁嗽定喘；为其味甘，且鲜者嚼之多液，故能入胃滋阴以生津止渴，并治肺胃有热、咳血、吐血、衄血、小便下血，然必用鲜者其效方著。春前秋后剖用之味甘，至生苗盛茂时，味即不甘，用之亦有效验，远胜干者。并认为：白茅根甘凉之性，既能清外感余热，又能滋胃中津液。至内有郁热，外转觉凉者，其性又善宣通郁热使达于外也。

［**皮科应用阐微**］韩老师认为白茅根清热凉血而止血，养胃生津而止渴，具有清热而兼透散、凉血而不致瘀、味甘而不泥膈、性寒而不碍胃、利尿而不伤阴的特点。虽属于根类，但其质地轻扬，善行于上，善能宣散肌表，尤其是头面之郁热，故临证见头面颈项及胸背部皮肤潮红、肿胀、渗出、脱屑、瘙痒等证属血热或热瘀者，如面部激素依赖性皮炎、痤疮、酒糟鼻、脂溢性皮炎、银屑病等，每多用之。

对于过敏性紫癜、紫癜性肾炎伴血尿，证属血热妄行者，治疗时常以本品配小蓟、仙鹤草、生地炭等，常用方如紫癜方。因"其甘寒之力，清泄肺胃，尤有专长，凡齿痛龈肿、牙疳口舌诸疮，及肺热郁窒之咽痛腐烂诸证，用以佐使，功效最著，而无流弊"。韩老师还常以本品配石膏、天花粉、生甘草，煎液含漱或含服，用以治疗口疮。

［**用量与用法**］煎服常用量：20~30g，鲜品30~60g。以鲜品为佳。

四、地肤子

［**性味归经**］味辛、苦；性寒。归肾、膀胱经。

［**功能主治**］清热利湿，祛风止痒。主治小便涩痛，阴痒带下，风疹，湿疹，

皮肤瘙痒等。

[**文献摘录**]《名医别录》：去皮肤中热气，散恶疮，疝瘕，强阴，使人润泽。

《滇南本草》：利膀胱小便积热，洗皮肤之风，疗妇人诸经客热，清利胎热，湿热带下。

《本草原始》：去皮肤中积热，除皮肤外湿痒。

《寿域神方》：治肢体疣目，地肤子、白矾等份。煎汤频洗。

《本草求真》：医书所谓益精强阴，非真具有补益之能，不过因其热除，而即具有坚强之意耳。

《日华子本草》：治客热丹肿。

[**皮科应用阐微**]地肤子辛能发散，苦能燥湿，寒能清热，质地轻清，能上行达表，去肌肤积热，又可苦寒走下，清利湿热，引肌肤湿热随小便而下。对于皮肤瘙痒诸症，病由风邪作祟，尤其是风湿热邪蕴积于肌肤所致者，用之最宜；对于阳气不固、风寒外客者，则宜辨证伍入辛温剂中。

如证属风湿热邪或风热相搏肌肤，症见皮肤红斑水疱、风团瘙痒等，如水痘、荨麻疹；或津伤血燥，症见红斑脱屑，伴见瘙痒等，如银屑病、面部皮炎、玫瑰糠疹等，常伍用金银花、连翘、白茅根、蝉蜕、浮萍等，常用方为消风汤合本品化裁，以及荆防止痒汤、半枝莲方等；治疗小儿荨麻疹、丘疹性荨麻疹，证属风热或风热兼湿者，常用地肤子 15g、蝉蜕 8g，水煎 2 次取汁约 150ml，加红糖适量，分 3 次服。此小品方为韩老师临床常用经验效方。

若湿热浸淫肌肤，泛溢皮表，症见肌肤湿烂、皮肤瘙痒等，如急性湿疹、漆疮、接触性皮炎等，则配以白鲜皮、黄连、黄柏等；兼阴伤者，加生地、玄参等；痰湿久蕴肌肤，或顽湿锢结，化燥生风，肌肤瘙痒无度，久治难愈，出现皮肤苔藓样斑片，状如松皮者，常配威灵仙、苦参等，并伍乌梢蛇、全蝎等虫类药。

气虚不固，风寒外客者，如慢性顽固性荨麻疹，伴有怕风畏寒、容易感冒者，韩老师常用经验方为：地肤子 20g，桂枝 10g，白芍 20g，炙甘草 6g，黄芪 30g，白术 10g，防风 15g，荆芥 10g，蝉蜕 10g，阳虚较甚者，配附子、干姜等。肝郁脾虚，风湿蕴肤，如慢性湿疹、神经性皮炎等，配伍羌活、白蒺藜、合欢皮等，常用方如丹栀消风汤；肝肾精血不足，血燥生风，如老年性皮肤瘙痒症等，常配入当归、制首乌等，常用方如当归饮子。

本品可用治疗各种皮肤病症，如荨麻疹、丘疹性荨麻疹、老年性皮肤瘙痒症，以及银屑病、玫瑰糠疹、神经性皮炎、湿疹、水痘等等。而地肤子气微，故用量宜大，但其药性偏寒，量大则恐药过病所，直下中焦，且有寒凝之虑。炒制后则既减其寒凉之性，又助其辛散达表。故韩老师强调，为增其止痒之功，应用本品时，应以炒制为宜。

另外，本品也常用于外洗剂中，如治疗荨麻疹，常用地肤子、苍耳子等洗浴；治疗扁平疣，常用地肤子 300g，白矾 50g（烊化），加水 2000ml 煎汤擦疣，每日 2~3 次；疖疮结节，常用地肤子、苦参、槟榔、莪术各 30g，生百部 60g，蛇床子、川楝子、威灵仙、山豆根各 30g，花椒 10g，水煎外洗。

［**用量用法**］煎服常用量：20~30g，止痒以炒用为佳。外用适量，煎汤熏洗。

五、浙贝母

［**性味归经**］味苦；性寒。归肺、心经。

［**功能主治**］清热化痰，散结解毒。治风热咳嗽，肺痈喉痹，瘰疬，疮疡肿毒等。

［**文献摘录**］《本草正义》：象贝母，苦寒泄降，而能散结……主金疮者，苦降清热之功也，不仅可以内服，亦可外作掺药。后人以象贝通治阳证痈疡，消肿退热，殊有捷效，亦本于此。

《本草正》：大治肺痈肺痿，咳喘，吐血，衄血，最降痰气，善开郁结，止疼痛，消胀满，清肝火，明耳目，除时气烦热，黄疸淋闭，便血溺血；解热毒，杀诸虫及疗喉痹，瘰疬，乳痈发背，一切痈疡肿毒，湿热恶疮，痔漏，金疮出血，火疮疼痛，较之川贝母，清降之功，不啻数倍。

《本草从新》：去时感风痰。

《本草纲目拾遗》：解毒利痰，开宣肺气，凡肺家夹风火有痰者宜此。

《山东中草药手册》：清肺化痰，制酸，解毒。治感冒咳嗽，胃痛吐酸，痈毒肿痛。

［**皮科应用阐微**］浙贝母性味苦寒，既有化痰散结之功，又善能解毒清热，故对皮肤热毒，尤其是痰热结聚之证，尤其适用。

另外，浙贝母虽性味苦寒，但又有辛散邪气的作用，较之其他苦寒之品，又无寒凝邪气、闭塞气机的弊端，如《本草正义》云："象贝母，味苦而性寒，然含有辛散之气。故能除热，能泄降，又能散结。今人乃以通治风热、温热、时气热邪，则寒能胜热，辛能散邪也。"故对于皮肤病证属邪气在表者，正可以因势利导，达邪出表。

现代药理研究认为，浙贝母的重要活性成分为浙贝甲素和浙贝乙素，具有镇咳祛痰、镇痛抗炎、抗氧化、抗细胞增殖、逆转耐药作用、抗菌、抗肿瘤等作用。临床应用时，可根据具体病症灵活伍用。如痤疮，证属痰热瘀结，症见丘疹、结节、囊肿、瘢痕等色红坚实者，常以本品伍以连翘、夏枯草、生牡蛎、皂刺等治疗；扁平疣、尖锐湿疣等，证属热痰瘀阻肌肤者，常以本品合桃红四物汤加麻黄、薏苡仁、板蓝根、大青叶等活血解毒、清热散结之品治疗；疗疮疖肿、热壅血瘀者，常以本品合金银花、连翘、蒲公英、紫花地丁、天葵子、花粉等；头部穿掘性毛囊周围炎，证属痰瘀胶结者，可用本品合穿山甲、花粉、陈皮等，或伍入桃红四物汤。

[**用量用法**] 煎服常用量：10g；也可研末冲服或外用。

六、制马钱子

[**性味归经**] 味苦；性温，有大毒。归肝、脾经。

[**功能主治**] 通络止痛，散结消肿。常用于治疗风湿顽痹，麻木瘫痪，跌仆损伤，痈疽肿痛，小儿麻痹后遗症，类风湿关节痛等。

[**文献摘录**] 《外科全生集》：能搜筋骨入髓之风湿，祛皮里膜外凝结之痰毒。《医学衷中参西录》：开通经络，透达关节之力，远胜于它药。

[**皮科应用阐微**] 马钱子虽有毒，但炮制得法、药用量小，伍入扶正剂中，则无需虑其毒副作用；味虽极苦，却非但无伤脾败胃之患，反有开胃进食之功；性虽极寒，却非但无寒凝血脉之过，反有行血止痛之效。在皮肤科临床中，常以马钱子伍入辨证方药中，以治疗伴有明显疼痛症状的皮肤病，如带状疱疹、关节型银屑病，用之得当，每收捷效，且未见明显不良反应。

（1）带状疱疹后遗神经痛。带状疱疹（后遗）神经痛，为毒邪搏结络脉，不通则痛，用马钱子通络止痛，力猛效捷，最为合拍，有利于迅速缓解患者症状，稳定患者焦虑情绪。而根据临床经验，运用马钱子治疗带状疱疹所致的神经疼痛最具奇效。对该病证属邪毒瘀络者，常以本品合桃红四物汤化裁治疗；证属肝胆湿热者，治以本品合龙胆泻肝汤加减；证属气血虚弱者，则以本品加入六君子汤中化裁治疗。

（2）关节型银屑病。前贤所谓："气虚之处，便是邪留之所。"关节型银屑病常由寻常型银屑病发展而成，多因风湿热邪蕴结肌肤脉络，变生痰瘀，胶结不去，加之患者素禀肝肾不足，或久病及肾，真元暗耗，筋骨不荣，以致邪气深入，瘀结筋脉骨节之间，故见筋骨关节肿痛，屈伸不利等。对于病情较久，关节疼痛或畸形，常药乏效者，必得马钱子通关行瘀，使邪出有路，并止痹痛。临床应用时，常以本品合威灵仙、秦艽、青风藤、鸡血藤、半枝莲、忍冬藤，甚或乌梢蛇、蜈蚣、全蝎等，伍入辨证方中治疗。

另外，制马钱子对硬皮病、脉管炎、癫痫病也有很好疗效。

马钱子具有很强的通经络、散结聚、消肿毒之功，然而向来医家多畏其剧毒，善用者罕有。故对其进行正确地炮制则显得尤其重要。张锡纯所言："治之有法，则有毒者，可至无毒。"在炮制马钱子时，应油炸或在砂子中翻炒，至毛净，皮内紫红色为度，方可入药。

[用法用量] 研末冲服，每日 0.3~0.6g；水煎服常用量：每日 0.9g。

七、蝉蜕

[性味归经] 味甘；性寒。归肺、肝经。

[功能主治] 散风热，宣肺，定痉。治外感风热，咳嗽音哑，麻疹透发不畅，风疹瘙痒，小儿惊痫，目赤，翳障，疔疮肿毒，破伤风。

[文献摘录]《本草分经》：甘，寒，轻清。散风热，发痘疹，退目翳。治皮肤疮疹及小儿夜啼。

《医林纂要》：缓肝养肺，去血热，除风湿。

《本草备要》：其气清虚，味甘寒，故除风热；其体轻浮，故发痘疹；其性善退，故退目翳，催生下胎；其蜕为壳，故治皮肤疮疡瘾疹；其声清响，故治中风失音；又昼鸣夜息，故止小儿夜啼。

《本草纲目》：蝉，主疗一切风热之证，古人用身，后人用蜕。大抵治脏腑经络，当用蝉身；治皮肤疮疡风热，当用蝉蜕。

《医学衷中参西录》：无气味，性微凉。能发汗，善解外感风热，为温病初得之要药。又善托瘾疹外出，有皮以达皮之力，故又为治瘾疹要药。与蛇蜕并用，善治周身癫癣瘙痒。若为末单服，又善治疮中生蛆，连服数次其蛆自化。为其不饮食而时有小便，故又善利小便；为其为蝉之蜕，故又能脱目翳也。又，蝉蜕，其前之两大足甚刚硬，有开破之力。若用之退目翳，消疮疡，带此足更佳；若用发汗，则宜去足，盖不欲于发表中，寓开破之力也。

[皮科应用阐微] 蝉蜕性味甘咸而凉，轻浮宣散，长于清散风热，开宣肺窍，清肝热，为治风热外感、温病初起之要药，对发热、咽痛音哑尤为常用，又为宣散风热、透疹之要药，为瘾疹、皮肤瘙痒常用之品。韩老师常以本品伍入辨证方中，治疗神经性皮炎、荨麻疹、银屑病、玫瑰糠疹、过敏性紫癜等属风热袭表、热郁腠理者，常收良效。

治疗小儿风热型荨麻疹或丘疹性荨麻疹，证属风热或风热夹湿者，常用蝉蜕 8g、地肤子 15g 煎汤，以红糖调味，疗效较好，且味甘适口，便于服药。

[用法用量] 煎服常用量：3~10g。一般病证用量宜小；止痉则需大量。

八、浮萍

[性味归经] 味辛；性寒。归肺、膀胱经。

[功能主治] 发汗解表，透疹止痒，利尿消肿。治疗外感风热，发热无汗证；麻疹透发不畅，风疹瘙痒；水肿，小便不利。

[**文献摘录**]《本经》：主暴热身痒，下水气，胜酒，长须发，止消渴。

《别录》：下气，以沐浴生毛发。

《唐本草》：主火疮。

《本草拾遗》：末敷面皮干；捣汁服之，主水肿，利小便；又人中毒，取萍子暴干末，酒服方寸匕；又为膏长发。

《日华子本草》：治热毒风热疾，热狂，肿毒，汤火疮，风疹。

《本草图经》：治时行热病，亦堪发汗。

《滇南本草》：发汗，解毒。治疥癞，疥癣，祛皮肤瘙痒之风。

《本草纲目》：主风湿麻痹，脚气，打扑损伤，目赤翳膜，口舌生疮，吐血，衄血，癜风，丹毒。

《玉楸药解》：辛凉发表。治瘟疫斑疹，中风歪斜，瘫痪；医痈疽热肿，瘾疹瘙痒，杨梅，粉刺，汗斑。

《岭南采药录》：凡患风斑，以紫背浮萍沐浴数次；凡中水毒，手足至肘膝俱冷，用之煎水浸洗。

《中国药植图鉴》：捣汁涂敷虫咬伤。

[**皮科应用阐微**]浮萍药性可上可下，具有宣发肺卫，解表达邪，祛风止痒之功，又可利尿消肿，故古人谓其"发汗胜于麻黄，下水捷于通草"。韩老师认为本品轻浮升散，善透毛窍，解表发汗，在皮肤科临床上常有以下几方面作用。

（1）祛风止痒。浮萍性寒而味辛能散，质轻上浮，故能开发腠理，促使皮里膜外之风邪与寒、湿、热等邪外达，从而达到止痒的作用。常用治邪气郁表所致之风疹、湿疹、荨麻疹、神经性皮炎等。若证属风热者，常以本品与蝉蜕、薄荷、荆芥、防风、牛蒡子等同用，或伍入消风汤、荆防止痒汤中以解表清热、疏风止痒；风寒者，多与黄芪、桂枝、荆芥、防风等合用，或伍入桂枝汤或当归四逆汤中以解表散寒，祛风止痒；风湿锢结肌肤、络脉者，多与地肤子、羌活、白鲜皮、乌梢蛇等合用，或伍入丹栀消风汤中，以除湿解表、搜风止痒。

（2）发汗宣痹。浮萍味辛而能发散，专入气分，促邪气外达，故为发汗之轻剂，功类麻黄；又其性寒而降，兼清血热，导热下行，利尿消肿，从而可达到调和气血、宣痹通络的功能。临床上常与黄芪合用治疗皮痹；还可用于白癜风之治疗，在韩老师治疗白癜风的自拟方萍香丸中，即以浮萍为君药。

另外，浮萍可以引药达表，作为引经药使用；浮萍有良好的解酒作用，用于因酒而引起的各种皮肤病；本品还有"长须发"之功，故可与升麻同用，治各型脱发。

[**用法用量**]煎服常用量：3~9g。外用适量，煎汤浸洗。

九、合欢皮

[**性味归经**] 味甘；性平。归心、肝、肺经。

[**功能主治**] 安神解郁，活血消痈。主治心神不安、忧郁、失眠、内外痈疡，跌仆伤痛等。

[**文献摘录**]《本经》：主安五脏，和心志，令人欢乐无忧。

《本草纲目》：和血，消肿，止痛。

[**皮科应用阐微**] 合欢皮为豆科植物合欢的树皮，有安神解郁、活血消痈的功效，多用于皮肤病伴见失眠多梦、郁郁寡欢、心神不安者。

本品入心、肝二经，有安神止痒之功，故常用于皮肤病证属血燥生风、心肝火旺者，如神经性皮炎、银屑病、老年性皮肤瘙痒等症，用之得当，常取捷效。

若见皮肤病症伴忿怒忧郁、烦躁不宁、失眠多梦者，常用本品使五脏安和，心志欢悦而利于某些皮肤病恢复，常单用本品或与酸枣仁、郁金等合用，伍入辨病方药中应用。本药价廉易得，可代酸枣仁，减轻患者负担，故每喜用之。

若症见皮肤痈疡、疮毒者，证属热壅血瘀者，常取本品活血祛瘀、消痈止痛之功，配用蒲公英、鱼腥草、连翘等清热解毒之品，相须为用。

本品属皮类中药，有以皮达皮之作用，可引诸药外达肌表，且有活血之功，故常用以治疗多种顽固性皮肤病，病久入络，伴有气血瘀滞者，如硬皮病、皮肤淀粉样变性、银屑病、神经性皮炎等。

治疗神经性皮炎、瘙痒症、痒疹类以剧烈瘙痒为主，伴有失眠等症状者，常在辨证方中加用本品，并配以酸枣仁、夜交藤，谓之"安神三药"，共奏安神止痒的作用。

[**用法用量**] 煎服常用量：20~30g。

十、蛇床子

[**性味归经**] 味辛苦；性温，有小毒。归肾、脾经。

[**功能主治**] 温肾壮阳，燥湿杀虫，祛风止痒。用于男子阳痿，阴囊湿痒，女子宫寒不孕，寒湿带下，阴痒肿痛，风湿痹痛，湿疮疥癣。

[**文献摘录**]《本草经疏》：蛇床子，味苦平；《别录》辛甘无毒；今详其气味，当必兼温燥，阳也。故主妇人阴中肿痛，男子阴痿湿痒，除痹气，利关节，恶疮。《别录》温中下气，令妇人子脏热，男子阴强，令人有子。盖以苦能除湿，温能散寒，辛能润肾，甘能益脾，故能除妇人男子一切虚寒湿所生病。寒湿既除，则病去，性能益阳，故能已疾，而又有补益也。

《本草新编》：蛇床子，功用颇奇，内外俱可施治，而外治尤良。若欲修合丸散，用之于参、芪、归、地、山萸之中，实有利益，然亦宜于阴寒无火之人，倘阴虚火动者，服之非宜。

《本经逢原》：蛇床子不独助男子壮火，且能散妇人郁抑，非妙达《本经》经义，不能得从治之法也。

《本草正义》：蛇床子，温暴刚烈之品，《本经》虽称其苦辛。然主治妇人阴中肿痛，男子阴痿湿痒，则皆主寒湿言之，必也肾阳不振，寒水弥漫，始可以为内服之品。甄权已谓其有毒，濒湖且谓蛇虺喜卧其下，食其子，盖产卑湿汗下之地，本系湿热之气所钟，其含毒质可知。观雷敩制法，以浓蓝汁同浸，再以生地黄汁拌蒸，无非监制其燥烈之性。故近今医籍，绝少用为内服之药，况市肆中以为贱品，皆不炮制，而可妄用以入煎剂乎。《本经》又谓除痹气，利关节，癫痫，则燥烈之性，本能通行经络，疏通关节，然非寒湿，及未经法制者，慎弗轻投。《本经》又主恶疮，则外治之药也。外疡湿热痛痒，浸淫诸疮，可作汤洗，可为末敷，收效甚捷，不得以贱品而忽之。

[皮科应用阐微] 蛇床子性温味苦，既能温肾壮阳，又能燥湿杀虫、祛风止痒，是一味温阳止痒药。且可通行经络，善走宗筋而作为外阴皮肤病症治疗的引经药。肾主二阴，若肾阳不足，湿热留恋，瘀结难去，致前后二阴部尖锐湿疣、单纯疱疹、龟头部扁平苔藓反复发作，临床常以本品伍入辨证方中治疗；若寻常型银屑病及点滴型银屑病等由风热外犯，与湿邪相合，蕴阻肤络所致者，常以本品配伍荆芥、防风、地肤子、白鲜皮等治疗，常用方如半枝莲方；对于肝郁脾虚，湿热下注所致湿疹、神经性皮炎等，常与独活、白蒺藜、荆芥、防风等相合，伍入丹栀消风汤中治疗；肝经湿热下注所致的外阴部带状疱疹、生殖器疱疹、阴囊潮湿等，则合入龙胆泻肝汤加减治疗。

本品也常作为外用药使用。如配苦参、川楝子、黄柏、白鲜皮、生百部等水煎外洗，治疗外阴湿疹、神经性皮炎、阴虱、股癣等。据报道，单用本品水煎湿敷，具有抑制渗出、消炎的作用，可用治急性渗出性皮肤病，也可研细调入凡士林中外涂，治疗小儿糜烂型湿疹。

[用法用量] 煎服常用量：6~9g。外用适量，煎汤浸洗。

十一、水蛭

[性味归经] 味咸苦；性平，有毒。归肝、膀胱经。

[功能主治] 破血，逐瘀，通经。常用治月经闭止、癥瘕积聚腹痛、蓄血、干血成痨，损伤瘀血作痛、痈肿丹毒等症。

[文献摘录]《汤液本草》：水蛭，苦走血，咸胜血，仲景抵当汤用虻虫、水蛭，咸苦以泄蓄血，故《经》云有故无殒也。

《本草经疏》：水蛭，味咸苦气平，有大毒，其用与虻虫相似，故仲景方中往往与之并施。咸入血走血，苦泄结，咸苦并行，故治妇人恶血、瘀血、月闭、血瘕积聚因而无子者。血蓄膀胱，则水道不通，血散而膀胱得气化之职，水道不求其利而自利矣。堕胎者，以其有毒善破血也。

《本草汇言》：水蛭，逐恶血、瘀血之药也。

《本草经百种录》：凡人身瘀血方阻，尚有生气者易治，阻之久，则无生气而难治。盖血既离经，与正气全不相属，投之轻药，则拒而不纳，药过峻，又反能伤未败之血，故治之极难。水蛭最喜食人之血，而性又迟缓善入，迟缓则生血不伤，善入则坚积易破，借其力以攻积久之滞，自有利而无害也。

《神农本草经》：主逐恶血、瘀血、月闭，破血瘕积聚，无子利水道。

《别录》：堕胎。

《本草衍义》：治伤折。

[**皮科应用阐微**] 水蛭，功可活血化瘀、消癥破结，为临床常用的佳品，应用得当，每起沉疴，古今贤达，发挥尽致。如近代张锡纯对其推崇备至，谓其"破血而不伤新血，纯系水之精华生成，于气分丝毫无损而瘀血默消于无形，真良药也"。

韩老师认为，本品化瘀消癥作用峻猛，有破气伤血之虑，血瘀较甚时才应用本品，且每结合患者体质，配伍以补气养血之品，常用治硬皮病、过敏性紫癜等病程积久，有瘀血征象者，如皮肤坚厚、肿块，结节，瘀斑瘀点等，每收全功。

硬皮病属中医之"皮痹"，韩老师认为本病由气虚血弱，外受寒邪所侵，日久导致血流不畅，瘀滞于肤，筋脉失养而变硬萎缩，并且"皮痹无热证"，治疗中宜温宜通，最忌寒药。水蛭有虫类药搜剔走窜，活血通络之性，属血肉有情之品，吴鞠通称其"无癥不入，无坚不破……久病癥结不散者，非此不可"，故为韩老师治疗皮痹必用之品，在辨证选方基础上常配伍黄芪、党参益气生血行血；合蜈蚣、全蝎、地鳖虫、乌梢蛇加强走窜通络活血；因血得温则行，得寒则凝，故常以本品伍以桂枝、细辛、干姜加强温经通阳，以助行血之功；又因气为血帅，气行则血行，气滞则血瘀，故常配以枳壳、合欢皮理气行气，推血运行，攻补兼施，配伍严谨，效捷而无弊。

[**用法用量**] 煎服常用量：3~9g。入丸、散，每日 0.5~1.5g，大剂量每日 3g。体弱血虚、无瘀血停聚及孕妇忌服。

十二、白鲜皮

[**性味归经**] 味苦；性寒。归脾、肺、小肠、胃、膀胱经。

[**功能主治**] 清热燥湿，祛风止痒，解毒。主治：风热湿毒所致的风疹，湿

疹，疥癣，黄疸，湿热痹。

[**文献摘录**]《本草原始》：白鲜皮，入肺经，故能去风，入小肠经，故能去湿，夫风湿既除，则血气自活而热亦去。治一切疥癞、恶风、疥癣、杨梅、诸疮热毒。

《本草求真》：白鲜皮，阳明胃土，喜燥恶湿，一有邪入，则阳被郁不伸，而热生矣。有热自必有湿，湿淫则热益盛，而风更乘热至，相依为害，以致关节不通，九窍不利，见为风疮疥癣，毛脱疽黄，湿痹便结，溺闭阴肿，咳逆狂叫，饮水种种等症，治宜用此苦泄寒咸之味，以为开关通窍，俾水行热除，风息而症自克平。奈世不察，猥以此为疮疡之外用，其亦未达主治之意耳。然此止可施于脾胃坚实之人，若使素属虚寒，切勿妄用。

《药性论》：治一切热毒风，恶风，风疮、疥癣赤烂，眉发脱脆，皮肌急，壮热恶寒。

[**皮科应用阐微**]韩老师认为，皮肤病证属热证者为多，而白鲜皮，苦能泄热，寒能清热，又能"入肺经，故能去风，入小肠经，故能去湿，夫风湿既除，则血气自活而热亦去"。故临床凡见到皮肤瘙痒、潮红、脱屑等症，辨证属于风热湿毒结聚肌肤腠理者，每可辨证伍入。常用治各种瘙痒性皮肤病，如神经性皮炎、皮肤瘙痒症等；以及过敏性疾病，如荨麻疹、湿疹、接触性皮炎、药疹、日光性皮炎；还用于治疗多种红斑鳞屑性皮肤病，如银屑病、类银屑病、玫瑰糠疹、脂溢性皮炎等等。如《本草正义》谓其"气味甚烈，故能彻上彻下，通利关节，胜湿除热，无微不至也"。临床应用时，常与白蒺藜、白茅根配伍，合称止痒三白，有透热散邪、祛风止痒之效。另外，临床以本品配伍除湿解毒之龙胆草、黄芩、蛇床子等治疗外阴湿疹等症，亦颇有效验。

除热证外，临床上也常取其止痒之功，灵活配伍，治疗其他病因所致的皮肤病证，尤其是伴有瘙痒症状者。如与养血润燥之制何首乌、当归等合用，治疗血虚风燥之老年性冬季皮肤瘙痒症；或配伍温阳散寒之桂枝、干姜等，治疗风寒袭表之寒冷型荨麻疹。

临床内服外用均可，外用洗剂可用至30g，内服用量不宜过大，常用量15g，量大每致人腹胀恶心，《本草求真》也载："然此止可施于脾胃坚实之人，若使素属虚寒，切勿妄用。"

[**用法用量**]煎服常用量：6~15g。外用适量，煎水洗或研末敷。

十三、蒲公英

[**性味归经**]味甘，微苦；性寒。归肝、胃经。

[**功能主治**]清热解毒，消肿散结，利尿通淋。常用治疗疮肿毒，乳痈，瘰

病，目赤咽痛，口舌生疮，肺痈，肠痈，湿热黄疸，热淋涩痛等。

[**文献摘录**]《本草述》：蒲公英，甘而微余苦，是甘平而兼有微寒者也。希雍有曰：甘平之剂，能补肝肾。味此一语，则知其入胃而兼入肝肾矣，不然，安能凉血、乌须发，以合于冲任之血脏乎？即是思之，则东垣所谓肾经必用者，尤当推而广之，不当止以前所主治尽之也。

《本草新编》：蒲公英，至贱而有大功，惜世人不知用之。阳明之火，每至燎原，用白虎汤以泻火，未免太伤胃气。盖胃中之火盛，由于胃中土衰也，泻火而土愈衰矣。故用白虎汤以泻胃火，乃一时之权宜，而不可恃之为经久也。蒲公英亦泻胃火之药，但其气甚平，既能泻火，又不损土，可以长服久服而无碍。凡系阳明之火起者；俱可大剂服之，火退而胃气自生。但其泻火之力甚微，必须多用，一两，少亦五、六钱，始可散邪辅正耳。或问：蒲公英泻火，止泻阳明之火，不识各经之火，亦可尽消之乎？曰：火之最烈者，无过阳明之焰，阳明之火降，而各经余火无不尽消。蒲公英虽非各经之药，而各经之火，见蒲公英而尽伏，即谓蒲公英能消各经之火，亦无不可也。

《本草正义》：蒲公英，其性清凉，治一切疔疮、痈疡、红肿热毒诸证，可服可敷，颇有应验，而治乳痈乳疖，红肿坚块，尤为捷效。鲜者捣汁温服，干者煎服，一味亦可治之，而煎药方中必不可缺此。

《滇南本草》：敷诸疮肿毒，疥癞癣疮；祛风，消诸疮毒，散瘰疬结核；止小便血，治五淋癃闭，利膀胱。

《本草纲目》：乌须发，壮筋骨。

《随息居饮食谱》：清肺，利嗽化痰，散结消痈，养阴凉血，舒筋固齿，通乳益精。

[**皮科应用阐微**]蒲公英功能清热解毒、消肿散结，为解毒凉血之要药，如《本草新编》云："蒲公英虽非各经之药，而各经之火，见蒲公英而尽伏，即谓蒲公英能消各经之火，亦无不可也。"其气甚平，既能清热泻火，又不伤阳损脾，内服外敷均有效验。临床常根据辨证，与他药配伍，用治多种热毒壅结肌肤所致的皮肤病症。如与金银花、野菊花、紫花地丁、赤芍、蚤休等合用，治疗火毒炽盛所致的疔疮痈疽、丹毒、毛囊炎、脓疱疮等症。也常与鱼腥草、连翘、丹参等合用，伍入辨证方药中治疗血热或湿热上熏所致的各种青年痤疮，尤其是以口周及双颌部为著者；还可配鸡冠花、石斛等，伍入清胃散和玉女煎中，治疗胃热上炎所致之口周皮炎、剥脱性唇炎等。配夏枯草、牡蛎、浙贝母等，可用于痰热瘀结所致的瘰疬痰核；因本品又兼能清利湿热，临床常配伍车前草、木通、滑石、淡竹叶等，治疗湿热淋证等。

现代药理学研究，蒲公英具有抗菌、抗真菌、抗肿瘤、抗胃溃疡、利胆、保肝等作用。临床上所见的感染化脓性皮肤病及泌尿生殖系统感染症多数属热毒或湿热之证，选用蒲公英治疗常可有效，一般不会有不良反应。但少数皮肤感染属于阴寒证，无热象，或由阴不配阳，虚火上炎，病程多较长，患者体质虚弱。若不加辨证而滥用蒲公英治疗各种感染，则可能出现食欲减退、倦怠、疲乏、出虚汗、面色苍白等不良反应。感染灶并无好转之象。故不能将蒲公英清热解毒之功效简单地视作抗菌消炎而加以滥用，以免产生不良反应。

《本草纲目》载本品尚可"乌须发，壮筋骨"，"养阴滋肾、疏肝解郁、和胃止痛"；《随息居饮食谱》又云本品能"养阴凉血，舒筋固齿，通乳益精"。现代药理学亦证明其内含肌醇，确有促进毛发生长的作用。据临床观察还发现，本品清热利湿，有较好的祛脂作用，可减少油脂的分泌，有助于脂溢性脱发症状的改善。临床可配侧柏叶、桑叶、菊花、丹参等增强其凉血清热之功，合墨旱莲、女贞子、桑椹、枸杞等增其益阴养精之效，可治疗血分热盛、精血不荣所致之青少年白发症、脂溢性脱发等。

［**用法用量**］煎服常用量：15~30g；捣汁或入散剂，适量。外用：捣敷。

十四、苦参

［**性味归经**］味苦；性寒。归心、肝、胃、大肠、膀胱经。

［**功能主治**］清热燥湿，祛风杀虫，利尿。常用于热痢，便血，黄疸尿闭，赤白带下，阴肿阴痒，湿疮，皮肤瘙痒，疥癣麻风。

［**文献摘录**］《本草正义》：苦参，大苦大寒，退热泄降，荡涤湿火，其功效与芩、连、龙胆皆相近，而苦参之苦愈甚，其燥尤烈，故能杀湿热所生之虫，较之芩、连力量益烈。近人乃不敢以入煎剂，盖不特畏其苦味难服，亦嫌其峻厉而避之也。然毒风恶癞，非此不除，今人但以为洗疮之用，恐未免因噎而废食耳。

《长沙药解》：《金匮》苦参汤，治狐惑蚀于下部者，以肝主筋，前阴者宗筋之聚，土湿木陷，郁而为热，化生虫蜃，蚀于前阴，苦参清热而去湿，疗疮而杀虫也。当归贝母苦参丸，用之治妊娠小便难，以土湿木陷，郁而生热，不能泄水，热传膀胱，以致便难，苦参清湿热而通淋涩也。

《名医别录》：疗恶疮下部疡。

陶弘景：恶病人酒渍饮之，患疥者服亦除，盖能杀虫。

《药性论》：治热毒风，皮肌烦燥生疮，赤癞眉脱。

《滇南本草》：凉血，解热毒，疥癞，脓窠疮毒。疗皮肤瘙痒，血风癣疮，顽皮白屑，肠风下血，便血。消风，消肿毒，痰毒。

［**临证应用阐微**］苦参功能清热燥湿、祛风杀虫，现代药理研究证实，苦参主要含苦参碱、氧化苦参碱，有镇静、抗过敏、抑杀金黄色葡萄球菌、痢疾杆

菌、阿米巴原虫滴虫、皮肤真菌等作用。临床上，本品既可内服，也可外用。

（一）内服

用作内服时，韩老师常在辨证方中伍入本品以治疗多种湿热郁伏所致的皮肤病，如荨麻疹、湿疹、神经性皮炎、结节性痒疹、皮肤瘙痒症。配入丹栀消风汤，治疗神经性皮炎、慢性湿疹等；合荆芥、防风、金银花、连翘、赤芍、地肤子、蝉蜕、白鲜皮等，治疗慢性荨麻疹等。

本品清热燥湿，兼利小便，故能治疗湿热火毒下移所引发淋证、带下、阴部溃烂等病变，如与黄柏、龙胆草等合用，治疗赤白带下、阴部瘙痒等；配车前草、木通、瞿麦、甘草等，治疗湿热或心火下移之淋证；配浙贝母、当归等治疗泌尿系感染、前列腺炎及前列腺增生所致的小便不利、淋漓涩痛等；配以黄柏、土茯苓、败酱草、炒槐角等药，合入甘草泻心，治疗湿毒上冲而复下注，上下交病的狐惑病。

《素问·至真要大论》曰："诸痛痒疮，皆属于心。"《类经·疾病类》亦曰："热甚则疮痛，热微则疮痒，心属火，其化热，故疮疡皆属心也。"故热邪蕴结肌肤血络是导致皮肤产生"诸痛痒疮"的主要病因。《本草经百种录》云："苦参，专治心经之火，与黄连功用相近。"故苦参善治皮肤"痒疮"，配当归、丹参、白花蛇舌草、连翘等，治疗头面生疮、粉刺疙瘩、湿疹刺痒、酒糟鼻赤等。

然而需注意的是，苦参入煎剂内服时，用量宜少，且不宜久服，以免伤人正气。正如《本草汇言》所言："盖此药味苦气腥，阴燥之物，秽恶难服，惟肾气实而湿火胜者宜之；若火衰精冷，元阳不足，及年高之人，胃虚气弱，非所宜也。况有久服而致腰重者，因其专降而不升，实伤肾之谓也，何有补肾补阴之功乎？"

（二）外用

苦参外用治疗皮肤病症时，应用范围非常广泛。如本品与山豆根、威灵仙、黄柏、生百部、生地榆、生商陆等组成生地榆方水煎药浴或湿敷，治疗热郁肌肤，或热邪夹风、夹湿搏结肌肤所致的银屑病；与黄柏、白鲜皮、白矾、生地榆、苍术、马齿苋相伍，组成溻洗散，治疗急性湿疹、手足癣、体股癣、疥疮、阴虱等证属湿热蕴肤或虫毒作痒之病症；《女科经纶》说："妇人阴痒，多属虫蚀所为，始因湿热不已。"故在治疗湿热下注，腐化生虫所致之外阴瘙痒症、滴虫性或真菌性阴道炎，以及湿毒下行"蚀于前阴"的白塞综合征等，常用溻洗散或以苦参合蛇床子、百部、黄柏等煎汤熏洗；对尖锐湿疣反复发病的患者，在行二氧化碳激光治疗后1周左右，待创面结痂后，可以本品配伍香附、木贼、露蜂房、板蓝根、生牡蛎、土贝母、生薏苡仁等，先行药物坐浴治疗。

[**用法用量**] 煎服常用量：6~9g。外用适量，煎汤洗患处。

十五、青蒿

[**性味归经**] 味苦辛，性寒。归肝、胆经。

[**功能主治**] 清热解暑，除蒸，截疟。常用于暑邪发热，阴虚发热，夜热早凉，骨蒸劳热，疟疾寒热，湿热黄疸。

[**文献摘录**]《本草图经》：青蒿，治骨蒸劳热为最，古方多单用之。

《神农本草经》：青蒿，味苦寒。主疥瘙，痂痒，恶疮，杀虱，留热在骨节间，明目。

《食疗本草》：益气，长发，补中，明目，煞风毒。治骨蒸。烧灰淋汁，和石灰煎，治恶疮瘢痏。

《日华子本草》：长毛发，发黑不老，兼去蒜发，心痛热黄，生捣汁服并敷之。

《本草新编》：青蒿，专解骨蒸劳热，尤能泄暑热之火，泄火热而不耗气血，用之以佐气血之药，大建奇功，可君可臣，而又可佐可使，无不宜也。但必须多用，因其体既轻，而性兼补阴，少用转不得力。又青蒿之退阴火，退骨中之火也，然不独退骨中之火，即肌肤之火，未尝不共泻之也，故阴虚而又感邪者，最宜用耳。又青蒿最宜沙参、地骨皮共享，则泻阴火更捷，青蒿能引骨中之火，行于肌表，而沙参、地骨皮只能凉骨中之火，而不能外泄也。

《重庆堂随笔》：青蒿，专解湿热，而气芳香，故为湿温疫疠要药。又清肝、胆血分之伏热，故为女子淋带、小儿痉痢疳蜃神剂，《本草》未言，特为发之。

[**皮科应用阐微**] 青蒿苦寒而清热，芳香而透散，为阴虚骨蒸潮热之要药，尤其用于无汗之骨蒸潮热，或不明原因之低热，可使阴分或骨间之伏热透达外散。又因其芳香气清，既能清解暑邪，又可醒脾化湿，可用于夏季感受暑湿，虽苦寒而不伤脾胃。如《本草从新》所云："凡苦寒药多与胃家不利，唯青蒿芬芳袭脾，宜血虚有热之人，以其不犯冲和之气尔。寒而泄泻者，仍当避之。"

在皮肤病变中，若热邪郁于肌表，当遵"火郁发之"的原则，因势利导，透邪外达。而青蒿性味辛寒，质地轻扬，性善上行外达，既能清虚热，又能兼清实热，故善于透散在肌表，尤其是病在人体上部头面部位的郁热或暑热之邪。陈士铎《洞天奥旨》载："日晒疮，乃夏天酷烈之日曝而成者也，必先疼后破，乃外热所伤，非内热所损也……故止须消暑热之药，如青蒿一味饮之，外用末药敷之即安。"并详载青蒿饮制用法为："青蒿一两，捣碎，以冷水冲之，取汁饮之，将渣敷疮上，数日可愈。如不愈，加用柏黛敷之即安。"足见青蒿确有清散肌肤热邪之功。现代研究证实，青蒿中的有效成分青蒿素具有抗光敏作用，其有效成分青蒿琥酯、其衍生物蒿甲醚临床具有抗光敏作用，对患者光敏感改善明显，并对紫外线照射后受损的 HaCaT 细胞有一定的保护作用，故也常以本品用于光敏性皮肤病的治疗。

临床上常用本品治疗某些由日光照射诱发、遇日晒或遇热而病情加重的皮肤病，如盘状红斑狼疮、晒伤、光敏性药疹、慢性光化性皮炎、烟酸缺乏症、黄褐斑、酒皶样皮炎、面部激素依赖性皮炎等等。若能配伍运用得当，临床常能获得较好疗效。

韩老师临证，将本品与白茅根、菊花、鱼腥草等配合运用，以起到清散肌肤蕴热的作用。并常以上述诸药伍入辨证方中，治疗阳热瘀结的面部激素依赖性皮炎、酒皶样皮炎、风热上犯之晒伤、光敏性药疹、面部接触性皮炎，以及肝肾阴虚的皮肤型红斑狼疮等。

将本品与鳖甲、龟甲、牛膝等相合，以养阴透热，治疗皮肤病热邪深伏阴分，兼见夜热早凉、热退无汗、能食消瘦、舌红少苔、脉细数等。

另外，青蒿又能入血而凉血止血，故用治于紫癜等血热所致的皮肤出血病症；青蒿鲜品煎液外洗或捣汁外涂，还可用于皮肤湿痒、疥癣、漆疮、水火烫伤等病变的治疗。

[**用法用量**] 煎服常用量：10~20g（量大常致恶心）。外用适量，煎汤外洗或捣汁外涂患处。

十六、海浮石

[**性味归经**] 性味咸、寒；入肺、肾经。

[**功能主治**] 清肺化痰，软坚散结，通淋。治疗痰热喘嗽，老痰积块，瘿瘤，瘰疬，淋病，疝气，疮肿，目翳等。

[**文献摘录**] 朱震亨：海石，治老痰积块，咸能软坚也。

《本草纲目》：浮石，气味咸寒，润下之用也。故入肺除上焦痰热，止咳嗽而软坚，清其上源，故又治诸淋。

《本草正》：消食，消热痰，解热渴热淋，止痰嗽喘急，软坚癥，利水湿。

[**皮科应用阐微**] 海浮石性味咸寒，咸能软坚，寒能清热，又体虚轻浮，故能治疗痰热胶结肌肤之病症。临床上，常以本品配合连翘、浙贝母、生牡蛎、皂角刺、夏枯草等治疗痰热互结之聚合型痤疮、头部脓肿性穿掘性毛囊周围炎以及闭合性粉刺等；伍以土贝母、香附、木贼、板蓝根、蜂房、山豆根、连翘、威灵仙等水煎外洗，以治疗热毒痰瘀结聚肌表的疣类皮肤病症等。

韩老师认为，海浮石虽属石类药，但质轻走上，而无沉降之性，中空似肺，专入肺经，善化肺中老痰顽痰。临床上，对于系统性硬皮病合并肺痹（肺纤维化），症见痰多、气短、呼吸表浅等，辨证属痹邪阻肺、痰瘀胶结者，常以本品合白芥子、浙贝母等治疗。本品内服外用，伍入辨证方药中治疗"垢着病"，常收良效，已成为韩老师治疗该病的必用之药。

[**用法用量**] 煎服常用量：20g。外用适量，煎水湿敷或外洗。

典型医案

郭某某，男，55岁，2008年4月13日初诊。主诉：四肢、肩背部皮肤颗粒状，瘙痒11年余。现四肢伸侧及肩背部可见粟粒至绿豆大小圆锥形丘疹密集成片，皮损处可见抓痕及血痂、皮肤肥厚粗糙，触之坚硬。自觉瘙痒明显，性急易怒，食纳尚可，大便偶见稀糊不成形，小便畅；舌质红，苔白润，脉弦滑。皮肤组织病理切片（2008年4月19日报告，病理号：2008448）为"皮肤淀粉样变"。西医诊断：皮肤淀粉样变；中医诊断：松皮癣。辨证属肝郁气滞，痰浊阻络，治以疏肝活血、化痰通络，方用丹栀消风汤加味。药用：丹皮10g，栀子10g，柴胡10g，当归10g，白芍20g，白术10g，茯苓20g，甘草10g，乌梢蛇10g，葛根10g，合欢皮20g，蝉蜕10g，海浮石20g，僵蚕10g。水煎服。另服蒺藜丸，每日2次，每次6g，饭后温开水送服。局部以软皮热敷散热敷及刮痧治疗，每周1次，每次半小时。

二诊（2008年5月18日）：服上药20多剂，瘙痒较前减轻，皮损较以前变小，脱屑减少。效不更方，守方继治如前。

三诊（2008年6月22日）：治疗2个月余，瘙痒明显减轻，皮损明显减少，范围缩小。以4月13日方去白蒺藜、僵蚕，加王不留行10g、生牡蛎30g继续服用，其他治疗方法不变。

四诊（2008年7月31日）：皮肤基本恢复正常，瘙痒轻微。停服中药治疗。以蒺藜丸，每日2次，每次6g，饭后温开水送服1个月，巩固疗效。2年后随访未复发，病告痊愈。

按：本案乃肝郁气滞，疏泄失职，脾失健运，痰湿渐生，又因气血失于调达，肌肤失养，腠理不密，风淫于外，与痰湿搏结肌肤，阻滞络脉，聚而成形，故见皮肤肥厚粗糙，丘疹坚硬密布而瘙痒；性急易怒，大便稀糊及舌脉之症俱为肝郁化火，脾失运化，痰浊阻络之征。故治以疏肝健脾、除湿通络、祛风止痒，方中海浮石与僵蚕、生牡蛎合用以消痰凝、散坚结、去标实功效卓彰。

十七、穿山甲

[**性味归经**] 性味咸，微寒；归肝、胃经。

［**功能主治**］通经下乳，消肿排脓，搜风通络。用于经闭癥瘕，乳汁不通，痈肿疮毒，关节痹痛，麻木拘挛。

［**文献摘录**］《本草纲目》：穿山甲，古方鲜用，近世风疟疮科通经下乳，用为要药，盖此物能窜经络达于病所故也。谚曰"穿山甲、王不留，妇人食了乳长流"，亦言其迅速也。李仲南言其性行散，中病即止，不可过服。

《医学衷中参西录》：穿山甲，味淡性平，气腥而窜，其走窜之性，无微不至，故能宣通脏腑，贯彻经络，透达关窍，凡血凝血聚为病，皆能开之。以治疗痈，放胆用之，立见功效。并能治癥瘕积物，周身麻痹，二便秘塞，心腹疼痛。若但知其长于治疮，而忘其他长，犹浅之乎视山甲也。疗疮初起未成脓者，余恒用山甲、皂刺各四钱，花粉、知母各六钱，乳香、没药各三钱，全蜈蚣三条。以治横痃，亦极效验。其已有脓而红肿者，服之红肿即消，脓亦易出。至癥瘕积聚，疼痛麻痹，二便闭塞诸证，用药治不效者，皆可加山甲作向导。

［**皮科应用阐微**］穿山甲性味平淡无毒，最能开通经络、散结削坚。对于辨证属血瘀阻络、毒瘀及痰瘀互结，症见皮肤结节、丘疹、皮肤肿硬顽坚，经久难消者，如瘢痕疙瘩、硬皮病、扁平疣及尖锐湿疣等皮肤顽症，常于辨证方药中伍入本品，治疗取效甚捷。还常伍用本品治疗疗痈疖肿、结节或囊肿型痤疮、头部脓肿性穿掘性毛囊周围炎等，对初起未成脓者，可促使红肿消散；对脓已成而红肿者，则可使红肿消而脓易透。

因穿山甲价格昂贵，非为紧要之时则可不用，韩老师临床常以自拟方五味软坚汤（连翘、生牡蛎、夏枯草、浙贝母、皂刺）代之。

［**用法用量**］煎服常用量：5~9g；冲服：6g。一般炮炙后用。

典型病案

张某，男，28 岁，2014 年 11 月 12 日初诊。主诉：颜面散在红色丘疹结节反复 3 年余，加重半年。曾选用中西医药，疗效不显。刻诊：颜面部散在红色至暗红丘疹、结节、部分丘疹有脓头，以前额和双颊为著，伴见面部多油，便干溲赤；舌质红，苔薄稍黄尚润，脉滑数。西医诊断为青年痤疮；中医诊断为粉刺。辨证属肺胃热盛、热瘀互结，治以清泄肺胃、消瘀散结。方选凉血四物汤加味治疗：丹皮 10g，栀子 10g，黄芩 10g，生地 20g，赤芍 10g，当归 10g，川芎 10g，枳壳 10g，红花 10g，连翘 15g，桔梗 10g，鱼腥草（后下）20g，浙贝母 10g，穿山甲（冲服）6g，生甘草 10g。7 剂，每日 1 剂，水煎服。复诊时病情显著减轻，疹消近半，继续以原方治疗。后继服药 14 剂而愈。

按：《素问·生气通天论》说："汗出见湿，乃生痤。"又说"劳汗当风，寒薄为皶，郁乃痤"，可见"郁"是本病发病的关键。本例肺胃郁热，热邪循经上蒸头面而发为痤疮，日久郁阻皮肤脉络，气血运行不畅，而致血瘀痰阻、瘀痰互结，毛窍闭阻以致面部出现结节。其病机关键在于热郁、痰瘀、血瘀。经云："坚者削之"，故而韩老师在治疗时重在消"郁"，方中以黄芩、栀子、生地、连翘、鱼腥草清泄肺胃，以散热郁；以丹皮、赤芍、当归、川芎、红花等凉血活血，以消血郁；以桔梗、山甲、浙贝母等通络化痰，以消痰郁；枳壳行气以助血行，生甘草清热解毒并调和诸药，全方药与症相合，重在祛邪，故而获效快捷。

十八、荷叶

[**性味归经**] 性味苦涩，平；入肝、脾、胃经。

[**功能主治**] 清暑化湿，升发清阳，活血化瘀，凉血止血。用于暑热烦渴，暑湿泄泻，脾虚泄泻，血热吐衄，便血崩漏等症；荷叶炭收涩化瘀止血，用于多种出血症及产后血晕。

[**文献摘录**] 《本草纲目》：按闻人规《痘疹八十一论》云，痘疮已出，复为风寒外袭，则窍闭血凝，其点不长，或变黑色，此为倒靥，必身痛，四肢微厥，但温肌散邪，则热气复行而斑自出也，宜紫背荷叶散治之。盖荷叶能升发阳气，散瘀血，留好血，僵蚕能解结滞之气也，此药只得而活人甚多，胜于人牙、龙脑也。又戴原礼《证治要诀》云，荷叶服之，令人瘦劣，单服可以消阳水浮肿之气。

又载：生发元气，裨助脾胃，涩精浊，散瘀血，消水肿、痈肿，发痘疮。治吐血、咯血、衄血、下血、溺血、血淋、崩中、产后恶血、损伤败血。

《医林纂要》：荷叶，功略同于藕及莲心，而多入肝分，平热、去湿，以行清气，以青入肝也。然苦涩之味，实以泻心肝而清金固水，故能去瘀、保精、除妄热、平气血也。

《滇南本草》：上清头目之风热，止眩晕，清痰，泄气，止呕，头闷疼。

孟诜：破血。

[**皮科应用阐微**] 荷叶为睡莲科莲属植物莲的干燥叶，药理研究证明其含有莲碱、原荷叶碱和荷叶碱等多种生物碱及黄酮类物质、维生素、多糖等成分，具有多种药理活性，如调血脂、减肥、抑制脂肪肝、抗动脉粥样硬化、保护心血管、降血糖、降血压、抗炎、抗氧化、抗衰老、抑菌、抗病毒、保肝、抗纤维化等。据中医古代文献记载，荷叶功效较多，择其要者，一则，健脾化湿，绝生湿之源。如《本草纲目》云其"裨助脾胃"，《医林纂要》又云"荷叶去湿"；二则，升发清阳，并使上蒸之湿热而下从小便出，前贤所谓"升清所以降浊也"；三则，活血止血，所谓"散瘀血，留好血"；四则，"上清头目之风热"，能上清头面郁热及风热。除此之外，本品还有清暑除湿、凉血、减肥降脂等功效。

韩老师认为，荷叶体出淤泥而不染，挺然独立，其气香清灵，走上达表，一药而肌肤脉络之湿、热、瘀、风等诸邪并治，又气味清香微苦，悦脾快胃，可健脾升清而调后天之本。临床常以荷叶用于治疗湿热上蒸所致之症，如脂溢性脱发、痤疮、脂溢性皮炎、皮脂溢出等。对于脂溢性脱发，辨证属脾虚水泛，侵蚀发根，或湿热蕴阻，气血瘀滞，毛窍失养者，尤以本品为妙。临床上，热重于湿者，伍以白花蛇舌草、丹参、生山楂等；湿盛于热者，伍茯苓、泽泻、生薏苡仁；脾虚湿盛者，伍以党参、茯苓、白术等。韩老师经验，口腔异味患者，诊见腹胀纳呆，大便不调，舌苔厚浊，脉滑或濡数，证属湿浊上泛者，辄以本品合藿香、佩兰伍入辨证方中，或代茶饮用，即可使口气顿除。

《本草丛新》载：荷叶"升散消耗，虚者禁之"；《证治要诀》中说："荷叶服之，令人瘦劣"，故体瘦而气血虚弱者慎用。另据《本草纲目》所云：荷叶"畏桐油，茯苓、白银"。然验于临床，荷叶与茯苓相伍并无不良反应；《随息居饮食谱》云："凡上焦邪盛，治宜清降者，切不可用"，临床可予以参考。

［**用法用量**］煎服常用量：3~9g；鲜品15~30g；荷叶炭3~6g。

第二节　常用药对

一、地肤子与蝉蜕

地肤子辛苦而寒，功能清热利湿，祛风止痒。善治风疹，湿疹，皮肤瘙痒等证。如《本草原始》云地肤子："去皮肤中积热，除皮肤外湿痒。"蝉蜕性味甘寒，为宣散风热、透疹之要药，是治疗瘾疹、皮肤瘙痒常用之品。如《本草备要》曰："其气清虚，味甘寒，故除风热；其体轻浮，故发痘疹……其蜕为壳，故治皮肤疮疡瘾疹。"《医学衷中参西录》谓其："无气味，性微凉。能发汗，善解外感风热，为温病初得之要药。又善托瘾疹外出，有皮以达皮之力，故又为治瘾疹要药。"《本草纲目》曰："大抵治脏腑经络，当用蝉身；治皮肤疮疡风热，当用蝉蜕。"

两者相须为用，善能清热祛风、除湿止痒。临床对于症见皮肤瘙痒、风团、红斑丘疹鳞屑等，辨证属风热郁表，或夹湿夹燥之各种皮肤病，如荨麻疹、丘疹性荨麻疹、血管神经性水肿、神经性皮炎、急慢性湿疹、银屑病、玫瑰糠疹、老年性皮肤瘙痒症以及水痘等，均可随证伍用。韩老师治疗小儿荨麻疹常用地肤子（微炒）、蝉蜕，以3∶1的比例，水煎取汁加少许红糖饮之，屡试不爽。

［**用法用量**］地肤子20g，用以止痒时，宜炒用；蝉蜕6~10g。

二、地骨皮与青蒿

地骨皮性味甘寒，归肺、肝、肾经。功能凉血除蒸，清肺降火。张山雷《脏腑药式补正》云："地骨皮，能清骨中之热，泄火下行……然终属清泄凉降之品，绝无滋养能力。"青蒿，苦辛而寒，归肝、胆经。功能清热解暑，除蒸，截疟。《医林纂要》说青蒿："清血中湿热，治黄疸及郁火不舒之证。"《本草新编》："又青蒿之退阴火，退骨中之火也，然不独退骨中之火，即肌肤之火，未尝不共泻之也。"陈士铎《外科秘录》云："日晒疮……故止须消暑热之药，如青蒿一味饮之，外用末药敷之即安。"现代药理研究，青蒿有效成分青蒿素有抗光敏的作用，被用于光敏性皮炎的治疗。

韩老师认为，地骨皮以皮达皮，凉血退虚热，泄火下行，可治有汗骨蒸，又可引肌肤蕴热由下而清泄；青蒿芳香逐秽，苦寒而不伤脾胃，不损阴血，善清暑邪、宣化湿热，使肌表郁热从外而透散，又能入血分，领邪外出，退无汗骨蒸。两药均质轻而能上行，合用则善能使肌肤郁火得以外散下泻。临床常用以治颜面部激素依赖性皮炎、日光性皮炎、多形性日光疹、植物 - 日光性皮炎、接触性皮炎等，证属热郁肌表之症。

[**用法用量**] 地骨皮 10g；青蒿 20g。

三、黄芪与浮萍

黄芪性味甘温，功能补气固表，利尿托毒，排脓，敛疮生肌。常用于气虚乏力，食少便溏，中气下陷，久泻脱肛，便血崩漏，表虚自汗，气虚水肿，痈疽难溃。《本草备要》云黄芪"生用固表，无汗能发，有汗能止，温分肉，实腠理"。浮萍性味辛寒，功能发汗祛风，行水消肿，清热解毒。《本草纲目》谓其"主风湿麻痹"。《玉楸药解》称其"辛凉发表"。常用治时行热病、斑疹不透、风热瘾疹、皮肤瘙痒、水肿、疮癣、丹毒、烫伤等。

韩老师认为，黄芪性温而扶正，能益气固表，祛邪外出，且能推血利水；浮萍性寒而散邪，能开发腠理，给邪出路，且能利水消肿。两者寒温并用，有开有阖，共奏益气祛邪、利水消肿、通调气血之功。临床常用于治疗辨证属表虚不固，寒湿或风寒等邪气外犯所致的各种皮肤病症，如荨麻疹、多形性红斑、硬皮病等。

皮痹多由脾肾阳气虚衰，卫外不固，致风寒湿三邪相合，趁隙外犯，痹阻经络，气血不通，肌肤失养所致。而用两药相合，伍入温阳通络、蠲痹散结为主的辨证方药中，常能促使硬皮病皮损，特别是肿胀期皮损恢复正常。

[**用法用量**] 黄芪 30g；浮萍 10g。

四、珍珠母与龙齿

珍珠母，性味咸寒，归肝、心经。功能平肝潜阳，安神定惊，清肝明目。常用治头眩，耳鸣，心悸，失眠，癫狂，惊痫，吐血，衄血，妇女血崩等。《中国医学大辞典》载其能"滋肝阴，清肝火"。又说"此物（珍珠母）兼入心、肝两经，与石决明但入肝经者不同，故涉神志病者，非此不可"。龙齿，性味涩凉；归心、肝经。功能宁心安神，清热除烦。常用治失眠多梦，心悸怔忡，身热心烦，惊痫癫狂等。《药性论》认为本品能"镇心，安魂魄"。

两药性皆寒凉，且均入心、肝经，质地重镇，相须为用，而能清泄心肝之实火，潜降炎上之阳热。可治疗皮肤病证属心肝火旺，伴见失眠多梦、心悸烦躁易怒等症者，也可用治疗瘙痒性皮肤病，证属心肝热盛、血燥生风者。

韩老师经验，在皮肤病临床中，每见患者由于情志不畅，致肝失疏泄，气郁化火，或因五志过极化火等，均可致热盛生风，甚或热伤营阴，致血燥生风，从而导致皮肤干燥、粗糙并伴见瘙痒等皮肤病症；另外，若肝火较盛，也可母病及子，致心火妄动，形成皮肤疮疡疼痛、瘙痒等病症，正如《素问·至真要大论》所云："诸痛痒疮，皆属于心。"临床常见的皮肤病症中，证属心肝热盛、血燥生风者，有神经性皮炎、皮肤瘙痒症、结节性痒疹、皮肤淀粉样变等。治疗时可在辨证方药的基础上伍用珍珠母、龙齿，常能收到意外之效。

［**用法用量**］珍珠母 30g；龙齿 30g。

典型医案

李某某，男，70岁，2014年12月27日初诊。主诉：全身皮肤瘙痒、干燥、苔藓样斑片2年。患者2年前皮肤发生瘙痒，渐出现干燥、肥厚性苔藓样斑片，并泛发全身，瘙痒无度，昼轻夜重，夜不成寐，凡经数医，迭用中西药内服外用，效不佳，即或有效，停药则反复，渐失去治疗信心。近数月来靠地塞米松等软膏外用以缓解症状。刻诊：精神可，全身皮肤散在干燥苔藓样斑片，瘙痒剧烈，以夜间为著，常彻夜难安，心烦易怒，焦虑不安，食纳可，二便调。专科检查：头面、胸背、四肢皮肤干燥、粗糙、苔藓样斑片，伴有抓痕，结痂，皮损以头面及四肢伸侧为著。舌红苔白微腻，脉稍数。西医诊断：神经性皮炎；中医诊断：摄领疮。辨证属心肝火旺，治以疏肝清热、祛风除湿。方选丹栀消风汤加味，药用：丹皮10g，栀子10g，柴胡10g，当归10g，白芍20g，白术10g，茯苓20g，羌活10g，白蒺藜30g，蝉蜕10g，合欢皮20g，白鲜皮20g，荆芥10g，防风10g，乌梢蛇10g，生甘草6g。每日1剂，水煎2次混合后早晚饭后服。另服蒺藜丸，每日2次，每次6g，饭后温开水服。外用丹皮酚软膏、名丹肤王软膏，交替涂于患处，每日 2 次。并嘱患者调畅情志，忌食辛辣刺激性食物及海鲜发物，避免过度洗浴和搔抓等。

二诊（2015 年 1 月 3 日）：告初服上方 7 剂，瘙痒减轻，但再服则效又不佳。乃于前方加珍珠母 30g（先煎），龙齿 30g（先煎），苦参 8g。每日 1 剂，水煎 2 次混合后早晚饭后服。其他治疗方法不变。

三诊（2015 年 1 月 10 日）：喜告服上方 7 剂，诸症若失，已能安然入眠，前之皮肤瘙痒、干燥、苔藓样斑片，悉皆消退，仅留散在淡褐色斑点状色素沉着，即前臂散在淡红扁平丘疹，要求巩固治疗，舌淡红，舌苔右侧较白腻，于前方加砂仁 10g，巩固而愈。

按：该案先以肝郁化火为主而论治，后从心肝合治而愈。方用自拟丹栀消风汤加味，方中柴胡疏肝解郁，助运脾土，使水湿不生，气血生化有源；当归、白芍补血柔肝，养血润燥；丹皮、栀子清泄肝经三焦郁热，去除耗伤阴血之因，丹皮以皮达皮，使血行风灭；白术、茯苓、生甘草运脾除湿；荆芥、防风辛温发散，配伍应用，非但无"风药助火"之谯，且有活血通经、助散风邪而止痒之妙；蝉蜕甘寒，《本草纲目》谓其可治："皮肤风热，痘疹作痒"；乌梢蛇性善行入络搜伏风止痒，共去肌肤经络之顽风；白蒺藜苦泄温通辛散，轻扬疏达，《药性论》云其治"诸风疥癣"，善散肝经风热，又能疏肝解郁、行气活血、除湿止痒；白鲜皮、羌活除湿止痒。复诊时，查其脉症，见瘙痒夜甚，舌红脉数，此肝肾阴虚，心火内动，乃于前方加珍珠母、龙齿安神止痒，苦参清心燥湿、杀虫止痒，使全方从心肝合治而收功。

五、山豆根与威灵仙

山豆根，性味苦寒，功能清火解毒、消肿、止痛，《本草蒙筌》载："口嚼汁吞，止咽喉肿痛要药。"《本草易读》言其"诸疮皆医"；《玉楸药解》称其主治"一切疮疡疥癣"。《开宝本草》也称山豆根"主解诸药毒，止痛。消疮肿毒，急黄发热咳嗽，杀小虫"。临床常用治喉痛，喉风，喉痹，牙龈肿痛，喘满热咳，黄疸，下痢，痔疾，热肿，秃疮，疥癣，蛇虫犬咬伤等。

威灵仙，味辛咸微苦，性温而有小毒。功能祛风除湿，通络止痛。《药品化义》曰："灵仙，性猛急，盖走而不守，宣通十二经络……以此疏通经络，则血滞痰阻，无不立豁。"《本草正义》："威灵仙，以走窜消克为能事，积湿停痰，血凝气滞，诸实宜之。"临床常用治风湿痹痛、肢体麻木、筋脉拘挛、屈伸不利、脚气肿痛、疟疾、骨鲠咽喉并治痰饮积聚等。

两药相合，多用于外用。其中山豆根重在攻邪，善清热解毒，消疮癣，杀虫；威灵仙重在通络，善除经络闭阻之风寒湿邪，以及痰瘀邪气，而达蠲痹通络之功。山豆根得威灵仙，则能深入络中清热而无寒凝之弊；威灵仙得山豆根，则能补其解毒之力而无助热之虑。故两药相须为用，外用则药力直达病所，唯以攻伐为能事，拔除肌肤腠理间蕴结之风、寒、湿、热、毒、虫等邪，并去络中闭结之痰瘀诸邪，从而致脉络通调，气血宣流，肌肤得养，痼疾得愈。善治"一切疮疡疥癣"，以及某些以顽麻硬肿、痹痛为主的皮肤病症。

临床上每以两药配以生地榆、艾叶、苦参、黄柏、生百部、花椒煎水药浴，治疗寻常型银屑病；或伍以透骨草、生地榆、皂角刺、商陆、连翘水煎外洗，治疗头皮型银屑病、脂溢性皮炎等所引起的头屑；配以板蓝根、大青叶、木贼、生薏苡仁、露蜂房、土贝母、香附、马齿苋等治疗尖锐湿疣、扁平疣等疣类皮肤病；重用两药配伍组成的软皮热敷散，拌以黄酒，蒸热外敷患部，治疗局限性硬皮病、带状疱疹后遗神经痛等，用之得法，屡获佳效。

六、女贞子与旱莲草

女贞子，味甘苦微寒；入肝、肾经。功能补肾滋阴，养肝明目。主治肝肾不足，头晕耳鸣，两目昏糊，须发早白等病症。《本草求真》谓："色黑则能入肾滋水。""补精化血，故于乌须黑发有功。"旱莲草又名墨旱莲、墨斗草，味甘，性寒，入肝、肾二经。功能养阴益肾，凉血止血。主治肝肾阴亏，头晕，目眩，头发早白，以及阴虚血热的各种出血证候如咯血、吐血、尿血、便血以及崩漏等病症。

两药合用，即二至丸，见于《证治准绳》。其中女贞子少阴之精，隆冬不凋，其色黑而形似肾，补肝益肾，强健筋骨，乌须黑发；旱莲草甘寒汁黑，入肾补精，故能益上荣下，强阴而黑发。二药均入肝、肾两经，相须为用，相互促进，其性平和而偏寒，能补阴而不滋腻，为平补肝肾之良剂，功能滋肾定晕、养肝明目，且凉血止血、乌须黑发之功增强。常用治肝肾阴虚，虚火上炎所致之眩晕，须发早白，咳血吐血，失眠多梦，腰膝酸软，下肢痿弱，遗精早泄，舌红，脉细等。《医便》云："冬青子，冬至日采"，"旱莲草，夏至日采"，故名"二至丸"，又言："二至丸，清上补下第一方，价廉而功效极大，常服屡有奇效。初服便能使无夜起（夜间小便多）之累，不旬日体力加倍，又能变白须发为黑，强腰膝，壮筋骨，强阴不走。酒色痰火人服，尤更效。"

在皮肤病临床中，常用以治疗青少年及老年白发症、斑秃、脂溢性脱发、白癜风、黄褐斑、红斑狼疮、过敏性紫癜等，辨证属肝肾阴虚者。

[**用法用量**] 女贞子 10~20g；旱莲草 10~20g。

七、地肤子与白鲜皮

地肤子辛苦而寒，归肾、膀胱经，功能清热利湿，祛风止痒。善治风疹、湿疹、皮肤瘙痒等证。如《本草原始》云地肤子："去皮肤中积热，除皮肤外湿痒。"《名医别录》载其："去皮肤中热气，散恶疮，疝瘕，强阴，使人润泽。"现代药理研究认为，本品具有止痒、抗变态反应、抗菌、利尿、抗阴道滴虫等作用。

白鲜皮苦寒，功能清热燥湿、祛风止痒、解毒。善治风热湿毒结聚肌肤腠理所致的皮肤病症，如风疹、湿疹、疥癣等。《本草原始》言："白鲜皮，入肺经，故能去风，入小肠经，故能去湿，夫风湿既除，则血气自活而热亦去。治一切疥癣、恶风、疥癣、杨梅、诸疮热毒。"药理研究认为，其化学成分包括生物碱、柠檬苦素等化合物，具有多种药理活性，主要包括抗肿瘤、抗菌、抗炎、抗虫、抗过敏、止血、抗氧化等。

两药配伍，相须为用，功能清热燥湿、祛风止痒，为临床常用止痒药对。临床常用于治疗皮肤病辨证属风热或风热夹湿者，如银屑病、神经性皮炎、荨麻疹、湿疹、脂溢性皮炎以及接触性皮炎等。又可外用以治疗体股癣、手足癣、湿疹、霉菌性阴道炎等。

［**用法用量**］地肤子 20g，外用适量；白鲜皮 15~20g，外用适量。

八、荆芥与防风

荆芥，性味辛温，质地轻清，功能祛风解表、止痒。《药鉴》言其"气温，味辛苦，气味俱薄，升也，阳也。能凉血疏风，上清头目。辟邪毒，宣五脏，除劳渴，通血脉，除湿痹，破结气，行瘀血，解肌表，诸疮疡风热皆用之"。《本草求真》言其"辛苦而温，芳香而散，气味轻扬……借其轻扬以宣泄之具"。防风味辛、甘，性微温。入膀胱、肝、脾经。功能解表祛风，胜湿止痛。《本草汇言》："用防风辛温轻散，润泽不燥，能发邪从毛窍出，故外科痈疮肿毒、疮痍风癞诸证，亦必需也。"

荆芥、防风均能祛风解表，发汗力缓和，常相须为用。其中荆芥气味芳香，质地轻扬，辛而不烈，温而不燥，偏于发散上焦风寒，又为血中风药，可入血分而散血分郁热，较防风发汗散寒力胜，兼治咽喉肿痛；防风气味俱薄，性浮而升，辛温而润，甘缓不峻，为风药中润剂，通治一切风邪，为祛风圣药，较荆芥胜湿力强，且可治风湿痹痛。两药合用则相辅相成，并走于上，发散肌表客邪，祛风胜湿之力增强。《本草求真》说："荆芥……不似防风气不轻扬，驱风之必入人骨肉也，是以宣散风邪，用以防风之必兼用荆芥者，以其能入肌肤宣散故耳。"

韩老师认为，二药性味辛苦而温，苦能燥湿，辛能发散，温能散寒，善于发腠理，开鬼门，去一切在表之风邪，故对于在表之风寒或风寒湿相合之邪，用之最为合拍；又风可胜湿，两药合用，兼能除湿，无论新发之风湿在表，或锢结日久之顽湿，也属相宜；对于风热或风热夹湿郁结肌腠之间，若单纯用辛凉解表，往往表闭难开，外出无路，故常借两药辛温发散之力，开腠理，散表邪，给邪出路，使邪气迅速外泄。

在皮肤科临床上，常用治银屑病、荨麻疹、玫瑰糠疹、神经性皮炎、湿疹、面部皮炎以及水痘等，辨证属风邪客表，或风邪夹寒、热、湿者，均可灵活配伍使用，以透邪达表。对于老年性皮肤瘙痒症、鱼鳞病等，辨证属津血不荣，燥胜生风者，也常伍入柔润之剂治疗。然两药又不可久用过用，以免耗散正气。

[**用法用量**] 荆芥 10g；防风 10g。

九、制何首乌与白蒺藜

何首乌制用，入肝、肾经，能养血益精、填补肝肾、强健筋骨、乌须发，故为滋补良药，且其质地厚重，善守而不走；白蒺藜味苦、辛，性微温，有小毒。功能平肝解郁、活血祛风、止痒、明目。其质地轻扬，能降能散，善行不守。二药相伍，一守一走，相制相用，功擅补肝肾、益精血、活血润燥、疏风止痒。

韩老师每用以治疗血虚风燥之老年性皮肤瘙痒症、银屑病、慢性湿疹等，以及肝肾不足，贼风阻络之白癜风等症。

需要指出的是，目前报道何首乌具有肝毒性的资料不少。韩老师通过市场考察，认为何首乌与熟地炮制工艺相同，需要九蒸九晒之后方可入药，有些商家急功近利，对何首乌炮制不到位，甚至仅用草木灰或者黑豆煮一下，根本没有达到炮制的要求，故临床应谨慎使用。

[**用法用量**] 制何首乌 10g；白蒺藜 20g。

十、蒲公英与连翘

蒲公英清热解毒，消肿散结。《本草正义》说其"治一切疗疮、痈疡、红肿热毒诸证，可服可敷，颇有应验。"《本草经疏》言："蒲公英味甘平，其性无毒。当是入肝入胃，解热凉血之要药。"连翘清热解表，散结消肿，轻清上浮，能治上焦诸热，尤能解毒消痈而散结，故为疮家圣药。二药配伍，清中有解，寒而不滞，功能解毒清热、散结消肿。

韩老师常用以治疗辨证属热毒偏盛所致的痤疮、丹毒、毛囊炎、疔疖肿痛等皮肤病症。然两药毕竟为寒凉之品，不可过用，以免伤及脾胃。

[**用法用量**] 蒲公英 20~30g；连翘 10~15g。

十一、桂枝与细辛

桂枝辛甘而温，功能发汗解肌，温通经脉，助阳化气，平冲降气。《本草再新》曰："温中行血，健脾燥胃，消肿利湿。治手足发冷作麻、筋抽疼痛，并外感寒凉等症。"细辛性味辛温，功能祛风散寒、通窍止痛、温肺化饮。《本草正义》言："细辛，芳香最烈，故善开结气，宣泄郁滞，而能上达颠顶，通利耳目，旁达百骸，无微不至，内之宣络脉而疏通百节，外之行孔窍而直透肌肤。"两药相伍，相须为用，功能温阳通经、散寒止痛。

临床常用于治疗冻疮、寒冷性多形性红斑、寒冷型荨麻疹、硬皮病、系统性红斑狼疮、银屑病等，伴见手足逆冷、畏恶风寒、小便清长等症，证属阳气失煦、寒凝肤络者。韩老师还取其通阳活络之功，伍入清解剂中，治疗痤疮、脂溢性皮炎、面部激素依赖性皮炎等，辨证属外寒内热，即"寒包火"之证者，配伍得当，则无助长阳热之虑，又能使内郁之热邪外散有路，且可使阳气旁达，四末得温。

两药均属辛温之品，临床应用时，对于证属阳热较盛、阴虚火旺者，自当慎用。另外，细辛有毒，故有细辛不过钱之说，实指用作散剂时每日服用不能超过3g，若温阳祛风止痛用于水煎剂中，则不局限此量，见有老中医用80g水煎汤剂治疗风湿、关节痛等症，未见中毒者。现代医学研究证明细辛煎煮15分钟后其毒所剩无几。

［用法用量］桂枝10g；细辛3g。

第三节　常用角药

一、白花蛇舌草　丹参　生山楂

白花蛇舌草，性甘寒，味微苦，入胃、小肠、大肠三经，功能清热解毒、活血止痛、利尿消肿；丹参味苦，性微寒，功能活血祛瘀、调经止痛、养血安神、凉血消痈。山楂消食化滞、散瘀祛脂，《本草通玄》载山楂功能"消油垢之积"。《本草再新》云其"治脾虚湿热"。药理研究证实，白花蛇舌草有抗菌消炎、抗肿瘤等作用，并有类似雌激素的效用，可降低雄激素水平；丹参有抗菌、消炎以及抗雄激素活性作用，并能扩张皮下毛细血管，改善微循环，加强毛囊营养，促进毛发再生，其有效成分丹参酮具有缓和的雌激素样活性，有抗雄性激素、调节免疫功能及抗菌祛脂的作用；山楂含有脂肪酶，能促进脂肪消化，并能降脂。三药合用，清热凉血而无凝滞血脉之弊，活血散瘀而无助长邪热之虞，共奏清热解毒、凉血活血、祛脂除垢之功。

临床上对于痤疮症见丘疹红色或暗，或见脓头，基底绛红，唇赤咽干，渴喜凉饮，便干溲赤，舌红或绛，苔薄白或薄黄，脉数等，辨证为热瘀互结者，尤为得宜。另外，火热上炎，煎熬津液而成湿浊，外溢肌表，则见头面油脂分泌过多，即所谓"热煎油出，火升油浮"。临床上对痤疮、脂溢性皮炎以及脂溢性脱发等，伴见头面多油，证属火热上炎或湿热蕴蒸者，韩老师每伍用本组药治疗，以清热凉血，减少油脂分泌。但需注意的是，诸药性味偏于寒凉，对于痤疮伴脾虚泄泻及阳虚诸症则宜慎用。

［**用法用量**］白花蛇舌草 20g；丹参 20g；生山楂 10g。

二、茯苓 泽泻 薏苡仁

茯苓性味甘淡而平，功能利水渗湿、健脾宁心，故利水之中又能补脾以治湿。《用药心法》云："苓淡能利窍，甘以助阳，除湿之圣药也。"泽泻，性味甘寒，功可利小便，清湿热，故专在清泻水湿。《本草正义》载："泽泻，最善渗泄水道，专能通行小便。"生薏苡仁功善清热利湿，性微寒而不伤胃，益脾而不滋腻，药性缓和，是一味清补利湿的药品，祛湿不伤正。《本草纲目》谓薏苡仁能"健脾益胃，补肺清热，祛风胜湿。炊饭食，治冷气。煎饮，利小便热淋"。现代研究认为薏苡仁含有丰富的水溶性纤维，可以吸附胆盐（负责消化脂肪），使肠道对脂肪的吸收率变差，进而降低血脂。诸药合用，重在健脾助运、清利湿浊。

临床上，韩老师常以本药组与辨证方药相伍，用于治疗湿疹、天疱疮等症见皮肤肿胀、渗液等，辨证属脾虚湿盛者；还常用于脂溢性皮炎、脂溢性脱发、痤疮以及头部脓肿性穿掘性毛囊周围炎等，伴见头面皮脂溢出过多，证属脾湿上泛或湿热蕴蒸所致者。若湿浊较盛者，加藿香、佩兰；湿热上蒸者，还常配以白花蛇舌草、荷叶；脾虚腹泻者，薏苡仁宜炒用，或合用炒山药、六君子汤。

张景岳云："补阴不利水，利水不补阴。"方中多用清利湿浊之剂，久用则恐有伤阴助阳之弊，故临证之中宜灵活化裁，或中病即止，或伍用益阴制阳之品。

［**用法用量**］茯苓 20g；泽泻 10g；生薏苡仁 20g。

典型案例

王某，男，50岁，2017年6月6日初诊。主述：头面多油2年。患者2年来出现头面油脂分泌过多，未作特殊治疗，病情逐渐加重，近几月来，每于晨起洗头后当天下午甚至中午时，头面部又见油出增多，抚之粘手。刻诊：头面多油，伴见身困肢懒，食纳尚可，大便溏，每日3~4次，食生冷则易腹泻加重。查见头皮颜色如常，未见皮屑，舌淡胖大，苔白厚腻，脉濡弱兼弦。肝功能正常。诊断为皮脂溢出，证属脾湿上泛。治以健脾除湿，升清降浊。方用六君子汤加味。药用：半夏 10g，陈皮 10g，党参 10g，茯苓 10g，炒白术 15g，泽泻 10g，生薏苡仁 20g，仙鹤草 30g，生山楂 10g，藿香 10g，佩兰 10g，白花蛇舌草 20g，炒山药 20g，甘草 10g。7 剂，每日 1 剂，水煎服。

二诊（2017 年 6 月 14 日）：述服上药后头油显著减少，已经 3 天未洗头，头发不油，以手摸之亦不油手，头皮略痒，精神转佳，大便转干，一日一行，舌脉同前。前方加地肤子 20g、砂仁 5g（后下）继服以巩固疗效。

按：脾胃共处中焦，脾属湿土而主升清，胃属燥土而主降浊，脾胃升降调和方能运化水谷精微，化生气血以济四旁。土能制水，若脾失健运，胃失和降，则致水谷停聚，变生湿浊，浊气不降反升，则见头面多油，湿腐则痒，故见头皮作痒；清气不升而降，故见腹泻便溏；气血化生乏源，故有神疲肢懒之症，舌脉之象均属脾虚湿盛之征。综其脉症，证属脾虚湿盛、湿浊上泛，故治以健脾和胃、升清降浊，药证相合，故能使两载沉疴，一朝若失。

三、安神三药

安神三药由合欢皮、夜交藤、酸枣仁组成。其中合欢皮，性味甘平，归心、肝、肺经，功能解郁安神、活血消肿，常用于心神不安，忧郁失眠，肺痈疮肿，跌仆伤痛等症。《本草衍义补遗》言："合欢，补阴有捷功，长肌肉，续筋骨，概可见矣。"夜交藤，性味甘平，入心、肝经，功能养心安神、养血通络，用于虚烦失眠、周身酸痛等。《本草再新》云夜交藤可"补中气，行经络，通血脉，治劳伤"。《陕西中草药》载其可"祛风湿，通经络"。酸枣仁，性味甘、酸，平；入心、脾、肝、胆经，功能补养肝血、宁心安神、益阴敛汗，用于虚烦失眠、心悸怔忡、虚汗等症。诸药性味均属甘平，可补阴血，相须为用，共达养血补肝、宁心安神之功。临床上，韩老师常根据辨证用以治疗皮肤病症伴见虚烦失眠、心神不安者。

三药中夜交藤合酸枣仁，以补养阴血为主；夜交藤伍合欢皮，则活血通络力胜，且合欢皮活血行血，以达血行风灭之功，且以皮达皮，领诸药外达肌肤，充养肌肤而润燥，故三药相合，通补兼施，内外兼治，养血而不嫌其滋腻，活血而不耗气伤血，故又能养血润燥、祛风止痒。临床上韩老师常用以治疗证属血虚风燥或湿热伤及阴血，见皮肤干燥、粗糙、脱屑以及瘙痒的皮肤病症，如神经性皮炎、慢性湿疹、脂溢性皮炎、银屑病、皮肤瘙痒症等。如见皮肤瘙痒夜甚，以致夜不成寐者，加龙齿、珍珠母；血虚肠燥者，加当归、生地，养血润肠。

［**用法用量**］合欢皮 20g；夜交藤 20g；酸枣仁 15~30g。

四、寒证三药

寒证三药包括附子、麻黄、桂枝。其中附子大辛大温，通行十二经，走而不守，补益肾阳，能治一切沉寒痼冷之疾。《医学衷中参西录》云"附子无姜不热，无麻黄不通"，故应用时常与干姜或麻黄相伍为用。麻黄辛以发散，温以逐寒，功擅开发腠理、达邪外出。《本草正》云："麻黄以轻扬之味，而兼辛温之性，故善达肌表，走经络，大能表散风邪，祛除寒毒。"桂枝辛甘温煦，透达营卫，能散能行，有和营、通阳、利水、下气、行瘀、补中之功。三药合用，温阳散寒，通经活络。对于皮肤病而见畏寒喜温，手足清冷，腹痛便溏，小便清长，舌淡苔白，脉沉细等，辨证属阳虚寒凝之证者，如硬皮病、银屑病、冻疮、寒冷型荨麻疹等等，辄在辨证方中投本组药物以取速效。

根据《景岳全书·补略》所云："善补阳者，必于阴中求阳，则阳得阴助而生化无穷。"可在辨证方中酌加麦冬、石斛、熟地黄等养阴增液之品，既能制其温燥之性，又可助阴化阳。

［**用法用量**］附子 10~30g；麻黄 10g；桂枝 10~15g。

第四节　常用群药

一、降火四味

本药组由炙鳖甲、炙龟甲、肉桂、牛膝四味组成。其中鳖甲咸而微寒，功能滋阴潜阳，软坚散结，退热除蒸；龟甲滋阴潜阳，益肾健骨。两者同为血肉有情之品，相须为用，重在育阴潜阳，使龙火归原，并能壮肾水以上济于心，使心火不亢，潜君火亦得以下降于肾，合肾中阳气以温煦肾阴，使肾水不寒。肉桂引火归原，且有"善补阴者，必于阳中求阴，则阴得阳升而泉源不竭"之意；怀牛膝具滋养肝肾之效，并能引热下行。诸药相合，通补兼施，寒温并用，专理下元，潜降上越之浮阳，有釜底抽薪之妙；同时，浮火归原，肌肤蕴郁之火热亦因无内热相济而易散。

韩老师常以该药组治疗肝肾阴亏、虚火上炎，病位以颜面为主的皮肤病症。根据"诸寒之而热者取之阴"之旨，对于阴虚之证不明显，应用"热者寒之"之法，久治乏效的皮肤病症，也常用之以达"养阴配阳"之效。临床所治病症有红斑狼疮、面赤、面部激素依赖性皮炎、酒皶样皮炎、痤疮、日光性皮炎等。

［**用法用量**］鳖甲 10~30g；龟甲 10~30g；肉桂 5g；牛膝 10g。

二、软坚五味

软坚五味又称"软坚五将"，包括皂角刺、生牡蛎、连翘、浙贝母、夏枯草五味。其中皂刺，又名天丁，辛温无毒，搜风拔毒、消肿排脓，是治疗痈疽疔肿等皮肤病的开路先锋，且引药直达病所。《本草衍义补遗》云皂刺："治痈疽已溃，能引致溃处。"《本草崇原》言其"去风化痰，败毒攻毒。定小儿惊风发搐，攻痘疮起发，化毒成浆。"生牡蛎咸而微寒，功能重镇安神、潜阳补阴、软坚散结，善消瘰疬痰核、癥瘕痞块；连翘清热解毒、消肿散结，为疮家的要药，用于痈疽、瘰疬、乳痈、丹毒；浙贝母清热散结，化痰止咳；夏枯草味辛性寒，清肝明目、散结解毒。

韩老师认为，诸药合用，功能清热散结、化痰软坚，可代穿山甲以行软坚散结之功。临床对于症见丘疹结节，疹形高大，根盘坚实，以及伴有囊肿、瘢痕等皮肤病症，如结节性或瘢痕性痤疮、穿掘性化脓性毛囊周围炎等，辨证属痰热瘀结者，最为合宜。若皮损较甚，诸药乏效，也可伍用穿山甲，或加服大黄䗪虫丸以增其功。然而本类药物毕竟属攻坚之品，久用则恐伤耗正气，故宜中病即止。

〔**用法用量**〕夏枯草 20g；生牡蛎 20g；连翘 15g；浙贝母 10g；皂角刺 10g。

三、止血群炭

"群炭"为韩老师治疗紫癜的常用药组，专以止血为用，常选用生地炭、大蓟炭、小蓟炭、侧柏炭、棕榈炭、地榆炭、血余炭等。临床多在紫癜初发皮损症状明显或加重时运用，还常根据情况酌情配伍白茅根、仙鹤草、旱莲草、茜草、三七等增强止血功效。

其中生地炭、大蓟炭、小蓟炭三药均堪重任，凉血止血，同奏"塞流"之功；侧柏炭、棕榈炭、地榆炭性兼苦涩，三药同用，所谓"涩可去脱也"。另外，白茅根主治"劳伤虚羸、补中益气"；仙鹤草止血之中兼有补益，善治脱力劳伤；旱莲草滋肝益肾、凉血止血。三药可看作是止血药中的补益药；茜草和三七均具有活血止血之功，可看作是止血药中的活血药。

韩老师认为，紫癜一症不可一味止血，佐以少量活血补益之药，常获得止血不留瘀，活血不伤正的效果，从而也使紫癜方显得活泼灵动。在皮损减轻或消退时，则应逐渐减少炭药的应用。

四、白斑专药

本药组由八月札、无花果、自然铜、补骨脂、沉香、白芷、姜黄、白蒺藜、青龙衣等组成，为韩老师治疗白癜风的常用药物。其中八月札，疏肝理气而治白斑；自然铜归肝经，其所含的金属离子可补人体微量元素之不足，有利于黑色素形成；姜黄归肝、脾经，破血行气而治色素脱失；白蒺藜归肝经，疏肝祛风而治白斑，尤宜于患处瘙痒明显者；补骨脂、白芷、无花果皆含光敏成分，可刺激黑色素生长；其中沉香、姜黄为治疗白斑之经验用药。青龙衣即核桃青皮，盛夏季节，取之涂擦白斑部位，使其自然汁液均布白斑，有一定的疗效。

第五章 常用方剂

第一节 内服方剂

一、半枝莲方

[**组成**] 半枝莲 12g，荆芥 10g，防风 10g，白鲜皮 15g，地肤子（另包炒黄）20g，蛇床子 10g，萆薢 10g，紫草 10g，蒲公英 20g，蝉蜕 10g，野菊花 20g，地丁 20g。水煎 2 次，头煎 20 分钟，次煎 15 分钟，两次煎液混匀，饭后分服。

[**功能**] 清热解毒，除湿止痒。

[**主治**] 银屑病证属风热型者。

[**方解**] 方中半枝莲、野菊花、地丁、蒲公英清热解毒；地肤子、白鲜皮、蛇床子祛风除湿，杀虫止痒；荆芥、防风、蝉蜕辛散达表，透邪风热；萆薢祛风湿、利湿浊，《药品化义》云萆薢"治疮痒恶疠，湿郁肌腠，营卫不得宣行……以此渗脾湿，能令血脉调和也"。紫草清热凉血、活血解毒，《药性论》云紫草"治恶疮、病癣"。《本草经疏》云："紫草禀天地阴寒清和之气，味苦，气寒，无毒……为凉血之圣药。"《药鉴》载紫草"气寒，味苦，无毒。其色紫，故能行血。其味苦，故能通窍利水。其气寒，故能治肿毒痈疽"。方中诸药合用，寒凉而不留邪，辛散而不助邪，苦燥而不伤阴，既可清热解毒，又能祛风止痒，为治疗风热型银屑病之专方。

[**临证指要**] 本方常用以治疗银屑病症见皮损干燥，基底潮红或淡红，鳞屑较薄，自觉瘙痒等证属风热偏盛者。因该方兼能祛除湿邪之黏腻难去，使风热邪气无所凭依而易散，故既能适用于进行性银屑病证属风热者，又可用以治疗本病反复发作、病程缠绵证属风热而兼湿邪稽留难解者。

方中所用之药，均为祛邪泻实之品，所谓"实则泻之"。如若病为新得，病邪在表（卫气分），未及入里，正气未损，尚堪攻伐，用之甚为合拍。然而临证所见，本病每多病程既久，久病入络，久病多瘀，致气血（正气）不能正常布散肌腠，祛邪外出；且邪热久恋，最伤阴血，致肌肤失养，血燥生风，风热相煽，则皮损干燥，瘙痒无度，如果仍然用本方则有失辨证施治之旨。此时宜活血以祛风，养血以润燥，所谓"血行风自灭"，正复邪自除，邪去正安，韩老师临证常以半枝莲方加用丹参、白芍活血养血，并兼凉血和营之功。还常随证伍以合欢皮、白蒺藜等以加强祛风止痒之力，若瘙痒之症较轻，则相应地减少方中地肤子、白鲜皮等祛风止痒之品的应用。

若伴见皮损干燥粗糙、口干口渴、舌红少津等热伤阴津之症，偏喜用白茅根一药。韩老师认为本品凉血活血、生津止渴、清心除烦，虽然属于根类药物，然而其气清质轻，善能走上达表，凉血而不滞，生津而不敛邪，内清营血郁热，外透肌肤蕴热，用于皮肤病血分有热，兼有血瘀、津燥，症见唇干口渴、心烦不宁等症者，最为相宜。若伴见皮损色暗或紫暗，基底顽厚，则加用威灵仙、三棱、莪术之属，加强祛风通络、破瘀消坚之品，正如斩关夺隘，必用猛将。

二、消风汤

[**组成**] 荆芥 10g，防风 10g，赤芍 10g，生地 20g，金银花 20g，连翘 10g，白芷 10g，羌活 10g，独活 10g，甘草 10g。水煎 2 次，头煎 20 分钟，次煎 15 分钟，两次煎液混匀，饭后分服。

[**功能**] 清热解毒，祛风止痒。

[**主治**] 荨麻疹、玫瑰糠疹、银屑病、面部激素依赖性皮炎、日光性皮炎、皮肤瘙痒症以及水痘等伴有皮疹潮红、瘙痒等症状，辨证属风热型者。

[**方解**] 方中荆芥、防风辛温发散、祛风止痒，合金银花、连翘辛凉散热、芳香去秽、宣达腠理以透散风热，共为方中主药。风为阳邪，易从热化，且风邪浸淫血脉，易于损伤阴血，致血虚生燥，往往使风病进一步加重，加之祛风药物辛温香燥亦易伤人阴血，助阳化热，故以生地清热而凉血，益阴养营，最为合拍。赤芍，《本草纲目》谓其能"散邪，能行血中之滞"，《妇人大全良方》提出"医风先医血，血行风自灭"，故用赤芍活血以祛风，散邪而凉血。白芷辛温发散，功善祛风除湿，《滇南本草》："祛皮肤游走之风。"羌活与独活均性味辛苦微温，都能祛风除湿止痛、发汗解表，临床常用治风寒湿痹证及外感风寒湿邪之表证，《本草纲目》曰："羌活、独活皆能逐风胜湿，通利关节"，但两者又各有所长，羌活性善上行，独活性善下行；羌活性味雄烈，发汗解热作用较强，擅长解表，能上达颠顶，横行上肢筋脉；独活性味较淡而和缓，除湿作用较强。诸药相合，共奏祛风止痒、清热解毒之功，随症应用，常获佳效。

[**临证指要**] 皮肤瘙痒一症，多责之于风。风邪袭人多从皮毛而入，风为阳邪，其性开泄，易袭阳位，侵犯人体上部头面肌表；风邪善行数变，致病部位游走不定，具有发病急、变化快、此起彼伏的特点。又为百病之长，常与热、寒、湿、燥诸邪相夹，致变症纷呈。

俞根初《重订通俗伤寒论》云："外风宜散，内风宜息。"临床常用于治疗玫瑰糠疹、银屑病、荨麻疹、药疹、接触性皮炎等各种皮肤病症，症见皮疹瘙痒、丘疹、斑疹或风团等，基底潮红，或伴脱屑，口干，怕热，遇热则痒重，心烦不安，大便干，脉濡或浮滑，舌质红，苔白或黄等，辨证属风热袭表者，当首散其外风，以本方较为妥帖。

临证应用时，对于病发于身半以上者，多用羌活而去独活，发于身半以下者，多用独活而去羌活，发于一身上下者，两者同用。伴便秘属肠热燥结加大黄，属血虚失润加火麻仁、当归，津枯肠燥者，可重用生地，加玄参等。瘙痒剧烈者加地肤子、白鲜皮、蝉蜕等。对于颜面部激素依赖性皮炎、脂溢性皮炎、日光性皮炎等，遇日晒加重者，常于方中去独活，酌加青蒿、地骨皮、鱼腥草、大青叶、紫草、白茅根、野菊花等。

然而临床产生瘙痒症状的原因复杂，韩老认为，瘙痒可由风热、风湿、风寒、虫淫、血虚等导致，也可相夹致病。既有单由皮肤病变引发，也有由全身疾病所致。长期顽固性瘙痒，可能是内脏系统性疾病的一种临床表现。故临证不可见瘙痒之症，辄投本方，需详究病因，"观其脉证，知犯何逆，随证治之"，方能一发中的。

三、凉血四物汤

[**组成**] 当归 10g，川芎 10g，生地 20g，白芍 20g，黄芩 10g，栀子 10g，红花 10g，丹皮 10g，枳壳 10g，陈皮 10g，甘草 10g。每日 1 剂，水煎 2 次混合后早晚饭后服。

[**功能**] 凉血活血。

[**主治**] 酒皶鼻、银屑病、痤疮、脂溢性脱发、激素依赖性皮炎等证属血分热盛者。

[**方解**] 本方由《医宗金鉴》同名方化裁而来。（原方组成为：当归、生地、川芎、赤芍、酒炒黄芩、赤茯苓、陈皮、红花、生甘草各 3g，用法为：水 2 盅，加生姜 3 片，煎 8 分，加酒 1 杯，调五灵脂末 2 钱热服），有凉血调荣、散瘀化滞之功。原为治胃火熏肺，热瘀鼻部所致的酒渣鼻。

方中生地、丹皮、黄芩、栀子清热凉血，其中生地清热凉血，养阴以制阳，乃取"壮水之主以治阳光"之意；当归、川芎、白芍、红花养血活血；又"气为血之帅，血为气之母"，故以枳壳、陈皮、甘草行气和胃，既行气以促血行，又防寒凉滞碍脾胃运化。全方动静结合，清热凉血而又兼能活血理气，凉血而不留瘀，活血则热无所踞而易散；又能清在内在血之热，釜底抽薪，则在外之热邪也可自得消散。

[**临证指要**] 该方每用于血分热盛所致的多种皮肤病症，为治疗皮肤热证之

常用方。临证见病皮疹潮红，灼热干燥、脱屑，或头面多油，或痛或痒、兼见口干喜饮，心烦少寐，便干溲赤、舌质红苔白或黄，脉滑数有力，证属血分热盛者，均可以本方化裁治疗。

临床上，常用以治疗血分热盛所致之银屑病、进行性色素性紫癜性苔藓样皮炎等，以及由"火热炎上"所致之头面部皮肤病，如痤疮、脂溢性皮炎、脂溢性脱发、酒渣鼻等。若能运用得宜，常会收到较好的临床疗效。

如以本方治疗银屑病时，常伍以半枝莲、白茅根、槐米等；皮疹瘙痒者，辄加合欢皮、白鲜皮、白蒺藜等；伴湿邪蕴郁者，加萆薢、生薏苡仁等；病久入络，见皮疹坚厚，基底色暗者，加三棱、莪术，或威灵仙、乌梢蛇等。

在治疗痤疮时，常以本方加蒲公英、连翘、桑白皮等，面部多油者，加白花蛇舌草、生山楂等；伴见结节、瘢痕、囊肿者，常加"软坚五味"（连翘、生牡蛎、夏枯草、皂刺、浙贝母）等等。

对于油性脂溢性脱发患者，若为湿热上蒸，热扰血分，煎血成块，炼津为油，治疗宜先以本方化裁，清热祛油为主，后用养血补肾之品以促毛发生长。多油者，常加丹参、白花蛇舌草、生山楂、萆薢、荷叶、泽泻、生薏苡仁；热重者，常加菊花、白茅根等。

典型医案

纪某，男，27岁，2013年5月7日初诊。主诉：头发零散脱落伴多油瘙痒5年，加重1年余。患者素喜食油腻、辛辣刺激食物及糖类，于5年前出现脱发，并伴头面多油，初期每周洗头2次，逐渐增多到每2天洗头1次，头皮瘙痒。病后多方治疗，服用胱氨酸片、养血生发胶囊、维生素B$_6$等药，外搽"生发水"等，效果不佳。近1年来脱发加重，每在起床时枕头上均会有头发数十根，且头油溢出旺盛，瘙痒难当，需每日洗1次头。现头发稀疏，头面皮肤油腻，并有特殊臭味，头皮无潮红脱屑，食眠可，二便调，余无不适，舌红苔薄黄，脉弦滑略数。西医诊断为脂溢性脱发；中医诊断为发蛀脱发。证属血热，治宜清热凉血、清脾消脂，方用凉血四物汤加减：生地黄20g，当归10g，赤芍10g，丹皮10g，生山楂20g，白花蛇舌草30g，茯苓20g，荷叶10g，陈皮10g，泽泻10g，菊花10g，侧柏叶10g，白茅根20g，薏苡仁20g，菟丝子15g。每日1剂，水煎服。并嘱忌食辛辣、油腻、糖类及油炸、烧烤类食品；宜清淡饮食，多食豆类如薏苡仁、红豆、冬瓜、小豆类祛湿利水的食物及新鲜蔬菜、水果，减少洗头次数，每周洗头1次，保持心情舒畅，多休息。

二诊：服药14剂，瘙痒减轻，油脂较前减少，脱发的数量也较以前减少。以原方制成水丸，每日3次，每次6g。

三诊（7月16日）：已经有部分绒毛生长，头部油脂基本接近正常，每周洗头1次，瘙痒轻微，舌淡红苔白润，脉象弦滑。治疗当调整为健补脾肾，佐以凉血祛脂。方用：熟地黄100g，菟丝子100g，羌活50g，当归50g，白芍100g，生山楂100g，白花蛇舌草150g，茯苓150g，丹皮50g，菊花50g，旱莲草75g，女贞子75g，侧柏叶50g，松针50g，薏苡仁50g。共研为极细末制成水丸，继服如前。

10月31日来信告知，服药3个月余，头发生长良好，瘙痒消失，头部再无油腻感，已经恢复正常，病告痊愈。1年后随访正常。

按：患者平素喜食肥甘厚味、辛辣刺激食物，致湿热内蕴肠胃，久郁而化火，因"火热炎上，易袭阳位"，熏蒸头面，煎灼营阴变生湿浊，外溢肌肤，故见头面多油，即韩老师所谓："热煎油出，火升油浮"；热盛生风，风动则痒；热入血分，瘀结血络，营血不畅，复又灼伤阴血，故致肌肤毛发失荣，而发堕脱屑，故本案由湿热内蕴而致，以血热为主，乃以凉血四物汤加减治疗，清利湿热、凉血散瘀，待湿热之势渐减，转而渐增益肾养血之品，终获病愈。

四、丹栀消风汤

[**组成**] 丹皮10g，栀子10g，柴胡10g，当归10g，白芍20g，茯苓20g，白术10g，羌活10g，白蒺藜20g，甘草10g。每日1剂，水煎2次混合后早晚饭后服。

[**功能**] 疏肝解郁，健脾养血，祛风止痒。

[**主治**] 神经性皮炎，慢性及亚急性湿疹，银屑病、皮肤瘙痒症等，证属肝郁脾虚、风湿蕴肤者。

[**方解**] 本方由丹栀逍遥散加味而成。丹栀逍遥散疏肝解郁、健脾养血，从发病之本着手。加羌活祛风胜湿，散寒止痛，《品汇精要》言羌活主治"肌表八风贼邪，除新旧风湿"；白蒺藜疏肝解郁，活血散瘀，祛风止痒。如《本经》云其"主恶血，破瘀结积聚"。《名医别录》载：蒺藜"主身体风痒"。诸药相合，标本兼治，内调肝脾之本、疏理气血，外散风湿之标，并荣养肌肤，故得邪去正安，体复痒止。

[**临证指要**] 临床上，由于患者情绪抑郁或烦躁恼怒，致肝失条达，气血不布，肌肤失荣，而致血燥生风，或风邪趁虚外犯，引发各种瘙痒性皮肤病症；也可因肝木乘脾，致脾运失健，气血乏源，水湿内生，与风湿相引，留注肌肤，锢结脉络，而导致上述症状；若肝郁化火，母病及子，还可致心火妄动，而引发皮肤病症伴见心烦急躁、失眠多梦等，如《素问·至真要大论》载"诸痛痒疮，皆属于心"。

故临床上若见皮肤病证属肝郁脾虚、风湿蕴肤者，如神经性皮炎，慢性及亚急性湿疹，银屑病、皮肤瘙痒症等，发病与情绪有关；或伴见情绪激动，烦躁易怒，或多愁善感，紧张焦虑以及失眠多梦，脉弦或弦濡，舌红或淡胖，苔薄等；或女性患者症状多在月经前后发作或者加重，均可选用本方，灵活运用，以达疏肝解郁、健脾养血、祛风止痒的目的。

临证时，若见皮损瘙痒剧烈者，加荆芥、防风、白鲜皮，或蝉蜕、乌梢蛇等。瘙痒夜甚，或伴失眠多梦者，加合欢皮以皮达皮，安神止痒，祛风散结，还可加珍珠母、生龙齿等清肝养心，安神止痒；皮损以月经前后加重者，加益母草、丹参等；若皮损发于四肢末梢，病久难愈者，常加蜈蚣；病在二阴者，加蛇床子；病在身半以下者，去羌活，加独活、川牛膝等。

五、荆防止痒汤

[组成] 荆芥 10g，防风 10g，金银花 20g，连翘 10g，生地 20g，赤芍 10g，僵蚕 10g，知母 10g，白鲜皮 20g，地肤子（炒）20g，蝉蜕 10g，乌梅 10g，浮萍 10g。每日 1 剂，水煎 2 次混合后早晚饭后服。

[功能] 疏风解表，清热止痒。

[主治] 急性荨麻疹，血管神经性水肿等，证属风热者。

[方解] 方中荆芥辛温发散，善去血中之风，防风能发表祛风胜湿，长于祛一切风邪，二药相伍，开发肌腠，达邪外出，疏风以止痒；银花、连翘辛凉解表，清热解毒；蝉蜕、浮萍疏散风热，透疹止痒；乌梅味酸敛肤，与祛风发散之剂相合，一开一阖，使邪去而正不伤，且有抗过敏作用；白鲜皮、地肤子除湿祛风止痒；生地、知母养阴生津，清热凉血；赤芍凉血活血，以使血行风灭；全方凉温并用，散中有敛，攻中兼补，祛邪而不伤正，润养而不恋邪，共达疏风解表、清热止痒之功。

[临证指要] 本方常用治重型荨麻疹，症见风团颜色鲜红灼热，遇风受热后加重，瘙痒甚，好发于暴露部位，伴鼻塞流涕，口干咽痛，大便干结。舌红苔黄，脉浮数等，辨证属风热者。

若正虚邪恋，病程较久者，加黄芪、白术等，以益气固表、祛邪外出；热伤营阴，肝气失和，兼腹痛者，加白芍、甘草以酸甘养阴、柔肝止痛；若风热郁表，腠理不开，见汗出不畅，或全无汗出者，加麻黄、桂枝以宣畅肌表，达肌腠，开鬼门，使邪有出路，也可辨证加入黄芪以鼓邪外出。

六、消疣三合汤

[组成] 桃仁 10g，红花 10g，当归 10g，川芎 10g，赤芍 10g，熟地 12g，香

附 15g，木贼 10g，薏苡仁 30g，板蓝根 20g，连翘 15g，生麻黄 8g，杏仁 10g，甘草 10g。

[功能] 解毒除湿，活血散结。

[主治] 扁平疣、尖锐湿疣、寻常疣等疣类皮肤病，辨证属湿毒瘀结肌腠者。

[用法] 每日 1 剂，水煎服。

[方解] 消疣三合汤由桃红四物汤、麻杏薏甘汤与香附木贼汤（源自陕西中医药大学外科教研室皮肤病组，由香附、木贼、生薏苡仁、板蓝根、连翘组成）三方相合而成，故名。方中桃红四物汤活血化瘀；香附木贼汤清热解毒，活血散结；麻杏薏甘汤解表祛湿，开发腠理，宣透风热，引诸药外达，驱散盘结肌肤之湿毒。其中生薏苡仁、木贼、香附、板蓝根、连翘，均有良好的抗病毒作用，是治疗疣病不可或缺之品。诸药相合，专去标实，共奏活血散结、解毒利湿之功，故能达到消除赘疣的目的。

[临证要要] 西医学认为，扁平疣、尖锐湿疣、寻常疣等为病毒感染所致，其发病与机体细胞免疫功能和抵抗力下降有密切关系。中医认为，疣病常由肝虚血燥，血不荣筋，或肝气郁滞，气血不和，腠理不密，复为湿热毒邪所染，搏结肌肤，瘀阻肤络而成，故属本虚标实之症，如《灵枢·经络》云："虚则生疣。"治疗时，若以标实为主者，每以清热散结、解毒利湿、活血通络为治疗大法，故用消疣汤治疗较为合宜。

临证运用本方时，若气血不足、正虚邪恋者，加党参、黄芪益气扶正，正足邪自去。久病多瘀，若病久难愈，皮损色暗坚实者，加三棱、莪术，破血逐瘀，以速病愈；或加参三七冲服，益气散瘀，兼能解毒；或加浙贝母、生牡蛎化痰散结，甚或加穿山甲攻坚通瘀，以速去其标实，常有意想不到之功；扁平疣病在颜面者，辄加桔梗载药上行；外阴部尖锐湿疣，加蛇床子以引诸药直达病所。

据药理研究，板蓝根、连翘等具有抗病毒的功效；黄芪能增强和调节机体免疫功能，提高机体的抗病能力，且对病毒引起的细胞病变有一定的抑制作用；薏苡仁油中含薏苡仁酯和薏苡仁素，此两种被认为是抗扁平疣的有效成分。从功效上讲，板蓝根、黄芪、薏苡仁是治疗疣病的必用药。

七、温阳活血通痹汤

[组成] 当归 10g，黄芪 30g，熟地 15g，白芍 15g，鹿角胶（烊化）10g，桂枝 10g，穿山甲（炒先煎）10g，红花 6g，浮萍 10g，水蛭 6g。

[功能] 温经散寒，益气补血，活血软坚。

[主治] 硬皮病，症见皮肤硬如皮革，变色萎缩，汗毛脱落，出汗障碍，活动受限，舌质淡苔白，脉沉细等。

［**用法**］用开水浸泡 0.5~1 小时，先将穿山甲煎煮 15 分钟后再与余药同煎，每剂药煎 2 次，每次煎 30 分钟，每日 1 剂，日服 2 次，早晚分服。

［**方解**］硬皮病类似于中医之"皮痹""肌痹""顽皮"等。其病因病机主要是素体阳气虚弱，津血不足，抗病能力低下，外被风寒诸邪浸淫肌肤，凝结腠理，痹阻不通，导致津液失布，气血耗伤，肌腠失养，脉络瘀阻，出现皮肤硬如皮革、萎缩，汗孔闭塞不通而出汗障碍、汗毛脱落等表现。皮痹日久不愈，内舍于脏腑，而发生内脏病变。又脾主肌肉四肢，脾气健运则气血化源充足而肌肉发达丰满；肺主皮毛，司宣发肃降，肺气足则卫气盛，汗孔开合自如，汗毛浓密。因此治疗本病以温补脾肺、宣疏肌表、益气活血通络为基本原则。方中重用黄芪为主药补气固表，益气而助生血。辅以当归补血养血活血，乃当归补血汤之意，配以熟地、白芍、鹿角胶峻补气血；佐以穿山甲、红花、水蛭活血通络、软坚散结；桂枝温经散寒、活血通络，使补而不滞，滋而不腻；浮萍配桂枝以宣疏肌表，且质轻达表，引药直达病所。鹿角胶、穿山甲、水蛭乃血肉有情之品，其补血活血之力更宏。诸药合用以和营卫、开腠理、通经络，使气血得补，络脉疏通，肌肤得养而获效。方中用浮萍取其有类似麻黄发散之功，与黄芪及诸补血养阴药同用相得益彰。对于症状较重、病程长者配以温经活血、通络软坚药局部热敷，效果更佳。

［**加减运用**］气虚甚者黄芪用至 60g，以益气固本；病在上肢者加姜黄 10g 以引经并加强活血之功；在下肢者加川牛膝 10g 导药下行；在腰胁部加续断 30g 以补肾强腰膝；在头面部者加白芷 10g 导药上行；畏寒肢冷、阳气衰微者加附子 10g，以温养心脾，且附子能通十二经，更切病机。

（整理自《中国中医药报》，2001 年 7 月 18 日）

八、当归饮子

［**来源**］《重订严氏济生方》

［**组成**］当归 10g，白芍 20g，川芎 10g，生地黄 20g，白蒺藜 20g，防风 10g，荆芥 10g，何首乌 10g，黄芪 20g，炙甘草 10g。

［**功能**］益气养血，祛风润燥。

［**主治**］老年性皮肤瘙痒症、慢性荨麻疹、神经性皮炎、痒疹以及其他干燥性皮肤病等证属血虚风燥者。

［**用法**］水煎 2 次，煎液混匀分服。

［**临证指要**］当归饮子，方由四物汤合荆芥、防风、黄芪、白蒺藜、何首乌、甘草组成。具益气养血、调和营卫、祛风止痒之功，可使人体气血通畅，令外邪

无容留之处，尤以养血润燥见长。其方中诸药配合使用益气固表而不留邪，疏风散邪而不伤正，有补有散，标本兼顾。

老年性皮肤瘙痒症，由精血渐亏，肌肤失养，虚风骤起，瘙痒不休，昼轻夜甚者，最为多见，常选本方加减，上半身瘙痒为著者可加菊花；下半身为著者可加木瓜，瘙痒剧烈者可加珍珠母、龙齿。也用治慢性荨麻疹之气血亏虚，虚邪贼风，趁隙而入搏结腠理，风团累累，瘙痒无度者，以及慢性湿疹，发病日久，阴血暗耗，血虚风燥，或气血既伤，正虚邪恋，热炽生风，瘙痒不堪者等等。还可用治神经性皮炎、痒疹以及其他干燥性皮肤病等证属血虚风燥者。

临证运用时，若瘙痒较甚，加地肤子、白鲜皮、蝉蜕；夜寐不安或昼轻夜重者，加合欢皮、夜交藤，严重者加珍珠母、生龙骨或生龙齿；血虚便秘者，加火麻仁、生地，并重用当归。韩老师经验，本方在配伍应用时，如与养血活血之鸡血藤合用，常有发生胃脘不适、恶心欲呕之不良反应，故应避免伍用。

对于老年人患皮肤瘙痒症者，在应用时，还需排除糖尿病、肝病、肿瘤等全身性疾病，以免耽误病情。

九、当归四逆汤

［组成］当归 10g，桂枝 10g，细辛 3g，芍药 20g，通草 6g，炙甘草 10g，大枣 3 枚。

［功能］养血散寒，温经通脉。

［主治］皮肤病伴见手足厥冷，脉细欲绝，舌淡或紫暗，苔白等症，证属血虚寒凝、经脉不利者。

［用法］水煎 2 次，煎液混匀，分 2 次，饭前空腹服用。

［临证指要］当归四逆汤见于《伤寒论·辨厥阴病脉症并治》，方由当归、桂枝、细辛、芍药、炙甘草、通草、大枣组成，原为血虚寒凝、经脉不利所致之"手足厥寒，脉细欲绝者"而设。

对本方脉证，《伤寒论》条文叙述简略，而临床中则由于血虚寒凝部位之不同，还可出现各种不同的临床表现。在皮肤科临床上，由于血虚寒凝，血脉不利，从而导致肌肤失养，常可引发各种皮肤病症，如硬皮病、寻常型银屑病、慢性荨麻疹、白癜风、寒冷性多形红斑、冻疮等等。运用当归四逆汤养血散寒，温经通脉，用之得当，可使营血得充，阳气得振，客寒得散，经脉得通，肌肤得养而诸症尽愈。

临证在运用本方时，应发挥中医辨证论治、异病同治的优势，以皮肤病伴见手足厥冷，脉细欲绝，舌淡或紫暗，苔白等症，证属血虚寒凝为其应用要点；同时，还应"观其脉证，知犯何逆，随证治之"。如兼脾气虚弱者，加黄芪、党参；

肾阳不足者应温经散寒、养血通脉，甚者，配附子、干姜；兼肌肤蕴热者，合白茅根、蝉蜕等；脉络久闭者，伍蜈蚣、全蝎等，务使药证相合，才是取得疗效的关键。

典型医案

姚某，男，36 岁，2013 年 7 月 12 日初诊。主诉：皮肤风团伴痒 2 年，加重 1 个月。患者于 2 年前淋雨后，全身遍起风团，曾屡用中西药治疗，但仍反复发作。刻诊：全身泛发风团，累累如云，红白相兼，抚之碍手，触之焮热，以身半以上较重，常早晚发作或加重，自觉身半以下发凉，舌淡红，苔白，脉象沉细。皮肤划痕征（+）。韩老师辨证属脾肾阳虚，风寒客表，治以温补脾肾，引火归原，方用当归四逆汤化裁：当归 10g，白术 10g，茯苓 20g，桂枝 10g，白芍 20g，细辛 3g，通草 6g，黄芪 30g，仙灵脾 10g，黑附子 30g，怀牛膝 10g，炒地肤子 30g，蝉蜕 10g，炙甘草 6g，大枣 3 枚。水煎服。服药 14 剂，症状减轻，瘙痒明显好转，下肢转温，舌淡红苔白，脉象沉细有力。继以前方进退，调理月余而愈。随访 1 年未再复发。

按：荨麻疹中医亦称"瘾疹""鬼饭疙瘩"等。本案由脾肾阳气不足，失其卫外之能，而致风寒趁虚外犯，发为本病。复因肾阳不足，阴盛于下，火不归原而虚阳上浮，与邪相搏，故皮损以身半以上为重。方中黑附子、仙灵脾、肉桂温补肾阳，鼓舞卫阳抗御外邪，其中肉桂又可引火归原，合牛膝引热下行，使浮热下趋；桂枝、细辛、通草温通阳气，散寒通络；当归、白芍养血活血，血行风自灭，并制诸药辛燥伤阴；黄芪、白术、茯苓、大枣健脾以资化源，益气以祛邪固表；地肤子合蝉蜕，功在散热祛风止痒，为韩老师治疗荨麻疹的常用药对。全方标本兼治，而奏阳复寒散、气血调畅之功。

十、芍药止痛汤

[**组成**] 白芍 30g，甘草、枳壳、川楝子、郁金、元胡、薤白各 10g，瓜蒌皮 15g，制乳没各 6g，全蝎 5g，蜈蚣 1 条（去头足）。

[**功能**] 调畅气血，通络止痛。

[**主治**] 带状疱疹后遗神经痛久治不愈者。

[**用法**] 每日 1 剂，水煎服。

[**方解**] 带状疱疹患者皮疹消退后，若皮肤的疼痛仍持续存在，并伴有皮损区感觉异常如蚁行感、痒、紧束感、麻木感，或不定时抽动及其他不适的感觉时，则可诊断为带状疱疹后遗神经痛。该症是带状疱疹最常见的并发症，其发生率常随年龄增大而增多，且疼痛的程度也随之加剧。临床上约有半数中老年患者

会形成顽固的神经疼痛，常可持续达数月或更久。

本症多由老年人正气不足，抗邪无力，或失治误治，以致余毒未尽，湿热羁留，闭阻脉络，气血瘀滞，不通则痛，或日久耗伤阴血，经脉失养，不荣则痛。在带状疱疹发病之初，热毒炽盛，煎津为痰，痰瘀胶结，锢着络脉，难解难分，常常是本症持久难愈的重要因素。因而本病在病机上属本虚标实之证，而常以标证为主。在治疗中当以调畅气血、通络止痛为主。方中芍药酸寒，养血敛阴，和营止痛；甘草甘温，益气和中，二药合用，取芍药甘草汤之意，酸甘化阴，缓急止痛，使络脉得养而能疗诸般痛症，乃本方之主药。现代药理研究，两药合用，具有镇静、止痛和解痉作用。郁金、元胡、川楝子行气活血止痛；乳香、没药活血化瘀，消肿止痛；蜈蚣、全蝎合用搜风止痉，攻毒散结，通络止痛；瓜蒌皮、薤白、枳壳合郁金理气化痰，并利津血布散。全方以缓急止痛为要务，并将养血、行气、活血、化痰、通络诸法融为一方，共奏调畅气血、通络止痛之功，故常能收到非常满意的临床疗效。

［临证指要］目前仍缺乏治愈带状疱疹后遗神经痛的手段，现有治疗措施多基于控制疼痛症状，即使最有效措施也仅能使疼痛缓解 ≥ 50%。本方为韩老师治疗带状疱疹后遗神经痛的经验方，也是其治疗本症起手第一方，临床应用，屡试不爽。对于老年人患病较久、疼痛剧烈者，还应考虑到其兼有营血不足，络中枯涩，不荣则痛的病机，故不可一味应用辛温通络之法，而应注意配伍应用具有养血调营、活血止痛功效之类，如当归、生地、川芎、红花等，临证中常以本方合桃红四物汤加减治疗；对于病发于头部者，常以本方合通窍活血汤加减治疗；病在胸胁部者，常合用血府逐瘀汤加减治疗。

临证运用本方时，方中制乳没、全蝎、蜈蚣、白芍为必用之药。若病在胸胁部者，加丝瓜络；病发于头部者，加地龙、桔梗；病在四肢末端以及外阴部，疼痛剧烈者，重用蜈蚣；若伴身困乏力者，加黄芪、党参；伴夜寐不安者，加夜交藤、酸枣仁等；疼痛剧烈者，每加马钱子 0.6~0.9g，临证运用得当，确有奇效。在本病治疗中，还可配合运用针刺、拔罐等外治疗法，以促进病情的恢复。

本病患者常因疼痛久治不愈，心绪烦闷，急躁易怒，易致肝失调达，气机不畅，而进一步加重气滞血瘀之病机，于病情的恢复似有不利，故还应注意对患者进行适当的心理疏导。

十一、桂枝玉屏风汤

［组成］桂枝 10~15g，白芍 15~30g，炙甘草 6g，干姜 6~10g，大枣 5 枚，黄芪 30g，白术 10g，防风 15g。

［功能］调和营卫，固表御邪，益气敛汗。

［**主治**］慢性荨麻疹及多汗等，辨证属营卫不和者。

［**用法**］每日1剂，水煎服。

［**方解**］桂枝玉屏风汤即桂枝汤与玉屏风汤之合方，桂枝汤能解肌发表，调和营卫，主治自汗恶风证属营卫不和型之多种皮肤病；玉屏风汤能益气固表止汗，主治表虚自汗易感风邪者，二方合用，相得益彰，服用后可使卫气振奋，腠理固密。诸药相伍，补散兼施，扶正祛邪，能增强机体的免疫功能。若能辨证得当，用药恰到好处，疗效显著。

现代药理研究证实，桂枝汤合玉屏风散治疗慢性荨麻疹，疗效确切，并可降低血清总IgE水平，起到稳定疗效、减少复发的作用。

［**临证指要**］本方主要适用于素体虚弱，卫外不固，腠理不密，风寒袭表所致之慢性荨麻疹，还可用于卫阳不足，玄府失固之多汗证。临证中，运用本方治疗荨麻疹时，常可根据辨证化裁应用，瘙痒较剧者，可加僵蚕、蝉蜕、炒地肤子，或白鲜皮、白蒺藜祛风除湿止痒；畏寒肢冷，舌淡脉沉细者，加制附子扶阳散寒，使离照当空，群阴自散；自汗加生牡蛎、五味子敛肤涩汗；腹痛加乌梅缓急止痛。

在应用桂枝玉屏风汤方时，应注意辨别证型，并非所有慢性荨麻疹均可使用，只宜用于表虚自汗恶风，口不渴，舌淡，苔白润，脉缓弱或细等卫阳虚之证。对表实无汗，表寒里热，无汗烦躁，阴虚阳亢，舌红，脉数等阳热证之慢性荨麻疹则不宜使用。所谓"桂枝下咽，阳盛则毙"，即指此类证候而言。另外，使用本方治疗慢性荨麻疹及其他过敏性皮肤病时，要嘱咐患者禁食辛辣、酒类刺激品及鱼虾海味、异性蛋白类，以防过敏而病情反复，影响疗效。

典型病案

薛某，女，38岁，2013年9月6日初诊。主诉：全身反复起风团瘙痒1年余。患者于1年前因感受风寒发病，屡治未效。刻诊：皮肤风团瘙痒，搔抓后呈条索状隆起，以天阴或下雨及晚间发病较重，伴身微畏寒，四肢冰凉，月经后延，来则小腹疼痛，夹有血块，食纳可，大便糊状，日行2次。专科检查：全身散在风团，色淡红，以四肢为著，皮肤划痕征（++）；舌淡红苔薄白而润，脉弦细。过敏原检测：尘螨、奶类、花类（+）。西医诊断为慢性荨麻疹；中医诊断为瘾疹。韩老师辨证属风寒束表，治以调和营卫、祛风散寒，方以桂枝玉屏风汤加味：桂枝10g，白芍20g，干姜8g，黄芪20g，白术10g，防风15g，党参15g，白鲜皮20g，蝉蜕10g，炒地肤子30g，僵蚕10g，元胡10g，生山楂15g，益母草20g。每日1剂，水煎2次混合后早晚分服。避免接触相关过敏原及辛辣刺激物。

二诊（2013年10月3日）：诉服药25剂，风团发作减少且较前变小，瘙痒感减轻，二便调，痛经缓解，血块减少。唯仍有畏寒之感，遂以上方加黑附子15g（开水先煎30分钟），7剂继服。药后诸症明显好转，乃守方再进7剂而获痊愈。

按：本例由感受风寒之邪而致，也与其素体阳气不足，阴寒内盛之内因有关，所谓"邪之所凑，其气必虚"也。内外寒邪，同气相求，同名相召，相得益彰。留恋肌表，营卫不和故而发病，阳虚阴胜则见恶寒肢冷、腹泻及痛经等诸症蜂起。故以桂枝汤合玉屏风散调和营卫，益气固表，以扶正祛邪；白鲜皮、地肤子、僵蚕、蝉蜕祛风止痒；干姜温中散寒；元胡、益母草活血调经；山楂活血消食，味酸敛肤。全方扶正祛邪，药证相投，诸症向安。二诊时症情虽有缓解，但虚阳未复，更伍熟附子扶阳散寒，以达"离照当空，阴霾自散"之功，用药合节，终致豁然病愈。

十二、大黄䗪虫丸

[**组成**] 大黄300g，黄芩60g，甘草90g，桃仁60g，杏仁60g，芍药120g，干地黄300g，干漆30g，虻虫60g，水蛭60g，蛴螬60g，䗪虫30g。以上12味，末之，炼蜜为丸。

[**功能**] 活血破瘀，通经消癥。

[**主治**] 五劳虚极，干血内停证。虚劳内有干血，形体羸瘦，腹满不能饮食，肌肤甲错，两目暗黑；亦治妇女经闭，腹中有块，或胁下癥瘕刺痛。

[**用法**] 每服3g，温开水或酒送服。

[**方解**] 本方源自张仲景《金匮要略·血痹虚劳病脉证并治》。原文为："五劳虚极羸瘦，腹满，不能饮食，食伤、忧伤、饮伤、房室伤、饥伤、劳伤、经络荣卫气伤，内有干血，肌肤甲错，两目黯黑，缓中补虚，大黄䗪虫丸主之。"方中䗪虫咸寒入血，攻积血、消肿块、通经脉，合大黄通达三焦以逐干血，共为君药。桃仁、干漆、水蛭、虻虫、蛴螬活血通络，消散积聚，攻逐瘀血；黄芩配大黄，清上泻下，共逐瘀热；桃仁配杏仁降肺气，开大肠，与活血攻下药相配有利于祛瘀血；而地黄、甘草、芍药滋阴补肾，养血濡脉，和中缓急；黄芩清宣肺气而解郁热；以酒送服，大行药势。诸药合用以通为补，祛瘀生新，缓中补虚，共奏祛瘀血、清瘀热、滋阴血、润燥结之效。主要用于五劳虚极所致正虚血瘀之证。

据现代药理研究认为，本方具有改善微循环降低血小板的聚集性，加速血液循环的速度，增强血管壁的弹性，降低全血黏度和血浆黏度，以及促进结缔组织吸收，并抑制异常增生等作用。

[**临证指要**] 大黄䗪虫丸具有以通为补、祛瘀生新、缓中补虚的特点，功能祛瘀血、清瘀热、滋阴血、润燥结。如清代尤怡指出："此方润以濡其干，虫以

动其瘀，通以去其闭，而仍以地黄、芍药、甘草和养其虚，攻血而不主专于血。"

韩老师认为，方中诸虫药合用，功擅通经活络、软坚散结，药力峻猛，对于血瘀络闭之实证，尚可一用，但久病正虚，用之则恐伤正。该方以虫类药与养血润燥等药相伍，并制为丸剂则药力和缓，徐图渐取，潜消默运，故能祛邪而不伤正，为扶正祛邪、祛瘀生新的代表方。临床上，对于某些病程较久，顽固难愈，表现为皮肤瘀点、瘀斑，色暗、紫红、青紫或色素沉着；或局部粗糙、肥厚、肿胀、结节，或伴有固定性疼痛、刺痛，顽固性皮肤瘙痒等，舌质紫暗或有瘀点、瘀斑，舌下静脉曲张，脉涩等症，辨证属瘀血闭阻、血虚失养的皮肤病症，如结节、囊肿或聚合型痤疮、头部脓肿性穿掘性毛囊周围炎、硬皮病、瘢痕疙瘩、银屑病、面部色斑、瑞尔黑变病、扁平苔藓、鱼鳞病以及带状疱疹后遗神经疼等均可运用本方治疗，若用之得当，多有良效。

对于皮损在头面部者，可用正常量的三分之一，取其轻扬上行之势，缓以图功。孕妇以及有异种蛋白过敏史者应忌用。

第二节　外用方剂

一、生地榆方

[**组成**] 生地榆 30g，山豆根 30g，苦参 30g，威灵仙 30g，黄柏 30g，千里光 30g，生百部 30g，艾叶 15g，花椒 10g，商陆 30g。

[**功能**] 清热解毒，除湿通络，祛风止痒。

[**主治**] 银屑病、掌跖脓疱病证等，辨证属风热郁表，血热风燥，或热毒瘀络者。

[**用法**] 水煎取汁，兑入适宜温水中，药浴或浸洗患部，每次 30 分钟左右，可隔日 1 次。临床应用本方时，若无明显瘙痒症状，则可去艾叶、花椒。若皮肤干燥皲裂，鳞屑较厚，可在洗浴之时，在药汤中加适量麦麸。

[**方解**] 生地榆方为治疗银屑病、掌跖脓疱病的外洗及药浴方药。《外科大成》云："白疕，肤如疹疥，色白而痒，搔起白屑，俗称蛇虱，由风邪客于皮肤，血燥不能荣养所致。"因银屑病及掌跖脓疱病等多由风热郁表，或血分热盛，或伤及阴血，血燥生风，或热盛生风，热腐成脓，或风湿热瘀相互胶结，病久难愈，故治宜清热解毒、除湿通络、祛风止痒。清·吴师机云"外治之法同内治之理"，故选生地榆方颇为合拍。

方中生地榆功能凉血止血、清热解毒、消肿敛疮，《药品化义》谓其"解诸热毒痈"。《本草正义》言"地榆苦寒，为凉血之专剂"，为方中主帅。山豆根、黄柏清热燥湿、泻火解毒；苦参、生百部、花椒、艾叶祛风除湿，杀虫止痒。威灵仙祛风湿，通经络，消痰涎，散瘀积。《中药古今应用指导》说本品"辛散善行，走而不守，温可通利，能通行十二经络，既可透肌达表，祛在表之风邪，又能宣壅导滞，化在里之湿滞，可宣可导，散寒通络"。诸药相合，外用共奏清热解毒、除湿通络、祛风止痒之功。故对银屑病类皮肤病尤为适宜。

该方中原无商陆，后为提高疗效而加入本品。考诸医籍，商陆属利尿逐水峻药，外用能解毒消肿散结，治痈肿疮毒。《日华子本草》载商陆能"燀肿毒，敷恶疮"，《医林纂要》言其"磨涂疮癣，杀虫"。《本草求真》谓："商陆辛酸苦寒有毒。功专入脾行水，其性下行最峻，有排山倒海之势，功与大戟、芫花、甘遂相同。故凡水肿水胀、瘕疝痈肿、喉痹不通、湿热蛊毒恶疮等症，服此即能见效。"可见商陆外用确有治疗"疮癣""恶疮"之功用，故加用商陆以翼提高疗效。另外，商陆有赤、白两种，白茎白叶商陆，苦寒微辛、无毒；赤茎赤叶商陆，性味苦寒，有毒。内服外用一般均用白茎白叶商陆。千里光专治一切皮肤癣疾，俗语："家有千里光，不怕患疮疡。"

二、软皮热敷散

[组成] 血竭、艾叶、桂枝、三棱、刘寄奴、料姜石、浮萍、山豆根、地鳖虫、螃蟹、生麻黄、红花、陈皮、黄药子、穿山龙、威灵仙、断肠草等18味。诸药共研为粗粉，装包备用，200克／包。

[功能] 温阳活血通络，散寒祛湿止痛。

[主治] 主要用于硬皮病，也用于雷诺病、带状疱疹后遗神经痛、关节型银屑病以及冻疮（无水疱及破溃者）、皮肤淀粉样变等，辨证属寒湿阻络或痰湿瘀阻，气血不通者。

[用法] 根据患处皮损形状及范围做成条状及饼状热敷包，每次1包，加黄酒拌湿蒸热后在局部热敷，每次30分钟，每日2次。

[方解] 方中断肠草、穿山龙、威灵仙、艾叶等有搜风散寒胜湿、温中通络、活血散结作用；三棱、刘寄奴、姜石、浮萍、山豆根、生麻黄、血竭有解毒消肿、软坚散结作用，透骨草善疗硬斑金疮；红花活血祛瘀生新；桂枝、黄药子能通利血脉关节、消肿散结，地鳖虫、螃蟹、料姜石可软坚散结，治疗顽痹死肌，防治癌瘤。诸药共奏温经散寒、祛风止痛、活血通络、软坚散结作用。局部热敷具有直达病所之效，故疗效卓著。闫小宁等研究发现，本法具有改善硬皮病小鼠模型皮肤硬化，降低Ⅰ型、Ⅲ型胶原蛋白作用，能明显改善局限性硬皮病患者皮肤硬化症状，且相对安全。对于局限性硬皮病全身症状较轻，或不能内服中药

者，往往单用本法即可达到治愈的目的，临床效验颇丰。

[**注意事项**] 软皮热敷散外用相对安全且无副作用。在用于治疗硬皮病时，若硬斑处痒如虫行或者有轻微疼痛，常常是治疗有效之征，不必停药；少数患者用后可能出现皮损部位疼痛、肿胀，停用或缩短热敷时间或降低温度即可消失；局部有破损或高热患者忌用；孕妇及月经期禁用或慎用；对本品过敏者禁用，过敏体质者慎用；药温不宜过高，以防烫伤皮肤；严禁内服。

按：中医称硬皮病为肌痹、顽皮、皮痹等，其病机主要是先天禀赋不足，脾肾阳虚，寒湿凝结腠理，络脉瘀阻不通。临床证实，采用软皮热敷散热敷治疗取得很好疗效，无副作用，明显优于其他疗法。曾以其治疗局限性硬皮病81例，痊愈61例，好转20例，全部有效。用药时间最短5个月，最长2年，平均11个月。根据中医异病同治原则，对于辨证属寒湿阻络或痰湿瘀阻、气血不通的皮肤病症，如冻疮、雷诺病、带状疱疹后遗神经痛、关节型银屑病、皮肤淀粉样变等，外用软皮热敷散治疗，也有很好的临床疗效。

三、溻洗散

[**组成**] 生地榆、苦参、苍术、黄柏、马齿苋、白矾等6味。诸药共研为粗粉，装包备用，200克/包。

[**功能**] 清热解毒，除湿杀虫，收敛止痒。

[**主治**] 用于治疗手足癣、湿疹、股癣、疥疮等。

[**用法**] 水煎后滤渣取汁，病在慢性期用药汁温洗，病在急性期用口罩或多层纱布蘸药汁在局部冷湿敷。每日1包，每日2次，每次20分钟。

[**注意事项**] 局部外伤不宜热敷；对本品过敏者禁用，过敏体质者慎用。

四、疤痕软坚散

[**组成**] 山豆根、乌梅肉、威灵仙、蜈蚣。共为极细末备用。

[**功能**] 活血解毒，软坚散结，收敛止痒。

[**主治**] 疤痕疙瘩、外伤性疤痕等。

[**用法**] 根据皮损大小和数量多少，每次取适量药粉用老陈醋拌湿，再用蜂蜜调成软膏状敷在疤痕处，外用黑布覆盖，胶布固定，2日换药1次。

[**注意事项**] 局部外伤、破损、糜烂者不宜使用；对蜈蚣等动物蛋白过敏者禁用；过敏体质者慎用。

五、白马洗剂

[**组成**] 白及、马勃、生地、鸡血藤、黄精、地骨皮各30g。

［**功能**］养血润燥。

［**主治**］手足部慢性湿疹、剥脱性皮炎、角化症等病，出现皮肤干燥、皲裂等症者。

［**用法**］加水 1500ml，煎 2 次，取煎液 1000ml，加醋 50ml，温热泡手。每日 1 剂，每次泡 20 分钟，每天 2 次。

［**注意事项**］治疗期间，避免接触肥皂、洗衣粉等碱性洗液。

六、头屑洗方

［**组成**］透骨草、生地榆各 60g，皂角 20g，连翘、山豆根、威灵仙各 30g。

［**功能**］清热祛风，活血散结，去头屑。

［**主治**］头皮银屑病、脂溢性皮炎、脂溢性脱发、头皮糠疹、石棉癣等伴见头屑增多。

［**用法**］加水 2000ml，取煎液 1500ml，加醋 50ml，温热洗头，或用毛巾蘸药汁敷患部。每日 1 剂，每次 20 分钟，每天 1 次。

［**注意事项**］洗后勿用清水冲洗头发。

七、双花洗剂

［**组成**］金银花 30g，野菊花 30g，马齿苋 30g，生地榆 30g，生甘草 30g。

［**功能**］清热祛风，凉血解毒。

［**主治**］接触性皮炎、激素依赖性皮炎、日光性皮炎、婴幼儿湿疹等，尤其是发生于面部，症见皮肤潮红、灼热、渗液、干燥、脱屑、瘙痒等，辨证属风热袭表之证者。

［**用法**］加水 1500ml，煎取药液 1000ml，待药液凉后于患部行冷湿敷。每日 1 剂，每次 20 分钟，每天 2 次。

［**注意事项**］急性期炎症表现显著者，切不可以本方热敷患部；治疗期间应停用可疑致敏化妆品；避免日晒，忌食辛辣刺激饮食。

八、归元散

［**组成**］肉桂、吴茱萸各等份，共研为极细粉，装瓶密封待用。

［**功能**］导龙入海，引火归原。

［**适应证**］痤疮、面部激素依赖性皮炎、化妆品皮炎、日晒疮、口腔溃疡等，证属火热上炎或上热下寒者。

［**用法**］用时取药粉 2g，以醋调为膏状，可加少许面粉以增加药膏黏性，做成药饼，贴敷于涌泉穴（男左女右），胶布固定，每晚 1 次。

第三节　效方拾遗

一、小儿荨麻疹效方

［来源］韩世荣经验方。

［组成］炒地肤子 15g，蝉蜕 8g，红糖适量。

［功效］疏风祛湿止痒。

［主治］小儿急性荨麻疹、丘疹型荨麻疹等病症（风热或风热夹湿型）。

［用法］每剂煎 2 次，取煎液 150ml，加红糖分服。

　　按：方中地肤子辛苦而寒，功能清热利湿、祛风止痒；蝉蜕性味甘寒，清热祛风止痒；红糖健脾和中、散瘀活血，既能健中和胃，调和药味，又有血行风灭之意。诸药合用，祛邪扶正，共奏祛风止痒、清热除湿、和中健脾之效，故对于小儿急性荨麻疹、丘疹型荨麻疹等病症，辨证属风热或风热夹湿者，投之最宜。

二、鼻炎方

［来源］韩世荣老师师传方。

［组成］细辛 3g，白芷 10g，羌活 10g，防风 10g，姜半夏 10g，川芎 10g，桂枝 10g，陈皮 10g，桔梗 10g，茯苓 15g，薄荷（后下）15g。

［功效］温肺散寒，御风止痒。

［主治］过敏性鼻炎、急慢性鼻窦炎证属肺阳虚弱者。

［加减］如兼见脾肾阳虚症状者，加附子、肉桂，以补先天之阳。

［用法］水煎 2 次，头煎 15 分钟，次煎 10 分钟，2 次煎液混匀，分 2 次饭后服用。

　　按：过敏性鼻炎、鼻窦炎，中医俗称为"脑漏"。病情常久治不愈，若症见鼻流清涕或脓涕，每遇风寒加重，伴畏恶风寒，舌淡苔白者，脉沉细弱等者，多由上焦阳气不足，不能统摄津液所致，正如清代郑钦安《医理真传》云："真气不足之清涕怂嚏，绝无丝毫外感之情状。况又服解散药不愈，更为明甚。法宜大补先天之阳，先天之阳足，则心肺之阳自足。心肺之阳足，则上焦之津液，必不致外越也。"治疗宜辛温助阳、驱散风寒，故以本方正宜。

典型医案

　　吕某，女，55 岁，2018 年 1 月 5 日初诊。主诉鼻塞流涕半月余，加重 1 周。

患者于半月前不慎患感冒发热，经当地卫生所给口服及输液治疗（用药不详）热退，但鼻塞流涕之症未除。近来虽继续输液治疗，但上症仍不减反增，遂来诊。刻诊见鼻塞脓涕，脓中夹血，脓血样鼻涕，时头晕干咳，无咽喉干痛，食眠尚可，素体畏寒，大便秘结，每日靠服"果导片""番泻叶"方能维持大便通畅，余无不适；脉沉细，寸脉沉取未及，舌质淡暗，苔薄白微腻。辨证为肺失宣降，鼻窍失煦，风寒郁久化热，原方加鱼腥草30g、当归30g，3剂，水煎服，并嘱其停服它药，清淡饮食，避风寒。复诊时喜告，服药后除偶有干咳外，余症若失，乃予前方3剂略事调整，以巩固疗效。（李宁验案）

三、苓术散

[**来源**] 韩世荣经验方。

[**组成**] 白术、茯苓各20g。

[**功效**] 益脾摄涎。

[**主治**] 小儿流涎属脾虚者。

[**用法**] 共研为粗末，纱布包后置瓷碗中，加冰糖20g，水200ml，在锅中加盖蒸30分钟，去渣取汁，分3次服。

[**注意事项**] 宜饭后服，忌米酒及生冷腥荤之物。

典型医案

马某，女，3岁。1984年5月3日诊。近2个月来口唇内起小白点，溃烂流清涎不止，纳差，时有便溏。曾用中、西药治疗无效。舌淡、苔白润，脉细滑。用本方益气健脾、温中摄涎，2剂告愈。随访2年未复发。

按：本方为韩老师自拟方，专为脾虚不敛之小儿流涎而设。流涎一病，《内经》称"涎下"；《巢氏病源》则名"滞颐"，载"滞颐之病，是小儿多涎唾流出，渍于颐下，此由脾泛液多故也"。涎为脾液，脾虚则津不得转输而涎多。脾气健则津液上归于肺，而通调下达，何流涎之有？本方立意于此，取白术甘温直补中土，培土制涎，固堤摄液；茯苓甘淡，气轻者达上，益肺而健水之上源，味甘助白术补益中州，淡者能渗，使水归渎道而无溃流之害；加冰糖甘益助脾，且矫味宜于患儿服用，三味成鼎足之势，致益上运中渗下之功。津液得以转输，故能却水而收涎。临证尤须注意，流涎一病，有寒热虚实之别，此方专为脾虚不敛而设，见病详辨，不可套用。其次，本病较常见，对脾虚不敛之症切勿见其流涎不止，误作痰涎为患，致成虚虚之变。

（整理自《四川中医》1988年第2期）

四、五生止衄汤

[**来源**] 韩世荣师传方。

[**组成**] 生赭石、生白芍、生龙骨、生牡蛎、川牛膝各 30g，小儿减量。

[**功效**] 降气平肝柔肝，凉血止衄。

[**主治**] 治疗鼻衄（非外伤性的各种原因所致）。

[**加减变化**] 儿童患者根据具体年龄适当减量；伴有阴虚血热者加生地黄、麦冬、玄参。

[**用法**] 每日 1 剂，水煎服，早晚 2 次分服，需连服 3 剂。

[**注意事项**] 宜饭后服，忌辛辣炙煿之品及酒类等刺激物。

[**方解**] 此方专为鼻衄而设，乃韩老师的老师高有哲生前所传，在此公开，不敢掠美。鼻衄一病任何年龄都可以发病，但以儿童多见，常常在夏天发作。儿童处在生长发育期，血气方刚，肝火易旺，夏天暑热当令，两热叠加，热性炎上，迫血妄行，发为衄血。唐容川《血证论》称治疗上窍出血有三绝："宜降气不宜降火，气有余便是火；宜平肝不宜伐肝，伐肝则肝失调血之能；宜活血不宜止血，止血虑留瘀之弊。"此方重在柔肝凉血、平肝气为主，方中无一味止血药，而治疗鼻衄屡试不爽。一般 3 剂见效，6 剂治愈，愈后多不再复发。

典型医案

医案 1　曾治长安一中年男性农民，患鼻衄多年，西医检查为血管破裂，焊接治疗多次，屡治屡犯，以致倾家荡产。由他医转诊于师，予上方 3 剂后，喜告奇效，继进 3 剂。随访再未发生。

医案 2　乔某，女，21 岁。1983 年 5 月 7 日初诊，患者近 3 年来经常发生鼻出血，经中、西药多次治疗，服药期间好转，停药后即复发，五官科检查无特殊发现。平素性格急躁，易怒，头晕，舌边红苔白，脉弦滑。辨证为肝阳上亢，邪热迫血妄行作衄。宜降气平肝、凉血止血，选用上方服 3 剂告愈。邻居闻之，索方相继给 3 名鼻出血患者服后均告痊愈，随访 4 年未复发。

按：鼻衄为青少年常见病，春夏季发病较多，病程多缠绵不愈。本方针对青少年血气方刚之体，肝阳易亢，迫血妄行的特点，选用降气平肝柔肝、凉血止血的药物组成方剂，气有余便是火，降气即是降火，本方重在降气治本，故临床应用，卓有良效，用时需辨证，非本型者不可套用。

五、消银汤

[**来源**] 韩世荣经验方。

［**组成**］土茯苓 30g，白茅根 30g，生地 30g，赤芍 15g，水牛角 15g，玄参 15g，乌梅 20g，白鲜皮 30g，连翘 15g，生甘草 10g。

［**功效**］清热祛湿，凉血解毒。

［**主治**］治疗寻常型银屑病进行期，证属风热或血热型瘙痒剧烈者。

［**用法**］水煎服。头部重加白芷 10g；上肢重加威灵仙 10g；下肢重加川牛膝 10g；躯干重加柴胡 10g。药渣煎水外洗，每日 1 次，每次半小时。

［**注意事项**］宜饭后服，忌酒及生冷、辛辣刺激性食物及鱼虾海味等发物。

典型医案

马某，女，16 岁。1985 年 3 月 20 日就诊。患者 3 年来四肢伸侧、躯干起片状红斑，上覆白色鳞屑较厚，抓之易落，自觉巨痒难忍而停学，曾服过多种中西药及涂过激素类软膏，无明显效果。检查：四肢及躯干可见钱币样大小不等的红斑，上覆白色鳞屑，抓之有银白色薄膜及点状出血，头发呈束状如毛笔，指甲呈顶针样，舌红苔白干，脉滑数，辨证为风盛血热，治宜清热解毒、凉血止痒，选用上方服 30 剂基本痊愈，仅留部分色素减退斑，守原方加减继服 20 剂巩固疗效，随访 3 年未复发。

按：银屑病属常见病、多发病，亦列入疑难病。世界各国均在研究，西药作用快，但副作用大，难以坚持长服，中医药对本病有很好的效果，副作用少，值得深入发掘。本方主要用于银屑病的进行期（寻常型），范围较大，瘙痒剧烈者，辨证属风盛血热者较宜，若属慢性期，皮损范围较小，辨证属血瘀或血燥型者，本方不宜使用。

六、鼠妇膏

［**来源**］韩世荣经验方。

［**组成**］活鼠妇（俗名潮湿虫，潮湿之地常见）数只。

［**功效**］活血解毒，软坚散结。

［**主治**］治疗寻常疣（俗名瘊子，中医称枯筋箭）。

［**用法**］根据疣体大小，数目多少（一般 1 个疣选 1 只鼠妇），选用活鼠妇数只，捣烂如泥贮瓷瓶待用，选择母疣（最早发生的或最大的瘊子）以胶布剪孔保护正常皮肤露出疣体，用刀将疣顶部刮出血为止，立即将捣烂的鼠妇浆涂其上，用胶布覆盖固定，2~3 天换药 1 次，一般 3 次干枯脱落告愈。

［**注意事项**］注意保护正常皮肤，用至疣脱落为止。

典型医案

刘某，男，34 岁，1985 年 2 月 7 日初诊。右手中指背侧生一寻常疣如黄豆大 4 年，手背及其他指背有针帽至绿豆大疣 12 处，嘱其用上法将中指背侧最大者进行治疗，患者初疑能否有效，结果试用 2 次疣休干枯，继用 1 次脱落，其他部位小疣未治，约半月自行消失。

按：寻常疣为常见皮肤病，多生于四肢暴露部位，目前治疗方法较多，但药简效卓者较少。本法不失为治疗寻常疣的一种有效方法，堪供选用。

七、软皮丸

[组成] 附子、桂枝、麻黄、黄芪、螃蟹、地鳖虫、浮萍、穿山甲、石斛、当归、熟地、紫河车、血竭、积雪草、刘寄奴、威灵仙、蜈蚣等。

[功效] 温阳益气，活血通络，散寒祛湿生肌。

[主治] 用于硬皮病、冻疮、雷诺病、皮肤萎缩等皮肤病。

[用法] 将部分中药制成极细粉及部分中药提取物，制成水丸剂，每日 2~3次，每次 6g，小儿可根据年龄、体重适当减量，饭后温开水服。

[注意事项] 阴虚内热患者禁用。

八、软皮膏（本品为中草药的极细粉及部分中药提取物，100克/盒）

[组成] 血竭、积雪草、刘寄奴、威灵仙、麻黄、蜈蚣等。

[功效] 温阳活血通络，散寒祛湿生肌。

[主治] 用于皮痹、冻疮、雷诺病、皮肤萎缩等病。

[用法] 制成软膏备用。每次取适量涂于皮损处，用力按摩至皮肤发热后，用保鲜膜封包半小时，再以软皮热敷散局部热敷。

[注意事项] 局部外伤、破损、糜烂者不宜使用；对本品过敏者禁用。过敏体质者慎用。

九、溃疡散

[来源] 韩世荣经验方。

[组成] 五倍子 30g，黄连 20g，枯矾 10g，煅石膏 15g。

[功效] 解毒止痛，生肌敛疮。

[主治] 治疗皮肤外伤，疮疡后期疮口不敛，溃疡较浅者，急性湿疹糜烂较重，黄水疮等。

[用法] 共为极细末过 100 目箩，贮瓶备用。用时香油调成糊状，清洁创面后外涂，每日 3 次。

[注意事项] 重病患者需配合内服药物。

典型医案

王某，女，16 岁，学生。1984 年 4 月 7 日初诊。患者于 2 个月前打球不慎摔伤小腿，自行外涂红汞后无效，继发感染，曾去某院外科换药 2 周无效，转来我科求治，检查：右小腿外下有 6cm×8cm 疮面，深 0.2cm，表面脓性分泌物较多，闻之恶臭。清洁疮面后调涂上药，每日 3 次，连续 7 日，结痂痊愈。

按：皮肤外伤，疮疡久不敛口，湿疹糜烂等均较常见，本方以五倍子敛疮，黄连清热解毒，枯矾生肌祛腐。外涂应用效果良好，且简便廉。如果全身症状较明显或正气虚弱者，可辨证加用内服药。

第六章　特色疗法

一、软皮热敷散热敷疗法治疗硬皮病

[组成]血竭、艾叶、桂枝、三棱、刘寄奴、姜石、浮萍、山豆根、地鳖虫、螃蟹、生麻黄、红花、黄药子、穿山龙、威灵仙、断肠草等18味。

[功效]活血通络，散寒祛湿。

[主治]用于皮痹、冻疮、雷诺病、蛇串疮后遗神经痛、关节型银屑病等。

[用法]根据患处皮损形状及范围做成条状或饼状热敷包，每次1包，加黄酒拌湿蒸热后在局部热敷，每次30分钟。每日2次。

[注意事项]个别患者用后出现发痒等症状，使用前在皮损部位垫几层纱布就可避免。

（1）局部外伤不宜热敷。

（2）对本品过敏者禁用，过敏体质者慎用。

（3）药温不宜过高，以防烫伤皮肤。

二、溻洗散外洗疗法治疗湿疹、皮炎、足癣

[组成]生地榆、苦参、苍术、黄柏、马齿苋、白矾等6味中药组成。

[功效]清热解毒，除湿杀虫，收敛止痒。

[主治]用于治疗手足癣、湿疹、股癣、疥疮等。

[用法]每次取1包，水煎后滤渣取汁，病在慢性期用药汁温洗，急性期用口罩或多层纱布蘸药汁在局部冷湿敷，每日2次，每次20分钟。

[注意事项]局部外伤不宜热敷；对本品过敏者禁用，过敏体质者慎用。

三、疤痕软坚散贴敷疗法治疗疤痕疙瘩

[组成]山豆根、乌梅肉、威灵仙、蜈蚣。共为极细末备用。

[功效]活血解毒，软坚散结，收敛止痒。

[主治]用于治疗疤痕疙瘩及皮肤外伤性增生等病。

[用法]根据皮损大小和数量多少，每次选择适量药粉用老陈醋拌湿，再用蜂蜜调成软膏状敷在疤痕处，外用黑布覆盖，胶布固定，2日换药1次。

［**注意事项**］

（1）局部外伤、破损、糜烂者不宜使用。

（2）对蜈蚣等动物蛋白过敏者禁用，过敏体质者慎用。

四、牛皮癣软膏外涂治疗银屑病

［**组成**］雄黄、硫黄、樟脑、枯矾、明矾、红砒。共研极细末，用凡士林调成 12% 的软膏储瓶备用。

［**功效**］清热凉血，消肿止痒。

［**主治**］用于治疗各种银屑病。

［**注意事项**］极少数患者用后出现局部发痒等症状，应立即停止使用，寻找引起瘙痒的具体原因。

（1）局部外伤、破损、糜烂者不宜使用本药。

（2）本软膏含有微量轻粉，对汞过敏者禁用。

（3）对本品过敏者禁用，过敏体质者慎用。

五、鼠妇浆贴敷疗法治疗各种疣

［**组成**］新鲜鼠妇（夏天随处可见，冬天不易找到）。

［**功效**］活血化瘀，解毒散结，消肿止痒。

［**主治**］用于治疗各种皮肤疣病。尤其对皮损比较大的疣如寻常疣、跖疣等效果更好。

［**用法**］根据患者身上疣体大小、数目多少，选用活鼠妇数只捣烂如泥贮瓷瓶待用，用时选择母疣（最早发生的或最大的瘊子）以胶布剪孔保护正常皮肤露出疣体，用刀将疣顶部刮至出血为止，立即将捣烂的鼠妇浆涂其顶部，用胶布覆盖固定，2 天换药 1 次，使用 3 次后疣体干枯脱落后告愈。

［**注意事项**］

（1）局部外伤、破损、糜烂者不宜使用本药。

（2）对本品过敏者禁用，过敏体质者慎用。

（3）对虫类畏惧者忌用或慎用。

六、中药封脐疗法治疗过敏性皮肤病

［**组成**］蝉蜕、地肤子、荆芥、冰片、盐酸多塞平片（15g 中药加 1 片）等 6 种药物组成。

［**功效**］清热祛风，除湿止痒。

［**主治**］用于治疗荨麻疹等过敏性皮肤病。

[**用法**] 用时取 2g，以凡士林调成软膏敷在神阙穴，外用纱布覆盖固定。隔日 1 次，10 次为 1 个疗程。

[**注意事项**] 极少数患者用后出现局部发痒等症状，应立即停止使用，寻找引起瘙痒的具体原因。

（1）局部外伤、破损、糜烂者不宜使用本药。

（2）对冰片、胶布过敏者禁使用。

（3）对本品过敏者禁用，过敏体质者慎用。

七、割耳疗法治疗银屑病、白癜风

[**治法来源**] 耳穴割治属中医刺血疗法。《灵枢》曰："耳为宗脉之所聚。"《类经》云："手足三阴三阳之脉皆入耳中。"耳与脏腑经络均有密切的联系。经络发生异常，则机体发生病变。各经络在耳上均有循行，针刺不同耳穴，通过其与五脏六腑、四肢百骸的密切关系，可通络行气，通达内外，达到治疗相应部位疾病的目的。痤疮、黄褐斑、荨麻疹、湿疹、扁平疣等皮肤病亦可选用。

[**功效**] 泄热破瘀，调理气机。

[**操作方法**] 耳廓常规消毒，右手持尖头手术刀或三棱针，以刀尖纵向快速轻轻割破所选穴位的皮肤，不宜过深，长 2~3mm，出血量以浸湿半个消毒棉球为度（如出血量过少，可通过酒精棉球轻轻挤压，促其出血）。用消毒干棉球轻压 3~5 分钟后，取下干棉球，用预先准备好的药物贴在割口处。每周割治 2 次，每次 2~3 个穴位，双耳交替进行。具体病种选穴如下：

银屑病：神门、肝、肾上腺、内分泌、肺等。

白癜风：对耳轮下脚。

[**注意事项**]

（1）割治深度以不伤及软骨为宜。

（2）注意无菌操作，防止感染。

（3）治疗期间忌酒及辛辣刺激食物。

（4）糖尿病及出血性疾病患者慎用。

（5）割治局部避免外用化妆品及药膏。

八、耳尖放血疗法治疗银屑病、痤疮、毛囊炎

[**原理**] 放血疗法古代又称为"刺血络"或"刺络"，是中医学中一种独特的针刺治疗方法，早在《内经》中已对刺络疗法的针具、针刺手法及适应证均有所记载。耳尖穴是放血疗法临床常用的穴位之一，它位于耳轮上，将耳轮向耳屏对折时，耳廓上面的顶端处即是。《素问·调经论》曰："刺留血奈何？岐伯曰：视

其血络，刺出其血，勿令恶血得入于经，以成其疾。"耳尖放血疗法的作用机制主要是通过祛瘀泄热以通经。

［功效］清热解毒，平肝息风明目，凉血止痒，消肿止痛。

［主治］主要治疗银屑病、痤疮、毛囊炎、麦粒肿等皮肤病辨证属于风热或血热型者。

［操作方法］用手指按摩耳廓使其充血，取患者单侧耳轮顶端的耳尖穴，经碘伏或酒精消毒，左手固定耳廓，右手持一次性采血针对准施术部位迅速刺入，1~2mm深，随即出针。轻按针孔周围，使其自然出血。然后用消毒干棉球按压针孔。双耳交替放血，出血量5~10滴。

［注意事项］

（1）孕妇、哺乳期妇女、合并肝肾和造血系统严重原发疾病及精神病患者、身体特别虚弱及有出血倾向者禁用或慎用。

（2）治疗部位及医者术手应严格消毒，防止感染。

（3）治疗时应卧位或者仰靠坐位，以防晕针。

（4）在放血部位挤压刺激要适当，发现小血肿时立即用消毒干棉球按压血肿数分钟，以防扩大。

九、围刺疗法治疗局限性硬皮病

［原理］围刺法属于豹纹刺的一种，《灵枢·管针》曰："豹纹刺，左右前后刺之，中脉为故，以取经络之束者，此心之应也。"属多针刺法范畴，即将病灶围住，它由"扬刺法"变化而来，在"十二节刺"中的"扬刺"是指"正内一，傍内四而浮之，以治寒气之大也"。临床实践证明围刺在治疗硬皮病、带状疱疹、疣等疾患时可使病灶范围能在较短的病程内缩小，使病情不再发展，甚至达到治愈疾病的目的。

［操作方法］局部常规消毒，采用直径0.28mm、长20mm的毫针在皮损局部行多针围刺，针与针间距保持5cm左右，针刺毫针数以将病灶包围为宜，不施手法，留针30分钟，每日1次，10次为1个疗程。

［功效］活血化瘀，疏经通络。

［注意事项］

（1）注意检查针具，当发现针尖有钩毛或缺损、针锋参差不齐时，要及时更换。

（2）针具及针刺局部皮肤（包括穴位）均应消毒。针具每人自备，不可混用。重刺后，局部皮肤须用酒精棉球消毒，并应注意保持针刺局部清洁，以防感染。24小时内不要沐浴。

十、面部刮斑法治疗黄褐斑

面部治疗的总原则是活血化瘀，通络去斑。可选用中药面膜外敷配合面部刮斑方法治疗。

面部刮痧用玉石鱼型刮痧板点按面部主要 23 个穴位，沿面部经络轻盈刮痧，以促进面部的血液循环，使面部毛细血管扩张，一方面加速药物的直接吸收功能，另一方面我们将"五白疏郁消斑面膜"涂在脸部刮痧，通过活血化瘀、通络作用，改善面部的血液循环，使面部毛细血管扩张，最后达到使黄褐斑逐渐消退的目的。

（1）面部刮痧的同时依步骤重点按摩以下穴位。

消毒刮痧板，预热刮痧板后滴上刮痧油数滴抹开。

选穴：承浆、太阳、地仓、人中、迎香、睛明、瞳子髎、攒竹、鱼腰、丝竹空、印堂、翳风。

（2）活血化瘀中药面膜加美白淡斑中药面膜，用鸡蛋清调成糊状外敷面部治疗。

（3）做完面部刮痧后用温水擦洗面部，然后涂上活血化瘀中药面膜，再用离子喷雾热喷 20~30 分钟，清洗面部后，敷上美白淡斑面膜 15 分钟，揭下面膜即可。

（4）活血化瘀祛斑面膜组成：红花、当归、桃仁、三七、益母草等中药制成特细粉。

（5）美白淡斑中药面膜组成：白芷、白及、白茯苓、僵蚕、白丁香、珍珠粉等多种中药制成特细粉。

（6）每周治疗 1~2 次，8 次为 1 个疗程，经临床验证，通过皮肤直接给药，就近处给病邪找出路，达到了药物直达病所的目的，发挥更为直接的作用，能够取得理想的效果。

十一、面部微针针刺疗法治疗黄褐斑

[原理] 针刺面部相应穴位，达到活血化瘀、通络祛斑作用。

[操作方法] 用 75% 的酒精棉球消毒针刺穴位，用特制微针快速刺入面部特定穴位，每次留针 30 分钟，每日 1 次，10 次为 1 个疗程。

[功效] 活血化瘀，通络祛斑。

[注意事项]

（1）注意检查针具，当发现针尖有钩毛或缺损、针锋参差不齐时，要及时更换。

（2）针具及针刺局部皮肤（包括穴位）均应消毒。针具一般用 75% 酒精浸泡 30 分钟即可使用。

（3）重刺后，局部皮肤须用酒精棉球消毒，并应注意保持针刺局部清洁，以防感染。24 小时内不要沐浴。

十二、针刺、水针、耳穴压籽疗法治疗黄褐斑

［功效］活血化瘀，通络祛斑。

［操作方法］

针刺：根据辨证分型选取相应体穴，平补平泻法，留针 30 分钟。

水针：川芎注射液、当归注射液、胎盘注射液、复方丹参注射液等任选一种注射于肺俞、心俞、膈俞、肝俞、脾俞、胃俞、肾俞、关元俞、三焦俞等穴位，每次选取 2~3 个穴位，隔日 1 次，1 个月为 1 个疗程，2 个疗程之间间隔 7 天。

耳穴压籽：根据不同证候选穴，两耳交替治疗，找到以上证候穴位敏感点后，用胶布将王不留行籽粘贴在穴位敏感点上，每天按压刺激 2 次，3 日换贴 1 次，10 次为 1 个疗程。

［注意事项］同针刺注意事项。

十三、火针疗法

［原理］

（1）借助火热，温壮阳气。火针疗法通过加热的针体，经腧穴将火热直接导入人体，在人体内可以直接激发经气，鼓舞血气运行、温壮脏腑阳气，起到防病、治病的作用。

（2）开门祛邪。即通过灼烙人体腧穴而开启经脉脉络之外门，痈脓、瘀血、痰浊、水湿等有形之邪，以及风寒暑湿燥火等外邪均可从针孔直接排出体外。

（3）以热引热。借火力强开外门，使毒热外泄；同时火针温通经脉，助血气运行，则火毒随之消散。

［功效］温经散寒通络。

［主治］适用于硬皮病、痤疮、带状疱疹、扁平疣、寻常疣、结节性痒疹、银屑病、湿疹、皮肤瘙痒症、神经性皮炎、白癜风、外阴白斑、面部化脓性皮脂腺囊肿等皮肤病。

［操作方法］

（1）选穴：与毫针刺法基本相同，但选穴宜少，多以局部穴位为主。

（2）消毒：针刺前穴位局部皮肤应严格消毒，可先用碘酒消毒，再以乙醇脱碘。

（3）烧针：使用火针的关键步骤。在使用火针前必须将针烧红，可先烧针身，后烧针尖。根据治疗需要，可将针烧至白亮、通红或微红。若针刺较深，需烧至白亮，否则不易刺入，也不易拔出，而且剧痛。若针刺较浅，可烧至通红。若针刺表浅，烧至微红便可。

（4）针刺：左手持点燃的酒精灯，右手持针，尽量靠近施治部位，烧针后对准穴位垂直点刺，速进速退，用无菌棉球按压针孔，以减少疼痛并防止出血。

（5）针刺深度：根据病情、体质、年龄和针刺部位的肌肉厚薄、血管深浅、神经分布而定。一般而言，四肢、腰腹部针刺稍深，可刺 2~5 分深；胸背部针刺宜浅，可刺 1~2 分深；至于痣疣的针刺深度以至其基底为宜。

［**注意事项**］

（1）严格消毒。有大血管、神经干的部位禁用火针。

（2）血友病和有出血倾向的患者禁用火针。

（3）烧针后垂直进针，刺入后不能停留即刻出针。

（4）火针治疗后局部皮肤呈红晕红肿，应避免洗浴；局部发痒，不宜搔抓，以防感染。

（5）针刺后尽量不予外用药物，保持皮肤干洁，治疗后 24 小时不能洗浴。

（6）对初次接受火针治疗的患者，应做好解释工作，消除恐惧心理，以防晕针。

第七章　医案选析

系统性硬皮病

案　张某某，男，58 岁，湖北孝感人。2015 年 2 月 25 日初诊。

[**主诉**] 两侧腰部皮肤硬化 3 年，伴气短、吞咽不利 6 个月。

[**现病史**] 3 年前开始两侧腰部皮肤变硬，不能捏起，因无痛痒等不适症状而未予以重视和治疗。近 6 个月来，自觉气短乏力，不能负重远行，并出现吞咽物不畅之症。在某三甲医院就诊，确诊为系统性硬皮病，因疗效不佳而来韩老师处诊治。

[**专科检查**] 两侧腰部皮肤带状发硬，不能捏起，以左侧较重；舌质淡红，边有瘀斑，苔薄白厚腻，脉沉细无力。

[**辅助检查**] 肺部 CT 示：两肺纤维化；上消化道造影示：食管蠕动、排空减慢。

[**中医诊断**] 皮痹（合并食道痹、肺痹）。

[**西医诊断**] 系统性硬皮病。

[**中医辨证**] 脾肺气虚，痰瘀郁结。

[**治法**] 补脾益肺，化痰逐瘀。

[**处方**]

（1）黄芪 60g，党参 30g，白术 15g，炙甘草 10g，陈皮 10g，姜半夏 10g，山药 30g，石斛 20g，螃蟹 10g，壁虎 10g，白芥子 12g，海浮石 30g，干姜 10g，浙贝母 10g，积雪草 10g，桃仁 10g，蜈蚣 2 条（去头足）。每日 1 剂，水煎 2 次，药汁混合后早晚饭后服。

（2）积雪苷片，每日 3 次，每次 3 片，口服。

（3）软皮丸（医院制剂）每日 2 次，每次 6g，饭后服。

（4）软皮热敷散（医院制剂）装入布袋，洒少许黄酒蒸热后在两侧腰部皮损处热敷，每日 2 次，每次半小时。

二诊（2015 年 3 月 31 日）：药后无明显不适感，上方治疗月余，气短乏力减轻，皮肤局部硬化略有改善。舌脉同前。效不更方，继续使用以上方法治疗。因路途遥远不能随时复诊，依靠电话和微信联系，根据症状变化调整方药。

三诊（2015 年 7 月 28 日）：治疗半年左右，局部皮损已经明显变软，可以捏起，气短乏力明显改善，已能干一些轻体力活，进食干性食物。病势见缓，故以上方改丸剂服用，方用：黄芪 100g，党参 100g，白术 50g，甘草 30g，陈皮 50g，石斛 100g，壁虎 30g，螃蟹 50g，白芥子 50g，蛤蚧 2 对，浙贝母 50g，桃仁 50g，冬虫夏草 30g，穿山甲 30g，打成极细粉，制成水丸，每日 2 次，每次 5g，空腹温开水送服。余药继用如前。

四诊（2015 年 12 月 27 日）：在当地检查，肺部 CT 示：两肺纤维化明显改善；上消化道造影：食管蠕动、排空正常。

嘱其停用其他治疗方法，将 7 月 28 日方打成极细粉，制成水丸再服一料，以巩固疗效。

按：在硬皮病特别是系统性硬皮病的辨治时，既要重视辨证又需结合辨病，则可使临床用药更为准确，而达到预期疗效。根据韩老师临床观察，在系统性硬皮病合并症中，以上消化道损害最常见，占 90% 以上，肺纤维化损害次之，占 70% 以上，故在临床诊断时应首先重视对上消化道的检查，为临床用药提供客观依据。本案患者脾肺气虚，痰瘀互结，流着表里，故用大剂黄芪、党参、白术补益中气，扶正以治其本；半夏、白芥子、海浮石、浙贝母、陈皮合用以化痰消坚，桃仁、螃蟹、壁虎、蜈蚣活血逐瘀通络，祛邪以治其标。山药、石斛补气养阴，防温燥之品耗伤胃阴；甘草调和诸药。全方标本兼治，与中药外敷法配合，内外合治，缓以图功。在临床辨证用药中，还结合辨病，选用海浮石、壁虎两药，是为本病治疗之眼目，其中海浮石中空质轻似肺，善化老痰、顽痰，韩老师治疗肺痹时必用之药；壁虎又名天龙，穿墙越壁，善行食管，通络搜邪，解毒散结，擅治疗食管癌类顽疾，可作为食道痹治疗之要药，配伍与辨证方中，临床确有实效。

网状黏蛋白血症

案 王某，女，67 岁，2017 年 8 月 18 日初诊。

[**主诉**] 左胸部皮肤结节斑片 4 个月余。

[**现病史**] 患者于 4 个月前无明显诱因，于左胸部出现皮肤硬斑，逐渐扩大变硬，遂于 2017 年 5 月 16 日在第四军医大学西京皮肤医院就诊，经查自身抗体系列未见异常，病理诊断为网状红斑黏蛋白病（西京医院，病理号 1705366），用药不详，病情未见好转。于 2017 年 8 月 12 日来陕西省中医医院皮肤科求治，经实验室检查甲状腺功能、肿瘤系列未见异常。现皮损部无明显自觉症状，面黄少华，畏风寒，喜食温热，食纳夜寐尚可，余无明显不适。

[专科检查] 左胸部皮肤可见结节斑块，融合成片，大小为 20cm×30cm，状类荨麻疹之聚集风团，边缘不规则，皮色略呈淡褐色，触之质硬，推之可动，基底无粘连，无凹陷性水肿，表皮形态正常，无毳毛脱落，无脱屑渗出等；舌暗红，苔灰白尚润，脉弦细。

[西医诊断] 网状红斑黏蛋白病。

[中医诊断] 皮痹。

[中医辨证] 痰瘀阻络。

[治法] 活血化痰，温经通络。

[处方] 桃红四物汤加味。药用：桃仁 10g，红花 10g，当归 10g，川芎 10g，赤芍 10g，熟地 15g，桂枝 10g，白芥子 10g，陈皮 10g，地鳖虫 8g，黄芪 30g，浮萍 6g，丝瓜络 10g，螃蟹 10g，细辛 3g，石斛 10g。10 剂，水煎服，每日 1 剂，饭后分 2 次服。同时口服软皮丸，每次 30 丸，每日 2 次；积雪苷片，每次 2 丸，每日 2 次；外用热敷散局部热敷，每日 2 次，每次 30 分钟；积雪苷软膏，每日 2 次。

二诊（2017 年 12 月 22 日）：以上方略为化裁，服药 90 余剂，患部结节斑块大部分已经消退，留有淡褐色色素沉着，触之与正常皮肤几无所异；原皮损较大者亦较前明显缩小变软，只如黄豆至蚕豆大小。病势大减，药显卓效，仍守前方继服，以臻全功。

按：国医大师陆广莘曾说，不问病从何来，只需问治向何去。对于现代西医中病因不明确的皮肤疾患，特别是一些疑难杂症，临床上若能发挥中医辨证论治的优势，则常有获愈之转机。网状红斑性黏蛋白病是一种临床少见的皮肤黏蛋白病，目前发病原因尚不明确。本案患者年逾六旬，正气渐衰，临床表现为皮损呈结节斑块，肤色不红，且无痛痒，宜从痰瘀论治。痰浊之邪随气流窜，就虚而居，搏结肌肤络脉，聚集而成有形之结节斑块而发为本病，治疗以活血化痰、通经活络为法，内外合治，使正气得复其常，邪气消散，皮损渐复，临床取效满意。

《素问·评热病论》云："邪之所凑，其气必虚。"《灵枢·口问》亦云："故邪之所在，皆为不足。"方中伍用黄芪益气扶正，且黄芪与虫药等搜剔络中痰瘀之品相合，则大助鼓邪外出之功，而无耗伤正气之弊，是为全方要妙所在，不可或缺，如陈修园《时方歌括·涩可固脱》所说："却得黄芪之轻快，径走皮肤，奏效更速。"

皮肤淀粉样变

案 王某，男，44 岁，2015 年 6 月 13 日初诊。

［**主诉**］右肘及右下肢皮肤粗糙瘙痒 10 余年。

［**现病史**］患者于 10 余年前始，因工作紧张，压力较大，于右侧肘部及小腿伸侧出现皮肤瘙痒，渐粗糙变厚，曾用多种激素软膏外用后，暂能好转，再用则无效。皮损渐扩大，加重，遂特延韩老师诊治。刻诊：皮疹干燥粗糙，肥厚，稍痒，烦躁易怒，食眠可，二便调，余均未见不适。

［**专科检查**］右肘及右下肢皮肤局限性干燥粗糙苔藓样斑片，境界清楚，基底稍见潮红，斑片上密集粟粒大类半球形丘疹，呈淡褐色，质硬，表面有少许鳞屑，无渗出结痂。舌红苔薄白，脉弦滑。

［**西医诊断**］皮肤淀粉样变。

［**中医诊断**］松皮癣。

［**中医辨证**］气滞血瘀，痰凝肌肤，化燥生风。

［**治法**］行气活血，化痰润燥，祛风止痒。

［**处方**］丹栀消风汤加减。药用：丹皮 10g，栀子 10g，柴胡 10g，当归 10g，茯苓 20g，白芍 20g，白蒺藜 20g，羌活 10g，合欢皮 20g，白鲜皮 20g，荆芥 10g，防风 10g，乌梢蛇 10g，蝉蜕 10g，甘草 10g。每日 1 剂，水煎服。另服蒺藜丸（陕西省中医院皮肤科自制药）。外用布特软膏，每日 2 次。并配合在皮损部刮痧治疗，每周 1 次。

按：对皮肤顽症的辨证，韩老师主张"顽麻肿痛，不是痰便是瘀"。皮肤淀粉样变属于顽固性皮肤病，治疗较为棘手，常需多法联用，坚持治疗方能取效。本案患者因情绪失调，而致肝郁气滞，精微失布，变生痰瘀，阻滞血络，肌肤失养，化燥生风，故见皮肤干燥粗糙瘙痒，痰瘀久结，外泛肌表，则见丘疹坚实，密集成片，状如蟾皮。肝郁化火，故有烦躁易怒及舌脉等症。综合脉症，证属气滞血瘀，痰凝肌肤，化燥生风。治疗时在活血化痰、祛风止痒方药的基础上，伍入"虫蚁搜剔"之品以助活血通络、化痰消坚之功，并配合皮损局部刮痧治疗，促进郁滞消散，气血流布，对促进皮损平复确有裨益。

蕈样肉芽肿

案 李某，女，56 岁，住陕西省延安市某小区，2015 年 6 月 27 日初诊。

［**主诉**］腰腹部、下肢黑斑伴有皮肤结节、斑块 1 年余。

［**病史**］2 年前偶然发现腰腹部、大腿外侧出现大小不等的结节、斑块。在当地医院就诊，未能确诊，遂辗转西安多家医院就诊。曾于 2015 年 3 月 22 日在西安交通大学二院皮肤科作皮肤组织病理切片（片号 34665），诊断为 T 细胞

淋巴瘤；又于 2015 年 5 月 4 日经西京医院皮肤科作皮肤组织病理切片（片号 H150097），诊断为"蕈样肉芽肿"。现症除皮肤结节、斑块外，伴皮肤黑斑，腹胀，两胁胀痛，畏寒肢冷，口干喜热饮，余无明显不适。

[**专科检查**] 形体肥胖，腰腹部、大腿外侧可见大小不等的结节、斑块，质软，未溃烂，伴有大小不等的不规则片状色素沉着斑；舌淡红边有瘀点，苔白厚腻，脉沉细无力。

[**西医诊断**] 蕈样肉芽肿。

[**中医诊断**] 疙疽。

[**中医辨证**] 脾肾阳虚，痰瘀阻络。

[**治法**] 温补脾肾，活血化痰。

[**处方**]

（1）当归 10g，桂枝 10g，细辛 3g，白芍 20g，附子（先煎）20g，干姜 10g，红花 10g，地鳖虫 6g，薏苡仁 20g，连翘 15g，郁金 10g，白芥子 10g，红参 10g，黄芪 30g，炙甘草 6g。每日 1 剂，开水煎 2 次混合后早晚饭后服。

（2）大黄䗪虫丸，每日 2 次，每次 4g，每日 2 次，饭后服。

（3）香菇菌多糖片，每日 2 次，每次 2 片，空心服。

二诊（2015 年 7 月 26 日）：仍觉畏寒肢冷，其他症状减轻，小腹略胀，舌脉同前。前方加川楝子 10g，附子加量至 30g，其余治疗方法不变。

三诊（2015 年 9 月 12 日）：胁腹胀痛，口干及畏寒肢冷等症好转，前方附子减量至 15g 继治。

四诊（2015 年 12 月 10 日）：症状基本消失，嘱其再服月余以巩固疗效。

按：蕈样肉芽肿，又名蕈样霉菌病（简称 MF），是一种皮肤 T 细胞淋巴瘤，病因迄今未明。本病可分为三期，即红斑期、斑块期和肿瘤期。普遍认为 MF 进入斑块期以后，特别是肿瘤期以后，可发展为肿瘤性疾病，是一种恶性淋巴瘤。本病临床相对较为少见，类似于中医"疙疽"，如《石室秘录》云："如人遍身生疙疽，或内如核块，或外似蘑菇，香蕈，木耳之状者，乃湿热而生也，数年之后，必然破孔出血而死。"

本例乃因脾肾阳虚，温煦失司，水液不化，聚为痰浊，随气流窜，瘀阻血脉，结聚成毒，故见形体肥胖，肌肤遍生块垒；脾虚不运，则气血乏源，营卫不布，肌肤失于温煦滋养，故见腹胀，畏寒肢冷，皮肤色斑；土壅木郁，肝气不达，故两胁胀痛；脾为胃散其津液，脾虚则津液不得上承，故见口干喜热饮。综其脉症，属脾肾阳虚、痰瘀胶结之证。《医门棒喝》指出："脾胃之能生化者，实由肾中元阳之鼓舞，而元阳以固密为贵，其所以能固密者，又赖脾胃生化阴精以涵育耳。"故以桂枝、细辛、附子、红花、地鳖虫温经通络，以开寒痰湿浊之凝闭;当归、白芍养血活血,并制桂附之辛燥;红参、黄芪、干姜益气温中、化生气血,并绝痰湿之源;郁金、白芥子、薏苡仁、连翘除湿化痰,解毒散结;更加大黄䗪虫丸,活血破瘀,通经消癥,祛瘀生新,诸药合用,标本兼治,共奏温补脾肾、活血化痰、散结消垒之功。

肉化石案

案 吕某,男,15 岁。家住西安市灞桥区吕家堡。2015 年 9 月 23 日初诊。

[**主诉**]有皮肌炎病史 12 年,伴有右下肢钙质沉着病 8 年。

[**现病史**]患者于 2004 年右小腿外侧出现暗红色斑疹,边界界清,无明显自觉症状。渐呈线状向大腿发展,继而原皮损处出现硬节,压痛,硬节固定,边界不清,同时右上眼睑肿胀,出现暗红色斑疹,瘙痒。先后按扁平苔藓、皮肌炎、下肢血管炎、慢性萎缩性肢端皮炎、结节性血管炎等治疗,效果不佳,病情仍逐渐加重。曾于 2012 年在北京大学第一医院皮肤科病理诊断为儿童皮肌炎伴皮肤及软组织钙化(病理号 20122471),并被建议手术切除钙化灶。其后虽经多方治疗皮肌炎症状渐减,而右下肢皮损未见好转。刻诊:体质较为瘦弱,纳少腹胀,右下肢钙质沉着如砂石状,伴有溃烂,舌暗红,脉细。

[**西医诊断**]皮肤钙化病。

[**中医诊断**]肉化石。

[**中医辨证**]瘀热阻络,热盛化骨。

[**治法**]活血消坚,清热通络,兼以健运脾胃。

[**处方**]桃红四物汤加味。药用:桃仁 10g、红花 10g、当归 10g、川芎 10g、生地 15g、赤芍 10g、忍冬藤 10g、丹参 20g、鸡内金 15g、穿山甲 6g、王不留行 10g、威灵仙 6g、蜈蚣 1 条、合欢皮 15g、川牛膝 10g、木瓜 10g、炒麦芽 20g。每日 1 剂,水煎服。外用软皮热敷散醋拌湿蒸热后局部热敷,每日 2 次,每次 20 分钟。

二诊(2015 年 9 月 28 日):以上法治疗后诸症见轻,乃以前方加浙贝母 10g、白芥子 10g、螃蟹 10g 继服,每日 1 剂水煎服。外用同前。

三诊(2016 年 4 月 16 日):上方化裁内服,配合外用热敷散治疗,病情明显好转,皮肤溃疡渐愈,留萎缩性暗褐色瘢痕,原疮面上之结石部分脱落或缩小,形体偏于瘦弱,药已得效,以前方加党参 20g、黄芪 20g 继进。

四诊(2016 年 10 月 22 日):病情好转,大部结石消退,留有褐色萎缩性浅瘢痕,以上方进退继服,以臻病愈。

按：皮肤钙化病是不溶性钙盐沉积于皮肤内或皮下组织产生的疾病。本病在中医文献记述甚少，因钙化多变生于肌肤疮疡，如骨似石，姑名为肉化石，与中医多骨痈类似。清代陈士铎《辨证录·多骨痈门》载："湿壅添热，热盛化骨，日久迁延，卧床不起。或谓初起未尝有骨，可内散，生骨后，必须取出，药焉可解散？不知多骨乃无形所化，似骨非骨，非肉中真生骨也。真骨难化，似骨可化。宜利湿清热，佐补气血，骨自消。"本案素体不足，脾虚胃弱，变生湿热，下流肌肤，壅阻气血，瘀结经络，日久热腐生疮，炼津为石，故见下肢疮疡，肉生砂石。故以热瘀为标，脾胃虚弱为本。宜以治标实为先，方用桃红四物汤为基础化裁内服，配合软皮热敷散外治，以活血化瘀，清热通络，消坚散结，使热瘀得散，结石自消；待症减后渐增补益脾胃之品，以扶正固本，用药得当，故取效较好。

聚合型痤疮

案 李某，男，27岁，2014年12月6日初诊。

[**主诉**] 颜面部散在丘疹脓头结节囊肿1年。

[**现病史**] 1年来，因学习紧张，熬夜，于颜面部渐出现红色丘疹脓头，选用去痘消痤药品，内服外用，疗效不佳而加重，遂来韩老师门诊求治。刻诊：颜面满布丘疹结节及脓头，累累如癞蛤蟆皮，精神可，食纳可，二便调，舌淡红，苔薄白，脉弦。

[**专科检查**] 颜面密集散在红色至暗红色丘疹脓头，皮下淡黄色结节，囊肿，粟粒大虫蚀样瘢痕及暗红色色素沉着斑，多油。

[**西医诊断**] 聚合型痤疮。

[**中医诊断**] 粉刺。

[**中医辨证**] 痰热瘀结。

[**治法**] 清热散结，活血化瘀。

[**处方**]

（1）桃红四物汤加味。药用：桃仁10g，当归10g，赤芍10g，川芎10g，红花10g，生地15g，连翘10g，玫瑰花10g，牛蒡子10g，夏枯草10g，白花蛇舌草20g，生牡蛎20g，浙贝母10g，穿山甲10g，皂刺10g。7剂，每日1剂，水煎服。

（2）大黄䗪虫丸，每次3g，每日2次。

二诊（2014年12月20日）：服上药14剂，皮疹有所消散，未见明显新疹出现，大便稀糊，每日 2 次。上方加党参 10g、扁豆 10g、生姜 6g 继服。

三诊（2015 年 1 月 3 日）：守方再进 14 剂，结节及囊肿几近消失，除虫蚀样瘢痕及少数淡褐色色素沉着外，余症平复，触之光滑柔软，二便调畅。效不更方，仍以前方继进，巩固疗效。

按：聚合型痤疮，常由寻常型痤疮失治误治迁延而成，治疗较为棘手。本例内热熏蒸日久，瘀热蕴结颜面肌肤，热腐成脓，炼液成痰，故见红疹结节，囊肿脓头累累相叠，热盛油浮，故而颜面多脂，脉弦乃瘀血较盛之征，舌象与证有所不符，故舍舌从证。

方中桃仁、红花、当归、川芎、赤芍、玫瑰花活血化瘀，川芎善行头面，红花、玫瑰花质轻上行，皆为韩老师治疗颜面部皮肤病属于血瘀者所常用之品；牛蒡子、连翘清散肌表郁热；白花蛇舌草清热解毒、利水，并具有减少油脂分泌的作用；夏枯草、浙贝母、生牡蛎、穿山甲、皂刺软坚散结，化痰消坚，使结肿得以迅速消散，其中穿山甲功能活血散结、消痈溃坚，《医学衷中参西录》言其"味淡性平，气腥而窜，其走窜之性，无微不至，故能宣通脏腑，贯彻经络，透达关窍，凡血凝血聚为病，皆能开之。以治疗痈，放胆用之，立见功效"，是韩老师治疗皮肤病病久瘀结，"顽麻肿硬"，常药乏效者的"杀手锏"。配合大黄䗪虫丸，加强活血散结之效。复诊时因药性偏凉，且多虫介之品，有碍脾运，故加党参、扁豆健脾助运。全方温凉同用，瘀热并治，辛凉清热而无凝血之弊，辛温活血而无助热之虞，药与证合，故获速效。

小儿寻常型银屑病

案　袁某，男，8 岁，2016 年 2 月 5 日初诊。

[**主诉**] 全身鳞屑性红斑，伴瘙痒 2 周余。

[**现病史**] 患者于 2 周前无明显诱因全身皮肤出现皮疹，在当地医院按"银屑病"给地塞米松软膏等治疗，病情逐渐加重，遂来韩老师门诊求治。刻诊：全身散在鳞屑红斑，自觉瘙痒，遇热瘙痒加重，食眠可，二便调，余无不适。

[**专科检查**] 头皮、颜面躯干及四肢均可见红色斑丘疹，上覆干燥鳞屑，部分鳞屑下可见渗出及脓点，皮损密集散在，部分融合成片，以头皮躯干为著，刮除后可见薄膜现象及筛状出血点，咽红，扁桃腺偏大，但无脓点；舌红苔薄白，脉滑数。

[**西医诊断**] 寻常型银屑病。

[**中医诊断**] 白疕。

[**中医辨证**]风热郁表。

[**治法**]祛风清热。

[**处方**]消风汤加味。药用：金银花15g，连翘8g，生地10g，赤芍8g，白芷6g，羌活8g，独活8g，荆芥8g，防风8g，白茅根15g，紫草10g，土茯苓10g，合欢皮10g，野菊花10g，蒲公英10g，水牛角10g。水煎2次，头煎15分钟，次煎10分钟，2次煎液混匀，分2次于饭后服。并内服银屑平片，每次4片，每天2次。外用牛皮癣软膏，每日2次。

二诊（2016年3月5日）：服上方28剂，全身皮疹明显消退，未见新发皮疹。病退药减，改服下方（免煎颗粒）。生地10g，赤芍10g，连翘10g，白茅根10g，丹皮10g，丹参10g，鱼腥草10g，合欢皮10g，生甘草10g。每日1剂，冲服。银屑平片，每次3片，每天2次。

三诊（2016年5月21日）：皮损基本消退，病情近愈，以上方继服，巩固治疗。至7月9日复诊，原皮疹消退，仅留色素减退斑片。嘱继续单服银屑平片1个月，巩固疗效。

按：在银屑病患者中，发生于小儿者亦非少见。临床观察，小儿患者，在病前多有感冒、发热等病史。究其病因，乃由小儿肺卫不足，感邪则易由皮毛而入，或自口鼻内犯，治疗时，宜遵"在表者汗之""上者上之"之意，用药以宣散为主，因势利导，使邪气自表而解。若医者不明此理，当表不表，反用寒凉之剂（包括滥用抗生素等）则可致邪气伏藏肌肤而成为伏邪。若复感时邪，与伏热相激，则致邪热嚣张，充斥肌腠，燔灼营血，消灼津液，肌肤失养，发为皮肤红斑丘疹，鳞屑迭起，干燥瘙痒等症。

本案因素感邪气，而又治疗失当，以致邪气伏郁不去。今时在冬末，易感风寒，伏邪伺机而动，发为本病，又因小儿乃纯阳之体，感邪易从阳化火，上熏息道，而致咽部潮红；郁热既久，炼津为痰，壅遏气道，则致乳蛾肿大等。因邪久入络，可致热瘀互结，脉络不畅，营血失布，而致肌肤失荣，也是致使本病发生的重要病机，如张仲景所谓："热之所过，血为之凝结。"（《金匮要略·肺痿肺痈咳嗽上气》）。故本例之病机可概括为风热瘀阻，病症虽外现于肌肤，却内关于营血。证以邪实为主，治疗应以祛邪为要。韩老师认为，病在肌表，当因势利导，达邪外出，故治疗重在祛风透热，兼以凉血解毒，养阴活血。全方清中有散，凉血而不留瘀，清热而不冰伏邪气，药与证合，使郁热得以速去，营血自和，肌肤得荣而病愈。本病邪气郁伏，久则根深，治疗时务必尽去其余邪，故在临床症状消退后，仍需巩固治疗，对防止病情反复尤其重要。

扁平苔藓

案 穆某某，男，31 岁，2015 年 5 月 20 日初诊。

[**主诉**] 腹部及四肢紫色斑片半年，伴口腔糜烂 2 个月。

[**现病史**] 半年来，腹部及四肢出现紫色色斑，自觉瘙痒，近 2 个月来皮疹延及口腔，对冷、热刺激有灼痛感，先后于多家医疗机构就诊，经皮肤组织病理诊断为"扁平苔藓"。用过中药、西药口服及外用（具体均不详）。自诉未见明显疗效，病情持续加重。

[**专科检查**] 四肢伸侧、腹部紫红色斑片，大小不等，边界清楚，口腔颊黏膜见数处紫红色糜烂面，界限清楚。舌质暗，苔少而干，脉沉细。

[**西医诊断**] 扁平苔藓。

[**中医诊断**] 紫癜风。

[**中医辨证**] 阴虚血瘀。

[**治法**] 活血化瘀，滋阴通络。

[**处方**] 桃红四物汤加味。药用：桃仁 10g，红花 10g，当归 10g，川芎 10g，生地 20g，赤芍 10g，木瓜 10g，川牛膝 10g，三棱 10g，莪术 10g，怀山药 10g，鸡冠花 30g，麦冬 20g，地骨皮 10g，合欢皮 20g，7 剂，水煎服，日 1 剂。

按：扁平苔藓，相当于中医学的"紫癜风"。《圣济总录》曰："紫癜风之状，皮肤生紫点，搔之皮起而不痒痛是也。"本病发病多因"风邪挟湿，客在腠理，荣卫壅滞，不得宣泄，蕴瘀皮肤，致令色紫"。临床表现为具有特征性的紫红色扁平丘疹、斑丘疹，病程较长，可累及皮肤、黏膜、甲等部位，病理检查为发于真皮浅层的慢性炎症。在西医学中，本病病因不明，目前一般认为可能与神经精神障碍，病毒感染或自身免疫有关。

韩老师认为，本病临床具有皮损紫暗或淡紫，舌质暗有瘀点及久病难愈等特点，临证多从血瘀络脉论治，并需根据患者伴随症状，视其血瘀之深浅，兼阴虚、气虚、夹风、夹湿之多少，进行加减用药，坚持用药，多能获良效。本例皮损多发，延及口腔，观其脉症，乃属血瘀阻络、肾阴亏虚之证。血瘀则气血不达，肌肤失荣。阴津不足则血脉枯涩，又可致血瘀加重，故须活血与养阴兼行并进，方以桃红四物汤加活血化瘀之品以行血，其中生地合山药、麦冬以养胃肾之阴，诸皮类药以皮行皮，活血解毒，兼清虚热。气是人身之本，津血同源，生成赖于气，可酌加健脾补气药。全方活血不破血，养阴不滞血，使血脉得充，营血周流，肌肤得养，顽疾自愈。

成人水痘

案 李某，女，31岁，2015年3月29日初诊。

[**主诉**] 颜面躯干四肢丘疱疹水疱伴瘙痒1天。

[**现病史**] 患者于昨天起，无明显诱因于面部出现红色丘疹，渐散发躯干及四肢，遂来诊。刻诊：颜面躯干及四肢部位可见散在红色粟粒至绿豆大小丘疹、丘疱疹，疱液澄清，周围有红晕，皮疹稍有瘙痒，咽喉干痛，无头身疼痛及咳嗽，食眠可，二便调，余无不适。

[**专科检查**] 体温37.8℃，咽红，耳后及颌下淋巴结肿大，压痛（＋），舌红苔薄白微腻，脉滑数。

[**辅助检查**] 血常规：白细胞：$5.6 \times 10^9/L$；中性粒细胞：$3.6 \times 10^9/L$。

[**中（西）医诊断**] 水痘。

[**中医辨证**] 风热袭表。

[**治法**] 清热解毒，祛风除湿。

[**处方**]

（1）消风汤加减。药用：金银花20g，生地20g，赤芍10g，羌活10g，白芷10g，连翘10g，板蓝根20g，生薏苡仁20g，夏枯草20g，鱼腥草20g，牛蒡子10g，升麻10g，生甘草10g。7剂，水煎2次，头煎15分钟，次煎10分钟，2次煎液混匀，分2次饭后服。

（2）静脉输液：①阿昔洛韦针0.5g加入0.9％生理盐水250ml静脉滴注；②清开灵注射液30ml加入5％葡萄糖注射液250ml静脉滴注，每日1次。

（3）炉甘石洗剂外用，每日2次。

二诊（4月4日）：诉治疗初皮疹仍有少量新增，近日来热退，未见明显新发，原有皮疹部分已成干痂，微有痒感，精神食眠可，二便调。效不更方，继治如前。

三诊（4月11日）：除少量干痂未脱外，皮疹全消，未见不适，病已获愈。

按：成人水痘常较儿童水痘为重，且更易引发肺炎、心肌炎及脑膜炎等。本案辨证为风热袭表，在中医治疗基础上，结合西医抗病毒药物治疗，使病情得以迅速控制。故临床上，对于西医诊断明确，病情较重，可能会出现较为严重并发症的皮肤病，应以患者为重，取西医所长，积极配合西医迅速有效的治疗，不应有门户之见，延误治疗。

白塞综合征

案 刘某，女，29 岁，西安市某机关干部。2018 年 3 月 10 日初诊。

[**主诉**] 口腔、外阴溃烂反复发作已 2 年，加重 2 个月。

[**病史**] 2016 年曾发生过外阴瘙痒，继发溃疡，疼痛，病后在某医院皮肤科治疗后痊愈。近 2 个月来因劳累使以上症状发作，伴有双下肢结节、压痛，外阴瘙痒，口腔多发性溃疡，寐少梦多，胃纳不佳，二便通利，月经正常，白带量多。经多方治疗无效后经人介绍而来就诊。

[**专科检查**] 左侧小阴唇有一黄豆大溃疡，口腔多发性溃疡，双下肢结节、压痛；舌尖红苔薄黄，脉沉滑无力。

[**西医诊断**] 白塞综合征。

[**中医诊断**] 狐惑病。

[**中医辨证**] 湿热内壅，脾胃不和。

[**治法**] 健脾和胃，清热祛湿。

[**处方**] 甘草泻心汤加味。药用：炙甘草 15g，黄芩 10g，黄连 8g，干姜 10g，半夏 10g，党参 15g，忍冬藤 20g，蛇床子 10g，芡实 20g，大枣 3 枚。水煎服，每日 1 剂，连服 1 周。

外用西瓜喷喉霜喷于口腔、外阴溃烂处，每日 3 次。嘱保持心情舒畅，避免劳累，饮食清淡富有营养，禁房事，忌辛辣刺激及海鲜发物。

二诊（2018 年 3 月 19 日）：用药后口腔及外阴溃疡明显好转，疼痛消失，余症减轻，舌尖淡红，苔薄白，脉沉有力，因久病必虚，且与虫毒、湿热之邪蕴结，故宜缓治之。步前法，并加强健脾之药。上方党参用 30g、泽泻 10g，外用药同上。

三诊（2018 年 4 月 1 日）：以上方加减共进 20 多剂，口腔及外阴溃疡愈合，皮肤结节消失，告愈。嘱其注意饮食，戒发物，调节情绪，以防复发。

按：脾虚湿热蕴毒是狐惑病的病机关键。患者平素脾胃虚弱，易被湿热毒邪侵袭，日久邪气循经络上下流注，使上下俱见溃疡，清阳不升反下流则白带量多，湿热流注下肢则见肿块、结节。故治宜健脾补虚和中，清热祛湿。方中重用炙甘草补中益气，以复脾胃之职；黄连、黄芩苦寒清热燥湿，清除体内湿热之邪；干姜大辛大热，温中健脾；半夏燥湿化痰；大枣补中益气，助甘草补益中焦，配伍忍冬藤清热散结，蛇床子引经止痒，芡实健脾止带，诸药相伍，共奏健脾补虚和中、清热祛湿之功，使顽病速愈。

韩老师认为，此病不难在缓解症状，而难在根治。临床治疗狐惑病宜根据病机区分为不同阶段使用不同的方法。内外治法兼施。内服药以调整脏腑功能，去除病邪为主，欲求根治，以用甘草泻心汤化裁为佳。因本病湿毒上冲而复下注，上下交病须治其中，故用甘草泻心汤，且甘草用量宜大，使中气得运而湿毒自化，常随证加减。外用药直接作用于局部，功力专一而直达病所，先以苦参汤加黄连、白矾、甘草之属水煎熏洗阴部，再用西瓜喷喉霜撒于患处，以清热燥湿。

狐惑病病程长，病症顽固，宜早诊断，早治疗。治疗本病不但要选有效方，且贵在守方。临床常见患者用药多而见效较微，坚持用药则病有转机，且能治愈，故守方是治愈本病的必不可少的条件之一。医者必须向患者讲明病情，以增强其战胜疾病的信心，使之坚持治疗，不可轻试辄止，反复更医，与医者密切配合才能提高疗效。病情后期注意勿过用苦寒，损胃伤阳。患者全部症状消失后不宜立即停药，仍应嘱其服药一个阶段，以资巩固。

阴虱

案 成某，男，61 岁，1998 年 2 月 8 日初诊。

[**主诉**] 阴部毛际瘙痒 3 个月。

[**病史**] 患者 3 个月前外出旅游旬日，回家后阴毛部位剧烈瘙痒，递日加重，当穿白色内裤时发现有血迹。曾多处求医，均按过敏治疗，打针吃药不见效果。

[**专科检查**] 用放大镜细看阴毛部位、阴囊、肛周毛根处有如比针帽稍大的寄生物，触之活动。遂用镊子挟取活动之物，借放大镜视之，可见如黄米大小，淡黄色，头部有 2 角，体部前侧各有 3 只脚。

[**西医诊断**] 阴虱。

[**中医诊断**] 阴虱疮。

[**中医辨证**] 虫蚀外阴，化生湿热。

[**治法**] 杀虫止痒，燥湿洁肤。

[**处方**] 生百部、苦参、蛇床子、黄柏各 30g，苍术、白矾各 20g，水煎取汁待温外洗，每日 2 次，每次 30 分钟，内裤开水烫洗灭虫。剃掉阴毛并焚之。用药 3 天后瘙痒明显减轻，1 周后瘙痒基本消失，遵法再用 3 天巩固疗效。1 个月后随访未复发，告愈。

按：阴虱，即中医"阴虱疮"，又名八脚虫疮。《医宗金鉴》云："阴虱疮虫毛际内，肝肾浊热不洁生，瘙痒抓红含紫点，若还梅毒蜡皮形。""此疮一名八脚虫，生于前阴毛际内，由肝、肾气浊生热，兼淫欲失洗不洁搏滞而成。瘙痒难忍，抓破色红，中含紫点。"《外科正宗·阴虱》云："阴虱又名八脚虫也，乃肝、肾二经浊气而成。生此不为清洁，银杏散津调擦之；内服六味地黄丸，每斤加蜜炒黄柏一两、芦荟五钱，以清化源，愈后不发。"

阴虱寄生于人体阴毛根部而出现局部瘙痒难忍，红色斑疹，或因之而搔抓，使局部红肿渗液，浸淫蔓延者，除阴毛易发病外，偶尔可发于腋毛，甚至腿部毳毛。

本病治宜杀虫止痒、清热除湿，临床常以外治法为主，先将阴毛、腋毛刮净，并将刮除的阴毛、腋毛焚烧灭虱，再用中药水煎外洗或外涂杀虫药膏等。外洗药常以生百部、苦参、蛇床子、黄柏之属苦寒杀虫，以断其根，堪称良法。家属和患者宜同时治疗。

疥疮合并阴囊结节

[案] 李某，男，33 岁，1997 年 6 月 10 日初诊。

[主诉] 全身皮肤出疹瘙痒 1 个月余。

[病史] 自述 1 个月前去外地旅游旬日，回家后感到全身发痒，尤其夜间更为严重，手缝、腋下、腿根部位比较明显，自行购买止痒药服后未见效果，递日加重，剧烈瘙痒，1 周后家中 3 人出现相同症状。曾多处求医，均按湿疹治疗，针药用了不少，收效甚微。

[专科检查] 手缝、腋下、脐窝可见丘疹、水疱，阴茎包皮、阴囊部位有 10 多个结节，在脐窝水疱处用针尖挑得似针尖大小活物，借放大镜视之，可见有腿且动。

[西医诊断] 疥疮合并阴囊结节。

[中医诊断] 疥疮。

[中医辨证] 虫毒侵蚀。

[治法] 杀虫止痒，燥湿洁肤。

[处方] 生百部洗剂加味。药用：生百部 60g，苦参 30g，蛇床子 30g，黄柏 30g，苍术 20g，白矾（后下）20g。水煎取汁待温外洗，每日 2 次，每次 30 分钟，外用 20% 硫黄软膏涂擦，涂时将药置掌心，合掌用力来回揉搓，然后闻之，再用力搽于皮肤。内衣、内裤开水烫洗灭虫。

二诊（1997 年 6 月 13 日）：治疗后瘙痒明显减轻，遵法再治疗 1 周。

三诊（1997 年 6 月 17 日）：治疗 1 周，瘙痒基本消失，遵法再用 3 天巩固疗效。1 个月后随访未复发，告愈。

按：疥疮是疥螨所引起的一种接触传染性疾病。好发于指缝、腕屈面、肘窝、腋前缘、脐窝、下腹及股上部内侧和外生殖器。婴幼儿皮肤嫩薄，任何部位都可以侵犯。疥疮，特别是婴幼儿患者，常难与湿疹区别，容易误诊，疥疮的发展规律正如俗谚说的："疥是一条龙，先从指缝行，周身缠三转，屁股扎老营。"《诸病源候论》可以说是世界上首次对疥疮及其病原作了详尽的描述："疥者，有数种，有大疥、有马疥、有水疥、有干疥、有湿疥。多生手足，乃至遍体……并皆有虫，人往往以针挑得，状如水内小虫。"葛洪《肘后备急方》中已载硫黄全身涂搽可杀虫，并知晓采用苦参煎服借以止痒。

韩老师认为本病单以外治法，即可获愈。每用硫黄软膏外涂（根据年龄应选用不同的浓度，成人男性使用 20%，女性使用 10%，小儿使用 5% 的浓度。全身外用，每日 2 次，连续 3 日，第 4 日洗澡更衣，2 周后重复 1 个疗程。使用时先将药膏涂在手心，两手合掌用力揉搓后再涂于皮损处），配合中药水煎外洗，屡治屡验。常用外洗方如下。

（1）生百部洗剂（韩老师经验方）：生百部 60g，蛇床子、川楝子、黄柏、苦参各 30g，苍术、白矾（后入）、槟榔各 20g，花椒 10g。水煎待温后外洗，每日 1~2 次。

（2）疥疮结节外洗方：生百部 60g，蛇床子、川楝子、威灵仙、山豆根、地肤子、苦参、槟榔、莪术各 30g，花椒 10g。水煎外洗，每日 1 次，5 日为 1 个疗程。

治疗结束后，洗澡更衣，将换下的衣服、床单、被罩等煮沸消毒，不能蒸煮的被褥、外衣要暴晒。

阴囊湿疹合并睾丸炎

案 成某，男，58 岁，陕西省蔡家坡人，2010 年 3 月 21 日初诊。

[**主诉**]阴囊潮红渗出瘙痒，伴右侧阴囊肿痛 1 周。

[**病史**]患者于 1 周前，无明显诱因出现阴囊皮肤潮红斑片，并见丘疹、水疱，继而渗水，自觉剧烈瘙痒，同时见右侧睾丸及阴囊肿痛。未做特殊治疗，病情加重，遂来诊治。既往有前列腺增生病史。

[**专科检查**]阴囊皮肤发生丘疹、水疱，红斑，有轻度渗出，右侧阴囊肿胀较著，睾丸肿大，扪之坚硬，压痛。舌质红，苔黄厚腻，脉象弦细数。

[**西医诊断**]急性阴囊湿疹并发急性睾丸炎。

[**中医诊断**]肾囊风合并子痈。

［**中医辨证**］肝经湿热下注。

［**治法**］清利湿热，疏肝理气。

［**处方**］龙胆泻肝汤加味。药用：龙胆草 8g，栀子 10g，黄芩 10g，柴胡 8g，车前子 10g（包），生地 12g，泽泻 10g，通草 6g，当归 10g，川楝子 15g，橘核 30g，蛇床子 10g，苦参 6g，甘草 6g。10 剂，每日 1 剂，水煎 2 次混合早晚饭后分服。

外用：连翘、生地榆、马齿苋、苦参、蒲公英、芒硝（化）各 30g，加水泡 30 分钟后煮沸 20 分钟，连煮 2 次，滤渣取汁。待凉后冷敷患处，每日 2 次，每次 30 分钟。

二诊（2010 年 4 月 3 日）：睾丸及阴囊肿痛明显减轻，丘疹、水疱、红斑等较前好转，已经干燥无渗出，仍觉瘙痒，舌苔薄黄，脉象弦细略数。

［**处方**］选用前方去苦参，加延胡索、川萆薢各 10g，白鲜皮 15g，白蒺藜 20g。7 剂，每日 1 剂，水煎 2 次混合后早晚饭后分服。外用方法同前。

三诊（2010 年 4 月 14 日）：睾丸及阴囊肿痛基本消失，皮肤丘疹、水疱、红斑明显好转，轻度瘙痒感，舌质淡红，苔薄白，脉象弦细。治疗按二诊方再进 6 剂，以巩固疗效。1 周后所有症状全部消失，皮肤恢复正常。病告痊愈。

按：肝的经脉绕阴器，过少腹，肝经湿热下注，阴囊部位红斑丘疹、水疱渗出瘙痒，湿热下注肾子，气血壅阻，经络不畅，故见睾丸或附睾肿大疼痛，阴囊皮肤红肿。舌脉之象均属肝经湿热之证，故以龙胆泻肝汤加苦参，以清利湿热，其中苦参善除下焦湿热，与黄柏、龙胆草等相似，又能祛风、杀虫而止痒，以治疗皮肤湿疹、瘙痒等症为特长；川楝子、橘核疏肝理气，消肿散结；蛇床子燥湿止痒，并引诸药直达病所。外用药冷敷患处清热解毒，燥湿止痒散结。内外结合，故收佳效。

皲裂型湿疹

案 燕某，女，51 岁，2014 年 12 月 12 日初诊。

［**主诉**］双手皮肤干燥粗糙皲裂稍痒 3 个月余。

［**现病史**］3 个月前双手指端皮肤渐出现粗糙干燥裂口疼痛，渐波及整个手掌及手背。曾在某附属医院确诊为"湿疹"。外用多种软膏，似有疗效，停药又复如故，今来门诊请韩老师诊治。刻诊：双手指掌皮肤肥厚粗糙，干燥皲裂，无渗出脱屑，除偶有瘙痒感外，无其他不适。

［**辅助检查**］真菌（－）。

[**西医诊断**] 皲裂型湿疹。

[**中医诊断**] 鹅掌风。

[**中医辨证**] 血虚风燥。

[**治法**] 养血润燥。

[**处方**] 白马洗剂：马勃 30g，生地 30g，黄精 30g，白及 30g，地骨皮 30g，鸡血藤 30g，艾叶 15g。水煎 2 遍，取液 1000ml，加食醋 50~100ml，温热后泡手，每次 15~20 分钟，每天 2~3 次。每剂可反复用 2~3 天。

二诊（2014 年 12 月 27 日）：手掌皮肤明显好转，皲裂痊愈，变软光滑，唯皮肤稍厚。继以前方外洗，以巩固治疗。

按：本案仅见双手皮肤干燥皲裂，瘙痒，病情较为简单，故仅以外用为治。清·吴师机曾言"外治之理即内治之理，外治之药亦内治之药，所异者法尔"。本例辨证属血虚失荣，治宜养血润燥。方中马勃多外用以解毒清热、燥湿敛疮，韩老师则用以润燥柔肤，而文献中罕有记载；白及外用收敛止血、消肿生肌，"令人肌滑"、可治疗"手足皲坼"，同马勃共为方中主药。《内经》云："辛以润之""辛甘发散为阳"，故应用性辛味甘之品，可宣通肺卫，开达腠理，布散津液，达到"卫气和则分肉解利，皮肤调柔，腠理致密矣"之效，又可促使营血周流，"外濡腠理"。故以生地、黄精味甘养血，滋阴润燥，合艾叶、鸡血藤性辛宣散，活血通络，使气血宣散而润泽肌肤，又可防诸药滋腻，其中艾叶辛温透皮，引诸药入于腠理。全方润通兼施，润而不滞于表，辛温适助其润养，故有速效。本方是韩老师治疗手足部皮肤皲裂症最常用的外洗方，施于临床，屡治屡验。

附：马勃味辛，平，无毒，外用功可清热解毒、燥湿敛疮，韩老师认为本品外用可使皮肤光滑柔软，历来本草多载赞其"外用敷诸疮良"，如《本草从新》《药笼小品》《千金翼方》《证类本草》《本草备要》及《医学入门》等等，现代多用以治疗外伤出血、冻疮等。《本草从新》载："每见用寒凉药敷疮者，虽愈而热毒内攻，变生他病，为害不小，惟马勃辛平而散，甚为稳妥。张寿颐：马勃，《别录》虽止治恶疮马疥，盖既能散毒，又能燥湿，以疗湿疮，固得其宜，故弘景亦谓敷诸疮甚良。今人用以为金疮止血亦效。寇宗奭治喉痹咽疼，盖既散郁热，清肺胃，确是喉症良药。东垣普济消毒饮用之，亦是此意。内服外敷，均有捷验，诚不可以微贱之品而忽之。"

白及，味苦、甘、涩；性寒，功能收敛止血、消肿生肌。外用可治疗外伤出血，痈疮肿毒，烫灼伤，手足皲裂，肛裂等。《别录》："除白癣疥虫。"《药性论》："治结热不消，主阴下痿，治面上皯疱，令人肌滑。"《唐本草》："手足皲坼，嚼以涂之。"故与马勃同为外用治疗手足皲裂症的主药。

玫瑰糠疹

案 白某，男，16岁，2014年12月20日初诊。

[**主诉**] 全身散在黏着性鳞屑性红斑伴瘙痒半月。

[**现病史**] 半月前"感冒"后，于躯干部出现圆形或椭圆形淡红色鳞屑性斑片，渐加重，泛发至颈部、躯干和四肢，自觉瘙痒。在他医处给中药治疗未效，遂来延韩老师处诊治。刻诊：精神食纳可，夜寐可，口干，大便干，小便可，舌质红苔薄白，脉稍数。

[**专科检查**] 躯干和四肢散在糠状鳞屑性斑片，呈略圆形或椭圆形，境界清楚，边缘不整，其椭圆形皮损，长轴与皮纹走行一致，基底部潮红至暗红，薄膜现象和 Auspitz 征（－）。

[**西医诊断**] 玫瑰糠疹。

[**中医诊断**] 风热疮。

[**中医辨证**] 风热袭表。

[**治法**] 祛风散热。

[**处方**] 消风汤加味。药用：荆芥10g，防风10g，赤芍10g，生地20g，金银花20g，连翘10g，白芷10g，羌活10g，独活10g，紫草20g，白茅根20g，野菊花20g，丹参20g，半枝莲12g。7剂，每日1剂，水煎服。

二诊（12月27日）：服药7剂，诸症大减，皮损消退过半，几近平复，部分仅仅留有暗红至淡红色素沉着，已不痒。舌脉同前。效不更方，继续以前方治疗而愈。

按：玫瑰糠疹属中医之"风热疮""风癣"。《外科正宗》云："风癣如云朵，皮肤娇嫩，抓之则起白屑。"《医宗金鉴》言本病由"风热闭塞腠理而成"。韩老师认为本病病因尚未明确，具有自限性，愈后不易复发，临床治疗以促进皮损消退，中医辨证准确可缩短疗程，缓解患者症状，并避免了西药的副作用。本病初期多为风热之邪客于肌肤，蕴阻于血分而致，故治法多以清热、凉血、祛风为主，方以消风汤加减，病情反复，迁延日久则多伴有血虚风燥，皮肤失于濡养，治疗上则应以养血、祛风、润燥为主，方以当归饮子化裁。本案患者因感外邪，入里化热，外越肌肤，发为红斑鳞屑，热盛生风，故自觉瘙痒，灼伤津液，故见口干，热结肠腑则大便干，舌脉亦属热盛之象。方中金银花、连翘辛凉解表，使邪热外达，荆芥、防风辛温，祛风止痒，合白芷、羌活、独活祛风化湿，开发腠理，促邪外散，伍入大队凉药则无助热之虑。丹参、赤芍、生地、白茅根凉血活血，使血行风自灭，紫草、野菊花、半枝莲清热解毒。全方内清外散，使郁热速去，故病愈。

脂溢性皮炎

[**案**] 李某某，男，74岁，2014年3月1日初诊。

[**主诉**] 头面部皮肤潮红瘙痒脱屑5个月。

[**现病史**] 患者于5个月前始，于头皮渐出现瘙痒脱屑，渐加重并波及颜面，曾用口服"氯雷他定片"等药无效，外用酮康唑洗剂、哈西奈德溶液等，可收短效，停药则复发。无奈之下，来韩老师处求治。刻诊：精神食纳可，头皮颜面皮肤红斑脱屑，瘙痒，遇热或食用辛辣之品则症状加重，口干唇红，余无不适。

[**既往史**] 素体健，嗜酒及肉类。

[**过敏史**] 无特殊药物及食物过敏史。

[**专科检查**] 头面皮肤潮红，上覆细薄油腻性鳞屑，以头皮为著；舌红苔白厚腻，脉滑。

[**西医诊断**] 脂溢性皮炎。

[**中医诊断**] 面游风。

[**中医辨证**] 风热夹湿。

[**治法**] 清热凉血，兼祛风除湿。

[**处方**] 凉血四物汤加味。药用：当归10g，生地15g，黄芩10g，栀子10g，红花10g，丹皮10g，枳壳10g，陈皮10g，白花蛇舌草20g，菊花10g，生山楂10g，白茅根20g，甘草10g。水煎服。

二诊（3月17日）：服上方14剂，诸症好转，但近日来出现大便稀糊，每日2次。血热虽减，标症已去大半，脾虚之象外显，故当理气运脾，使湿去则余热易散，易方丹栀消风汤加味。

[**处方**] 牡丹皮10g，山栀10g，柴胡10g，当归10g，白芍20g，白术10g，茯苓20g，羌活10g，白蒺藜20g，菊花10g，蝉蜕10g，白鲜皮10g，白茅根20g，甘草10g，水煎继服。

三诊（4月14日）：继服药28剂，诸症近愈。遂以前方略事加减以巩固而愈。

按：脂溢性皮炎，病发头面，甚者泛发颈背波及全身，病程缠绵难愈，临床治疗常较为棘手。本例风热外袭，又与内伏之湿邪相搏，发于肌表，热邪较甚，故见头面皮肤赤红瘙痒，络脉失荣故见鳞屑，唇红而干及舌脉诸症，亦皆风湿热邪为患，以热为著之征。急宜凉血散热，故丹皮、生地清热凉血；栀子、黄芩、白花蛇舌草、生甘草清热解毒，其中甘草并具调和诸药之能；菊花、白茅根疏散风热，促邪外达；红花、当归辛润通络，并兼制寒凉之品伏遏诸邪；枳壳、陈皮理气和胃，全方总以去邪为主而治标急。待邪去过半，易方以调和肝脾而治脏腑之本，并兼清余邪，以柴胡、当归、白芍养血疏肝以调达气血，而调理脾运；白术、茯苓健脾除湿以去生湿之源；丹皮、栀子清泄在里之郁热；《经》所谓："其在表者，发而越之。"故以菊花、蝉蜕、白茅根轻清上行，疏散头面风热，透邪外达；羌活、白蒺藜、白鲜皮祛风除湿止痒，生甘草清热解毒并调和诸药。综观本案，急以治其标，缓则调其本，章法井然，终使邪去本固而愈。

神经性头痛

案 李某，女，54 岁，2019 年 2 月 11 日初诊。

[**主诉**] 阵发性头痛 1 年余。

[**现病史**] 患者于 1 年前无明显诱因而出现头痛，经西药多方求治，用中药百余剂，时有效或无效。曾在他院行头部 CT 及核磁共振检查，排除器质性病变，确诊为神经性头痛。头痛剧烈，夜间难以入眠，舌淡红苔白，脉弦。

[**西医诊断**] 神经性头痛。

[**中医诊断**] 头痛。

[**中医辨证**] 风阳阻络。

[**治法**] 活血祛风，通络止痛。

[**处方**] 通窍活血汤合川芎茶调散化裁。药用：桃仁 10g，红花 8g，川芎 15g，白芷 10g，赤芍 12g，荆芥 8g，防风 8g，细辛 3g，羌活 10g，全蝎 6g，甘草 6g，制马钱子 0.8g，薄荷（后下）15g。7 剂，水煎服。

二诊（2019 年 2 月 18 日）：诉头痛消退大半，舌脉同前，效不更方，仍予上方 7 剂继服。

三诊（2019 年 2 月 25 日）：药尽痛已近愈，乃进 7 剂巩固疗效。

按："伤于风者，上先受之"，"巅高之上，惟风可到"。本案虽久治不愈，然综其脉症，仍为风邪上犯颠顶，清阳之气受阻，气血为之不畅，脉络因而闭阻，而致头痛，复因病久邪深，络阻血瘀，故以通窍活血汤合川芎茶调散活血疏风止痛，更伍以全蝎、马钱子等以搜剔脉络之瘀阻，使气血周流，通则不痛，方与证合，获桴鼓之效。

方中川芎气味辛香而走散，走而不守，能行血中之气，祛血中之风，为"血中之气药"，又可上行头目，行气活血，祛风散寒，通络止痛，故被誉为"头痛要药"。李东垣曾言"头痛需用川芎"，张元素言本品："能散肝经之风，治少阳厥阴经头痛，及血虚头痛之圣药也。"薄荷性味辛凉，辛以疏风解表，清利头目，透邪外出而止痛，并以其之凉，制约方中诸药之温燥。马钱子功能通络散结、消肿止痛，《医学衷中参西录》云其"开通经络，透达关节之力，远胜于它药"，三药均为本病取效之关键。

对于制马钱子一药，韩老师喜用于多种顽固难愈，证属络脉闭阻不通的病症，特别是疼痛性病症，如带状疱疹后遗神经痛、关节型银屑病、风湿性关节炎及类风湿关节炎、癫痫等，配伍得当，常有桴鼓之效。然而该药性味苦寒而又大毒，在应用时必须注意掌握其用法及用量：冲服者，每日 2 次，每次 0.3~0.6g；煎服者，每剂 0.8~1g，再根据年龄、体重增减；外用热敷泡洗时，每剂 2g，用时均要捣细。一旦发生毒性反应，以神经系统症状为主，轻者可用甘草、绿豆等量煮至半熟，喝汤解之，重者急送医院给予洗胃等治法，全力抢救。

第八章　医论医话

第一节　医理篇

一、对"和"字的理解与体会

自然界处处都有"和"的表现。天地和则风调雨顺，五谷丰登；社会和谐则繁荣昌盛；人常说家庭和睦金不换，家和万事兴；这些无不体现"和"字的作用。人体健康亦然，气血和、阴阳和、脏腑和，内外上下左右等都以和为贵，一切功能都处在和的状态，就健康无病。反之，各种生理功能失和，百病就会由此而生。治疗疾病的关键就是通过各种方法使人体恢复"和"的状态。

早在《内经》时代，人们就十分重视人体正气的"自和"，强调"惟顺而异"，攻伐亦须有度，勿伤其正。强调人与自然和谐相处的同时，也特别强调人与自身的协调统一。也就是说人有自动调和，使其向平衡协调状态发展的本能。因此，"必先五胜，疏其血气，令其条达，而致和平"。中医认为，药物具有五味的偏性，人体的五脏对药物五味的喜恶各有不同，正常情况下五味对五脏各有所益，在异常情况时五味出现过偏就会损伤人体。中医治疗各种疾病包括皮肤病在内，就是利用药物气味相合来达到虚补实泻，治乱于平，调整人体阴阳的太过与不及，以恢复机体至"和"的状态，这种求和的治疗方法和目的是以身体恢复正常作为最终目标。

中医方剂学就有"和方"的内容，治疗八法中就有"和法"。"和方之制，和其不和者也。"不论是六淫外袭，还是七情致病，有独自伤人的，亦有兼并侵袭者，医者首先要明确寒热之多寡，先天禀赋之虚实，脏腑之阴阳状态。治法贵在变通，当以"和其不和"为治疗大要和目的，临证运用时具体结合辨证配合多种兼治法。治疗的方法变化无穷，和法之中八法详备。陕南安康叶锦文老先生医术高超，名闻遐迩，活人无数。他治疗疾病的大法是和其少阳，就是让三阴三阳相和，脏腑与体表相和等，以小柴胡汤加减变化灵活运用一生。

张仲景将桂枝汤冠于《伤寒论》之首，后世医家们称此方为"和"方之祖，我临床使用此方加味治疗营卫不和型瘾疹（慢性荨麻疹）等多种皮肤病屡试不爽。载于《太平惠民和剂局方》之逍遥散是调和肝脾的代表方，我临床使用此方加味治疗神经性皮炎、慢性湿疹类皮肤病效如桴鼓。病之种类是千变万化的，而治疗的大法归一。通过调和之法，全面调整脏腑功能，调解和解矛盾对立的双方，使之趋于平衡。一方面使人体气血阴阳之虚得补，另一方面又能使郁滞之气得行，痰瘀污浊得下，扶正祛邪，协调阴阳，从而使机体外感之六淫邪气，内伤之郁、痰、瘀、虚等病理因素均得以消除。此可谓寓补、泻、温、清于调和之中。

二、中医在皮肤治疗中的优势浅谈

对于疾病的治疗，中医和西医的处理思路截然不同，中医是辨证论治，而非辨病论治。对于皮肤病，特别是西医诊断、病机尚未明确，或一些慢性皮肤病，中医是从整体观出发，进行辨证论治，已经积累了丰富的临床经验，并获得明显临床疗效，这也正是中医取得疗效的根本，而西医是无法比拟的。

门诊中，常能见到各种常见病和疑难杂症，这些疾病常常是在现代西医不易确诊，或确诊后也没有较好的治疗方案。此时，若按照中医辨证论治，整体治疗，常能获得佳效。下面这位患者，西医诊断不详，疗效不佳，但依照中医辨证论治，最终获得出人意料之效。

患者邹某，女，34岁，于2015年2月7日初诊。

[**病史**] 全身反复起红斑，瘙痒4年。曾辗转西安、上海、北京各大医院皮肤科诊治，按慢性荨麻疹或成人Still病治疗，实验室检查：甲状腺过氧化物酶41.35（0~34IU/ml），甲状腺球蛋白抗体194.70（0~115IU/ml），血尿常规、肝功能、甲胎蛋白、癌胚抗原及心脏彩超等均未见明显异常（西京医院，2014年11月15日）。病理诊断：左腹股沟间淋巴结组织增生，免疫组化显示淋巴结结构正常，副皮质区增生，伴指状树突细胞增生，符合皮肤病性淋巴结炎（西京医院，病理号201119159）。曾用"维生素C、复方甘草酸苷、甲泼尼龙、头孢曲松钠"等等治疗，疗效不佳，遂来我处求治。刻诊：全身反复起大片水肿性红斑，抚之碍手，夜发昼消，稍乏困，食眠可，二便调，无发热、关节痛等不适。专科检查：皮肤划痕征（－），四肢遗留有少量散在淡红色斑片，境界不清，压之褪色；脉弦，舌淡红苔白。西医诊断：1.慢性荨麻疹？ 2.成人Still病？中医诊断：瘾疹。治以祛风活血止痒，兼以健脾益气固表，方用丹栀消风汤及消风汤加味调理，治疗2周病情即见缓解，后以消风汤进退治疗渐愈。

本案除皮肤症状外，余无所苦，根据肺主皮毛，风团时发时止而无定处，与风邪外犯之状相类，故辨证为风邪袭表。风团突出皮面，有类水泛肌肤，据"诸湿肿满，皆属于脾"，可知其脾虚生湿之病机；又因其患病既久，乃知为正虚邪恋，所谓"邪之所凑，其气必虚"。病久多瘀，邪踞既久，留滞血络，常致气血不达，肌肤失荣，藩篱失守，又可易致邪气再次侵袭，而致病情迁延难愈。参合脉症，辨证当属风湿郁表，正虚邪恋，治宜标本兼顾，以祛风除湿、活血止痒以治其标，以健脾益气固表治其本，正中病的，故获捷效。

在中医临证中，对于皮肤病，特别是某些疑难病症，医者不应被西医诊断和治疗思路所囿，而应从中医的整体观念出发，四诊合参，详审病因，明辨病机，对证施治，特别对于还没有明确诊断或中西医迭治乏效的病例，医者更应冷静分析病因，严格按照中医整体观念和辨证论治的原则指导临床治疗，方能取得预期的临床疗效。

在临证之余，医者还应善于总结自己及各家临床辨证治疗经验，多读中医经典，明晰药性，细心领悟中医辨证用药的精髓，以提高临床应变能力。

三、瘙痒并非尽由风

瘙痒是一种引起搔抓的独特不适感觉，是皮肤病和系统性疾病的常见症状。现代研究认为，它与触、压、温、冷等基本感觉均有关系，与痛觉的关系最为密切，瘙痒的个体差异很大，人体每个部位的痒感也不相同。全身性瘙痒常从一处开始，迅速遍及全身，呈阵发性，尤以夜间为甚。有时瘙痒呈游走性，饮酒、情绪变化、气温、食物、搔抓或者摩擦，甚至某种暗示，均可使瘙痒发作或者加重。局限性瘙痒常见于身体某一部位，也可同时数处发病，其中以肛周、外阴部最多见，此外，还有头部瘙痒、腿部瘙痒和外耳道瘙痒等等。由于反复搔抓，遂导致皮肤出现抓痕、表皮剥脱、血痂、色素沉着、湿疹或苔藓样改变等继发性皮肤损伤。严重时还可以引起继发性感染。瘙痒还可干扰睡眠，致使患者出现头晕、食欲不振和精神抑郁，甚或因"瘙痒无度"而"痒不欲生"，也就是人们常常说的"痛可忍痒不可忍"。

在中医学中，对于瘙痒症状，往往多从风而论，故有"无风不作痒"之说。如《诸病源候论》曰："凡瘙痒者，是体虚受风，风入腠理，与血气相搏，而俱往来于皮肤之间。邪气微，不能冲击为痛，故但瘙痒也。"在《女科百问》中也有类似记载。清代《外科大成·诸痒》也说："风盛则痒。"

然而细究瘙痒的成因，则又非唯风邪一端。如《素问·至真要大论》明确提出："诸痛痒疮，皆属于心。"《类经》注曰："热甚则疮痛，热微则疮痒。心属火，故疮疡皆属于心也。"《诸病源候论》亦载："此由游风在于皮肤，逢寒则身痛，遇热则瘙痒。"这均说明火热邪气可致皮肤瘙痒。《灵枢·刺节真邪》中指出"虚邪之中人，为痒"，又云"寒则真气去，去则虚，虚则寒搏于皮肤之间，其气外发，腠理开，毫毛摇，气往来行，则为痒。"《灵枢·经脉》篇说"虚则暴痒"，均论述了瘙痒与体虚有关。《杂病广要》中汇录身痒之病因较多："血不荣肌腠，所以痒也"，并说"痒证不一"，有"疥癞作痒""血虚皮肤痒者""产褥中食动风物致之""有脾虚身痒"等不同病因。《审视瑶函》也说："痒者有因风，因火，因血虚者。"张仲景《伤寒论》对瘙痒之症也有所提及："阳明病，法多汗，反无汗，其身如虫行皮中状者，此以久虚故也。"又说："面色反有热色者，未欲解也，以其不能得小汗出，身必痒。"

由此可见，瘙痒一症，病因多样，或虚或实，或虚实并见，其虚者，多由阴血不足，肌肤失荣；实者，常因风、寒、湿、热、火、燥等邪气怫郁肌腠所致，或由虫毒所伤等等。故瘙痒不尽属于风。临床上，常根据其发病的病因，主要分为风痒、热痒、湿痒、寒痒、燥痒、毒痒、虫痒及血虚痒几类。

（1）风痒，表现为痒无定处，游走不定，遍身作痒。因风性善行数变，游走不定，尤以头面、四肢为多，皮损呈干性，舌质红或淡红、苔薄、脉浮。如荨麻疹、皮肤瘙痒症、神经性皮炎等。

（2）热痒，其特点为皮疹色红、肿胀、灼热作痒，遇热加重，痒痛相间，可伴口干口渴，尿黄便秘，舌质红、苔黄，脉数。如脂溢性皮炎、急性过敏性皮炎及毛囊炎、脓疱疮、疖痈及丹毒等化脓性皮肤病。多由五志化火，血热生风所致。

（3）湿痒，湿盛表现为丘疹、水疱、糜烂、渗液、浸淫成片，舌体胖大、苔白腻或黄腻，脉濡。其病因为湿邪黏腻，其性趋下，故发病多缠绵难愈，病位以会阴、下肢多见。临床所见如瘀积性皮炎、湿疹及接触性皮炎均属此类。瘙痒因风湿邪气，郁于腠理，蕴蒸而发，或水湿浸渍皮肤，湿腐作痒所致。

（4）寒痒，瘙痒常随气候变冷、阴雨、夜间发作或者加重，尤其是在冬天更为明显，伴有畏寒肢冷，大便溏稀，舌苔白厚等。常因风寒之邪，郁闭肌腠脉络，不得透发所致，如冻疮、雷诺病、寒冷性多型性红斑、阳虚型荨麻疹等。

（5）燥痒，常表现为皮肤瘙痒，干燥，抓痕以及血痂等，以冬季多见，患者以老年人为多。多由冬季气候寒冷干燥，汗液、皮脂腺分泌减少，或患者使用碱性浴液以及洗浴过度，皮肤出现干燥，以致燥胜生风，风胜则痒。

（6）虫痒，其痒若虫行于皮下，部位不定，奇痒难忍，夜间痒尤甚，是由虫动作痒，如疥疮、阴虱、螨虫等。

（7）毒痒，常由药毒、食物毒、酒精中毒以及其他脏器的疾病如尿毒症、肝胆疾病、糖尿病、某些肿瘤等引发，瘙痒程度各有不同。

（8）血虚痒，表现为皮肤瘙痒，反复发作，可伴皮肤干燥、脱屑，日轻夜重，毛发枯落，面色少华，舌淡或有齿痕、苔少、脉沉细等。常因为精亏血少，肌肤失润，生风化燥所致，故古人有"诸痒属虚"之说。多见于老年性皮肤瘙痒症及大病、慢性病后期等。

另外，皮肤热毒较微时，也常有瘙痒的表现，如疔疮初期，或病势轻浅时，疮顶奇痒乃是毒热未聚的征兆；而疔疮将愈，疮顶部位瘙痒则是毒热走散之象，如《类经》曰："热甚则疮痛，热微则疮痒。心属火，故疮疡皆属于心也。"再如，中医还有食物生风之说，是指禀赋热盛或阴虚之人，食用鱼虾等性味腥燥而温的食物后，易化热生风，而使皮肤突然出现瘙痒等症状，故古人云："鱼、虾、蟹、鸡生风。"在临床上，对瘙痒症状，应详加分析，不可一概以风论之。

四、皮肤多热病

皮肤病归属于古之"疮疡科"范畴。清代《外科心法真验指掌》指出："疮者，皮外也；疡者，皮内也；痈者，肉之间；疽者，骨之里。"故凡痈、疽、疔、疖之类均可归属外科疾患，即"疡"类；而"疮"则可作为皮肤病的总称，其中包括癣、疥等症。

就临床所见，皮肤病常以热证居多。《素问·至真要大论》有云："诸痛痒疮，皆属于心"，心者属火，属热。《素问·六元正纪大论》又言："温病乃作，身热头痛，呕吐，肌腠疮疡"，可见皮肤病多属热证之说古已有之。验之临床，皮肤病也确以瘙痒、潮红、痈肿疔疮等热证表现者为多。

究其成因，多由邪气外犯肌肤，邪正相争，搏结肌腠，或脏腑阴阳失和，内生湿热痰瘀等邪外泛肌肤，蕴久化热而引发皮肤病变。随着现代社会发展，人们生活工作饮食等习惯都发生了较大的改变，也使得皮肤热证在临床上更为多见。如过食辛辣肥甘厚味、喜进补益之品等，可使脏腑功能失调，变生湿热痰毒，而发为疮疡等皮肤热证，《内经》所谓"膏粱之变，足生大疔"。再者，由于日常生活学习以及工作的压力过大、情绪的紧张、信息的烦扰、起居不慎而熬夜等，渐致人体阴精耗散，阳气偏亢，化火生热；另外，长期情绪不良，可致火热内生，所谓"五志所发皆为热"，"五志过极化火"。由于"心部于表"，故内生火热之邪通过心主血脉的作用布散肌表，则容易形成热证皮肤病。

按其发病机制大致可分虚实两类。

（1）实热证。可分内外二因，由外而发者如外感热邪，脏腑不调，内生风热燥火等邪，或变生水湿痰。温热之邪外感，皮肤出现脓疱、疱疹，病如疖肿、脓疱病、单纯疱疹、激素依赖性皮炎等；热毒蕴结，热盛肉腐，肉腐生疮之痈肿疔疮、掌跖脓疱病；风热外感，或热盛生风，病如荨麻疹、玫瑰糠疹、银屑病；素体禀赋不耐，湿热内蕴，复感外毒或药毒，内外相搏，化火生风而外发肌肤，病如接触性皮炎、药疹、湿疹等；热迫血行，病如过敏性紫癜；热瘀血络，病如结节性红斑等等。由内而致者如脾虚生湿，湿郁化热，湿热蕴蒸，病如脂溢性脱发、皮脂溢出、脂溢性皮炎、痤疮等；肝经湿热，窜阻经络，发如带状疱疹，后期热伤营阴，余邪阻络，致带状疱疹后遗神经痛；阳明热盛，循经上炎，如口周部皮炎、痤疮、口腔溃疡、剥脱性唇炎等；肝郁化火，可致神经性皮炎、黄褐斑、青年痤疮、银屑病等；肺热上炎，病如青年痤疮、酒皶鼻等；火热炽盛，炼津成痰，痰热瘀结，可致囊肿型痤疮、头皮化脓性穿掘性毛囊炎等。

（2）虚热证。常因气血阴液不足，或病久邪盛，伤耗正气所致，其中以阴虚、血虚者为多，而以阳虚、气虚者较为少见。如心肾阴虚，虚火妄动，可致口疮、面赤症、盘状红斑狼疮等；肾精亏虚，肌肤毛发失荣，如黄褐斑、斑秃、干性脂溢性脱发等；肝血不足，经期血归胞宫，阴血更显不足，肝阳无制而化火，如青年痤疮、黄褐斑、银屑病等随月经期加重者；阳气不足，虚阳上越，表现为上热下寒、内寒外热之象，常见于痤疮、头部脓肿性穿掘性毛囊周围炎、银屑病、皮肤型红斑狼疮等。

需要指出的是，皮肤病虽以热证为多，但临床仍不可忽视引发皮肤病的其他病因病机，"审察病机，无失其宜"，同时还需辨明热之表里、虚实、真假、兼夹、轻重以及病位等；治疗时并非要一概施以寒凉滋阴之品，而是应根据辨证结果，灵活施治，有是证方用是药。

第二节　论病篇

一、皮痹无热证略论

硬皮病在临床表现上具有典型的皮肤症状，类似于中医之"皮痹"，归属于痹证范畴。其发病则是由于正气不足，感受风寒湿邪，闭阻经络，肌肤失养所致。如《素问·痹论》所云："风寒湿三气杂至，合而为痹也。"《济生方·痹》亦云："皆因体虚，腠理空疏，受风寒湿而成痹也。"由于人体禀赋差异，感受风寒湿邪之后所表现的证候也有所不同，如《痹论》曰："其寒者，阳气少，阴气多，与病相益，故寒也。其热者，阳气多，阴气少，病气胜，阳遭阴，故为痹热。"故从理论上讲，皮痹辨证中亦应有寒热之分。但理论源自于实践，根据长期临床的研究及实践可以明确的是，硬皮病在辨证上并无热证，此与其他痹证不尽相同，明乎此理，对于指导硬皮病临床辨证施治，及防止误诊误治有着至关重要的意义。兹为引玉，浅述如下。

（一）风寒湿邪为因

临床所见，硬皮病特别是系统型硬皮病患者，常常在发病前后或平素即有不同程度的畏恶风寒，肢体清冷，耐夏不耐冬，渴喜温饮等症状。说明患者素体"阳气少，阴气多"，属于阳气亏虚，阴寒内盛。由于同性相引，故易致风寒湿邪外犯人体。即便其他邪气外侵，也常能"从阴化寒"。故硬皮病患者素体阳气不足，决定了其所受邪气往往是风寒湿邪或寒湿之邪，而非风湿热邪。故《素问·痹论》云："风寒湿三气杂至，合而为痹也。"后世医家亦崇其所说，如《圣济总录·皮痹》谓："感于三气则为皮痹。"《济生方·痹》也说"皆因体虚，腠理空疏，受风寒湿而成痹也"。

患者常因调摄不慎，如劳力汗出受凉，涉水游泳，久居寒室，卧处吹风等以致痹邪外侵，闭阻经脉，气血不通，肌肤失养而引发本病。如《素问·五脏生成论》云："卧出而风吹之，血凝于肤者为痹。"《素问·调经论》指出："寒湿之中人也，皮肤不收，肌肉坚紧，荣血泣，卫气去，故曰虚。"由于风性善行多变，寒性收引，湿为阴邪，其性黏腻，而硬皮病临床表现常为患部皮肤肿胀硬化或萎缩，病位固定不移等，故其所感邪气应以寒湿为主。

（二）化热难圆其说

临床中，硬皮病的发展是有其一定的规律可循的。如根据其皮损的变化情况，可将其病变分为水肿期、萎缩期以及硬化期。在发病水肿期，由于痹邪瘀阻经脉，气血不利，津液停聚，出现皮肤肥厚质韧，略呈淡红、紫红、淡黄或苍白色等症状。随着病变的发展，由于津血凝滞，变生痰浊瘀血，与邪气相搏，锢结于皮肤腠理之间，肌肤不荣，皮肤坚硬如革，紧绷而不能用手捏起，皮色暗滞有光泽，若病在手则手指屈伸不利；在面则出现面无表情、张口困难、眼睑不合、口唇变薄、鼻尖耳薄等，即进入硬化期。皮痹后期，邪气闭阻，营卫失布，经脉不通，肌肤不荣，皮肤表现为萎缩变薄，毛发脱落，瘦骨嶙峋，肌肉消瘦若无，皮肤贴伏于骨等，相当于硬皮病的萎缩期。

根据《素问·痹论》所云："其热者，阳气多，阴气少，病气胜，阳遭阴，故为痹热。"人体阳气较盛，与邪气相争，确有化热之可能。但从临床上来看，在硬皮病病程中，并未发现如红肿热痛，触之灼热，压之痛剧及皮肤干燥脱屑皲裂等等邪气郁而化热，或化燥伤津等之证候；正如《灵枢·痈疽》篇中所说："寒气化为热，热胜则腐肉，肉腐则为脓。"出现皮肤溃腐糜烂等临床表现，而是在水肿期之后转入硬化期乃至萎缩期。故若认为硬皮病初期，风寒湿邪能够郁久化热，或转为风湿热证，则并不能合理地解释其后出现的病情变化。

（三）热证似真还假

硬皮病初起，部分患者皮损虽然能见到"热"证表现，如红热肿胀、痒麻疼痛等表现。但证之临床，其皮损部虽潮红但多暗淡或淡紫，微有痒痛但无按之痛剧或拒按，触之微温而无灼热感。故与邪气郁而化热的临床表现仍有所不同，不可据此误认为是由风寒湿邪郁而化热或感风湿热邪所致。

探其成因，常是由于邪气闭阻络脉，气血不通，若血瘀较甚，则形于肌表，故而见皮损色红，而非由邪气郁而化热使然；"血不利则为水"（《金匮要略·水气病脉证并治》），或津液受阻，布散不利，聚积而为痰水，留注肌肤之间，则见皮损肿胀；初起卫气虽弱，若尚能与邪相争，则触之或有温热之感。

至于硬皮病出现的痒麻疼痛等，则是因痹邪初中于络脉，瘀阻未甚，气血营卫虽凝涩不畅，但犹可流通的缘故，即汪昂所谓："痛则血气犹能周流。"若病情延误，或误用寒凉清热之剂，则经脉闭阻的程度进一步加重，气血不能灌流经脉，经脉空虚，肌肤失养，则痒麻疼痛的症状便会随之消失，表现为不觉痛痒，甚至麻木不仁，这是病情进一步加重的表现。对其机制在《素问·痹论》已有所论述："其不痛不仁者，病久入深，荣卫之行涩，经络时疏，故不通（同痛），皮肤不营，故为不仁。"故皮损部自觉症状的有无是判断病情轻重的标志，而非辨别硬皮病属寒属热的依据。

因而，若对于硬皮病患者出现的"假热"症状，误以湿热或风湿热证论治，轻投寒凉之剂，则必然会使原本已经虚弱的卫阳之气更损，不能与邪相争，皮损部的红热之症因而消减；其次误投寒凉可使寒湿更盛，致气血营卫凝滞不行，痰瘀锢结日深，经脉闭塞枯涩，原有的痒痛之感消除。看似治疗有效，实则为阳损脉闭，病情加重。

另外，临床中部分患者在应用温阳通脉诸法后，可出现皮损部潮红，或痒如虫行，或微有疼痛等症状，乃是正气恢复，营卫得充，经脉复通，气血环流，疾病向愈的佳兆，宜守方继治，以竟全功。

（四）正衰生热无由

皮痹发病的直接内因是营卫两虚，特别是卫气亏虚，故《痹论》云："逆其气则病。"后世医家亦每崇其说，如林珮琴《证治类裁·痹证》云："良由营卫先虚，腠理不密，风寒湿乘虚内袭，正气为邪气所阻，不能宣行，因而留滞，气血凝涩，久而成痹。"姚止庵《素问经注节解》则指出："皆因卫虚，不能悍之于外，以致内入，初非与风寒湿相合而然。是故痹止于荣而不及卫也。"

在临床表现上，皮痹皮损部位的自觉症状常具有"不痛不仁"的特点。《痹论》云："痹在于骨则重；在于脉则血凝而不流；在于筋则屈不伸；在于肉则不仁；在于皮则寒。故具此五者，则不痛也。"说明在皮痹病机中，不但邪气闭结于经脉内外，而且其经脉闭阻的程度，较之其他痹证更为严重，以致气血难以充分灌流经脉，脉中空涩，营卫迟滞，肌肤不荣，故而有此特点。如清·张琦所说："五者具，则从皮入骨，前所谓病久入深，明不痛之为重也。"亦如汪昂所断言："痛则血气犹能周流，五者为气血不足，皆重于痛。"

由此可见，皮痹发生时，由于营卫本已虚弱，当痹邪乘隙而入，盘踞肌肤腠理之间，闭结于脉络之中，以致气血停滞，津液凝聚，变生痰浊瘀血，与痹邪相合，病之愈久，锢结愈深，导致病灶处气血营卫不通及脉络闭结程度更为严重，故而能流布于病所之营卫则愈显微不足道，也即汪昂所说的"气血不足"。可以说皮痹的发生是因虚致实，而又因实而更虚。故而，脉外之卫气虽欲奋起抗邪，但已不足以与痹邪相争而化热；脉中之营气虽有所郁滞，但终因乏竭亏少亦不足以壅而化热。所谓"正邪分争，正胜则热，邪胜则寒"。简而言之，由于营卫微弱已极，虚阳奋争无力，已经没有化热的条件和基础。故而，所谓硬皮病感受风寒湿邪可郁而化热之说，恐难自圆其说。

（五）温阳蠲痹功彰

通过多年的临床研究和实践，韩老师认为硬皮病的发病是以外受风寒湿邪为外因，以营卫不和，特别是卫气的不足为内因，以脾肾阳虚为根本，以经脉闭阻为基础病机。临床所见并无风湿热或湿热之证。若五脏精气亏虚，复感风寒湿邪，邪气内舍，导致五脏痹病，邪正相争，久则正气日损，常表现为脏腑阴阳气血亏虚之证，可属中医"虚劳"范畴。故硬皮病病机总为本虚标实。

遵"实则泻之，虚则补之"及"留者攻之"之旨，在硬皮病治疗中，弃用寒凉清热等法，而以温阳益气、蠲痹散结为本病治疗大法，以通经活络贯穿治疗始终，在灵活辨证施治的基础上，内治每选辛温助阳之附子、麻黄、桂枝、细辛、干姜；甘温益气之党参、生黄芪、白术等；外治则常用软皮热敷散（院内制剂）局部热敷及针灸等法，以温阳散寒，活血通络，软坚散结。内外诸法合用，皆得中病。

二、硬皮病治疗体会

硬皮病的发病机制为先天禀赋不足，脾肾阳虚是本。外易受寒邪侵袭。血得温则行，得寒则凝，血运不畅，寒凝血滞，阻于肌肤孙络，渐致皮肤肌肉硬化萎缩。脾为生痰之源，脾阳虚不能运化湿浊于体外，聚久成痰，痰血胶结或留于肌肤或停于脏腑而成痹。

肺主皮毛，皮痹不已，内舍于肺成肺痹；脾主肌肉，肌痹不已，内舍于脾成脾痹（食道痹）；心主血脉，脉痹不已，内舍于心成心痹；肝主筋腱，筋痹不已，内舍于肝成肝痹。余以此类推，这就是皮痹与脏腑痹的形成机制。

治疗原则："痹无热证"，当以重剂温阳益气、活血化瘀散结贯穿始终。

发病仅局限于皮肤者为"皮痹"；不伴有全身症状，以自制"软皮热敷散"（黄药子、桂枝、威灵仙、红花、透骨草、木贼、艾叶、皂角、地鳖虫、浮萍、断肠草、䗪虫、姜石等10余味中药组成）局部热敷，配合针刺、艾灸即可达到治愈目的。

皮痹伴有全身症状及脏腑痹患者，治疗时局部热敷，内服软皮丸（自制），根据具体情况服温补脾肾及活血化瘀类中药。温补脾肾应当重用附子、桂枝、干姜、黄芪、仙灵脾、红参之类；活血化瘀多用虫类药如螃蟹、乌梢蛇、蜈蚣、地鳖虫、天龙之类；化痰当选海浮石、浙贝母、白芥子之类。皮损部位不同，可选用不同的归经药，引经药达皮类用浮萍、麻黄、合欢皮、艾叶、生姜皮之属；引经药到头部位者：葛根、白芷、羌活、红花之类；引经药至手部者：姜黄、桑枝、蜈蚣、乌梢蛇、威灵仙之类；引经药至胸部者：瓜蒌壳、薤白、郁金、丝瓜络之类；引经药至腹部者：延胡索、川楝子、乌药、小茴香之类；引经药至下肢者：川牛膝、木瓜、威灵仙、忍冬藤、萆薢之类；引经药至食管者：向日葵茎、路路通、天龙之类；引经药至肺部者：海浮石、浙贝母、白芥子、鱼腥草、桃仁之类；引经药至脾胃者：鸡内金、海螵蛸、砂仁、枳实之类；引经药至肝肾者：大黄䗪虫丸，淫羊藿、肉桂、巴戟天之类；引经药至全身者：附子、王不留行、蜈蚣、威灵仙之类。

临床数十年来接诊硬皮病患者数百例，使用以上方法获得满意疗效。

三、小儿银屑病琐谈

寻常型银屑病可归属于中医的"顽癣""白疕"。近年来，本病在儿童中的发病率呈不断上升趋势，其病因除遗传外，更重要的是饮食、环境、情绪、生活习惯等。根据临床观察发现，在发病前，多数患儿常常会出现"感冒"症状，或因为感冒而使病情反复。临床表现上，除银屑病皮损外，还常伴风热偏盛之候，如皮损瘙痒，咽喉潮红，扁桃体肿大，甚或出现脓头，烦躁易怒，喜饮凉饮，唇红咽干，小便黄，大便干，舌质偏红，脉浮数等。

中医认为，小儿脾常不足而肺气有亏，脾肺不振于内，气血不充于外，邪气易至而难去；又由于小儿乃"纯阳之体"，感邪常易从阳化热。在感邪之初，邪气在表，治宜因势利导，达邪出表，而医者当表不表，反用寒凉之剂，如应用"清热解毒"中药或抗生素等，徒伐其真，以致气机不展，邪不能尽出其表；若其正气虽虚而不甚，邪既不得透散于外，也不能深入脏腑，故而伏藏于肌肤腠理之间，滞结于脉络之中，久则郁而化热，成为伏邪。伏邪过时而发，或因复感时邪以及内生邪气与伏邪相激，化火成毒，伤阴化燥，肌肤不荣而发为银屑病。如《外科正宗·顽癣》与《疮疡经验全书》所说，顽癣的发病"总由血燥风毒客于脾肺二经"。《医宗金鉴·外科心法要诀》也认为本病是"由风邪客于皮肤，血燥不能荣养所致"。故而小儿银屑病常属本虚标实之证，脾肺不足为本，而以热郁肌腠为标，常由内外邪气相激而发病。

在治疗时常须把握好以下 3 个要点。

（1）应分清标本缓急。初期宜以祛邪以治疗其标急为主，针对风、热、湿、寒、瘀等辨证治疗；多崇"郁者发之"之意，治疗当因势利导，辛凉解表，宣散风热，达邪出表，常选银翘散、消风汤等加味。恢复期渐增补益脾肺之品，以扶正祛邪。在皮损消退后，仍应给予巩固治疗，药用银屑平片口服以清除余邪，防止病情反复。

（2）选药宜轻灵活泼。由于小儿脏腑娇嫩，不耐寒热，又因其脏腑轻灵，随拨随动，本病病位在表，病势轻浅，辨证准确，用药常能迅速获效。故用药宜以轻清上行、宣散透表为主，伍用荆芥、防风、金银花、连翘、鱼腥草、白茅根等；药味宜精，药量宜少，不可贪功冒进，浪用重剂，以免更伤其正。

（3）顾护正气。用药时不可过用苦寒滋腻之品以伤脾败胃，或用辛热温燥以耗散气阴；尚须注意顾护脾胃，配伍陈皮、焦三仙等以促化源、运药石。

小儿患者，尤其是早期或初次发病者，如能及早而准确地运用中医的辨证施治，则往往可使病情迅速痊愈，且愈后不易复发，甚至终身不再发病。因而对本阶段的治疗，尤其应予以重视。

曾治患者岳某某，女，13 岁，1982 年 11 月 20 日初诊。

[病史]患者自诉 1 周前，因感冒后出现发热，随即皮肤出现红疹，脱皮、瘙痒，经过治疗，发热感冒虽愈，而皮疹不退反增，去某医院皮肤科诊断为寻常型点滴状银屑病。刻诊见全身皮肤斑疹鳞屑，抓之如雪花状脱落，剧烈瘙痒，伴有咽喉疼痛，口干思饮，余无不适。

[专科检查]全身散在密集斑疹，表面覆以白色鳞屑，如粟粒至黄豆大小，疹间皮肤正常，咽部红肿，舌质深红，苔薄黄，脉象浮数。

[西医诊断]寻常型点滴状银屑病。

[中医诊断]白疕。

[中医辨证]属风热邪毒郁表。

[治法]治以清热祛风，凉血解毒。

[处方]方用银翘散加减：银花 20g，连翘 12g，荆芥 8g，牛蒡子 10g，桔梗 10g，芦根 15g，蝉蜕 8g，白茅根 15g，紫草 10g，竹叶 8g，赤芍 10g，野菊花 15g，甘草 6g。每日 1 剂，水煎 2 次混合后早中晚分 3 次服。另服银屑平片（医院制剂）每日 2 次，每次 4 片，温开水送服。外涂牛皮癣软膏（医院制剂），每日 2 次。并嘱忌食发物及辛辣刺激饮食。

二诊（11 月 27 日）：自诉服药 1 周后，症状大减，皮疹变淡，鳞屑变薄，瘙痒明显减轻，咽痛，口干好转，无新皮疹出现。继治如前。

三诊（12 月 5 日）：自诉服药 1 周后，皮疹基本消失，无瘙痒感觉，皮肤可见淡白色斑，咽痛，口干等症状亦消失，舌淡红，苔薄白，脉象弦略数。病告痊愈，以小剂量银屑平继服 3 个月，巩固疗效。

由于患者家距医院不足半里，经常见面，随访至今已 30 余年，再未复发。

该案在治疗时，用药以轻宣透散，虽似轻描淡写，却大有以轻去实之妙，同时也将本病治疗的大半机关要节蕴藏其中，临床确有借鉴之处。

四、皮肤顽症辨证"八字真言"

皮肤病患者中，常不乏病程久远、缠绵反复者，医者临证时若能迅速找到患者症结所在，方可有的放矢，解除患者病痛。

临床实践证明，皮肤病中，发病较久，顽固难愈，并在症状上具有麻木、肿胀、坚硬、疼痛等特点的一类皮肤病，多具痰凝瘀阻的病机存在，即"顽麻肿硬，非痰即瘀"。于此处留心细察，往往可抓住疾病的病机关键，使许多病症迎刃而解。

1. 顽麻肿硬与痰瘀关系

顽是指病情长久，久治不愈的一类皮肤病。病程中，每可出现"久病入络""久病多瘀""久病多虚""久病及肾"的病机转变。病久则诸邪深入络脉，或致正气内损，气血营阴失布则可形成痰瘀，而痰瘀不去则气血不和，营卫不达，腠理不密，诸邪盘踞肌腠，有恃无恐，则顽疾益无回春之日。

麻是指肌肤感觉麻木，多由痰瘀阻滞血络，气血不达，致肌肤失荣，而出现"气虚则麻，血虚则木"的感觉异常。常见于硬皮病、带状疱疹后神经损伤、股外侧皮神经炎及麻风患者等。

肿硬是指皮肤顽厚肿胀，或痰核结节、囊肿等。多由各种原因致瘀痰胶结，蕴于皮肤腠理之间而成。如穿掘性毛囊炎、囊肿型痤疮、硬皮病、疖肿、丹毒及血管神经性水肿等。

2. 痰瘀是慢性皮肤病重要病机

皮肤病症，可因于内，也可由于外。其发于内者，常由于七情过甚、饮食劳倦等致脏腑经络、气血津液功能失和，久则可致寒热水湿痰瘀诸邪内生，搏结肌肤腠理，阻滞络道，气血津液不布，产生痰瘀；或由气血精微生化不足，或气血为邪气耗伤，致经脉枯涩，营阴凝滞，也可致痰瘀产生。发于外者，多因于六淫外乘，留滞不去，盘踞肌表，或致津液成痰，血滞成瘀。如《素问·缪刺论》所云："今邪客于皮毛，入舍于孙络，留而不去，闭塞不通，不得入于经，流溢大络而生奇病"。

可见顽固性皮肤病，辨证无论属虚属实，均可或多或少地出现"痰瘀"的病理变化，导致某些皮肤病变顽固难愈，表现为皮肤"顽麻肿硬"的症状。

痰瘀留着肌肤腠理血脉经络，又可影响气血津液精微的敷布，而形成新的痰瘀，从而进一步加重痰瘀之形成。可以说，在慢性皮肤病中，痰瘀是病理产物，也是发病之因，又可导致新的痰瘀产生。同时，痰可阻滞经络，形成血瘀，而瘀血阻络，又可致津液失于布散形成痰浊，如唐容川《血证论》中载："血积既久，亦能化为痰水。"可见痰与瘀又可互为因果。因而痰瘀为患，往往病程愈久，邪气愈增，盘结愈深，因而也难以治愈。

3. 治疗宜先分寒热

形成痰瘀的原因，可分寒热两端。《经》云："邪之所凑，其气必虚。"在皮肤病中，痰瘀具属阴邪，多由阳失运化，津血停聚，或正气不充，不能达邪出表，而致虚处藏奸。临床中出现"顽麻肿硬"，证属阳气匮乏的皮肤病有硬皮病、结节性红斑、寒冷型荨麻疹、寒冷型多形红斑等，在治疗时，应兼顾阳气，据证施以益气、温阳、通阳等法，如桂附姜辛之类，或参芪之属，化瘀常用川芎、红花、当归等辛温活血之品，祛痰常用半夏、白芥子等品。临床中，对性味寒凉的活血化痰之品则当少用或不用。

临床上阳热过盛，也可形成痰瘀之证。如热毒壅遏血脉，炼津为痰，煎血成块，导致痰瘀阻络，或热邪与痰瘀相互搏结。临床常见病如斑块型银屑病、带状疱疹后遗神经痛、瘢痕性痤疮、头部脓肿性穿掘性毛囊周围炎以及疔疖痈肿等，治疗时，可在养血益阴的基础上，应用化散痰瘀之品，散瘀用赤芍、丹皮、丹参等凉血活血之品，化痰散结常用软坚五将（连翘、生牡蛎、夏枯草、浙贝母、皂刺）、穿山甲等，而对于辛温之品则又不可过用，若以热治热，则无异于抱薪救火。

痰瘀为患既久，深入络脉，治疗时可在辨证基础上伍用通络药味以增强疗效，常用如威灵仙、马钱子等，甚或伍用全蝎、蜈蚣等虫类药物。

在临床上，还需注意的是，痰瘀在致病时又常常各有侧重，或以痰为主，或以瘀为主，也可以痰瘀并重。这就要求医者在临证中，应详加辨证，分清主次，不可一见"顽麻肿硬"，便施以活血化痰之药任意拼凑，而应在治痰和治瘀用药上有所侧重。

总之，对于"顽麻肿硬"之类的皮肤病，在辨证施治中，重视并准确地从痰瘀论治，则有可能提高临床疗效，否则可能疗效平平，甚至无功而返。

五、把握病机是取效的关键

每种疾病都有其各自的病机特点，虽临床表现各有不同，但万变不离其宗。在皮肤病临床治疗时，医者若能把握其病机，则可胸有定见，不为纷繁复杂的临床表现所扰，辨证用药时也能始终不离其根本。在治疗一些病程长、治疗棘手的皮肤病，常常如此。

如白塞综合征，与中医之狐惑病相类，《千金方》云"狐惑由温毒使然也"，《金匮释义》《金匮要略心典》也都认为本病是"湿热蕴毒之病"。可知本病病机当为湿毒或热毒蕴结无疑。治疗上，《金匮要略》则一锤定音，"甘草泻心汤主之"。临床所见，由热毒所致者十之八九，以甘草泻心汤投治，常有较好疗效。曾治一患者，女，36 岁，此病反复发作 6 年，屡治不效，现口腔多发溃疡，疼痛难忍，遂处以甘草泻心汤，计炙甘草 15g，半夏 10g，黄连 8g，玄参 10g，党参 15g，干姜 10g，大枣 3 枚，升麻 10g，竹叶 10g，鸡冠花 15g。水煎服，每日 1 剂，饭后分 2 次服。经疗 1 周，病痛即大为减轻，乃守前法继治，以竣全功。

其他如自身免疫性疾病之红斑狼疮，其病机特点为肝肾阴虚，治疗应以填补肝肾阴精为要，配以解毒透邪等法；硬皮病则以脾肾阳虚为发病根本，治疗当以温补脾肾阳气为大法，合用活血通络等法；干燥综合征发病的关键为气阴两虚，取效之道在于补养阴液，伍以益气之品以生津液；皮肌炎为脾气虚弱，运用益气培土是其治疗的诀窍。临床实践证明，临证若能循此思路，灵活加减，则常能使中医辨证趋于简化，且少有偾事者。

六、止痒方药大略

瘙痒之症既可独见于皮肤，也可与其他疾病伴见，其发病多与"风"邪有关，故有"风盛则痒""无风不作痒"之说。然本症又不尽属于风，其病因多样，或虚或实，或虚实并见，其虚者，多由气血的不足，肌肤失荣，故云"诸痒属虚"；实者，常风、寒、火、燥等邪气怫郁肌腠，流窜不去，或疮疡将愈，热微则痒，或因染虫疥以及湿热酿虫，虫动作痒等等。临证应根据辨证选用相应的止痒药。

瘙痒由风邪所致者，常痒无定所，发无定时，来去无踪，且皮损多较干燥，每选用荆芥、防风以祛风止痒。风热者，见皮肤瘙痒、风团，或只发于皮肤暴露部位，或遍布全身，如荨麻疹、玫瑰糠疹、面部接触性皮炎等。常用蝉蜕、浮萍、白茅根等透热祛风止痒，常用方如消风汤。

风湿蕴郁者，常瘙痒剧烈，抓破渗水，可见丘疹、风团、红斑、水疱，甚或糜烂渗出，可选白鲜皮、地肤子、苦参、海桐皮等以祛风胜湿止痒，常用方为除湿胃苓汤。

热毒较盛，化火生风者，症见皮肤瘙痒，皮起红斑、斤疹、鳞屑，或红肿灼痒，得凉而瘙痒略减，如日光性皮炎、漆疮、激素依赖性皮炎等等，选用金银花、连翘、野菊花、大青叶、鱼腥草等清解热毒，使热去风自灭，可选用消风散化裁。

再如，肝气郁结，致气血不畅，肌肤失荣，或肝郁化火，耗阴生风而痒者，常用白蒺藜、合欢皮疏肝止痒；瘙痒夜甚者，加夜交藤、合欢皮，或珍珠母、生龙齿、生牡蛎等安神止痒，常用方如丹栀消风汤；血虚风燥者，可选当归、熟地、夜交藤等以养血润燥，常用方如当归饮子；风寒偏盛者，常用麻黄、桂枝、羌活、独活等散寒祛风，常用方如当归四逆汤等；对于虫痒者，常以苦参、蛇床子等煎洗患部以杀虫止痒，常用方如溻洗散。

瘙痒严重者，可选加乌梢蛇、蛇蜕、蝉蜕等以加强祛风止痒之力。病情顽固，病久入络，邪气深入瘀结脉络者，常皮肤瘙痒明显，伴见结节、风团、干燥、脱屑、肥厚，或皮肤粗糙，状若松皮，皮损色暗，或见瘀斑瘀点，舌暗红，脉涩等；治宜活血通络，给邪出路，而达"血行风灭"之效，如《医林改错》中指出："血瘀，气不得外达皮肤，此用补气破血之剂，通开血道，气直达于皮肤痒即止。"常加赤芍、红花、川芎等活血化瘀之品，体质壮实者，也可加三棱、莪术等破血活血药，甚或可用乌梢蛇、威灵仙等药以通络搜风止痒。常用方如血府逐瘀汤等。

以上所述，为治疗皮肤瘙痒用药之大略，临床时还应根据辨证灵活地选用止痒药物，以取得较好的临床疗效。

七、皮肤病治痰法浅议

痰为津液不归正化所生之病理产物，又可作为病因产生诸多病变。痰之为病，随气流行，无处不到，内而脏腑，外而皮肤腠理，或结于筋骨经络，百变莫测，故有"怪病多痰""百病多由痰作祟""痰为百病之母""人之诸疾悉出于痰"之说。

痰邪为患，在病程上，每多顽固难愈，顽麻肿硬，非瘀即痰。就形质而言，痰证的临床表现可有有形与无形之分。其有形者，常视之可见，触之可及，除咯吐出之痰涎浊沫外，若结于皮下，或结于皮里膜外，则多表现为结节、斑块，囊肿、硬肿，有黏稠黄色或黄白色的分泌物等。朱震亨在《丹溪心法》中云："诸病皆由痰而生；凡人身上、中、下有块者，多是痰。"又进一步指出"凡人身上有结核，不痛不红，不作脓者，皆痰注也。"其无形者，常视之无物，触之无形，但见其症，不见其形，临床表现除癫狂、心悸、眩晕等以外，在皮肤病中则可见麻木不仁，或感觉异常，乃至毛发脱落等。

皮肤病，特别是一些顽固难治的皮肤病症，如局限性硬皮病、结节性红斑、结节性痒疹、瘢痕疙瘩、皮肤淀粉样变、慢性斑块型银屑病、神经性皮炎、皮肤结节性血管炎、粟丘疹、闭合性粉刺、囊肿型痤疮、头部脓肿性穿掘性毛囊周围炎、颈枕部瘢痕性毛囊炎、扁平疣、眼睑黄瘤、多发性脂肪瘤、脂溢性脱发等等，在病机上多与痰邪作祟有着密切关系。就其治法，门类繁多，殊难尽述，今择其常用者略述如下。

（一）温阳化痰

《内经》云："阳化气，阴成形。"津液得阳气温运，方得以化生布散，润养周身，若阳气不足，肺、脾、肾、三焦等功能失调，水液运化失常，酿湿成痰，锢结肌肤脉络而为有形之皮肤病症，《存存斋医话稿》云："盖痰之患，由于液不化；液之结，由于气不化。"治宜温阳化气，使水液归于正化，痰浊自化。《景岳全书》云："根本渐充，则痰将不治而自去矣。"常以桂枝、干姜、细辛以温化寒痰，或以附子、黄芪等温补元阳，补益脾肺。

（二）清热化痰

皮肤多热病。热邪熏灼，炼津为痰，《仁斋直指方论》指出："痰涎者，由热甚则水化制火而生。"可见"火加于水"便是痰。治疗时不清泻火热则津液代谢失其常，虽治其痰而痰终不尽除。此时治痰以治标，清热泻火方是治本之法。常用药如黄芩、胆星、生牡蛎、连翘、浙贝母、夏枯草、皂刺、瓜蒌等以清热化痰。本法在皮肤科临床应用较多，但不可过用苦寒之品，以免痰为寒凝，不利化解，反为不美。

（三）顺气化痰

津液随气流行，气滞则津停液聚，积为痰饮，或气郁化火，炼津为痰，或木郁克土，脾失健运，湿滞为痰。临床常在痰证表现之外，兼见气郁之表现，如情志抑郁，或焦躁不安，胸闷腹满等。《丹溪心法》所云："善治痰者，不治痰而治气，气顺则一身之津液亦随气而顺矣。"常用药如枳实、枳壳、木香、陈皮理气运脾化痰，朱丹溪谓："枳实化痰，冲墙倒壁。"或香附、青皮、郁金以行气解郁化痰。

（四）健脾化痰

"脾为生痰之源"，脾虚不化，痰浊内生，外结于肌肤络脉，发为皮肤病症，如脂溢性皮炎、脂溢性脱发、多发性脂肪瘤等，治宜补益脾胃杜其生痰之源。痰即液，陈修园云："其本在脾……大虚不化，攻之弥坚，补之潜消。"常用药如茯苓、白术、苍术、生薏苡仁、半夏、陈皮健脾化痰，脾胃健则痰自化。

（五）活血化痰

朱丹溪指出："痰夹瘀血，遂成窠囊。"张山雷有云："痰涎积于经隧则络中之血必滞。"唐宗海又说："血积既久亦能化为痰水"，"须知痰水之壅，由瘀血使然，但去瘀血则痰水自消"。痰瘀常相互影响，交互为患，又可同生共长，相互胶结，狼狈为奸，故有痰瘀同源之说。临证必得瘀痰同治，始收良效。根据治未病原则，在治痰饮时，虽未出现瘀血证候亦可酌加活血之品，治疗瘀血而尚未见痰饮之证也可酌情施以祛痰化饮之药，从而获得更好的临床疗效。

（六）通络化痰

张秉成《成方便读》曾说："夫痰之为病，在腑者易治，在脏者难医，在络者更难搜剔。"痰邪久留，多能"透经入络"，而使皮肤病症更难以治疗。必须化痰之外配合搜剔入络之药治之。常用如威灵仙、丝瓜络、地鳖虫、蜈蚣、穿山甲等。其中丝瓜络通络化痰、理气活血，给邪以出路，《本草再新》言其"通经络，和气血，化痰顺气"。

（七）祛风化痰

风邪外袭，客于肌肤经络，津液运行受阻，停聚为痰，或由素体脏腑不足，痰湿内盛，复受风邪，风痰相搏，窜入络道，或因风湿久蕴，湿聚为痰，风痰阻结于肌肤脉络，出现结节、囊肿、风团、顽固瘙痒。常见病如结节性痒疹、肥厚型银屑病、慢性荨麻疹、风疹、血管神经性水肿、股外侧皮神经炎、皮肤异觉症等，治疗当祛风化痰并举。药用僵蚕、蝉蜕、白芥子、天麻。

（八）增液涤痰

由于阳气不足，津液失于宣散，或热灼津伤、或痰瘀阻络，气血不通，脉络失于润养等，而致津枯液燥，涩滞不行，结为燥痰顽痰老痰。增液法可养阴增液，荡涤痰浊，常用麦冬、沙参、花粉、玄参、生地、生白芍、石斛等。如带状疱疹神经痛，常重用生白芍、生地以养阴增液，滑利络道，以利气血畅行，荡除痰瘀，热胜者可配伍瓜蒌以清热涤痰；硬皮病在温阳通络方中常伍以养阴药，防诸药温燥伤阴，阴中求阳，并可濡润脉络，有利于气血流通，痰瘀外散。

（九）外治祛痰

"外科之病，最重外治"，皮肤病症由痰所致者，多较为顽固难愈，内治诸法常有所不及，而应用外治的方法就近祛邪，则常收捷效。治疗时可根据其皮损情况选择相应的外治疗法如药物贴敷、湿敷法、刮痧、灸法、针刺，或结合现代医学技术应用电灼、激光、冷冻以及手术等方法。如扁平疣可选用中药泡洗、火针，也可用激光、冷冻等法。

总而言之，对于皮肤痰证，治法虽多，但无外乎两类，即化于内与逐于外。临床上需审其病因，视其兼夹，观其病位，运用相应治法。张景岳说："治痰当知求本，则痰无不清。若但知治痰，其谬甚矣。"以上所举化痰诸法，既可单法独用，又可数法并用，务必药与证合。如硬皮病辨证属阳虚寒凝、痰瘀阻络者，可将温阳、活血、通络与软坚化痰等法并用，外治配合热敷法、灸法、火针等常收满意疗效。

第三节　方药篇

一、如意金黄散的临床应用体会

如意金黄散始见于明代陈实功《外科正宗》，为外科常用圣方。清代吴谦编纂《医宗金鉴·外科心法要诀》中，将此方列为肿疡敷贴类方的首方。此方名是以散的色泽呈金黄色，又有显著的疗效，故称如意金黄散。

[组成] 天花粉 500g，黄柏、白芷、大黄、姜黄各 250g，苍术、紫厚朴、陈皮、甘草、天南星各 100g。上药切粗片，晒干，粉碎为极细末，瓷器收贮，勿令泄气。

[功效] 清热除湿，散瘀化痰，止痛消肿。

[主治] 用于一切疮疡阳证。

[用法] 可用葱汁、酒、醋、麻油、蜜、菊花露、银花露、丝瓜叶捣汁或做成膏剂调敷。

[方解] 方中天花粉用量独重，凉血清热、消肿止痛排脓为君；大黄、黄柏泻火解毒，白芷散结消肿排脓，姜黄破血行气、消肿止痛，可使毒清热解，气血畅行，四者合用为臣；陈皮、厚朴行滞消肿化痰，苍术、南星散结消肿定痛，则结气得散，而肿痛自消为佐；甘草解毒消肿为使。诸药相协，共奏清热解毒、消肿止痛之功。

从中医理论及临床实践来分析，金黄膏制方有深厚中医理论内涵和丰富的临床经验积累。

（一）贮藏方法

《外科正宗》提到关于如意金黄膏瓷瓶收贮，勿令泄气，这是关乎该药疗效的重要问题。本人曾观察到这样的例子，一例丹毒患者，在门诊敷此药后疗效显著，第二天收住院治疗。继续敷用此药疗效欠佳，以后再领到新配制的此药调敷后，效果又显著。考究其因，门诊所用的如意金黄膏是用密封的玻璃瓶贮放的，而病房所敷用的如意金黄膏是放置较久且存放于无盖的贮槽中。因如意金黄膏中所用药物，大多数含有挥发性物质，如贮放太久不密封必然挥发，因而疗效明显降低。故配用此药膏，一次不宜配制过多，而且配制好后，必须注意瓷瓶或者玻璃瓶密封收贮。

（二）功能与主治

清热解毒，消肿止痛。如陈实功所说："主治痈疽、发背、诸般疔肿、湿痰流毒、大头时肿、漆疮、火丹、风热天疱、肌肤赤肿、干湿脚气、妇女乳痈、小儿丹毒，凡外科一切诸般顽恶肿毒，随手用之，无不应效，诚为疮家良便方也。"多种外科阳性病证皆为首选。因气血贵乎流通，毒蕴热壅血结而成痈疽疮肿，热者凉之，结者散之。故以清热解毒、活血散结消肿为原则。它能使阳性肿物初起得以消散；化脓时促其排脓；溃破后以束其根盘，截其余毒。至于对漫肿无头，皮色不变、痰湿流毒、附骨痈疽、鹤膝风症等阴寒病证，其疗效就比不上"冲和膏""阳和解凝膏"。其实从《外科正宗》《医宗金鉴·外科心法要诀》关于附骨疽、鹤膝风的治疗方中，均未找到使用如意金黄散的实例。

（三）用法与药引

关于引调法，《外科正宗》对此作了较为详尽的描述，体现中医治病，不单在内服药方面要认真注意辨证施治，就是在外用药方面也是严格遵守辨证施治的原则的，而且只有这样，才能取得较好的疗效。每次临用时可依疮肿大小，取适量敷局部，或围敷四周，干则润湿，每日换药 1~2 次。并根据不同的症候，灵活采用不同的药引辅料调敷。如茶水、蜂蜜、板蓝根叶汁、葱汁、酒、醋、麻油、丝瓜叶汁、芙蓉叶汁、菊花露、银花露、蒲公英汁、凡士林等。

凡遇红赤肿痛，发热未成脓者，及夏月火令时，俱用茶汤（多用清茶）同蜜调敷；如微热微肿，及大疮已成，欲作脓者，俱用葱汤同蜜调敷；如漫肿无头，皮色不变，痰湿流毒、附骨痈疽、鹤膝风症等病，俱用葱酒煎调；如风热恶毒所生，患处皮肤亢热，红色光亮，形状游走不定者，俱用蜜、茶水调敷；如天疱疮、火丹、赤游丹、黄水漆疮、恶血攻注等症，俱用板蓝根叶捣汁调敷，加蜜亦可；汤泼火烧，皮肤破烂，麻油调敷。此药散对皮肤外科病证，特别是病变向周围组织扩散，引起广泛充血水肿，局部有红肿热痛之炎性症状者有较好的疗效。

根据前述之引调法，结合临床实践，大概归纳为以下几点。

（1）用清凉解毒的新鲜植物或其汁液调敷，如马齿苋、大青叶、丝瓜、苦瓜、仙人掌、芙蓉叶等，可捣烂榨汁调或捣烂加入本散适量调敷。其优点是清凉感明显，消肿止痛较快。适用于一切皮肤有红肿热痛之病症，如痈、丹毒、疔疮、疖肿、无名肿毒、毒虫叮咬等。

（2）用解毒清润之蜂蜜与水调敷，其优点是敷上后有柔润舒适感，且能保持较长的时间，不易干燥。适用于如意金黄散的一切适应证。

（3）用凉血解毒润肤的麻油调敷，适用于轻度烫伤；用温经通络的酒调敷，适用于跌打损伤、瘀斑等；用清热解毒的茶水调敷，适用于毒虫叮咬、痱子、丘疹性荨麻疹等。

（4）用消痈止痛之南天仙子与水调敷，适用于痈、丹毒、疔疮、疖肿、无名肿毒、毒虫叮咬等。因其本身有一定的黏附作用，可以不加敷料固定，特别适宜头部难于敷贴敷料的皮肤疾病。

（5）配制与调敷方法：清茶水、75%酒精将药面拌湿，再加入凡士林、蜂蜜调成膏储瓶加盖备用，20%浓度。治疗痈、疔疮、疖肿等有头、化脓性疾病，要采取"围敷疗法"，特别是急性化脓性感染疾病，将药物外敷四周，中间留一孔，称为"留头"。此可达到早期束其根盘，束毒消肿、聚脓，控制炎症之目的；溃脓后，有利于排脓引流，束毒排脓，利于换药，观察疮口，截其余毒。

（6）临床使用体会

①疖及疖病初起，结疖红肿疼痛，用如意金黄散以茶水或银花露调敷疖肿上，以消为贵；若中央突起，结节中心变软者，以野菊花露调如意金黄散调敷结节周围，以收敛促排；治小儿暑疖，可用如意金黄散30g、明矾10g、雄黄10g、冰片3g，共研匀为极细末，用新鲜丝瓜叶捣烂取汁调敷患处。

②痈肿初起，患处红肿，灼热疼痛，可用鲜马齿苋、蒲公英、鱼腥草等选取一种洗净捣烂，调如意金黄散外敷患处，每日1次。

③蛇头疔、蛇眼疔（脓性指头炎）等疔疮类，红肿疼痛，可用猪胆汁适量调敷如意金黄散外敷患处，每日1次。

④急性丹毒，皮色鲜红，疼痛灼热，压痛明显，可用鲜野菊花、鲜蒲公英、鲜马齿苋，选取一种洗净捣烂调如意金黄散，涂敷患处，干则以醋润湿，每日

数次。

⑤深部脓肿或蜂窝织炎，漫肿不红，局部疼痛，压痛明显者，用如意金黄散30g、三七粉10g、制乳没粉3g，共研为极细末，用葱、酒捣烂调敷，每日数次。

⑥急性淋巴结炎，局部肿、硬、痛，触之痛甚，或灼热色红者，用如意金黄散30g同芙蓉叶末10g研匀，茶水调敷，每日数次。

⑦急性腮腺炎，两腮肿胀疼痛，局部发红灼热，用如意金黄散30g同青黛粉10g研匀，取鲜大青叶汁或醋调匀外敷，每日数次。

⑧下肢慢性溃疡，局部红肿，渗液较少者，可用绿豆芽捣烂调如意金黄散外敷，每日数次。

⑨褥疮初起，皮肤发红、肿胀、浸润明显，尚未溃烂，属瘀滞期者，用茶水调如意金黄散敷患处，每日数次。

⑩肌内注射后硬结不消，取如意金黄散30g与芒硝30g研匀，用凡士林100g调为膏外敷患处，每日换药1次，10~15次硬结即可消散。

⑪输液后急性静脉炎，取如意金黄散适量用鲜芙蓉叶捣汁调敷患处，每日数次。《世医得效方》称芙蓉叶为拒霜叶，功能清肺凉血、解毒消肿。主肺热咳嗽，目赤肿痛，痈疽肿毒，恶疮，缠身蛇丹，脓疱疮，水火烫伤，毒蛇咬伤，跌打损伤等。

⑫急性或慢性附件炎，少腹疼痛，可用如意金黄散30g、芒硝10g、冰片3g、炮甲粉3g，共研为极细末，取蜂蜜适量调匀外敷双侧附件部，每日换药1次。

⑬烫伤，局部红肿疼痛，破损不明显者，以麻油调如意金黄散涂局部，干则以麻油润湿，每日数次。

⑭毒虫咬蜂蜇伤，局部红肿疼痛，用鲜马齿苋捣烂调如意金黄散外敷，每日数次。

⑮急性睾丸炎、附睾炎，阴囊肿大、坠胀、疼痛发红，用如意金黄散30g加芙蓉叶末10g，以蜜调成糊状，外敷局部。

⑯化脓性关节炎，关节肿胀、疼痛灼热，用如意金黄散30g加芙蓉叶末10g，黄酒调匀外敷局部，每日数次。

⑰带状疱疹，初起成簇水疱，痛如火灼，用如意金黄散30g、五倍子10g、雄黄6g、冰片3g、三七粉10g，共研匀为极细末，用新鲜丝瓜叶捣汁调敷患处，干则更之，每日数次。

⑱急性隐翅虫皮炎，起线状或片状脓疱，自觉灼痛，取如意金黄散30g与蛇药片粉10g研匀，用茶水调匀外敷患处，每日数次。

⑲ 传染性软疣合并感染，取如意金黄散 30g、生半夏粉 3g、枯矾末 10g、牡蛎末 10g，研为极细末，用柴胡注射液调为糊状外敷患处。

⑳ 慢性睾丸炎，睾丸肿痛，取如意金黄散适量装入 15cm×10cm 布袋内，封口，放入温水内浸湿，然后放入锅中蒸 30 分钟，取出后连同布袋放入塑料袋内以防药物四处扩散，在朝向塑料袋口的药物布袋表面撒冰片粉 2~3g，并加白酒少许，将塑料袋口朝向阴囊及会阴部皮肤，先用药袋内散发出的药物气体熏，待药袋的温度稍凉，不致烫伤皮肤时，直接将药物布袋表面紧贴于阴囊及会阴部，直到药袋变凉为止，每天 3~4 次，1 剂药袋用 3 天。

二、特殊中草药的使用技巧

1. 大苦大寒药使用注意事项

大苦大寒药有很多，这里列举黄芩、黄连、黄柏、栀子、苦参、龙胆草等为例。这 6 种药都具有大苦大寒的特性，但是它们的特性又各不相同。

黄芩分两种，即子黄芩（又称条黄芩）及枯黄芩（又称片黄芩），幼根色青内实的名子黄芩或条黄芩，多为一年生；老根质虚中空的名枯黄芩或片黄芩。有清热燥湿、止血安胎之功，止血当用炭，安胎堪为上品。治疗上焦病宜用枯黄芩，以酒炒较佳；治疗肠道病选择子黄芩为宜。目前市场上多年生的老根质虚中空的枯黄芩已经很少见到了，目前药市上出售的只有子黄芩一种，我们使用的时候也就没有选择的余地了。在大学中药课上老师讲到黄芩时，讲了一个故事：李时珍自幼立志向学，不幸患上咳嗽一病，诸药用遍，然收效甚微，已骨瘦如柴，命在旦夕。当束手无策、告穷归天之际，偶得一书，上载"枯黄芩治久嗽，其效如神"。时珍速撮取枯芩一把，急急煎取一碗吞下，不久咳嗽一病竟豁然而愈。真是"千方易得，一效难求"！

黄连，擅长解毒燥湿，泻肝胃火及清心除烦。它有三极六用之奇，极苦、极寒、极燥是其本性，泻火解毒燥湿之力甚强。有六种妙用：解毒疗疮宜生用；清泻肝胆之火用胆汁炒；治疗上焦心肺之病用酒炒，因酒制升提上行；治疗中焦脾胃之病用生姜汁炒，因姜制温散止呕；治下焦之病用盐水炒，治妇人郁火少腹痛用吴茱萸炒。此外，制成油剂治疗湿疹有特效。

黄芩治上，黄连治中，黄柏走下。黄柏入下焦，擅长泻实火，清热毒，除湿热常与三黄栀子伍用；还能坚阴，清虚热，治疗相火妄动常与其他滋阴药配伍；黄柏外用解毒杀虫止痒有特效。

栀子，善泻三焦之火，能引三焦热邪下行从小便出。又有生用、炒焦炒炭之别。生用内服凉血，外用消肿止痛、活血散瘀，炒后用于清泻郁火，炒焦炒炭则内服止血兼清虚热。虽寒凉但性较轻，善清热而不伤阴。既清气分热又泻血分火。

苦参，其特点是清热除湿、解毒利尿，以治疗疮疡、湿疹、阴痒、麻风病、痢疾、黄疸及小便不利等证。其作用似黄连，且价廉易得，但味恶难服，故常入丸散，用量宜小，量大苦寒败胃。

关于龙胆草，据《赵炳南临床经验集》记载，一位患者服了赵师开的中药（方中有龙胆草）后，晕倒不省人事，救醒后开口曰："苦死我也。"赵师尝后确有极苦难咽之弊，此后赵师慎用龙胆草，即使非用不可，用量也很小。本人验之同感，"人人都说黄连苦，它比黄连苦十分"，龙胆草、苦参二味极苦极寒，临床使用时当谨慎，必须用也要中病即止，所谓"大毒治病十去其六"。龙胆草、苦参虽无大毒，但极苦极寒易伤正损胃，不可过之。

临床使用该类药物时应注意以下三点。

第一，辨证准确，分经论治。

第二，苦寒药多伤阳败胃，用量宜轻，中病即止。

第三，适用于实证热证或湿热证。而面色㿠白、畏寒肢冷、小便清长等一系列阳虚症状明显的患者禁用或慎用。

2. 大辛大热中药使用注意事项

性味大辛大热的中药有很多，这里举附子、肉桂、干姜、丁香为例。

（1）附子、肉桂、干姜、丁香都具有大辛大热的特性，但是它们的个性又有区别。附子、乌头、天雄诸物同出而异名，功能主治各异。分"祖孙三代"，川、草乌生长时间长而力小，附子虽为孙子，年少气盛，血气方刚，功大力宏，性走不守，通行十二经，全身上下内外无处不到。辨证阳虚体质，乃首选之药。肉桂则单入肾经，具有引火归原，导龙入海，直达命门之功，专司命门火衰，制虚阳外越之疾，王冰所谓"热之不热，责之无火，益火之源，以消阴翳"。即选肉桂引火归原，导龙入海，再无它药可代替。干姜则不同，能守能走。因为它没有坚定的立场，你让它走它就走，可达心、肺、脾、胃、肾；你让它守它就守，入中焦温脾止泻，是温脾胃除虚寒的要药。丁香入中焦温脾胃，专治胃寒呕吐、呃逆之证，用量以粒计，因为"一粒丁香一把火，过了标准把胃灼"，一般三五粒即可。

（2）使用附子需要特别注意配伍技巧与煎煮方法

① 准确辨证是真寒证方可使用，不可被真热假寒的表象所迷惑。

② 使用附子时要先从小量开始，具体根据虚寒轻重严格掌握附片的用量，即一份寒一份量，根据朱良春的使用经验，第一次用10g，逐渐加量至30g，其

标准是以按医生嘱咐的煎服法服后症状明显改善，舌尖微麻或不麻为度。病退十之七八就要更方。

③市售附片有多种，不同制法疗效不同，毒性大小各异，医者应心中了了。盐附子力宏毒大，没有独到的经验不可使用；黑附子为黑豆炮制，毒性小作用也小，用量宜大一些；黄附子是用生姜炮制的（皮黑中心淡黄），药力大但有一定毒性，初次用量宜小一些；应先与鲜生姜一起用开水煎煮 30 分钟至 1 小时，煎煮的时间与附子的用量成正比，用量在 20g 以下同煮约半小时即可，用量在 40~80g 时，同煮 1 小时以上，再与用开水浸泡过的其他药混合煎煮，这样使用安全无毒，才能发挥附子的最佳作用。

④"附子性温无姜不热"，使用附子必须用生姜，学习了《伤寒论》就明白其中的道理。生姜能够加强附子的温热作用，降低附子的毒副反应。因此，附子与姜同用收事半功倍之效。张锡纯在《医学衷中参西录》说："附子味辛，性大热"，"凡凝寒痼冷之结于脏腑，着于筋骨，痹于经络血脉者，皆能开之通之"。故寒湿之痹非附子莫属。然而附子温通之力的宏与微，不全在其剂量的大小，而重在配伍，因姜、附相伍虽然大增其热性，但不会大助于"通"，且均行于内而加其燥；只有与麻、桂配伍，方能增热与助"通"。麻黄、桂枝通经隧、达络道，与附子同用则行内达外，走窜不息，温通不止，无所不至。治疗硬皮病时就要这样配伍。

3. 制马钱子的使用

马钱子具有通络止痛、解毒散结功效。治疗带状疱疹后遗神经痛有奇效，治疗癫痫病、皮肤瘙痒、面神经麻痹、关节型银屑病、血管炎类疾病都有很好的疗效。汤剂每日用量为 1g，散剂每日 0.3~0.6g，从小量开始。马钱子治疗量与中毒量比较接近，用量稍有不慎，易引起毒性反应，故必须进行炮制。常用的炮制方法有甘草制、油炸、醋泡、砂烫等多种方法。韩老师喜用煎炸法。

马钱子中毒症状，最初出现头痛、头晕、烦躁、呼吸增强、肌肉抽搐感，咽下困难，呼吸加重，瞳孔缩小、胸部胀闷、呼吸不畅，全身肌肉紧张，过量中毒可引起肢体颤动、惊厥、呼吸困难、牙关发紧，甚至昏迷。然后伸肌与屈肌同时极度收缩，对听、视、味、感觉等过度敏感，继而发生典型的士的宁惊厥症状，最后呼吸肌强直窒息而死。

解救之法，轻度中毒者：绿豆 100g、生甘草 100g，煎水频服。或蜂蜜 60g、绿豆 120g、甘草 30g，水煎频服。如果出现中度中毒，有明显抽搐症状的选择下方解救。

防风 6g，甘草 10g，钩藤 12g，生姜 5g，青黛 2g，冲服或水煎服。

如觉症状严重，应尽早送医院处理。

4."断肠草"的使用

在古代，人们多把服用后能对人体产生胃肠道强烈毒副反应的草药叫断肠草。有资料可查的"断肠草"，至少包括10种以上中药材或植物。断肠草在不同地区指代也不尽相同。常说的有雷公藤、狼毒、马钱子、钩吻、草乌等。

历代本草中对"断肠草"的记载较多。一说断肠草为马钱科多年生常绿缠绕性木质藤本植物，夏季顶生或腋生喇叭形黄花，成三叉状分枝聚散花序，有香气。生于村旁、路边、山坡草丛或灌木丛中。用鲜叶捣烂外敷可治疗疮肿毒、疥癣。

另一种说法是断肠草为钩吻，又有金勾吻、苦吻、烂肠草、野葛、大茶药、大茶藤、葫蔓藤、毒根、山砒霜、黄藤、猪人参、麻醉藤、火把草等多种名称。功能攻毒拔毒，散瘀止痛，杀虫止痒。皮肤科、骨伤科都有应用，还可以杀灭蚊子的幼虫。一般作为外用药，禁止内服。

雷公藤别名也叫断肠草，但是它与钩吻没有任何联系，在植物分类上不是同一科属，属卫矛科，毒性较大，误服其各个部位都会中毒，表现为恶心、呕吐、腹痛、腹泻，还会导致消化道、心血管、神经及泌尿系统的直接损伤。

第三种说法称断肠草就是马钱子，又称番木鳖。生马钱子为原药去杂质及毛茸研末入药。毒性特大，用时须格外小心。

据文献记载，当年神农尝百草，就是因为误尝断肠草而死。

此外，在人们所熟知的中药中，毛茛科的乌头、瑞香科的狼毒、大戟科的大戟等，在古代都因其具有明显的毒性而被冠以"断肠草"之名。

中药的乌头包括川乌与草乌二种。草乌也称乌头或者草乌头，是一种很普通的传统有毒中药。它的家族成员不少，常见的有川乌、附子、天雄、乌喙。

乌头类植物药都含有乌头碱，乌头碱对人的毒性极强，内服对肾脏有一定毒性，一般的人服用3~4mg就会出现心慌、气短，心律不齐，甚至恶心呕吐等中毒症状，超量使用会引起口唇和四肢麻痹，严重时可危及生命。草乌头生用毒性极大，多作外用。炮制后的乌头碱会被水解，毒性降低。草乌头入药一般都使用炮制过的，并且要求先煎，用量3~6g，草乌头煎煮时间越长，毒性越小，若煎煮至舌头不感觉麻时，则近于无毒。

中医认为草乌其味大辛、大苦，性大热，有很强的祛风除湿、散寒止痛的功效，治疗风、寒、湿引起的风湿病单用即可见到效果，如果与其他中药配伍使用则效果更佳。皮肤无破损时可取新鲜草乌头捣烂外敷患处，熬制成膏药局部贴敷可治疗腰膝冷痛、肩周炎、骨质增生、面神经麻痹、三叉神经痛，以及不明原因引起的各种疼痛、硬皮病等。

在民间就有冬天用乌头（附子）炖肉吃或者炖骨头汤食用防寒强身的习惯。我幼年时常常看见父亲用附子煮肉汤食之，方法是在火堆上挂一吊锅，置多半锅水烧开后，放入洗干净的生附子，边烤火边煮，待水快干时续之，煮完三锅水，第四锅水再加入肉，待肉熟后放入调料即可食用。到了第二年身体显得特别强壮，很少患感冒。因好奇品尝，有一些苦味，食后也没有发现什么异常。

5. 芒硝

芒硝系硫酸盐类矿物芒硝族芒硝，经加工精制而成的结晶体，主含含水硫酸钠（$Na_2SO_4 \cdot 10H_2O$）。过去有朴硝、皮硝、玄明粉（元明粉）之分，认为朴硝杂质较多，芒硝质较纯，玄明粉质最纯，现均付精制品，不再区分。如需用粗制品，则处方注明"皮硝"。味咸苦，性寒。归胃、大肠经。功能泻热通便，润燥软坚，清火消肿。用于实热便秘，大便燥结，积滞腹痛，肠痈肿痛；外治乳痈，痔疮肿痛。有歌诀道尽其功效：软坚药王推芒硝，泻热导滞润肠燥。瘰疬喉烂口疮绞，湿疹肛肿用之妙。常用量为6~18g。外用适量。

《神农本草经》言其"主百病，除寒热邪气，逐六腑积聚，结痼留癖，能化七十二种石"。它是一味泻下药，其新用途不断被发现。

成都中医药大学的邹学熹教授用以治疗流痰（包括西医学的骨髓炎、骨结核之类的疾患）、内痔、胆结石及皮肤湿疹。邹教授治湿疹以芒硝为主，配苦参、雄黄、蛇床子、千里光等品名芒硝浴疹汤。本品煎水外洗皮肤，既能清热消疹，又能解毒止痒。邹教授认为，李时珍在《本草纲目》中说："芒硝生于盐卤之地，状似末盐，凡牛马诸皮，须此治熟。"本此性，人之皮肤痒疹亦能清而消之。

河南名医乔保钧擅用芒硝治疗老年皮肤瘙痒，其方法是用芒硝100g、冬桑叶30g，共煎10分钟，滤液兑入温水中洗浴，每日1次，3~5次显效。

刘启女用芒硝治疗急性湿疹10例，经1~3天全部治愈。方法是：每次用芒硝150~300g，加适量冷水溶化后供湿敷用，每日3~4次，每次敷30~60分钟。

临床中常用其治疗如下皮肤病：

①鱼鳞病：疗效尚称满意。方法是将芒硝用热水化开，待温度合适时将患部浸入或热敷，每次20分钟至半小时。

②慢性湿疹：芒硝对过敏性湿疹所致的皮肤肥厚粗糙有苔藓样改变、干燥脱屑者，常能起到软坚散结、生肌润皮之效。患者家里有条件者，可在木桶里用芒硝溶液泡浴，则疗效更佳，即使高度过敏体质亦可如法治疗，并不会引发过敏反应。

③油漆过敏：现代百姓家所用家具如柜子、床板、桌椅等，多为复合板，油漆面多。有人在自家新房里接触油漆常常引起皮肤讨敏，轻者皮肤瘙痒，重者皮疹、红斑、丘疹并见，痒痛兼作，个别患者的眼部也出现肿胀。此时就可以用芒硝溶液待凉冷敷患处。眼部肿胀明显者，可用芒硝加桑叶浓煎，冷敷患处。此处取芒硝的消肿止痛作用。

④冻疮：用芒硝、黄柏各等份，煎水趁热熏洗或浸泡患部，每日 1 次，每次 15 分钟左右。

⑤骨科术后皮肤板硬：取芒硝适量，开水溶解。趁热（以皮肤能耐受为度）将患部放入或用热毛巾蘸取芒硝溶液热敷患处。每日 1~2 次，每次半小时左右。

此外对于掌跖角化症、毛囊角化病、垢着病、角化性皮肤病，芒硝疗效亦佳。

古人善用芒硝者首推张仲景，其用方以大承气汤为代表。其次是张子和，他是泻下派的代表人物。汗、吐、下三法乃医圣张仲景所创，张从正大加推崇，并加以发挥至炉火纯青的地步。他认为治病首要祛邪，邪去正安，元气自复。而祛邪不外乎汗、吐、下三法。所谓汗即发汗，凡解表者皆汗法；所谓吐即涌吐，凡上行者皆吐法；所谓下即泻下，凡下行者皆下法。下法是张从正心法之核心，在这方面有非常精当的见地和应用，深受后世称颂。《儒门事亲》中《汗、下、吐三法该尽治病诠》一文是其学术思想的集中体现。

对张子和汗、吐、下三法，《四库全书总目提要》给予了中肯的评价："《儒门事亲》其例有说有辨，有记有解，有诫有笺，有诠有式，有断有论，有疏有述，有衍有诀，有十形三疗，有六门三法，名目颇繁碎，而大旨主于用攻。其曰《儒门事亲》者，以为惟儒者能明其理，而事亲者当知医也。从正宗河间刘守真，用药多寒凉，其汗、吐、下三法当时已多异议，故书中辨谤之处为多。丹溪朱震亨亦讥其偏，后人遂并其书置之。然病情万状，各有所宜，当攻不攻与当补不补厥弊维均，偏执其法固非，竟斥其法亦非也。惟中间负气求胜，不免过激。欲矫庸医恃补之失，或至于过直。又传其学者不知察脉虚实，论病久暂，概以峻利施治，遂致为世所借口。"张子和使用泻下药治病曾攻克不知多少疑难顽症，但也招致不少后人的讥评。泻下药可以治疗好多疾病，但不能走极端，不论适应证一概施以峻剂有时祸不旋踵，需要谨慎。

三、活血化瘀药的运用

瘀血（血瘀）一症，中医有蓄血、干血、恶血、败血、留血、积血等诸多称谓。其致病之因颇多，外受风寒可致瘀，内伤热病热灼营血可致瘀，痰湿阻滞、跌仆损伤无不致瘀。瘀血的本质是经脉阻滞，血行障碍。《素问·阴阳应象大论》

云："血实者宜决之。""血实"即血瘀之意。故对于本症，治疗当祛邪为主，运用活血化瘀法治疗。该法为八法之一，属"消法"范畴，适用于一切瘀血阻滞之证。运用活血化瘀药，旨在祛除瘀血畅通经脉，恢复肌体常态。

在皮肤科临床中，本类药物应用较为广泛，常应用于多发性疖肿、荨麻疹、玫瑰糠疹、结节性红斑、银屑病、神经性皮炎、酒渣鼻、硬皮病、瘢痕疙瘩、白塞综合征等。实验研究，活血化瘀药有扩张冠状动脉，对抗心肌缺氧，改善微循环作用；降低血液黏度；促进炎性渗出物的吸收；对于硬皮病的皮肤硬化和瘢痕疙瘩纤维母细胞及胶原纤维高度功能亢进有一定的改善作用，实验肯定了活血化瘀药可抑制纤维母细胞合成胶原纤维的作用而治疗瘢痕疙瘩。通过活血化瘀药的治疗，硬皮病皮肤软化，皮肤组织学检查主要是胶原纤维变细、疏松化，萎缩变薄的表皮、萎缩变小的汗腺趋于恢复。皮肤病临床中应重视运用本法，并宜根据辨证灵活应用。

1. 致瘀之因不同，选用方药有异

针对血瘀产生的原因，血瘀之性质和血瘀部位的不同，病情的不同阶段以及西医学检测指标，而采取相应的治疗措施，选方用药必须切中病机。区分不同原因，如气虚血瘀、血虚血瘀、阴虚血瘀、寒凝血瘀、气滞血瘀等，分别采用益气活血、养阴活血、温阳活血等，还应根据脏腑功能失调的情况，选用宣肺、健脾、益肾、平肝等法辅以活血化瘀治疗。若是因热致瘀者，加丹皮、赤芍、丹参、紫草等；因寒致瘀者，加川芎、桃仁、红花、当归等；气郁而瘀者，加郁金、元胡、三棱、莪术等；气虚致瘀者，加党参、黄芪等；久病顽疴者，必有死血无疑，虫类搜剔当先，加水蛭、地龙、全蝎等破血逐瘀。还要以西医学检测指标及不同的病种，采用相应的治疗方法，如紫癜肾出现水肿伴高血压，除病因治疗，还可采用利水降压方法治疗，常选用益母草、泽兰、地龙、川牛膝等药物治疗；若有肾病综合征，出现高凝状态，选用水蛭、地龙等活血化瘀中药，达到抗凝目的。

2. 辨明标本主次，因人因病制宜

在临床表现上，血瘀证常有其一定特征。疼痛：如刀割、针刺，疼点固定，疼处拒按，夜间加剧，久痛不愈，反复发作，他药治疗不效。局部或全身自觉或他觉发热。肿块：在表者色多青紫，在里者坚硬不移。出血：反复不止，颜色紫暗，中夹血块，便如柏油。面色黧黑：如黑变病、黄褐斑。口唇、指甲紫暗：如肝硬化。紫斑：各种紫癜。皮肤甲错、皲裂：如鱼鳞病、银屑病、湿疹等。青筋：如静脉曲张。舌：颜色紫暗，瘀斑、瘀点。脉象：弦、涩、结。精神神经症状有烦躁、谵语、癫狂、肢体麻木、运动不灵，半身不遂等。瘀血内停，可以引

起月经不调、痛经、闭经等，多兼少腹疼痛，行经不畅，色暗有块。

分清因病致瘀与因瘀致病，或以活血化瘀为主，或以活血化瘀为辅。如病在表，尚未表现明显的瘀血征象，则依据血瘀病理，针对病因治疗为主，辅以活血化瘀，如黄褐斑治疗以益气养血疏肝为主，酌情配用活血化瘀药物，改善面部循环。

因人制宜，如年龄小，病程短，病情轻者，则以丹参、益母草、赤芍等活血化瘀；年龄较大，病程长，病情重者，或用桃仁、地龙、水蛭、地鳖虫、制大黄等药物。

因病制宜，如紫癜肾时血尿，选用水蛭、旱莲草、丹皮、赤芍、地榆，既能活血化瘀，又能凉血止血；有高血压或水肿宜选用益母草、泽兰、牛膝、桑寄生、地龙等，既可以活血通络，又可以利水降压；脓疱型痤疮，可选用活血解毒作用的丹参、虎杖、金银花等，若兼湿热者，选用解毒利湿的红藤、大黄、丹皮等配伍应用，疗效较好。对于青少年，病程短或容易感冒，常患扁桃体炎、咽炎、皮肤疖肿者，常以清热解毒药如草河车、板蓝根、虎杖、金银花等药与主方联合应用，多能收到良好的效果。

对"久病必瘀""久病入络"现象，选用虫类破瘀通络之品，如地龙、水蛭、全蝎、穿山甲等，能提高治疗效果。

3. 临床根据辨证，依药效选方药

活血化瘀药中，一类为草本，如丹参、丹皮、赤芍、红花、桃仁、川芎、三棱、莪术、益母草、泽兰等，这类药活血作用相对缓和；另一类为虫类药，如地龙、水蛭、全蝎等，此类善于活血通络，搜剔祛邪，直达病所，还有平肝息风、止痉利尿之效。

活血化瘀类中药作用较强，有破血逐瘀作用。依药物性能功效分活血类、破血类和逐瘀类3种。

活血类作用于血行迟缓，血液尚未凝结之前，如当归、白芍、川芎、赤芍、丹参、红花等。

破血类运用于血凝停积之后，如三棱、莪术、降香、刘寄奴、水蛭、全蝎、地鳖虫、五灵脂等。

逐瘀类具有"下瘀"作用，并需与破血或活血药相伍，发挥下瘀效果，如桃仁、大黄、血竭。作用大小与用量有关。瘀重药轻力不及病所，如隔靴搔痒，病轻药重，力过病所损体伤胃，疾未去而气先伤，正气既伤，何谈愈病，所以量效关系要搞清，药量掌握要准确。

常见的活血化瘀法有10多种：行气活血法、清肝化瘀法、利水祛瘀法、温

经祛瘀法、润燥祛瘀法、利水化瘀法、通经化瘀法、补虚化瘀法、化瘀通淋法、化瘀消痛法、化瘀止血法、化瘀消癥法、活血止痛法、破血逐瘀法等。

4. 治疗血瘀注意事项

血瘀的治疗，重在祛除引起瘀血的原因，如热瘀者，清热活血，谨防寒凉败胃；寒瘀者，温散活血，谨防伤阴耗气；气虚血瘀者，益气活血，再加疏理之品，以防瘀滞；血虚血瘀者，补血活血，加益气之品以促血生；阴虚血瘀者，养阴活血，谨防滋腻碍胃；阳虚血瘀者，温阳活血，加养阴药以体现阴阳互生；气滞血瘀者，理气活血，须顾护气阴；痰瘀互结者，涤痰逐瘀。

运用活血法时还应重视对于气机的调理。如属气虚者用人参、黄芪、党参、山药补气以行血；气滞者用橘皮、枳壳、香附、莪术等理气以行滞。对于病情时间久、正气不足者，当以补虚为主，祛瘀为辅。

四、引经药临证选择

引经药是"引经报使"之药的简称，可"引诸药直达病所"，亦含引导气血、病邪到一定部位之意。其论述始于秦汉，早在《神农本草经》就有"诸药之先聘报使"的记载。《本草纲目》谓："十二经各有引药，在脏在腑，在气在血，为火为热，亦有引矣。"明代申斗垣在《外科启玄》中也说："引者，导引也，引领也。如将之用兵，不识其路，纵其兵强将勇，不能取胜。如贼人无抵。脚不能入其巢穴。"何柏齐《医学管见》亦谓："引经即引治病之使，致谓病之所在，各须有引导之药，使药与病遇始得有功。"吴鞠通《医医病书》则言："药之有引经，如人之不识路径者用向导也。"尤在泾在《医学读书记》中则更为形象地：
"兵无向导则不达贼境，药无引使则不通病所。"一语点破药引的作用。可见，历代医家都将使用引经药视为取效的妙诀。

古代医家在运用引经药方面为我们积累了许多宝贵经验，很值得学习和借鉴，如《成方便读》中载："羌防散太阳之风，白芷善散阳明之风。"在皮肤科临床中，若能根据辨证，并结合引经药的性味归经等，灵活选择引经药，便能达到事半功倍的临床疗效。

根据皮损发病部位选择：病变在头面部者，常选川芎、菊花、桔梗、牛蒡子；枕、颈、肩背部者，可选羌活、葛根；前额者，常选白芷；鼻部者，选辛夷花、苍耳子；口周者，选升麻、黄连；胸胁部者，柴胡、枳壳、香附；胸部者，枳实、瓜蒌、薤白；前后二阴者，常用蛇床子；上肢者，常选桂枝、桑枝；肩臂者，常选姜黄；身半以上者，选羌活、菊花；身半以下者，独活、牛膝；周身上下者，可以羌活合独活。引药上行者，常用桔梗、防风；引药行皮，用合欢皮、白鲜皮等；引外用药入于肌肤腠理，用黄酒（通络止痛时用）、食醋。

根据所引之气血、病邪选择：引火归原，用肉桂；引气血、药物、热邪下行，用川牛膝；引肠道中积滞下行，可选大黄；引气上行，用升麻、柴胡；引肌肤经络之瘀血化散，可用威灵仙、螃蟹、全蝎、蜈蚣；引在表之风外透，可用荆芥、防风等；引在表之风热外解，用金银花、连翘、蝉蜕、菊花、鱼腥草；引在表之风寒外散，用麻黄、桂枝；引在表之风寒湿外达，用羌活、独活。

硬皮病是皮肤科顽难之症，其病机常为脾肾阳虚，寒湿阻络，气血不荣，如能有针对性地选择运用引经药，则可有望提高该病的临床疗效。根据临床实践，可将本病常用的引经药分以下几类。

温补脾肾：附子、肉桂、桂枝、干姜、黄芪、仙灵脾、红参。

活血化瘀：多用虫类药如螃蟹、乌梢蛇、蜈蚣、地鳖虫、水蛭、全蝎。

皮表类引经药：浮萍、麻黄、合欢皮、艾叶、生姜皮。

头面部引经药：葛根、白芷、羌活、红花。

上肢部引经药：姜黄、桑枝、蜈蚣、乌梢蛇、威灵仙。

胸廓部引经药：瓜蒌、薤白、郁金、丝瓜络。

腹部引经药：延胡索、川楝子、乌药、小茴香。

下肢引经药：川牛膝、木瓜、威灵仙、忍冬藤、萆薢。

食管引经药：向日葵茎、壁虎、路路通。

肺部引经药：海浮石、浙贝母、白芥子、鱼腥草、杏仁。

中州脾胃引经药：鸡内金、海螵蛸、砂仁、枳实。

肝肾二经引经药：仙灵脾、肉桂、杜仲、续断、巴戟天。

通行十二经的中药：附子、王不留行、蜈蚣、威灵仙。

临证选用引经药时，应根据皮损所在的部位，所属经络，内属脏腑，病性的虚实寒热、药物本身的特性与功效等，选择适当引经药，使药力直达病所，才能充分发挥药效。例如，牛膝性善下行，能引药及气血、火热下行。朱丹溪说："牛膝，能引诸药下行。"张锡纯云："（牛膝）原为补益之品，而善引气血下注，是以用药欲其下行者，恒以之为引经。"张山雷道："以治咽喉口舌诸疮及胃火齿痛，皆有捷效，则皆实热壅塞，气火上炎，取其开泄宣通，导之下达耳。"在治疗下肢皮肤病特别是伴有血瘀证候者，恒加川牛膝引药下行，活血化瘀，如结节性红斑、过敏性紫癜、对称性进行性紫癜样苔藓样皮炎以及湿疹、神经性皮炎、银屑病下肢为著者；而治疗口周皮炎、青年痤疮口周为著者、口腔溃疡和扁平苔藓等属于胃火上炎者，则可选怀牛膝引火下行。

在临床用时，引经药可以单味使用，单兵直入，直捣黄龙；也可以联合使用，协同作战，共克顽疾。

典型案例

韩某，女，45 岁，2014 年 11 月 10 日初诊。主诉：肛周皮肤潮湿瘙痒半年。患者半年来，肛周皮肤瘙痒，曾外用痔疮膏、皮康王等有效，但停药复发。曾于 9 月份在韩老师处间断使用中药"溻洗散"外洗治疗有效，惜未能坚持，中途他医给中药五苓散加味煎服、口服"枸地氯雷他定片、洁肤净"未效，今欲求速愈，故又来门诊请韩老师求治。刻诊：肛周皮肤潮湿瘙痒，多梦，月经量少，经来腰疼、乳房疼痛，平素烦躁易怒，面部对称性黄褐色色素沉着，以两颧部为著。专科检查：肛周皮肤局限性浸润性潮红斑片，边界清楚，有散在渗出结痂及抓痕。颜面色素沉着以两颧部为著，呈对称性；舌淡暗苔薄白，脉滑。

[**西医诊断**] 肛周湿疹。

[**中医诊断**] 湿疮。

[**中医辨证**] 肝郁脾虚，湿热下注，湿聚生虫。

[**治法**] 内治以疏肝和脾，清利湿热；外治以除湿解毒，杀虫止痒。

[**处方**] 丹栀逍遥散加味。

丹皮 10g，栀子 10g，柴胡 10g，当归 10g，白芍 10g，白术 10g，茯苓 20g，生甘草 10g，玫瑰花 10g，生薏苡仁 20g，萆薢 10g，蛇床子 10g，凌霄花 10g。14 剂，每日 1 剂，水煎服。

[**中成药**] 蒺藜丸，每次 30 丸，每日 2 次，口服。

外用：溻洗散，水煎外洗。每日 1 剂，每天外洗 2 次，每次 20~30 分钟。

二诊（2014 年 11 月 24 日）：患者喜形于色，诉诸症减轻，肛周瘙痒显著缓解，自觉舒适，已经不再有潮湿感，且面部色斑明显减淡、缩小，面色也较前"有光泽"，近日夜寐欠安，要求继续用药调治以防反复。效不更方，继以前方加酸枣仁 20g，10 剂巩固治疗。

按：本例因平素烦躁易怒，经行乳痛，月经量少，面部色斑等，韩老师辨证为肝血虚弱，气郁化火。女子以血为本，血虚则肝失所养，肝气横逆乘脾，脾土失运，水湿下注魄门，湿聚生热生虫，则有肛周皮肤湿痒之症。方以丹栀逍遥散养血和营、清肝健脾，玫瑰花为解郁圣药，合凌霄花活血化瘀，清轻上行，善消面部色斑，薏苡仁、萆薢清除湿热，湿去热孤，虫自不生；蛇床子散寒祛风、燥湿杀虫，全方养血疏肝、健运脾土，以调在内之脏腑；去湿止痒、活血消斑以治在外之皮毛，药症丝丝相合，固当取效。

在该方中，蛇床子性味辛苦而温，入肾、脾二经，功能温肾壮阳、祛风燥湿、杀虫止痒，其性善下行，是阴部疮疡痛痒疾患必用之品；玫瑰花、凌霄花性善上行而消颜面瘀滞；柴胡善入肝经，行肝气，理肝血，推陈致新，均可作为引经药，各尽其职，引领诸药直达病所，分而治之以速其效。

五、花类药应用举隅

花者，华也，乃植物精华之所聚。花类药多气味芳香，轻清上行，善达肌表，多具有怡荣美颜、理气活血、芳香解郁、发散解表、凉血止血等功效，而无劫阴耗液、损伤气机之弊。外感杂病，皆可用之。皮肤为人体一身之表，内合于肺，同属上焦。皮肤病变每发于表，关于内，与肺关系尤为密切，治疗常遵"治上焦如羽，非轻不举"的原则，用药首选"如羽"之品，轻宣达表，不犯中下，而最忌质重下潜、苦寒滋腻之品，而花类药以轻取胜，轻可去实，可作为皮肤病治疗的常用药。临床常用的花类药物有红花、鸡冠花、金银花、玫瑰花、辛夷、菊花、凌霄花、槐米等。

红花，性味辛温芳香，善于走窜，内而脏腑，外而皮毛，经络筋骨，凡有血瘀皆能消而散之。临证中，对于多种皮肤病症，病久难愈，邪气入络者，气血不通，症见皮肤硬肿、顽麻疼痛、瘀斑瘀点、肌肤甲错、皮疹色暗或紫暗以及色素沉着或色素减退等，辨证属气血瘀滞者，均可应用。常用红花治疗的皮肤病有黄褐斑、带状疱疹神经痛、硬皮病、白癜风、慢性湿疹、慢性荨麻疹、青年痤疮、各种面部皮炎所致的色素沉着、斑秃、皮肤瘙痒症等。临证应用时，辨证属寒邪闭阻者，常伍川芎、桂枝等；热瘀互结者，合以丹皮、赤芍等；痰瘀胶结者，伍以白芥子、僵蚕等；血虚血瘀者，以本品减量伍以当归、丹参等；气虚血瘀者，配以黄芪、党参等；气滞血瘀者，病久入络者，伍以地鳖虫、蜈蚣等。常用方如桃红四物汤、丹栀消斑汤等。常用量为10g。

辛夷，性味辛温芳香，尤善上行而达鼻窍，散风寒，通鼻窍，用治风寒头痛、鼻塞、鼻渊、鼻流浊涕等。临床常以辛夷作为鼻部及鼻周皮肤病的专用引经药，能引领诸药上达鼻面，如伍入辛凉剂中，以促风热之邪外散，合温热药以去除风寒之邪，伍入活血化瘀药中以消散鼻部诸邪瘀滞。《素问·生气通天论》中说："劳汗当风，寒薄为皶，郁乃痤。"《素问·热论》中说："脾热病者，鼻先赤。"可见热郁寒凝是导致酒皶鼻及酒皶皮炎等皮肤病症的主要原因，临证时每以辛夷合白芷以发散凝滞之风寒，伍以黄芩、枇杷叶等以清泻肺胃上蒸之湿热，并伍菊花、鱼腥草等以疏散郁热，配红花、丹皮以活血散瘀，常能使邪去病愈。如见皮肤病，特别是过敏性皮肤病，伴有过敏性鼻炎者，亦喜伍用本品。入煎剂宜包煎，常用量为3~9g。

玫瑰花，功擅活血化瘀、疏肝解郁，被誉为解郁圣品。因其性清轻上行，能疏颜面诸瘀，善能消斑净颜，美白皮肤，又为美颜之妙品，韩老师常将其应用于面颈部各种原因所致之色素沉着性疾病，如黄褐斑、瑞尔黑变病、各种面部皮炎及痤疮等所遗留的色素沉着等症，尤其对于女性患有黄褐斑，伴有情绪抑郁或烦躁易怒、月经不调、面色少华等，辨证属血虚肝郁或肝郁化火者，韩老师每喜应用，效验颇多。常用量为 10g。

鸡冠花，本品性凉，味甘、涩。临床应用，多取其凉血止血、止带、止痢之功，治疗吐血、崩漏、便血、痔血、赤白带下、久痢不止等症。韩老师常以本品治疗皮肤病用作两途：一则，以本品配伍其他花类药物如菊花、红花、凌霄花、玫瑰花等，伍入辨证方药之中，用以治疗颜面色素性皮肤病，如黄褐斑、痤疮后遗色素沉着等；二则，以本品作为口腔及口周皮肤病治疗常用药物，治疗各种唇炎、口腔溃疡、口腔扁平苔藓以及口周皮炎、口周痤疮等病症。对于妇人皮肤病伴见赤白带下、月经失调者，亦每每应用。常用量为 20~30g。

菊花，药用品类较多，因其种类、产地不同，功效也颇有不同。临床常用有野菊花、杭菊、黄菊花等，以前两者最为常用。野菊花性虽轻清但较菊花则性味苦寒，专以清热解毒攻邪见长；菊花质地轻清，性味甘淡，以疏散风热多用。每遇皮肤疗疖疮肿、毛囊炎、面部丹毒等，症见丘疹脓头、红肿热痛等，辨证属热毒炽盛者，辄用野菊花伍入辨证方药。若遇颜面色斑、面部各种皮炎、脂溢性脱发等，证属风热或热邪郁滞肌表，每以菊花疏散风热、祛色悦颜。常用量为菊花 10g，野菊花 20g。

金银花，性味辛凉，辛能散邪，凉能解毒清热，并芳香避秽，清解而无凉遏热邪之弊，辛散而无助火之患。《洞天奥旨》云："金银花最能消火热之毒，而又不耗气血，故消火毒之药，必用金银花也。"又云："此药为纯补之味，而又善消火毒"，"疮疡一门，舍此味无第二品也"。在临床上，对于辨证属风热外袭的皮肤病症，如水痘、荨麻疹、药疹、银屑病、玫瑰糠疹等，常以金银花配连翘、荆芥、防风等以疏散风热，方如消风汤、银翘散等；对于火毒炽盛或热壅营血之丹毒、单纯性疱疹、毛囊炎、痤疮以及疗疖疮痈诸症，则常以本品合野菊花、蒲公英、玄参、当归、蚤休等，方如五味消毒饮、四妙勇安汤等。若病程既久，热毒入络，则以忍冬藤代金银花，常用量 20g。

槐花，性味微寒而苦，归肝、大肠经。功能凉血止血，清肝泻火。常用于治疗吐血、衄血、便血、痔血、血痢，崩漏，肝热目赤，头痛眩晕，痈疽疮毒等病症，并可用于预防中风。在中医古籍中对槐花记载较多，如《日华子本草》言槐花能"治皮肤风，并肠风泻血，赤白痢"。《本草正》云其"凉大肠，杀疳虫。治痈疽疮毒，阴疮湿痒，痔漏，解杨梅恶疮，下疳伏毒"。《本草求原》则赞槐花"为凉血要药"。现代药理研究，槐花成分中芸香苷（别名芦丁、维生素 P 等）及其苷元槲皮素能保持维持毛细血管抵抗力，可降低其通透性，减少脆性，可使因脆性增加而出血的毛细血管恢复正常的弹性；另外本品还具有抗炎、抗病毒等作用。根据辨证，临证中常以槐花合三七粉等，伍入紫癜方中，治疗血热型过敏性紫癜以及紫癜性肾炎合并尿血；配白茅根等，伍入凉血四物汤中治疗血分热盛所致的银屑病、脂溢性脱发、脂溢性皮炎等；也可合紫草等，伍入消风汤中，治疗风热型的玫瑰糠疹、点滴型银屑病等；还常以本品合蛇床子或苦参，伍入丹栀消风汤或龙胆泻肝汤中，治疗病发于肛周及阴囊部位，证属肝经、大肠湿热下注的湿疹、神经性皮炎等；也常配入治疣方中（桃红四物汤合麻杏薏甘汤加香附、木贼、连翘、板蓝根、生薏苡仁）治疗尖锐湿疣。常用量为10g，脾胃虚寒者慎服。

花类中药种类较多，其他花类中药，如凌霄花、葛花、合欢花等也颇为常用。如凌霄花性寒辛散，且入血分，能活血破瘀通经，又有凉血祛风之功。如《本草汇言》言其："行血闭，通血络之药也。"常用于风疹发红、皮肤瘙痒、痤疮、黄褐斑等皮肤病症。葛花解酒醒脾，对于酒精性皮炎，或皮肤病患者素嗜饮酒，伴见烦渴、胸腹胀满、呕吐酸水等湿热之症者，常配以葛花治疗。

六、藿香、佩兰治口臭

芳香类中药多能化湿行气、去除陈腐，其中藿香、佩兰的功效尤为突出。藿香味辛，性微温，归肺、脾、胃经，其主要的功能是祛暑解表、化湿和胃。用于夏令感冒、寒热头痛、胸脘痞闷、呕吐泄泻等。佩兰气味芳香，性平味辛，归脾胃经。辛能发散，香能去秽，故有化湿解暑、辟秽和中的功效，可以治疗暑湿、寒热头痛、湿浊内蕴、脘痞纳呆、恶心呕吐、口中甜腻、消渴等。《内经》对于消渴"治之以兰，除陈气也"，《中药志》载其能"发表祛湿，和中化浊，治伤寒头痛；无汗发热，胸闷腹满，口中甜腻，口臭"。

藿香祛湿解暑之功与佩兰相似，俱能"芳香去秽"，两者相比，藿香微温，发表解暑，化湿开胃，理气止呕；而佩兰性平，发表散邪、理气止呕不及藿香，然开胃运脾，消口中黏腻或除口臭之功则优于藿香。

临床上常将两者配伍，相须为用，善能化除湿浊之气。如《时病论》的芳香化浊法，即以两者合用，并配伍苍术、厚朴等治五月霉湿，并治秽浊之气。

对于因脾胃湿浊上泛所致口臭之症，若将两者相合使用，常常也能获得较好的效果。口臭较为轻微，其他证候不明显者，可以两药各用3~6g泡茶频饮，或泡水漱口即可；口气腐臭，口中甜腻多涎，或伴脘腹胀满、舌苔厚腻等症状者，常是湿热内阻较重、浊气上泛的表现，可与荷叶、黄芩、茯苓等药物配伍。根据病情，临床上在运用时常伍入除湿胃苓汤或三仁汤等方中。

还需要留意的是，在应用两药时，应注意观察患者舌苔的变化，以舌苔厚浊为其应用指征，若苔少或无，津少而干者，则应慎用。如《本草正义》就说：

"藿香虽不燥烈，然究是以气用事，惟舌有浊垢，而漾漾欲泛者最佳。若舌燥光滑、津液不布者，咸非所宜。凡芳香行气、醒脾胜湿诸芳草，皆有同情，不仅藿香、木香一类为然也。"临床多以干品入药，常用量均为 6~9g，而鲜用常香气浓郁，芳香化浊之力最强，故入时药应以鲜品为好；为防止芳香之气耗散，影响药力，煎药时也应注意以后下为宜。

七、黄豆芽治疣

黄豆芽营养丰富，被誉为"植物肉"和"绿色的乳牛"。其名始载于宋人林洪《山家清供》，明代陈嶷曾赞美黄豆芽说："有彼物兮，冰肌玉质，子不入污泥，根不资于扶植。"黄豆芽又具有很好的食疗和保健作用，可谓药食兼用之品。皮肤病临床上，可用大豆芽治疗疣病，这在古籍已有记载，可惜现在知之者甚少。

疣类，属中医疣目、枯筋箭等范畴。《内经》说："虚则生疣。"疣类常由正不胜邪，湿毒留恋，瘀结肌表所致。考黄豆芽，味甘、性凉，入脾、大肠经，具有清热利湿、补气养血、祛黑痣、治疣赘、润肌肤等功效，证之临床其治疗扁平疣、寻常疣等疣类的作用十分肯定，其治疣是通过扶正祛邪作用实现的。

具体方法是：将黄豆芽煮熟，连汤淡食，一日三餐，吃饱为止，3 天为 1 个疗程，治疗期间不吃其他任何粮食和油料，第 4 天改为普通饮食，仍以黄豆芽为佐餐；也可饮用新鲜豆浆来治疗疣病，每次 300ml，每日 1 次，当作早餐，连用3 个月。

临床发现，许多疣病患者都没有食用黄豆芽的习惯，甚或厌食黄豆芽，应鼓励其尽量多食，并坚持食用。据观察，用以上食用豆芽的方法治疗疣病 5 例，治愈 4 例，1 例未忌口而未愈，其中 1 人患疣 300 余个，亦用此方法治愈。1 例泛发性扁平疣，皮疹于面部、手、脚对称发生，约数百个，饮用豆浆方法治疗 3 个月而愈。现代研究表明，黄豆芽能诱发干扰素，增强体内抗病毒、抗肿瘤的能力，其中所含的黄豆芽多糖能增强免疫抑制小鼠的体液免疫和细胞免疫功能，这或许可以说明用黄豆芽治疗疣病的机制。

八、正确认识药物的不良反应

药物不良反应，是指药品在正常用法用量过程中出现的与用药目的无关的有害反应。自从神农尝百草，"一日而遇七十二毒"开始，人们就已经认识到药物的两重特性。一方面使用它的有效性来防病治病；另一方面药物的毒性又可导致疾病。人类几千年的用药历史经验，就是在全面掌握患者的病情基础上，充分利用药物（植物、动物、矿物）的物质特性，甚至是在利用药物的毒性，来达到预防和治疗疾病的目的。药物的不良反应是多方面的，常见的反应有以下 5 个方面。

1. 正常反应

有一些反应是正常的反应，是医生用药后要达到的目标而产生的反应。例如，治疗麻疹、水痘初期，使用升麻葛根汤等发散药，让应该出来的皮疹全部随汗而出，从表面现象看好像病情加重了，实际上这是正确治疗，达到了目标的方法。若过用寒凉之药，毒邪不能向外排泄，反而内陷则成危证。治疗扁平疣类皮肤病，如果患者用药后疣的数目增多，出现瘙痒等症状，应告诉患者这是有效的反应，继续治疗很快就会痊愈。

2. 刺激反应

如治疗白癜风、斑秃类皮肤病，使用的各种外用擦剂，具有一定的皮肤刺激作用，通过强烈的或者不同程度的对皮损部位的刺激，使白斑或脱发部位产生充血，达到激活色素细胞产生色素，激活毛囊而长出毛发，使皮肤恢复正常。由于每个人的体质不同，对药物会产生不同的反应，反应强烈的患者就会出现红斑、水疱，甚至大疱。一般来讲，有反应的效果都比较明显，没有反应的效果都比较慢甚至无效。医生应当预见到部分患者有这种反应的出现，必须提前告知患者。有一次，一位 9 岁的小姑娘得了全身片状白癜风，家长非常着急，登报求药以达速愈。一时毛遂自荐的"专家"献药者无数，家长选择了其中的一种外擦剂给孩子在白斑处擦了 2 次，不到 1 天时间所有擦过药水的皮肤出现大小不等的水疱，家长三更半夜地把我叫去救急，我反复给家长说明不用担心，这是药的正常反应，也就是要达到的作用，出现水疱是孩子对药物特别敏感，有反应的效果也特别好。结果按接触性皮炎治疗，随着水疱的消失白斑也消失得无影无踪。

3. 瞑眩反应

这种"瞑眩反应"也是正常反应。"瞑眩"一词最早来源于《尚书·说命篇上》："若药不瞑眩，厥疾弗瘳。"意指重病或久病之人，如果服中药后，没有出现不舒服的现象，那表示这个病比较严重，《孔颖达疏》曰"瞑眩者令人愤闷之意也"。医圣张仲景在《伤寒论》里关于瞑眩就有很多条文，如"服药已，微除，其人发烦目瞑，剧者必衄，衄乃解"。愤闷就是不舒服的意思。医学界经过研究和实验证明，服用某些药物都会有或多或少的"不良反应"，可以理解为排毒反应、排病反应、调节反应、有效反应和好转反应，也有解释为"调整反应"或"整健反应"，中医称为"瞑眩反应"。"瞑眩反应"并不是副作用，是指身体经过治疗调理，大部分人都会出现的一种身体不适症状或发病状态，有 20% 的人会感觉到，如头痛、头晕。陕西省中医院自制的"银屑平"治疗银屑病效果很好，但是有个别患者用后出现过敏样反应，表现为初期皮肤瘙痒加重，皮疹增多，停药1周后症状消失，以后给这个患者减至半量服用，再无过敏样反应发生，这种反应可归纳为"瞑眩反应"。有这种反应的患者疗效也特别明显，医生要有丰富的经验，告诉患者不用担心，可以采用间歇性治疗的方法。反应的表现形式多样，治疗哪一经、哪一方面的病，就会在哪一经、哪一方面出现相对应的反应。例如，是治疗痤疮，那么痤疮患者用药后皮疹增多，但很快会消失。瞑眩与副作用的区别，瞑眩反应一般时间都很短，如果是误治或用药过猛，出现不良症状的时间要长；瞑眩反应一般情况由重到轻，反应的程度可随着疾病的减轻而逐渐消失，而副作用则是由轻到重，甚至可以导致病情加重；体质好的人瞑眩反应一般不太明显，而副作用则不然，无论体质的好坏使用后都会出现毒副作用。

4. 过敏反应

这是最常见的药物反应，所有中药或西药都有发生过敏的可能性，与用药剂量无关，特异体质患者即使使用极小剂量时同样会发生过敏反应。如甘草是解毒的中药，具有抗过敏作用，偶然也会遇到对甘草过敏的患者，这和马来酸氯苯那敏片一样，是用来抗过敏的，有个别患者也会对马来酸氯苯那敏片产生过敏反应。所以，过敏反应是可治不可防的，一位医生在一生行医生涯中不知道要遇到多少例过敏的患者。虫类药容易发生过敏，陕西省中医院皮肤病院统计近20年来检测中药过敏情况，发生率最高的是乌梢蛇，其次是蝉蜕。针对过敏体质者用药要谨慎，用药前多询问过敏史，用药后要细心观察，有反应要立即停药，对症治疗。

5. 毒性反应

毒性反应也可以理解为不良反应或者副作用。"是药三分毒"。中药只有在中医药理论指导下，辨证论治，才能发挥其真正疗效，如果不按中医药辨证理论体系使用中药出现的问题，其责任不应该由中医药来承担。毒性反应有很多类型，现举例如下。

（1）药不对证。病不外乎虚、实、寒、热，治宜虚者补之，实者泻之，寒者温之，热者寒之，若医道不精，药性不熟，虚证用了泻药，实证用了补药，寒证用了凉药，热证用了温药，就犯了虚虚实实之戒。如使用寒凉药治疗虚寒证，服药后腹痛、腹泻、乏力等毒性反应随之而来，这是医之过，而非药之害。

（2）药量过大。病重药轻，杯水车薪，无济于事；反之，病轻药重，伤及无辜。有一些药使用常量可以治病，若医者为求速效，超量使用就会对患者健康造成不必要的伤害，如柴胡使用15g以内退热治病，超量则伤肝为害。李杲在《珍珠囊补遗药性赋》中就有告诫："用药之忌，在乎欲速。欲速则寒热温凉行散补泻未免过当。功未获奏，害已随之。"

（3）假冒伪劣。药材质量、价格都受市场经济调节，不法商贩使用假冒伪劣药材，患者服用后不仅无益，反而出现毒副反应。例如，何首乌当用黑豆蒸煮，九蒸九晒祛毒，而市场上的何首乌根本没有做到九蒸九晒，所以何首乌被列入肝毒性第一位。再如龙胆泻肝丸中加入不该用的关木通等。

（4）配伍不当。药物之间的配伍关系有单味、相须、相使、相畏、相杀、相恶、相反等称为七情，两种以上的中药配合在一起，可以减毒增效。如果配伍不当，不仅未能增效，反而出现毒副作用。如"附子辛温，无姜不热"，附子有毒，与生姜一起煎煮，既增加了附子的温阳作用，又消除了附子的毒副作用。再如，使用止血药必须配合活血药，使血止而不留瘀；使用补气药必须配合理气药，使补而不滞；使用补阳药必配滋阴药，使用补阴药必配补阳药，使阴阳互根而平衡。如果违背这些配伍原则，毒副反应会接踵而来。

（5）不明三因。三因制宜是中医治疗用药时特别重视的一项内容。西医重视人得了什么"病"，以"病"为主，只要是感冒了治疗用药是同样的，而中医着眼于患病的这个"人"，每个人的体质不同，禀赋虚实寒热各异，用药必须因人而异，一个感冒分7种证型治疗。天人合一，季节、气候的变化对人体关系密切，春温、夏热（或湿）、秋燥、冬寒，久旱阴雨等用药有别；南北气候各异，病情表现不同，用药也有很大区别。如果中医看病施药未能全面掌握以上内容，也会发生毒副反应的情况。

（6）盲目用药。有的患者听了某些虚假医疗广告，何首乌能使白发变黑，就去市场买来生首乌泡酒饮用，结果头发还没变黑，肝损害已出现；有的患者听说龙胆泻肝丸能祛湿减肥，连续服用40多盒，湿是去了，但肾也坏了。不去责己，反怪中药有毒不可用；很多中年人发生心梗、脑梗，追问其故，他们听某报纸和广告介绍说"三七活血化瘀，延年益寿，老少皆宜"，一直服用，就发生了这病。殊不知三七是专为止血而用，有止血不留瘀之功，并非活血之药。中药是在有经验的中医医生指导下，用来治病祛疾的，不是随便使用，盲目可以口服的。

（7）中西药合用。现代的医生，尤其是中西医结合的医生，处方用药喜欢开点中药，再配合用点西药，而且放在一起吃。这种方法是十分危险的，记得好几年前有报纸报道：西安某医院将安痛定注射液与柴胡注射液混在一起肌内注射，结果是患者抢救无效。皮肤科医生合用中西药已成常态，要特别注意。能用一种最好，如果必须中西药合用至少不可以同时服用。

要尽可能地避免药物不良反应的发生。导致中药不良反应的原因很多，且十分复杂，但主要有药物、患者、医生三方面的原因。医生不仅要会处方开药，而且应能辨识药物，熟悉中药的炮制，掌握不同的炮制方法对药性的影响，要了解特殊人群的特殊体质反应，及时询问过敏史，避免和减少过敏反应的发生。另外，不同剂型的同一种药物，其作用和反应也不一样，例如注射剂较口服剂或外用剂容易发生不良反应。使用有毒之品要遵循"大毒治病，十去其六"的原则，组方宜精不宜杂，用药宜轻不宜重。还要掌握一些消除中药不良反应的方法。

总之，医生一定要熟知药性，了解《药典》的中药用量，合理配伍，确定剂量和用药时间，及时叮嘱患者注意事项，避免药物的毒副反应发生。

第四节　杂谈

一、文以载道，儒可通术，医无儒不精

作为一名中医大夫，除了扎实的中医基本功外，还应广泛涉猎各科典籍、名家著述。积淀深厚的中国传统文化底蕴，文为医用。国家级名老中医药专家，西安市中医医院内科主任中医师，四代传人姚树锦之父姚兴华认为"儒可通术，术非儒不精"。姚树锦也对学中医的学生讲"文为医用"之道理。中医必须走世医文化传承的道路，我对自己的弟子常讲，要在诊务之外大量阅读中医典籍、传统文化书籍和古典文学、现代文学作品以丰富自己的医学边缘知识，这样就会眼界宽思路广，治疗手段就多。

张仲景的《伤寒论·序》，孙思邈的《大医精诚》，朱丹溪的《牡丹亭诗》，以及陈修园的《医学三字经》等，都反映了作者高深的文化底蕴。陕西中医学院王正宇教授讲《医古文》时说："古文化是打开四大经典的金钥匙，只有掌握了扎实的古文知识，才能学好中医。"近期在中国中医药报上看到第一、二届国医大师的简况，他们个个文化功底深厚，琴棋书画样样精通，不愧是我们学习的楷模。

历代名医之所以成才，他们从"三坟之学""三圣之道"到"三世之书""三世之医"，走的是一条世医文化传承之路。由此说明中国传统文化对中医药学的深刻影响，也说明医学巨匠知识结构中"文"的重要性。山东的柳少逸先生通过对古今名医知识结构和成才之路进行深入的研究，证明了中医药学术的传承与发展，必须植根于中国传统文化之中。

什么是世医文化？世医，不是说祖孙三代都是学习医学的，而是指能够通晓"三世之书"的医生，因此把他们称为"三世之医"。要知道"三世之书"，必须

了解"三坟之学"和"三圣之道"。我们的先贤们把《伏羲八卦》《神农本草经》《黄帝内经》合称为"三坟",又称为"三典"。"三坟之学"名曰"三圣之道"。《礼记》云:"医不三世,不服其药。"唐·孔颖达注:"三世者,一曰《黄帝针灸》,二曰《神农本草》,三曰《伏羲八卦》。"说的是当医生必须通晓这些经典著作,要有"三世之书"的知识结构,而不是仅仅三代人都懂得医学。这三部著作分别代表思维方法学、药物学与生理学。而另一方面则要强调其师承有系统的学术渊源。明代的宋濂也曾说:"古之医师,必通三世之书,《脉决》所以察证,《本草》所以辨药,《针灸》所以祛疾,非是三者不可以言医。"

"三世之书"说明自古形成的中医药学的三大知识结构,从伏羲制九针的传说到总结成《灵枢》,从皇帝与岐伯讨论脏腑经脉的传说到总结成《素问》,从神农尝百草的传说到总结成《神农本草经》。"三世之书"成为先秦医家必备的医学知识内容。

世医文化是以古代典籍确立了中医药理论体系、以辨证论治来指导临床实践、世代相传的一种文化。以《黄帝内经》为例,它之所以流传至今,说明其乃医理之总汇,证治之准则。此经典确立了中医药学的理论体系,为中国数千年来的医学发展奠定了坚实的理论基础,故后世评价为"医家之宗"。

总之一句话,纵观从黄帝到张仲景、巢元方再到孙思邈以至元明清医林诸贤,历代医家"以韩柳之笔,写轩岐之旨",是沿着一条有序的世医传承规律和模式而进行的,而世医的中医学知识结构和内容,也成为中医学术发展的根本所在。

二、学中医一靠悟性,二靠思维

随着就诊人数的逐渐增加,尤其是硬皮病患者治疗人数不断增多,韩老师开始思索硬皮病的中医治疗大法,渐渐觉得教科书治疗方法不够准确,之后就抽丝剥茧,聚焦和发现问题,开始琢磨硬皮病的分型、温阳通痹药的选择使用,逐渐形成了以"温补脾肾重用附桂,活血通络虫药当先"为大法的治疗原则。首先提出了附子、干姜、麻黄三味角药配伍。韩老师指出:附子辛温无姜不热,姜是天然保胃药,又制其毒性,无麻黄其痹难通。

想当一名好医生,仅仅把所从事的工作当作养家糊口的饭碗,是有些遗憾的。做医生是很有挑战性的职业,因为每天都会遇到不同患者的新情况,我常想,如果把中医当成事业,而不仅仅是职业的话,要24小时都在思考。医魂是做医生的职业之魂,就是自强不息,坚韧不拔,有攻克难关的胆识和气魄。当患者危难之际,需要医生挺身而出,甚至牺牲生命。医德是作为一名医生须具备的菩萨心,普渡众生,慈悲为怀;医道是修炼、开启医生的智慧;医术是要求医生的诊疗技术精益求精。一句话，医魂是流淌在医生血脉中的激情、勇气和力量。

对一位医生来说，学习中医要首先具备一定的"悟性"，并依靠"悟性"。悟性一部分来源于先天，一部分来源于勤奋，还要加上"思维"二字。悟性和思维类型有一定关系。要学好中医，"象思维"尤其重要。"象"，首先是形象，然后是比象，最后是抽象，学中医要善于学会观察自然现象，感受生活，中医理论指导思想即来源于大自然的某些规律。从中琢磨治病道理，琢磨透了，治疗方法就出来了，这就是"道法自然"的力量！

例如，瘙痒是皮肤病中最常见的自觉症状之一，痛可忍痒不可忍，常听患者叙述病情，"痒如虫行，痒不可忍，甚至痒如刀刺"等。痒，严重影响工作和生活质量。平时皮肤瘙痒时就用竹爪一类工具代手搔抓，以抓出血为止。痒为痛之渐，痛为痒之剧，因为痛能胜痒。中药治疗瘙痒就是模拟搔抓之类的形象，选择带刺的带钩类的药物，如皂角刺、刺蒺藜、苍耳子、花椒、双钩丁等，配合祛风类药物，起到止痒效果。皮肤粗糙、肥厚类疾病是很难治疗的，偶然间发现有师傅在炮制牛皮时将牛皮制作得很柔软，经过详细了解，才知道他们使用了中药"芒硝"。我们皮肤科何不用来试试治疗皮肤病，能否将粗糙肥厚类皮肤顽症也能洗得柔一些软一些？结果非常有效，对慢性湿疹、肥厚性神经性皮炎、鱼鳞病、皮肤淀粉样变等都有很好的疗效。这就是形象思维在中医皮肤病治疗中的具体运用。

三、良医还要好药材

药方不灵，有可能是药材不够道地。

多年前的某日中午，我正在门诊上班，接待最后一名患者，一位满头银发的老太太不紧不慢地对我说："我得了个怪病已经多年，到处求医治疗，药开了一大堆，医生还说没有好办法，我肠胃不好，不要吃的药，你给我开点外用的。"一边说着一边挽起右腿裤子让我看，发现右下肢内侧约小儿手掌大一处皮肤色素加深，萎缩、发硬，弹性基本消失，难以捏起，她自己也没有任何感觉，其他检查没有发现异常，身体健康状况较好。

根据局部症状、皮肤组织病理结果诊断为"局限性斑状硬皮病"。我给她详细介绍这种病的发病原因、国内外治疗现状。我对她说："您这种病不用怕，有办法，就是疗效慢一些。需要使用中草药治疗，我给您开些外用的中药，用时先将药用黄酒拌湿后蒸热，在局部热敷，每天2次，每次半小时。平时可用艾条进行艾灸。"这位老太太很乐意接受我的建议和治疗方案，带着方子高兴地离开了。

3个月后的周三上午快下班的时候，又是这位老太太提着一大堆中药来复诊，还没有等我开口询问病的治疗后情况，她竟然直接给我讲起中药的质量问题，闭口不谈用药后有无疗效和病情的变化。她滔滔不绝口若悬河，我几乎插不上嘴。她讲得很对！最后终于轮到我说话了："中药的质量问题有相关部门管理。"她带着批评的口气提高了嗓门说："中药的质量与疗效密切相关，质量好的药材效果也好，显示着医生的医疗水平高，质量差或者是代替品的中药没有效果，患者吃了药无效不会去找药店，他们会直接去找医生。这对医生来说难道还不重要吗？"我感到很吃惊，一位患者竟然讲出这么深的道理，何况是位老年人。她边说边掏出袋子里的中药让医生们看，她一样一样地指着说："你每次给我开的中药我都是拿到药店买的，买回来后逐一检查，比如说，你每次开的方子里都有蜈蚣、乌梢蛇、附子、螃蟹等四种药，你看，这是我前两次买的蜈蚣、乌梢蛇、附子、螃蟹，用了半个月没有效果，是你给别人治好了与我同样的病，他们介绍让我来找你的。我感到你看病很认真、细心，药方应该是对的，是不是药有问题？我就换了另一家药店买药，结果让我看出了问题，两个药店的药质量差别很大。我把两次的药带上去找一位熟识的老药工，他说是后来买的药质量好，可能价格贵一点。"我看了一下，一个蜈蚣大，一个蜈蚣小，相差一半；乌梢蛇一种内边比较空，一种内实发沉，我砸开看里边有很多泥；附子一种是焦黑色的，另一种边沿是黑色的，中心是黄颜色；螃蟹一种个大，四肢比较全，另一种个小且没有四肢。她接着说："从此以后，我就到质量好的药店买药，买回来后还要一副一副地摊在纸上，一味一味地挑选检查、对比，评价优劣，再根据药的质量和价格选择药店。"这时她才挽起右腿裤子对我说："好多了！"所以，良医还需好药材，药材的质量决定着疗效。

第五节　论文集萃

独特的"一火二丹"炼制技术

升、降二丹历来是外科疡医药囊中必备药，具有拔毒、提脓、祛腐、生肌长肉、敛口等作用，但炼制之法较繁杂且难度很大，医家们向来视如至宝，秘而不传。仅见流传的是一火二丹，升降分炼。一火炼二丹实属罕见，我科已故老中医成振江从事临床数十年，擅长外科，精于炼丹术，于1981年仲冬将他炼制"一火二丹"的方法在现场做了示教。所谓"一火二丹"，是借一火候将两种丹药同时炼成。这种方法节时省工，可收事半功倍之效。而且炼出的丹药经化验分析与分开炼制之丹药成分相同。现将炼制过程及方法步骤分述如下。

1. 备料结胎

白降丹亦名渴龙奔江丹，由脑水银、火硝、明矾各 31.25g，青盐、皂矾、白信各 12.5g，硇砂 1.6g 组成。先将火硝、明矾于乳钵内研细，入青盐、皂矾、硇砂、白信，再研细后纳水银，研至不见水银星为度，取甲阳城罐（罐内用生姜普遍擦过，以防因高温而致碎裂）于炭火上，缓缓将药分次注入罐中微火候其融化，并令药物烤干凝结。应注意，如果火太旺则水银完全走失，要严密掌握火候，这个过程药料由溶成液，继呈固态，周围现微黄色，中央呈白色粉末，俗称"结胎"，离火过宿冷却。（注：降丹成败之关键在于结胎这一重要环节，若不是完全彻底自然凝结，药末烤干则结不成胎，只是离火受冷暂凝，势必当阳城罐倒置时，其胎受热而软落，无法炼制，若凝结牢固又不及时离火，则水银挥失，无法降出丹来。为掌握火候，可用竹签插"胎"试之，如插即下是太嫩，为火候不足；若插不下是过老，要速离火。）冷后倒置于乙阳城罐上（罐无裂纹，以棉纸刷浆糊于两罐接口处严封 3~4 层，再以醋调煅石膏粉呈稀泥状涂 2cm 厚，3~4cm宽，用铁丝将两罐耳扎紧，需 2 小时阴干。再选择避风的场地挖深 30cm 的潭，潭底放一大碗，碗内盛满水（作冷凝用），碗上盖一铁皮圈，将接好的乙阳城罐置于碗上铁皮洞窟中，周围用细沙堆固与地面相平，罐底略高出地面 2cm。在其周围搭三根铁棍高出地面 15cm 的三角形铁架，位置以既不影响降丹罐，又能置稳升丹锅为宜。

小升丹由水银、火硝、明矾各 31.25g 组成，先将明矾、火硝研细，再入水银研至不见水银星为度，全部倾入铁锅中，上盖一大瓷碗（无裂纹，碗内用生姜擦过），并用棉纸刷上浆糊密封碗锅接缝处 4~5 层，外以醋调煅石膏粉如泥状填其边缘 3~4cm 厚，待干后再以细沙覆盖，将碗锅用铁丝扎紧放于三角铁架上，碗底放数粒大米，并以砖压住碗底。

2. 观火候

以燃香计时每炷香燃 50 多分钟，或以 1 小时为一炷香计算。备一火炉将木炭烧红，第 1 小时宜用文火，按序放置 1~4 节木炭，火焰限于锅底，以防止火太大，使药中水银先行飞散；第 2 小时用大半罐火，以火焰外窜到锅旁为准；第 3 小时用武火，使火焰平锅口，并扇风以加强火力，并留神锅碗接缝处有无裂纹，若见碗口绿烟喷出或出现黄赤色细粒是丹外走现象，应急用醋调石膏补之，勿使泄气。3 小时后，去火待冷，轻轻除去石膏棉纸，揭开瓷碗可见碗上呈天半朱霞，并发紫黄色绒状粉末便是升丹，刮下约 25g（数量之多少，需要口封之牢固否和炼丹者看火候确当与否来决定之），研极细末盛瓷瓶备用。去除降丹罐周围的沙土，轻轻揭去石膏，开罐可见乙阳城罐内满布着厚厚的状如雪花样的白色粉末即白降丹，扫下约 40g，收贮瓷瓶备用，以久存为良，使药性缓和以减少疼痛。留于甲罐及锅底的药渣刮下研细贮瓶，可作药外用，治疗皮肤癣疾。

（韩世荣.《陕西中医》1988 年第 3 卷第 1 期）

成振江临床经验

成振江（1916~1984），字海涵，陕西省泾阳县人，九三学社社员，1939 年拜当地中医王海天为师，学习 4 年，1942 年在泾阳开业应诊，1956 年任泾阳县城关镇卫生所所长。曾先后两次在咸阳地区和省办的中医学习班深造，1958 年入陕西中医学院（今陕西中医药大学）师资班学习，1959 年结业后调入陕西省中医研究所（今陕西省中医药研究院），先后从事中医外科及皮肤科临床工作。1980 年晋升为中医皮肤科主治医师，1983 年退休。

成氏临床 40 余年，积累了丰富的临床经验，注重辨证施治与专病专方相结合，擅治外科疮疡和皮肤疥癣顽疾，疗效显著，在群众中享有一定声誉。他精于炼丹术，以丹药配制 10 种膏丹丸散等有效方，倾心撰写的《疮疡论治》《膏丹运用》两部初稿，惜于"文化大革命"中散失殆尽。成氏治病有三大特点，一是对疮疡属实证者祛邪务尽，主张邪去则正安，对虚证及虚实夹杂证多以健脾益气为先，因为脾主肌肉，肺主皮毛，脾健旺则肌肉丰，肌肤功能正常则疮疡不生；二是善用丹药，对于升降丹的配方甚为灵活，炼丹后的药渣均有妙用；三是认证准确，用药力猛，善于守方。

一、治疮疡重视整体观

疮疡是一组常见的化脓性疾病，大多发于体表，它包括疖、痈、丹毒、发颐、有头疽、无头疽、流注等。成氏在数十年的临床实践中，对疮疡的诊治积累了丰富的经验。

1. 强调形之于外而本于内

成氏非常重视整体观念，认为疮疡虽发于外，然与内脏器官的病变，气血的盛衰，经络功能紊乱有着密切的关系。人体是一个有机的整体，因此临床不可只看体表的局部病灶，治疗当内外并重，不可舍本求末，《外科启玄》中描述"疮虽生于肌肤之外，而其根本原集予脏腑之内"，"凡疮疡皆由五脏不和，六腑壅滞，则令经络不通而所生焉"。《洞天奥旨》也指出"外生疮疡，皆脏腑内毒蕴结于中而发于外也"。

《外科正宗》又云:"痈疽虽属外科,用药即同内伤。"成氏临证遵循这些理论和经验,他认为人体局部和整体是辨证的统一,局部的病理变化,往往与全身脏腑、气血、阴阳的盛衰有关。成氏应诊时首重诊脉察舌,询问全身情况,有无兼症,以此判断正气强弱,再依据疮疡局部有脓无脓、疼痛性质、肿势的缓急,并结合整体辨证以明阴阳、辨虚实、分轻重、测预后,从而采用相应的治疗手段。

2. 活用消、托、补,祛邪不忘扶正

成氏认为疮疡实证居多,多因火毒及外邪引起,治疗必以祛邪为先,故凡疮疡在初期正气未衰者投以清热解毒、活血散结之品,使得祛邪外出,邪去则正安。《疡科纲要》云:"治疡之要,未成者必求其消。"采用消法时应针对不同病因、病情,运用不同的方法,必须分清热之多少,邪之轻重,正气之强弱,以及肿疡所患部位属何经或某穴,分别采用相应消法,使肿疡得以消散。托法就是用补益气血和透脓的方法,使毒邪移深就浅,早日液化成脓,以免毒邪内陷。此法运用于肿疡中期,正虚毒盛,疮形平塌,根脚散漫。如邪盛而正气未衰时,只能用透脓之法,促使脓出毒泄,不可妄补,以防实实之变。补法用于肿疡后期,正气虚弱,疮口难敛者,补其气血,扶助正气,助新肉生长。在疮疡中、后期,成氏重视调理脾胃,他认为疮为肌肉之病,辛凉苦寒之药用之过量必败胃气,故用药宜慎重,中病即止,不可过剂,并常用山药、扁豆之属佐之,以养胃气。

典型医案

刘某,女,39岁。

[**病史**]颈部生一肿块,疼痛发热7天,用过青霉素、庆大霉素,外贴鱼石脂软膏无效,肿痛渐剧,夜不能寐,头难移动,纳差口干,便秘溲赤。查:后颈正中偏右方有疮口多处,脓栓堵塞,状若蜂窝,四周漫肿发硬,两侧延至耳后,上延发际内,面积11cm×13cm,扪之灼热,压痛明显,颌下淋巴结肿大,舌质红苔黄,脉弦数。

[**诊断**]颈部痈。

[**中医辨证**]毒热壅遏,气血阻隔。

[**治法**]清热解毒,活血消肿排脓。

[**处方**]银花、连翘、野菊花、公英各30g,赤芍、蚤休、花粉各15g,白芷、陈皮、羌活各10g,山甲珠、皂刺、甘草各6g。水煎服,每日1剂。

外治:扩畅疮口,以棉纸药捻八二丹插入疮口,外盖疮疖膏,每日换药1

次，1周后复诊。

二诊：上药连进 6 剂，体温正常，疮口扩大，脓排畅通，四周漫肿渐消，二便正常。用上方减甲珠、皂刺，每日 1 剂，水煎服。外用棉纸药捻粘八二丹插入疮口，外盖疮疖膏。每日换药 1 次，1周后复诊。

三诊：脓已排尽，疼减肿消，苔白，脉弦缓。方用银花、连翘各 20g，赤芍、羌活、陈皮、白芷各 10g，甘草 6g，山药 15g。每日 1 剂，水煎服。外用九一丹少许撒患处，生肌玉红膏盖敷。

1周后疮口长平，一切恢复正常告愈。

按：本例颈痈面积较大，患者正气未衰，疮口四周漫肿，脓成难以排出，治宜清热解毒、活血排脓，待毒排脓消，剪去赘皮腐肉，继以拔毒药捻丹药提净腐肉败絮，再以生肌敛疮而愈。患者体质健壮，正气未衰，正盛邪实，无其他合并症，以祛邪为主，邪去则正安，非按消、托、补套用。

二、疗白疕宜凉忌温热

白疕风即西医学所谓的银屑病，又叫牛皮癣。临床表现为以膝前肘后及四肢伸侧为好发部位，重则泛发全身，头皮、指甲均可累及，初起为点状斑丘疹，日渐扩大成片状，甚至相互融合成片，状如地图，层层银白色鳞屑覆盖，脱落又生，剥去鳞屑，呈光滑的薄膜，刮去薄膜呈筛状出血为其特征。经过治疗皮疹可呈色素减退斑或色素沉着斑。本病为皮肤疑难顽疾之一，世界各国均在研究，西药作用快，但副作用大，难以坚持长服；中医药对本病有很好的治疗效果，且副作用小，值得深入研究。成氏认为银屑病患者有其特殊性，即性急易怒，受邪宜从热化，素体热盛，热郁血分外窜皮肤而发本病，或夹湿郁阻肌肤则成湿热证（关节型或脓疱型），热盛伤阴则为血燥证，病久入络则成血瘀证。治疗总则宜清凉忌温热，故附桂姜之类大辛大热断不可用，常告诫后学某医用辛热之品，使白疕患者近愈之际，一夜间复发全身。成氏自拟消银汤：土茯苓、板蓝根、生地、水牛角、白鲜皮各 30g，元参、紫草、赤芍、乌梅、连翘各 15g，青黛、槐米、生甘草各 6g。每日 1 剂，水煎服，小儿减量。多年来，成氏凡遇白疕风患者，均以上方辨证化裁，屡获良效。如兼见湿热加薏苡仁 30g，苍术 10g；血燥者加鸡血藤 30g、当归 10g，血瘀者加三棱、莪术各 6g。

典型医案

马某，女，36 岁，1981 年 3 月 21 日初诊。

[**病史**] 自述 15 年来四肢伸侧、躯干起片状红斑，上覆白色厚的鳞屑，抓之易脱，剧烈瘙痒，曾先后多处求医治疗，服过中西药，外用过激素类软膏，时轻

时重，入冬自行缓解，春夏复发加剧。平素性急易怒，便干溲赤，舌红苔黄，脉弦滑数。

[**诊断**] 白疕风（银屑病）。

[**中医辨证**] 热毒壅肤。

[**治法**] 清热解毒，活血止痒。

[**处方**] 土茯苓、板蓝根、生地、水牛角、白鲜皮各30g，代赭石、紫草各20g，元参、赤芍、乌梅、连翘各15g，青黛、槐米、甘草各10g。每日1剂，水煎服。药渣煎水外洗，忌发物及辛辣刺激物。外用荟甘散涂擦。

二诊：上方共服20剂，皮疹基本消退，躯干及上肢可见色素减退斑，瘙痒消失，便调，舌质红苔白，脉弦滑。继上方减青黛、白鲜皮，每日1剂，水煎服。

三诊：上方服12剂后皮肤基本恢复正常，继用银屑平（陕西省中医药研究院科研用药）每日2次，每次5片，口服，巩固疗效，服6个月后停药，随访10年未复发。

三、健脾利水根治瘾疹

瘾疹即西医学所谓荨麻疹，由过敏引起，临床以瘙痒性风团，突然发生，迅速消退，此发彼消，时隐时现，消后不留痕迹为特征。急性期容易治疗，慢性者可迁延数年，经久不愈。成氏根据自己数十年的临床经验，认为风团是局限性水肿，应遵循《内经》"诸湿肿满，皆属于脾"立论证治，当以益气健脾利水立法用方。自拟益气健脾利水止痒汤：黄芪、茯苓、薏苡仁、芡实、地肤子各20g，白术、防风、扁豆、乌梅、蝉蜕、枳壳各10g，桂枝、浮萍、甘草各6g，每日1剂，水煎服。

方中黄芪益气固表，白术、茯苓、扁豆、薏苡仁、芡实益气健脾、利水消肿，防风、浮萍、蝉蜕、地肤子祛风止痒，乌梅敛肤杀虫，桂枝温经通络化水，枳壳理气，使补而不滞，甘草调和，共奏益气健脾、利水消肿止痒之功效。多年来，成氏临证凡遇慢性顽固性瘾疹，如人工荨麻疹、寒冷性荨麻疹等辨证属脾虚兼营卫不和者均以此方为基础随证化裁，屡获良效。兼有畏寒肢冷，易感冒者加干姜、附片各6g，桂枝重用至10~15g，腰痛便稀者加补骨脂10g，纳差加鸡内金20g，生山楂15g。成氏用本方治疗慢性瘾疹35例，其中治愈28例，明显好转7例。

典型医案

雷某，女，28岁，宝鸡啤酒厂工人。1981年8月7日初诊。

[**病史**] 自述皮肤泛发风团，时发时消，反复发作20余年，以早晚及天阴下雨时为甚，风团苍白色，畏寒，易感冒，月经推后6天左右，带下色白量多，身

困乏力，嗜睡，舌淡苔白，脉沉细缓。

　　[**诊断**] 瘾疹（慢性寒冷性荨麻疹）。

　　[**中医辨证**] 脾虚不运，水湿泛溢肌肤。

　　[**治法**] 益气健脾，利水止痒。

　　[**处方**] 益气健脾利水止痒汤加附片10g，桂枝加量至10g，每日1剂，开水煎服，忌生冷腥荤发物。

　　二诊：上方服10剂后，风团基本消失，乏力嗜睡明显减轻，白带减少，舌脉同上。继用上方加红参6g，每日1剂，开水煎服。

　　三诊：再服10剂后风团未出，兼症基本消失，继用本方做蜜丸，每丸9g，日2次，每次1丸，连服2个月，以巩固疗效。

　　1989年10月随访，已8年未复发。

四、成氏常用的10首外用方

　　成氏常言"千方容易得，一效最难求"，诚非虚言。他善于学习前人的有效方，并进行反复验证，结合自己的经验，总结了一套皮肤外科中医常规外治法方药，常用的有以下10首。

1. 熏药

　　[**组成**] 苍术、黄柏、苦参、防风各10g，大风子15g，松香、鹤虱各12g，白鲜皮30g。

　　[**用法**] 上药共研细末麻纸或草纸做成熏药卷，点燃烟熏患处，每日1~2次。

　　[**功效**] 清热燥湿，活血通络，杀虫祛风止痒。

　　[**主治**] 各种慢性肥厚性皮肤病，如神经性皮炎、慢性湿疹、皮肤淀粉样变等。

2. 青蛤散

　　[**组成**] 青黛9g，蛤粉、煅石膏各30g，轻粉、黄柏各15g。

　　[**用法**] 共为极细末，糜烂渗出疮面干撒，红斑丘疹无渗出者用香油调涂，每日2次。

　　[**功效**] 清热解毒，收肌敛肤，杀虫止痒。

　　[**主治**] 湿疹皮炎，烧伤，溃疡，阴蚀疮（女阴溃疡）。对汞过敏者忌用。

3. 二妙散

　　[**组成**] 硼砂、紫草各等份。

　　[**用法**] 共研极细末，香油调涂。

　　[**功效**] 解毒敛疮止痒。

［主治］黄水疮、毛囊炎等。

4. 荟甘散

［组成］芦荟、甘草粉各等份。

［用法］共为极细末，凡士林调成软膏外涂。

［功效］杀虫洁肤，解毒止痒。

［主治］白疕风（银屑病）。

5. 硫萸散

［组成］硫黄、吴萸（炒）各等份。

［用法］共为极细末，香油调涂，涂时先将药膏放于掌内，双手合掌揉搓数分钟，然后近鼻闻1~2分钟，再用力将药膏揉擦患部，日2次（按：用鼻吸入药味，取肺主皮毛，司宣发功能，从内向外驱赶疥虫，断其入侵之路，常以此方临床验证，甚效）。

［功效］杀虫止痒。

［主治］疥疮及螨虫类皮肤病。

6. 皮肤一扫光

［组成］苦参、黄柏、烟胶、木鳖子、蛇床子、花椒、水银、轻粉各9.3g，明矾、枯矾、硫黄、大风子肉、樟脑各93g，白砒15.6g。

［用法］共研极细末，用熟猪油调成膏涂患处，每日2次，对汞过敏者忌用。

［功效］燥湿解毒，杀虫止痒。

［主治］各种顽癣，皮肤粗糙、肥厚皲裂苔藓样变。急性皮炎忌用。

7. 棉纸药捻

［组成］升丹10g，甘石粉10g，雄精3g。

［用法］上药研极细末，选用质软韧性强的棉纸，按纸纹长轴剪成2.5cm宽，12cm长的纸条，将药粉撒匀纸条上，然后对折，左手平持，右手持另一端，折成25°角，按同一方向捻成捻状，要求药捻平直硬紧。使用时顶着窦道底部后再稍抽出少许，外留0.5cm，每日或隔日更换1次。若窦道清洁，肉芽生长良好，即应停止使用，以免影响愈合。

［功效］化腐提毒，生肌长肉。

［主治］窦道、瘘管、痈疮疖肿溃后等症。

8. 五五丹

［组成］熟石膏、升丹各等份。

［**用法**］共研极细末，储瓷瓶备用。用时掺入疮口中，或用药线蘸药插入，外盖油膏，每日换药 1~2 次。用量根据病情轻重而定。

［**功效**］提脓祛腐。

［**主治**］流痰、附骨疽、瘰疬等病，溃后腐肉难脱，脓水不净者。

9. 八二丹

［**组成**］熟石膏 8 份，升丹 2 份。

［**用法**］共研极细末，和匀储瓷瓶备用。用时掺于疮面，或制成药线插入瘘管，外用膏药盖贴，日 1~2 次。

［**功效**］提脓祛腐。

［**主治**］溃疡脓流不畅，腐肉难脱等。

10. 疮疖膏

［**组成**］蓖麻子肉 15g，嫩松香粉 30g，轻粉 3g，东丹 6g，银珠 6g。

［**用法**］先将蓖麻子肉捣烂，再加入松香末，捣匀后再缓入轻粉、东丹、银朱搅匀成膏，用文火保温摊于纸上，一次摊好备用。用时加温烊化，盖贴患处。

［**功效**］消肿止痛，提脓祛腐。

［**主治**］一切疮疡属阳证者，如痈、有头疽、疔、疖、发等。

（韩世荣整理．摘自《陕西省名老中医经验荟萃》，陕西科学技术出版社，1999年；内容略有调整）

董永丰临床经验

董永丰（1931~2017），男，汉族，陕西长安人，共产党员，中西医结合皮肤病主任医师。1963 年毕业于青海医学院（今青海大学医学院）医疗本科，后在该院附属医院皮肤科工作，任科主任，1970 年脱产学习中医 1 年，1978 年调至陕西省中医药研究院皮肤科，担任科主任。1982 年参加陕西省原卫生厅举办的中医提高班 2 年。1991 年晋升为主任医师。先后担任陕西省中西医结合皮肤科学会副主任委员；陕西省中医外科学会副主任委员；陕西省名老中医师带徒导师，陕西省老年学会理事等职。

在 40 多年临床工作中，董老师治疗皮肤疑难顽症方面积累了丰富的经验，并逐渐形成了一套独特的诊疗体系。他主持"银屑平治疗银屑病的临床研究"并于 1985 年通过专家鉴定；担任"中药治疗白癜风的临床研究"课题负责人。在全国及省级杂志发表论文数十篇，参与编写医学专著 10 部。根据他的临床经验方研制成多种自产制剂也取得显著疗效。董老师在治疗皮肤病方面有四大特点，其一，精通体质学说与皮肤病的关系，善于应用同病异治、异病同治法则；其二，善用中西医结合，认病辨证准确。其三，认为皮肤病火证最多，用药力猛，善于守方，祛邪务尽；其四，善用活血化瘀及疏肝理气之法，认为气血乃人之根本，气滞血瘀常互为因果。

一、治疗银屑病经验

银屑病也叫牛皮癣，中医称白疕。它是一种反复发作难以治愈的皮肤病，被列为世界四大皮肤顽症之一。董老师从 20 世纪 70 年代末就着手本病的研究。他根据松香能治疗干癣的文献记载，采用现代科学技术将单味松香提取后制成片剂，观察治疗银屑病 460 例，总有效率 95.64%，且无副作用，降低了复发率。此项研究已通过省级鉴定。他不满足已取得的成绩，继续研制新的有效药物。他通过查阅大量文献资料，结合自己的经验又提出"肝郁血热"论。这在治疗银屑病方面又是一个突破。中医认为肝主疏泄包括疏泄气机和情志两方面，肝还藏血。且有文献报道，银屑病患者诱发因素中有社会心理因素是无社会心理因素的 77 倍，还有 35.14% 的银屑病患者存在脑干功能异常，患者明显情绪不稳，董老师对本病患者性格特征及脉象等方面的变化也进行了统计分析，90% 的患者都表现为性格急躁，易怒失眠，脉弦滑等肝郁和肝火旺盛的特征，多是湿热、血热、血瘀同见于一身，这些均体现肝失其疏泄功能所致。另外银屑病的皮损慢性期呈"皮肤甲错"，其机制是阴血不足，血虚生风，肌肤失养，也跟肝藏血有关。以这些认识为理论依据，董老师提出治疗银屑病以养血柔肝、活血散结为本的新思路，组方时选用槐米、丹皮、生地为君药，清热解毒、凉血活血润肤治疗主症，白芍、制首乌滋阴养血、柔肝为臣，辅以三棱、莪术活血化瘀通络为佐药。诸药合用起到清热解毒、凉血活血润肤之功。银屑病患者多表现为血热、血瘀，后期则血瘀兼血虚，故治疗本病首先着眼于此。而本方组成正切合此病机，因而屡用屡效。董老师还常告诫患者应适当禁食辛辣、酒类等刺激性食物，以免影响疗效。

典型医案

刘某，男，32 岁，1993 年 10 月初诊。

[**病史**] 自述 5 年前无明显原因出现散在性红色丘疹，有白色的较厚鳞屑，瘙痒。病后多处求医，曾内服外用多种中西药，症状时轻时重，且反复发作，伴大便干燥，性急易怒，舌红苔黄，脉弦滑。查体可见躯干及四肢散在性红斑、丘

疹，上覆多层银白色鳞屑，有银白色薄膜及点状出血现象。

[**诊断**] 白疕（银屑病）。

[**中医辨证**] 热毒壅肤。

[**治法**] 清热凉血活血，润肤止痒。

[**处方**] 槐米、生地各30g，白芍、制首乌各20g，丹皮、三棱、莪术各10g，大黄6g。每日1剂，水煎服。

二诊：上方共服24剂，皮疹基本减退，躯干及四肢可见色素减退斑，瘙痒减轻，便调，舌质红苔白，脉弦滑，继服上方减大黄，每日1剂，水煎服。

三诊：上方服20剂后皮肤基本恢复正常，继用银屑平（省中医院科研药）每日2次，每次5片，口服以巩固疗效。

服6个月后停药。随访10年未见复发。

二、治疗白癜风的经验

白癜风是一种发无定处、形态各异且无自觉症状的色素脱失斑（俗称白斑）。病情复杂，顽固难愈，被列为世界四大皮肤顽症之一，虽无痛痒，但病情不断发展，影响美观，严重地危害人们的身心健康。西医认为此病原因不清，考虑多跟自身免疫有关，董老师经过数十年的临床研究认为精神神经因素和白癜风的发生密切相关，大部分患者有七情方面的因素，另外遗传因素、酪氨酸酶、铜离子相对缺乏及自身免疫等因素也是造成白癜风发病的重要原因，从而导致酶系统紊乱，使黑色素的生成或转化过程发生障碍，皮肤色素脱失而发生白癜风。他根据白癜风的发病病因、临床表现，收集整理中医药治疗此病的民间验方秘方，结合现代中医药研究的最新成果及他本人的经验，选用具有疏肝理气、补肾活血的几十味中药研制而成的，白癜康Ⅲ号、白癜康Ⅱ号及萍香丸，可显著提高机体免疫力，改善微循环，促使黑色素细胞的再生形成。同时配合药液外涂，标本兼治，从而达到治愈的目的。

治疗方法：根据发病原因、自觉症状、发病部位及脉舌分为三型。

1. 肝郁气滞型

[**适应证**] 发病迅速，对称分布，伴有轻度痒感，以女性多见，部位以四肢、眼周、颈部、乳周及两胁为主，呈广泛性，平时性格急躁，爱发脾气，夏重冬轻，舌苔一般正常，脉弦滑。

[**治法**] 治宜疏肝理气，活血消斑。

[**方药**] 柴胡、沉香、白蒺藜、浮萍、姜黄、白芍等。

[**方解**] 方中沉香、柴胡疏肝理气为君药，白蒺藜、浮萍祛风疏肝消斑

为臣药，白芍养血柔肝，以防辛香过度伤津为佐药，诸药合用，共奏疏肝理气、祛风消斑之功效。现制成院内制剂，取名"白癜康Ⅱ号"，供临床使用至今。

2. 肾虚型

[适应证] 多从幼年开始，常有家族史，部位多在头部、人中部、脐部一周、腰部、腋下及二阴或黏膜部位，病程较慢，发育迟缓，头发早白，记忆力减退等，舌淡红，苔白润，脉沉细弱。

[治法] 滋补肝肾，活血理气消斑。

[方药] 熟地、菟丝子、补骨脂、制首乌、黑豆、潼蒺藜、浮萍、沉香等组成。

[方解] 方中熟地、制首乌滋阴补肾为君药，菟丝子、补骨脂、黑豆、潼蒺藜滋补肝肾为臣药，能滋补肝肾，养血消斑，可调节机体免疫力，增强黑色素细胞的活力。现已制成院内制剂，取名"白癜康Ⅲ号"，供临床使用至今。

[注意事项] 服药期间多食含铜元素的食物，如动物肝脏、土豆、核桃、黑芝麻等，特别强调引导患者建立健康的心态，预防各种精神刺激等不利因素，防止病情反复或加重，而影响疗效。

典型医案

李某，女，27岁，2002年9月就诊。

[病史] 因经济债务导致精神负担，偶然间发现腰部两侧及后枕部片状白斑，伴头发零散变白，腰痛，头昏，耳鸣眼干，病后多处治疗，内服中药，外搽白癜净，肌内注射制斑素等数月无效。就诊时见两侧腰部及后枕部各3cm×4cm大小瓷白色斑，压之不褪色，舌淡红，苔白润，脉弦细尺弱。

[诊断] 白癜风。

[中医辨证] 气血不和兼血瘀。

[治法] 调和气血。

[处方] 嘱服萍香丸，每日3次，每次6g，空腹服。同时外搽白斑药水（干姜、肉桂、补骨脂、附子、青龙衣等组成，制成酊剂，省中医院科研药），每日1次。

二诊：上方共服2个月。白斑处有点状色素岛出现，舌红苔白，脉平和。嘱其继续服用上药，每次6g，每日3次，温开水送下。

三诊：白斑内出现多个大小不等色岛且白斑颜色已向肤色转变，共坚持服药6个月，白斑基本恢复正常。

三、治疗结缔组织病的经验

董老师临证多年对红斑狼疮、皮肌炎、硬皮病、白塞综合征等均积累了丰富经验，治疗以中医辨证分型为主。例如治疗硬皮病，中医称之为皮痹、顽皮等，董老师认为其病机主要是先天阳气不足，寒湿之邪浸淫肌肤，凝结腠理，痹阻不通，造成津液失布，日久耗伤气血，脏腑失调，导致气血亏损，肌腠失养，络脉痹阻而皮肤顽硬萎缩。故治疗本病以益气补血、宣疏肌表、活血通络为基本法则。据此选用黄芪、当归、熟地、白芍、鹿角胶补气血，甲珠、红花、地鳖虫活血通络、软坚散结，桂枝温经通络活血，浮萍配桂枝以宣畅腠理，且质轻达表，引药直达皮肤，起向导之功。诸药合用以和营卫，开腠理，通经络，使气血得补，络脉疏通，肌肤得养而获效。同时用本院制剂"热敷药"（由白附子、黄丹、轻粉、川草乌、狼毒、料姜石等 20 余味中药组成）用布包煎后热敷局部，起到温经散寒、祛风活血通络之效。

典型医案

谢某，男，36 岁，2000 年 9 月就诊。

[**病史**]全身多处皮肤硬如皮革 4 年余，曾在某医院确诊为系统性硬皮病，用激素、维生素等治疗，病情好转，停药后复发，多方寻治，均未取得效果而来我院治疗。症见：面部及颈、四肢皮肤发硬呈蜡样光泽，深褐色，不易捏起，患处无汗，感觉迟钝，伴胸闷气短，吞咽困难，舌淡红苔白，脉沉细。心电图示：心肌受累。上消化道钡透示、食管蠕动减弱。证属气血不足，皮肤痹阻。治宜益气补血，活血通络。用上方加天龙、路路通各 10g，丹参 30g，水煎服，每日 1剂。同时将热敷药水煎取液熏蒸患处，每日 1 次，每次 30 分钟，用药 6 个月后，皮肤开始变柔软并逐渐恢复弹性，能捏起，知觉明显改善，已有汗出及毛发生长。续用 3 个月，诸症消失，心电图及消化道钡透均示正常。

按：董老师在治疗结缔组织病时不反对使用激素，主张病的早期和较重时加用适量激素以控制病情，待病情稳定后逐渐减量以至停药。他认为中医必须借鉴西医较先进的诊断手段，就能更好发挥中药的优势，取长才能补短。

四、古方今用

董老师行医 40 余载，其临床治病强调辨证与辨病相结合，善用经方，但师法古人而不拘泥于一家之说，遣方用药，灵活取舍。下面就董老师的常用经方作以介绍。

1. 逍遥散的应用

董老师认为肝郁证在皮肤科很常见，有的皮肤病兼有肝郁证，有的初发时为他证，失于及时调理，日久则成肝郁证。只要表现为皮肤色斑、瘀斑、紫黑、赘生物以及麻木、疼痛、瘙痒，伴胁胀、性急易怒等均可考虑疏肝理气之法，代表方是逍遥散。

典型医案

神经性皮炎案　周某，男，35 岁。2001 年初诊。

[**病史**] 颈部及四肢伸侧，尾骶部皮肤粗糙、瘙痒，反复发作 10 年余，近 2 年加重，皮肤变粗变厚，晚间瘙痒加重，致使不能入睡，情绪波动时更甚。平时性格急躁，多梦易醒，伴有两胁胀满，善太息，神疲食少，舌质红，苔白，脉弦滑。

[**西医诊断**] 泛发性神经性皮炎。

[**中医诊断**] 牛皮癣（肝郁气滞型）。

[**治法**] 疏肝理气，健脾祛风止痒。

[**处方**] 方用丹栀逍遥散加羌活、白蒺藜、合欢皮（取名"丹栀消风汤"），每日 1 剂，水煎服。不用其他西药及外用药，嘱其心情保持舒畅，注意休息。服 7 剂后瘙痒明显减轻，皮肤已变滋润柔软。续用前方加山楂 30g，水煎服，每日 1 剂，共服 21 剂，皮肤基本恢复正常，胁胀等诸症已消，病告痊愈。

按：神经性皮炎属神经因素引起的皮肤功能紊乱，西医无特效疗法，选用原方重在调理肝脾兼清郁热，加羌活引药入太阳膀胱经，使药力直达病所，白蒺藜疏肝祛风止痒，合欢皮有安神止痒作用，且以皮达皮，使药物直达皮肤。药味相伍正切病机，故收效甚佳。

性病恐惧症案　李某，男，29 岁，1999 年就诊。

[**病史**] 患者 4 个月前有婚外性交史，4 天后即感觉尿道口发痒，龟头灼热发红，排尿不适，在某医院诊断为非淋菌性尿道炎。经过使用罗红霉素、阿奇霉素等联合治疗 1 个月，效果不显，继而出现头痛、心悸纳减、失眠多梦、下腹坠痛、性功能减退等。体检：系统检查未见异常，前列腺液检查基本正常，支原体培养 3 次均为阴性，梅毒血清反应 USR、RSR（-）。舌红，苔白腻，脉弦滑。

[**西医诊断**] 性病恐惧症。

[**中医诊断**] 郁证。

[**中医辨证**] 证属肝郁血虚，湿热下注。

［**处方**］治宜逍遥散加减。柴胡 12g，白术、当归、丹皮、合欢皮、龙胆草、桃仁各 10g，鸡内金、白芍各 15g，酸枣仁、薏苡仁各 30g，生姜 2 片，薄荷、甘草各 6g。

配合心理辅导。服药 10 剂后，自觉症状明显减轻，但仍觉阴囊潮湿，尿道发痒，大便干。原方龙胆草加至 12g，加大黄 6g，再服 6 剂，同时用加味二妙散（苍术、黄柏、透骨草、苦参、白矾等）煎水温洗阴部。每日 2 次，3 周后所有症状消失，跟踪 3 个月未复发。

按：性病恐惧症为一种本人无法控制，难以摆脱的强迫情绪，中医辨证属于郁证范畴。董老师采用逍遥散加味，补肝血、疏肝郁，佐以祛瘀安神。同时结合心理疏导，打消患者心理恐惧而治愈此病。

黄褐斑案　王某，女，38 岁。2001 年 5 月初诊。

［**病史**］患者于 2 年前人工流产后面部出现色素斑，以鼻根及两颧部为主，范围逐渐扩大。颜色逐渐加深，伴心烦急躁，夜寐多梦，月经推后 10 天许，经血量少，色黑。舌淡红、苔白，脉弦涩。

［**西医诊断**］黄褐斑。

［**中医诊断**］面尘。

［**处方**］因人工流产术后脾虚血弱，血不荣肤，脾虚生湿，血虚生热，加之肝郁急躁，使颜面生褐斑，方用逍遥散加丹皮、红花各 10g，郁金 15g，玉竹、黄芪各 60g（取名丹栀祛斑汤）。每日 1 剂，水煎服。避光。服 10 余剂后色斑大减，遵原方加菊花 10g，继煎服 20 余剂，病告痊愈。

按：黄褐斑的发生，西医学认为主要与内分泌失调有关，日晒及情绪不佳时加重，目前缺乏有效的治疗手段。本案与人工流产有关，因七情不遂引起色素沉着，日久气滞不能行血，则瘀血停滞而发生黄褐斑，故选用逍遥散疏肝理气解郁，加丹皮、郁金、红花活血化瘀祛斑，历代本草论述玉竹为美容祛斑之要药，配黄芪其效更宏，故相伍使用。

2. 血府逐瘀汤的应用

董老师指出，皮肤病血瘀证很常见，应当重视，主要表现为皮肤瘀斑、紫黑、赘生物以及病程日久，舌质暗有瘀斑等征象均可选用活血化瘀法治疗，代表方是血府逐瘀汤。

典型医案

瑞尔黑变病案　周某，女，42 岁。2000 年初诊。

［**病史**］患者颜面、颈部发生对称性青灰色斑 2 年，加重 3 个月，初起较

轻，淡灰色，逐渐发展颜色加深，波及双手臂，轻微瘙痒及脱屑，舌质暗红，脉弦细。

[西医诊断] 瑞尔黑变病。

[中医诊断] 黧黑斑（血瘀型）。

[治法] 宜活血化瘀，益气养血，祛斑为治则。

[处方] 用本方加黄芪、玉竹、青蒿，水煎服。

半个月后色素明显变淡，嘱其继续服用3个月余色斑消失，皮肤恢复正常。

按：本病乃病久多瘀，瘀血停滞于肤，肤失血养而发黑，选用本方活血祛斑，加黄芪益气，加玉竹旨在祛斑容颜，用青蒿以防光照加重黑斑。

结节性痒疹案 成某，女，36岁。1999年5月初诊。

[病史] 患者以四肢出现坚硬疙瘩，剧烈瘙痒4年为主诉。4年前被蚊虫叮咬后四肢发生丘疹、瘙痒，经治疗后大部分皮损消退，仅四肢两侧遗留黄豆大坚硬结节，剧烈瘙痒，表面角化，四周有色素沉着。舌暗红边有瘀点，脉沉细。

[处方] 用本方加姜黄10g，浙贝母10g，6剂，水煎服。

1周后瘙痒减轻，结节变软变小，继上方加山甲珠、水蛭各6g以增软坚散结之功。共服30余剂，瘙痒消失，结节变平，皮肤恢复正常。

按：董老师认为此病属中医顽湿聚结范畴，多由瘀血夹痰结滞，发为结节，治疗时以活血化痰、软坚散结为主，加姜黄活血化瘀兼以引经，浙贝母化痰散结，山甲、水蛭活血软坚散结，功大力专，以求效捷。董老师强调应用活血药时，要分清轻重缓急，轻者原方即可，重者则加三棱、莪术之属，甚则选用山甲、水蛭。还要结合气虚、血热、血寒、夹痰之异，配用相应药物，并注意平素有无出血现象，有无禁忌等，只要详查细辨，应用恰到好处则收桴鼓之效。

（赵连皓，韩世荣整理．摘自《陕西省名老中医经验荟萃》
第六辑，陕西科学技术出版社，2005）

热敷药外用治疗局限性硬皮病81例

一般资料 男39例，女42例，年龄3~10岁15例，10~20岁18例，20~40岁40例，40~60岁8例，以中青年居多，病程1年以内20例，1~2年31例，2~4年21例，4~10年7例，10年以上2例，病变在头面部36例，躯干17例，四肢28例，种类中斑状损害31例，带状损害37例，点状损害9例，结节型损害 4 例。

临床表现 局部皮损初起呈淡红色蜡样光泽，并可见毛细血管扩张，久之局部皮肤坚实光滑，色素加深或减退，发展缓慢，皮肤萎缩，病变区域内毛发脱落，出汗减少，由于硬化可造成面貌变形和相应器官功能障碍。

治疗方法 白附子、黄丹、羌活、独活、蛇床子、轻粉、花粉、山栀、枯矾、川乌、草乌、木通、甘松各 6g，白鲜皮 7.5g，狼毒、红花、地骨皮、透骨草、生半夏、木贼、艾叶各 9g，花椒 15g，皂角 60g，料姜石 120g，共为细末。病在四肢末梢者，把煎好的药汁倒于盆内待温时浸泡患部，皮损发于头面、腰背、腹部及四肢近端等处不便浸泡擦洗者，将药粉用酒拌湿，装入布袋（布袋大小以皮损大小及形状而定）内蒸热后置于患处，布袋上加一热水袋以保温。每日 1~2 次，每次 30~60 分钟，每剂连用 3~7 天，1 个月为 1 个疗程。

治疗反应与禁忌 热敷药无副作用，仅少数患者用后可能使疼痛、肿胀暂时加重，停用或缩短热敷时间或降低温度即可消失。若用后硬斑处发痒如虫行，是治疗有效之征，不必停药。局部有破损或高热患者忌用，孕妇及月经期禁用或慎用，严禁内服。

疗效标准 痊愈：患部皮肤色泽、弹性恢复正常；有效：局部皮肤变软，弹性有所恢复，但尚有轻微凹陷及萎缩；无效：皮肤色泽、弹性改善不大。

治疗结果 本组痊愈 61 例，好转 20 例，全部有效。用药时间最短 3 个月，最长 10 个月，平均 6 个月。81 例中 70 例有用药史，服过维生素 E、泼尼松、复方丹参片等，因疗效不佳转来我科就诊。

典型病例 铁某，女，6 岁。1985 年 2 月 3 日初诊。患者左额眉棱部后达头顶部有 3cm×9cm 之带状皮肤硬化，呈蜡样光泽并凹陷，其内毛发脱落，出汗减少，颜色加深，病史 2 年。诊断为局限性硬皮病，采用热敷药治疗，每日 1 次，每次 50 分钟，1 个月明显好转，连用 3 个月皮肤恢复正常，随访 7 年未复发。

讨论 中医称本病为肌痹、顽皮、皮痹等等，其病机主要是先天阳气不足，寒湿之邪凝结腠理，络脉瘀阻不通。我科近 10 年采用"热敷药"治疗全部有效，无副作用，明显优于其他疗法。方中白附子、川乌、草乌、羌活、独活、艾叶、甘松有搜风散寒胜湿、温中通络作用，白鲜皮、地骨皮、透骨草、山栀有清热凉血解毒、软坚消肿作用，透骨草善疗硬斑金疮，红花活血祛瘀生新，黄丹、狼毒、轻粉、枯矾能杀虫燥湿，治疗顽癣恶疮死肌，木通能通利血脉关节、消肿散结，木贼、皂角、料姜石可软坚治疗顽痹死肌，防治癌瘤。诸药共奏温经散寒、祛风止痛、活血通络、软坚散结作用。局限性硬皮病多为局部损害，热敷药具有直达病所之能，故疗效卓著。

（韩世荣，李景霞.《陕西中医》1992 年第 10 期）

桂枝玉屏风汤治疗慢性荨麻疹 50 例

自 1986 年以来，我科在门诊应用桂枝玉屏风汤加味治疗慢性荨麻疹，取得较好疗效。现就资料完整的 50 例报道如下。

一般资料　50 例患者均为门诊患者，其中男性 22 例，女性 28 例；年龄最小 17 岁，最大 71 岁；病程最短 10 个月，最长 30 年；50 例均为营卫不和型（属慢性寒冷性荨麻疹）。

治疗方法　桂枝 10~15g，白芍 15~30g，干姜 6~10g，大枣 5 枚，黄芪 30g，白术 10g，防风 10g，炙甘草 6g。加减：瘙痒剧烈加僵蚕、蝉蜕各 10g，炒地肤子 30g；自汗加生牡蛎 20g，五味子 10g；腹痛加乌梅 15g。每日 2 次，水煎早晚分服，2 周为 1 个疗程。治疗期间预防感冒，忌食"发物"。并停用其他一切内服药物。

疗效标准　治愈：症状完全消失，停药后半年内未复发者；显效：症状基本消失，停药后半年内偶有复发者；有效：症状消失在 60% 以上；无效：症状消失在 30% 以下。

治疗结果　50 例中痊愈 38 例，显效 6 例，有效 4 例，无效 2 例，总有效率为 96%。38 例治愈患者中，服药 1 个疗程者 4 例，服药 2 个疗程者 13 例，服药 3 个疗程者 15 例，服药 4 个疗程以上者 6 例。要求患者治愈后再服 1 个疗程以巩固疗效。

典型病案　沈某，女，51 岁，工人。1988 年 2 月 10 日初诊。自述 20 年前因受潮湿而得病，皮肤起红白相兼的风团，症发全身，剧烈瘙痒，严重时伴见心烦腹痛。病后多处求治，服过中西药有所好转，但停药即发，以天阴或下雨，寒冷季节及早晚发病较重，伴自汗，易感冒，皮肤搔抓后呈条索状隆起。舌淡红，苔白润，脉细缓。诊断：慢性荨麻疹。辨证属营卫不和型。治宜调和营卫，固表御邪，益气敛汗。投以原方加牡蛎 20g，蝉蜕 10g，炒地肤子 40g，乌梅 15g。每日 1 剂，水煎 2 次早晚分服。服 6 剂后自觉症状明显减轻，效不更方，继服 12 剂后，皮肤未再出现风团，瘙痒消失，搔抓后亦不起皮疹，感冒也不再发生，继服原方 6 剂以巩固疗效。随访至今未再复发。

体会　（1）桂枝玉屏风汤即桂枝汤与玉屏风汤之合方，桂枝汤能解肌发表、调和营卫，主治自汗恶风证属营卫不和型之多种皮肤病；玉屏风汤能益气固表止汗，主治表虚自汗易感风邪者，二方合用，相得益彰，服用后可使卫气振奋，腠理固密。诸药相伍，补散兼施，扶正祛邪，能增强机体的免疫功能。若能辨证得当，用药恰到好处，疗效显著。

（2）慢性寒冷性荨麻疹多见于体虚正气不足，卫阳虚患者。表虚则失其"卫外而为固"之功，以致腠理不密，玄府失固，卫阳虚则畏寒恶风自汗，故汗出后风邪易袭，常反复发作。本方组方之理切合病机，故验之效著。亦可用于其他皮肤病。

（3）使用本方应注意证型，并非所有慢性荨麻疹均可使用，只宜用于表虚自汗恶风，口不渴，舌淡，苔白润，脉缓弱或细等卫阳虚之证。但对表实无汗，表郁里热，无汗烦躁，阴虚阳亢，舌红，脉数等阳热证之慢性荨麻疹则不宜使用。所谓"桂枝下咽阳盛则毙"，即指此类证候而言。

（4）使用本方治疗慢性荨麻疹及其他过敏性皮肤病时，要嘱咐患者禁食辛辣、酒类刺激品及鱼虾海味、异性蛋白类，以防过敏而病情反复，影响疗效。

（韩世荣，李土生.《陕西中医》1996年第17卷第11期）

新生发丸治疗脱发90例

临床资料　采用董永丰主任医师治疗脱发的经验方，临床观察治疗各种脱发90例，男75例，女15例；年龄16~65岁；病程最短8天，最长12年；病种：斑秃46例，全秃10例，普秃4例，干性脂溢性脱发17例，油性脂溢性脱发13例。

中医辨证分型　肝肾亏虚型：症见圆形片状脱发或头发零散脱落，伴头发早白、枯黄，头昏耳鸣，腰膝酸软，记忆力减退，舌红苔少，脉沉细尺弱。血虚风燥型：症见头发零散或成片脱落，毛发稀疏、枯燥无光泽，头皮瘙痒，头屑如雪，舌淡红苔白薄，脉沉细。脾虚湿热型：脱发以前额和头顶为主，零散脱落，头油较大，触之黏腻，头发稀疏，自觉瘙痒，舌红苔厚腻，脉濡滑。

治疗方法　新生发丸由熟地、当归、白芍、首乌、枸杞、羌活、菟丝子等制成丸剂。每次6g（约30粒），每天2~3次，淡盐水送服。服药期间停用其他一切治疗方法，每2周复诊1次，1个月为1个疗程，连续服用3个月以上者作为统计病例。

疗效标准　痊愈：新发生长超过95%以上，相关症状恢复正常，半年以上未复发；显效：新发生长超过 60%、相关症状恢复正常；有效：新发生长超过 30%，相关症状明显减轻；无效：新发生长在 30% 以下，相关症状无明显改善。

治疗结果 观察治疗 90 例，其中痊愈 45 例，显效 23 例，有效 17 例，无效 5 例，总有效率为 94.44%。详见表 1。

表 1 病种与疗效关系

类别	痊愈	显效	有效	无效	总有效率（%）
斑秃	35	9	2	0	100.00
全秃	2	5	2	1	90.00
普秃	0	2	2	1	75.1
干性脂溢性脱发	8	5	4	0	100.00
油性脂溢性脱发	0	2	8	3	76.92
合计（90）	45	23	17	5	94.44

从表 1 可以看出，新生发丸治疗多种脱发都取得了一定疗效，但是病种不同及病情轻重程度不同在疗效上也有显著性差异。斑秃及干性脂溢性脱发病情相对较轻，治疗及时，疗效较佳；而普秃病程长，病情严重，脱发波及眉毛及毳毛，患者精神压力大，疗效较差。脂溢性脱发主要表现为头油大，黏腻，头皮发痒病情慢性发展，而且多为脾虚湿盛化热之象，所以疗效亦差，具体证型与疗效之间的关系如表 2 所示。

表 2 辨证分型与疗效关系

组别	痊愈	显效	有效	无效	总有效率（%）
肝肾亏虚型（61）	32	14	4	1	98.03
血虚风燥型（26）	13	7	5	1	96.15
脾虚湿热型（13）	0	2	8	3	76.92
合计（90）	45	23	17	5	94.44

从表 2 可以看出，各种脱发辨证分型中肝肾亏虚型及血虚风燥型疗效较好，痊愈率亦高，说明新生发丸药物组成以滋补肝肾、养血祛风润燥为主，药证相投则效果颇佳；而脾虚湿盛化热型无 1 例痊愈，疗效较低，说明新生发丸对脾虚湿热型脱发不宜选用。

讨论 董老师认为肾的功能强弱与头发的茂密荣润和脱落密切相关。新生发丸根据这一机制而组方，由熟地、当归、白芍、首乌、枸杞、羌活、菟丝子等滋补肝肾及养血补血药调配而成，对肝肾不足、阴血亏虚引起的各种脱发均有很好效果。结果显示：新生发丸对斑秃、全秃、普秃及干性脂溢性脱发疗效较好，对油性脂溢性脱发效果较差；从辨证分型与疗效分析，新生发丸对肝肾亏虚型及血虚风燥型效果较好，对脾虚湿盛化热型疗效较差。由此可见斑秃、全秃、普秃及干性脂溢性脱发辨证属肝肾亏虚及血虚风燥型者应选用本品治疗，油性脂溢性脱发属脾虚湿热型者不宜选用本品治疗。

（韩世荣、王娟整理，董永丰指导.《陕西中医》2000年第21卷第7期）

中药治疗硬皮病100例观察

临床资料　100例中住院患者10例。门诊患者90例；男性42例，女性58例；年龄5~20岁60例，21~40岁29例，41岁以上11例；病程1年以内28例，1~3年42例，3~5年19例，5年以上11例；局限性者88例，系统性者12例。病位多在头面及四肢，其次是腰腹及胁肋部。系统性者常累及食管、肺、心及肾。

局限性者皮肤初起呈淡红色或紫红色，逐渐扩大，表面平滑发亮变硬，色素加深或减退，发展缓慢，皮肤萎缩，皮损处毳毛脱落，出汗减少。由于皮肤硬化可造成面貌变形及肢体活动功能受限。系统性者常累及消化道发生吞咽困难，其次波及肺、心、肝、肾等，出现弥漫性纤维化而引起系列相应的临床表现。X线检查皮下肌肉组织有广泛的钙盐沉积，实验室检查贫血、血沉增快、丙种球蛋白增高、抗核抗体阳性。100例患者病后均先后服用过泼尼松、维生素E、雷公藤、复方丹参片等，因效果不佳而来我院就诊。

治疗方法　温阳活血通痹汤：当归、熟地、白芍、鹿角胶、桂枝各10g，黄芪20g，甲珠、红花、浮萍、水蛭各6g。病在上肢加姜黄；在下肢加川牛膝；在腰部加续断；在头面部加白芷。系统性者可配合西药治疗。每日1剂，分2次内服。

热敷药：白附子、黄丹、羌活、独活、蛇床子、轻粉、天花粉、栀子、枯矾、白矾、川乌、草乌、木通、甘松各6g，白鲜皮8g，狼毒、红花、地骨皮、透骨草、生半夏、木贼、艾叶各9g，硫黄、花椒各15g，大皂角（火煨）60g，料姜石（火煅）120g。用布包蒸后趁热外敷局部，每日2次，每次30分钟。热敷后硬斑处发痒如虫行，是有效之征，不必停药。外用药有毒，严禁入口。1个月为1个疗程，连续治疗3个月以上判定疗效。

疗效标准　痊愈：患部色泽、弹性及化验检查各项指标恢复正常；显效：皮肤变软，弹性恢复，化验指标接近正常；有效：局部皮肤变软，弹性较前明显恢复，化验指标较前改善；无效：治疗前后无明显变化。

治疗结果　痊愈69例（局限性67例，系统性2例），显效17例（局限性15

例，系统性 2 例），有效 10 例（局限性 4 例，系统性 6 例），无效 4 例（均为系统性）；用药时间最短 3 个月，最长 18 个月，平均 6 个月。

典型病例 谢某，男，36 岁，1997 年 9 月 11 日初诊。皮肤硬如皮革 4 年余。曾在某医院确诊为系统性硬皮病，用激素、维生素等药治疗病情好转，停药后复发，多方求治均未取效而来我院治疗。诊见面部、颈部、四肢皮肤发硬，呈蜡样光泽、深褐色，难以捏起，患处无汗，感觉迟钝，并伴胸闷气短，吞咽困难，舌淡红苔白，脉沉细。心电图示心肌轻度受损，上消化道钡透示食管蠕动减慢。证属气血不足，皮腠痹阻。治宜益气补血，活血通络。方用温阳活血通痹汤加丹参30g、半夏 10g，水煎服，每日 1 剂，同时将"热敷药"水煎取液熏洗患部，每日2 次，每次半小时。用药 20 天后皮肤即有潮湿感，且较用药前柔软。继守上方加减内服，配合外用药，3 个月后皮肤柔软。继守上方加减内服，配合外用药，6 个月后皮肤柔软已恢复弹性，能捏起，知觉明显，已有汗出，毳毛生长良好。续用药 4 个月，诸症消失，心电图及消化道钡透均示正常。

讨论 中医称本病"皮痹""肌痹""顽皮"等，其病机主要是先天阳气不足，寒湿诸邪浸淫肌肤，凝结腠理，痹阻不通，造成津液失布，日久耗伤气血，导致气血亏损，肌腠失养，脉络瘀阻，皮肤顽硬萎缩。故治疗本病以温补气血、宣疏肌表、活血通络为基本原则，据此选用黄芪、当归、熟地、白芍、鹿角胶峻补气血；甲珠、红花、地鳖虫活血通络，软坚散结；桂枝温经散寒，活血通络；浮萍配桂枝以宣疏肌表，且质轻达表，引药直达皮肤，起向导之功。诸药合用以和营卫、开腠理、通经络，使气血得补，络脉疏通，肌肤得养而获效。方中浮萍有类似麻黄之功，因有黄芪敛汗及诸补血养阴药，药量可用致 15~30g，未见不良反应。再配以"热敷药"温经散寒，祛风活血通络，软坚散结，而且局限性硬皮病损害多在局部，外用药具有直达病所之效，故疗效卓著。

（韩世荣，王娟，刘晓莉.《实用中医杂志》2001 年第 17 卷 8 期）

白癜康Ⅲ号治疗白癜风 178 例小结

临床资料 从 2003~2005 年对白癜康Ⅲ号治疗白癜风进行了临床观察研究，现将能坚持连续用药 2 个疗程以上的 178 例进行了统计分析，所观察病例均为门诊患者，178 例中男性 103 例，女性 75 例。年龄最小 3 岁，最大 64 岁，以青年儿童占多数。病程：最短 15 天，最长 30 年。

诊断标准 参照中华人民共和国原卫生部制定发布的《中药新药治疗白癜风

的临床研究指导原则》，《现代皮肤性病学》白癜风 795~800 页（吴志华主编）。

（1）主要症状：皮肤上肉眼观察见原因不明的色素脱失斑，形态大小不一，斑片界限不清楚，色素脱失斑之外周多有色素加深，无明显自觉症状。

（2）实验室检查

①组织病理学：白斑内与边缘部分取材，光镜特染，观察黑素细胞和黑素颗粒。

②透射电镜观察表皮与真皮层的郎格罕细胞（Langerhan，scells）及表皮基层产黑素之树状细胞。

③免疫学检查：作 ANA（抗核抗体），AMA（抗线粒体抗体），ASMA（抗平滑肌抗体），APCA（抗胃壁细胞抗体），ATGA（抗甲状腺球蛋白抗体），ATMA（抗甲状腺微粒体抗体）等观察，亦可作细胞免疫状态观察。

④可对甲皱与可能的白斑部分做微循环观察。

⑤其他能够说明治疗前后机体变化差异的各种可行性指标。

中医辨证

（1）肝肾不足型主证：病程较长，多有遗传倾向。白斑局限或泛发，静止而不扩展，边界清楚，斑色纯白，斑内毛发亦多变白，常伴有头昏耳鸣，腰膝酸软，舌淡苔少，脉细无力。

（2）气血不和型主证：发病时间长短不一，多在半年至三年左右。皮损多是偶然发现，呈乳白色圆形或椭圆形，或不规则云片状，散发或重叠分布，斑内无痒痛感，数目多少不定，可逐渐发展，边界模糊不清。兼有体倦乏力，面色白。发病前体质较弱，或曾受精神刺激，舌淡苔白，脉细滑。

（3）血瘀型主证：病程较长，发展缓慢，白斑局限或泛发各处，或仅存少许正常皮肤，很少再扩展。白斑亦可发生于受伤部位。皮损多呈地图形、斑块状，界线清楚，边缘整齐，呈深褐色，压之不褪色。白斑中心多有岛状褐色斑点或斑片，局部可有轻度刺痛，舌质暗，有瘀点或瘀斑，脉涩滞。

（4）肝郁型主证：女性多见，白斑无固定好发部位，色泽时暗时明，发展缓慢，随情志变化而变化，兼有胸胁胀满，女性伴有月经不调，舌淡苔薄，脉弦细。

安全性指标　①血、尿、便常规化验。②心、肝、肾功能检查。③血液系统有关检查于治疗前后各 1 次。

治疗方法　熟地、菟丝子、补骨脂、首乌、黑豆、当归、白蒺藜、浮萍、潼蒺藜等共研细末，浓缩成水丸，每日 3 次，每次 6g，3 个月为 1 个疗程。治疗期间注意调畅情志，多食含铜量高的，增加色素的食物，如动物肝脏、土豆、核桃、黑芝麻等。

疗效判定标准 依据中华人民共和国原卫生部制定发布的中药新药治疗白癜风的临床研究指导原则的疗效标准为准。

（1）临床痊愈：白斑完全消失，皮肤组织病理学检查正常。参考：透射电镜所见正常，各种免疫指标大致正常，微循环状态正常。

（2）显效：白斑50%以上消失，白斑消失部分组织病理学检查正常。参考：透射电镜所见正常。

（3）有效：白斑消失者占原白斑面积的30%~50%，或在白斑内见有较多色素岛。有色素复生处做组织病理学检查。参考其他检验项目。

（4）无效：白斑消失在30%以下，或治疗前后无变化甚至白斑扩大。

治疗结果 178例中，临床痊愈31例，显效48例，有效70例，无效29例，总有效率为83.77%。

典型病例 刘某，女，27岁，住西安市三桥镇。2004年9月10日就诊。因经济债务导致精神负担，偶然间发现腰部两侧及后枕部片状白斑，伴头发零散变白、腰痛、头晕、耳鸣眼干，病后多处治疗，内服中药，外擦白癜净，肌内注射制斑素等数月无效。就诊时见两侧腰部及后枕部各3cm×4cm大小瓷白色斑，压之不褪色，舌淡红苔白润，脉弦细尺弱。诊断为：白癜风。嘱服白癜康Ⅲ号，每日3次，每次60粒。2个月后白斑处有点状色素岛出现，共坚持服药6个月左右白斑皮肤基本恢复正常。

体会 白癜风是一种发无定处，形态不一的色素脱失斑，属常见病，病程慢性。我科自1981年开始对白癜风进行了重点研究，积累了一定的经验，于1987年上报省卫生厅批准为科研课题。方中熟地、菟丝子、补骨脂、首乌、黑豆、潼蒺藜等均为滋补肝肾之品，能调节机体免疫力，增加黑色素细胞，对肾虚型白癜风效果较好。熟地、首乌滋阴养血为君药，菟丝子、补骨脂、黑豆、潼蒺藜滋补肝肾为臣药，既能滋阴养血消斑，又能提高免疫力，使过高的免疫球蛋白（IgA，IgG，IgM）恢复正常。临床观察，未发现毒副作用及不良反应，说明本药无毒性，安全可靠，值得推广。

（韩世荣，赵连皓. 中华中医药学会皮肤科分会第四次学术年会；全国中医、中西医结合皮肤病诊疗新进展高级研修班论文集，2007年）

《千金方》用松脂治疗"癞病"的启示

在《千金方》中载有孙思邈曾用松脂观察治疗"癞病"（类似今之麻风）的

记载，他"手疗六百余人，教服松脂，差者十之有一，莫不一一亲自抚养"。这种非凡的治癫经验，在中国古代医学史和麻风防治史上，是空前壮举。他治疗"癫病"共列方22首，用药107味，使用频率最高者首推松脂。他提示松脂是一味治疗皮肤顽疾的良药。又根据文献报道，松脂还可用来治疗"干癣"、咳嗽、少腹疼、脉管炎等多种疾病。我科多年来对松脂进行了深入的研究，现将近年来使用松脂治疗银屑病的一点经验总结如下。

临床资料 204例患者中，男性117例，女性87例，年龄：18~60岁；病程：15天~25年；寻常型银屑病占大多数，其中进行期183例、静止期18例、退行期3例。绝大部分患者既往接受过多种药物治疗，因疗效和副作用问题或复发而来我科就诊。

诊断标准 依据《中药新药治疗白疕的临床研究指导原则》（1995年1月1日国家中医药管理局颁发并实施的关于白疕的认断标准）为依据。

临床分期标准

（1）进行期：发病迅速，新皮疹不断出现，可有同形反应。

（2）静止期：无新发皮疹，原皮损无明显变化。

（3）消退期：皮损变薄，颜色变淡，鳞屑明显减少，直至皮损消退，皮肤光滑。

安全性指标 ①血、尿、便常规化验。②心、肝、肾功能检查。

证候分类

（1）风热型：皮损鲜红，皮疹不断出现，红斑增多，刮去鳞屑可见发亮薄膜，点状出血，有同形反应。伴心烦口渴，大便干，尿黄。舌质红，舌苔黄或腻，脉弦滑或数。

（2）血虚型：皮损色淡，部分消退，鳞屑较多，伴口干，便干，舌质淡红，苔薄白，脉细缓。

（3）血瘀型：皮损肥厚浸润，颜色暗红，经久不退。舌质紫暗或见瘀斑、瘀点，脉涩或细缓。

治疗方法 全部患者为门诊观察治疗，年龄18~60岁。治疗前后均作血尿常规和肝功能检查，部分做肾功能检查。对化验检查各种指标基本正常者给予服药治疗。

银屑平片，为单味松香提取物（陕西省中医医院制剂中心生产，每片含量为0.2g，成人每次5~10片，每日2次，饭后温开水服用）。

对照组用复方青黛胶囊（陕西某制药厂生产）每日2次，每次4粒，饭后服用。

治疗期间不用其他任何内服或外用药物，可连续服用，30天为1个疗程，一般需服药 2 个疗程以上者纳入统计病例。

疗效判定标准 根据《中药新药临床研究指导原则》（1995 年 1 月 1 日国家中医药管理局发布并实施）中关于"白疕"疗效标准判定。

治愈：皮损部消退或消退 95% 以上。

好转：皮损消退 50% 以上。

未愈：皮损消退不足 50%。

治疗结果 治疗组与对照组疗效统计表。

分　组	总例数	痊愈	有效	无效	总有效率
治疗组	204	124	71	9	95.58%
对照组	50	21	21	8	84.00%

经统计学处理，用卡方统计。治疗组与对照组对比有显著性差异，$P < 0.01$。

（1）病期与疗效关系

	治　疗　组			对　照　组			
	总例数	治愈	有效	无效	总例数	治愈	有效	无效
进行期	183	107	68	8	38	17	16	5
静止期	18	15	2	1	8	3	3	2
退行期	3	2	1	0	4	1	2	1
合　计	204	124	71	9	50	21	21	8

大部分患者服药 1 周始见初效，治愈最少为 1 个疗程，一般需服 3~4 个疗程。

（2）疗效与药量的关系（治愈病例）

	例数	第一疗程	第二疗程	第三疗程	第四疗程	四个疗程以上
治疗组	124	8	30	42	30	14
对照组	21	2	4	6	6	3

在初效和治愈过程中，先后可见皮损停止发展，鳞屑变薄，浸润变平和红斑变淡，瘙痒减轻或消失。钱币形或地图形者大部分中央先行消失，呈环状，亦有始从周边消退呈岛屿状者，继而至皮疹完全消退，遗留色素斑或色素减退斑，亦有正常皮肤色泽者。

讨论 疗效与生化检验的关系。

204 例中，部分白细胞，淋巴细胞，尿常规检查，转氨酶化验有轻度异常变化，但非属严重病变者，经用银屑平治疗均恢复正常，具体情况如下。

（1）治疗前白细胞低于 4×10^{12}/L 以下者 3 例，白细胞高于 10×10^{12}/L 以上

者 4 例，经治疗后进行血液学检验，完全恢复（4~9）×10¹²/L 以内。

（2）淋巴细胞低于 19% 以下 2 例，高于 31% 以上 3 例，经治疗后全部恢复至 20%~28% 以内。

（3）尿常规检查：治疗前蛋白（＋）4 例，红细胞（＋）1 例，经用银屑平治疗后全恢复至正常。1 例尿脓球（＋），经治疗后（－）。

（4）GPT 试验：治疗前高于 40 单位 2 例，经治疗后均恢复 40 单位以下。据此说明服银屑平对血液、肝、肾无损害。

副作用 服用银屑平后 12 例出现副作用，占 5.8%，其中有肠胃症状的 3 例，主要为恶心，胃脘不适，食纳减少，便溏或便秘；头昏乏力 2 例；药疹样反应 5 例，为弥散性轻度红斑和痒感，嗜睡 2 例。上述副作用均出现于治疗初期，短暂而轻微，能为患者所耐受，尚能坚持正常工作或劳动。适当的对症处理，1~2 天即可消失（药疹样反应则 6 天左右消退），仍可减量继续服用上药治疗，上述反应极少再现。

典型病例 张某，女，58 岁，干部。2001 年 7 月 24 日初诊。自诉 15 年前无明显原因出现散在性红色丘疹，有白色厚鳞屑、瘙痒。病后多处求医，曾内服外用多种西药，症状时轻时重，且反复发作，伴大便干燥、性急易怒，舌红苔黄，脉弦滑，查体可见躯干及四肢散在性红斑、丘疹，上附多层银白色鳞屑，有银白色薄膜及点状出血现象。诊断：寻常型银屑病（进行期）。中医辨证为血热型。给予银屑平片，每次 10 片，每日 2 次，饭后服。服药 2 周后症状开始减轻；3 周后皮损变淡、鳞屑变薄、瘙痒减轻；服药 1 个疗程后症状减轻 60% 以上；服药 2 个疗程后皮疹完全消失，唯有色素沉着斑；继续减量服药，每次 5 片，每日 2 次。半年后停药，随访至今，未再复发。

结论分析 本组病例，某些患者服药后，出现上述副作用，均为一次性反应，而未发现对脏腑功能不良影响，血、尿常规，肝、肾功能均未发现异常改变。关于部分血象、尿、转氨酶治疗后恢复正常，虽无统计学意义，但对其免疫药理作用进一步研究，为今后科研设计提供了一点思考的线索。关于复发问题，病例中部分患者停药后仍有复发，但复发后，皮损少而轻，再服药仍有效，因随访病例较少，具体复发率尚无法肯定，根据有关文献资料记载，银屑病临床治愈后 6 个月内，其色素斑的真皮中仍有淋巴细胞浸润，故临床治愈后仍需服药。通过临床 204 例观察治疗，证明银屑平是治疗银屑病的有效药物，具有治疗方便、无毒副作用、安全可靠、药源丰富等特点，是一种值得推广的治疗方法。使用本药期间可适当禁食辛辣、酒类等刺激性食物，以免影响疗效。

（韩世荣，赵连皓，王娟.《孙思邈养生文化研讨会论文集》，2008 年）

狐惑病诊治探赜

狐惑一病，近代医家注解《金匮要略》，有谓疳疮，尚属近似；有谓梅毒，则属臆测。本病实为一反复发作的综合征。症状复杂多变，病情缠绵难愈，临床极为少见。因此，常容易被口腔、皮肤、眼等各科视作单独孤立的局部疾患而误诊，以致不识此病。因其病程迁延，治疗常有反复，至今仍属疑难顽症之一。

一、张仲景对狐惑病的认识和贡献

狐惑病始见于《金匮要略》。仲景认为其主要临床表现有三个方面，即咽喉、阴部、眼部的损害，并首次指出三者之间具有内在的联系，是一个独立的综合性疾病，命名为狐惑病。仲景把狐惑与百合病分在一篇中进行讨论是有一定寓意的。两病在精神情志和饮食两个方面临床见症相近似，在病机上多属热病后期余毒未尽，也有共同之处。狐惑病为上蚀口咽及眼，下蚀二阴及其他症状，如《金匮要略》所说"状如伤寒，默默欲眠，目不得闭，卧起不安，不欲饮食，恶闻食臭，其面目乍赤乍黑乍白"等等。狐惑，又作狐蜮。蜮通惑，《公羊传》说："蜮之犹言惑也。"是古代相传能含沙射人致病的动物。名本病为狐惑者，形容其症状变幻多端，像狐一样或惑一样的害人。症状尽管变幻，但是上面口腔下面二阴遭到腐蚀则是必备的，所以《金匮要略》又说："蚀于喉为惑，蚀于阴为狐。"

狐惑病的治疗有内治法和外治法，内治法以甘草泻心汤为主方，外治法有熏、洗两种。后世虽有所发展，然治疗仍未能超出仲景制定的治则、方药范围。

狐惑病与西医的白塞综合征相似。仲景远在公元210年前后对本病已有较详的论述，认识到尽管咽喉、眼、二阴的部位不同，却是一个独立的综合性疾病，既有治则与方药，又主张内外合治，至今仍有很高的疗效。较之西医对本病的认识要早1700余年。仲景对狐惑病的认识在世界医学史上是首屈一指的，他对狐惑病的治疗同样也做出了重要的贡献。所以有人称狐惑病是张仲景综合征。

二、有关狐惑病机制的探讨

狐惑病是涉及人体几个脏腑的综合性疾病，临床表现可分为局部和全身两组症状，局部症状是确定诊断的基本依据，全身表现反映在其病机上具有重要意义。临床凡见一处局部症状兼有全身表现者即应考虑本病，凡见两处以上局部症状兼有全身表现者可确诊为本病。

狐惑病是由湿热邪毒所致，多侵犯肝、脾、肾、胃等脏腑。肝经起于大趾丛毛之际，入毛中，过阴器，循喉咙之后上入颃颡，连目系，环唇内；脾经起于大趾之端，挟咽，连舌本，散舌下，胃经起于鼻之交頞中，还出挟口环唇，下交承浆，循喉咙。肛为肠之下口，肝开窍于目，眼胞属脾，面部归属阳明。肾主二阴并开窍于二阴，故湿热邪毒蕴积日久，则蒸腐气血，化为瘀浊，循肝、脾、肾、胃经，上则蚀于咽喉、口、唇、舌、目，下则蚀于前后二阴，并见目赤如鸠眼，其面目乍黑乍白。若病久不愈，湿热化燥，多损伤肝肾之阴；若病变后期阴损及阳，或湿热伤阳，病从寒化，则见脾肾阳虚之证。

三、狐惑病的辨证施治体会

1964 年在《中医杂志》上发表《狐惑病的治疗经验介绍》，认为本病相当于西医学所称之白塞综合征，内服方药仍用《金匮要略》之甘草泻心汤为主，但甘草用量极大，用至 18g 至 36g，自此之后，报道本病者渐多。据报道资料，目前中医治疗本病方法多种多样，有辨证论治的，也有专方专治的，但从湿热论治者较多，如用龙胆泻肝汤等方，能取效于一时。笔者认为，此病不难在缓解症状，而难在根治。欲求根治，以用甘草泻心汤为佳。因本病湿毒上冲而复下注，上下交病须治其中，故用甘草泻心，且甘草用量宜大，使中气得运而湿毒自化。

临床治疗狐惑病宜根据病机区分为不同阶段使用不同的方法。以湿热为主，化燥伤阴不明显者，溃烂部位渗出物多，甚则有膜状物复于溃疡之上，兼口苦而黏，不欲饮水，便溏溺赤，苔腻，脉濡数。治宜清热解毒燥湿为主，内外治法兼施。内服药以调整脏腑功能，去除病邪为主，用甘草泻心汤化裁，常酌加用苦参、黄柏、败酱草、土茯苓、地肤子、炒槐角、密蒙花、草决明等药。外用药直接作用于局部，功力专一而直达病所，先以苦参汤加黄连、白矾、甘草之属水煎熏洗阴部，再用冰蛤散撒于患处，以达清热燥湿、止痛之功，口腔溃疡可外用冰硼散、锡类散，或用硼砂少许化水漱口。

若病变经久不愈且见咽干口燥，两目干涩，视力减退，腰疼腿软，舌红而干，脉弦细数者，此乃湿热蕴久化燥。损伤肝肾之阴所致，治宜有所变化，应以养肝血、益肾阴为主，稍佐清热利湿之品，可酌情选用一贯煎、杞菊地黄汤等方加味。若病变后期阴损及阳，脾肾阳衰而见形寒肢冷，脘腹冷痛胀满，神疲食少，小便清长频数等证者，应首先顾其阳气，法随证转，可选用理中汤、肾气丸等方加减变化，切勿专事清利一法，而贻害于人。

狐惑病病程长，病症顽固，宜早诊断，早治疗。治疗本病不但要选有效方，且贵在守方。临床常见患者用药多而见效较微，坚持用药则病有转机，且能治愈，故守方是治愈本病的必不可少的条件之一。医者必须向患者讲明病情，以增强其战胜疾病的信心，使之坚持治疗，不要轻试辄止，反复更医，与医者密切配合才能提高疗效。病情后期注意勿过用苦寒，损胃伤阳。患者全部症状消失后不宜立即停药，仍应嘱其服药一个阶段，以资巩固。

典型医案

刘某，女，42岁，干部。1990年1月12日就诊。

[**病史**] 口腔溃烂反复发作已7年，1986年曾发生过外阴瘙痒、溃疡，自行外治旬月而愈。现以外阴瘙痒，继则皮肤破损而溃烂，伴有低热，经治疗无效后转我科。诊：左小阴唇中央有一黄豆大溃疡，下方也有一麦粒大溃疡点已3个多月，口腔多次溃烂，面色潮红，寐少梦多，口干喜饮，胃纳尚可，二便通利，月经正常，白带量多，舌尖红苔薄白，脉沉细而数。此乃"狐惑"。

[**治法**] 治以清热解毒，滋阴养血，佐以健脾祛湿。

[**处方**] 青黛5g，黄连4g，蒲公英、茯苓各12g，生地、黄芪各15g，元参10g，当归、白术各6g，甘草8g。水煎服，每日1剂，连服10剂。外用冰硼散敷外阴溃疡处，每日更换1次。

用药后口腔及外阴溃疡略减，余症亦减，舌质淡红，苔薄白，脉沉细数，因久病必虚，且与虫毒、湿热之邪蕴结，故宜缓治之。步前法，并加强健脾清热祛湿。上方去生地、元参，加党参12g、黄芪20g、泽泻10g，外用药同上。共进20多剂，口腔及外阴溃疡初告愈合，嘱续服是方，内外法并进，月余后诸症悉除。

按：狐惑一证，《金匮要略》内服用甘草泻心汤和赤小豆当归散，外用则以苦参汤熏洗，然病情往往错综复杂，故临床用药宜辨证施治，宗其法而不泥其方。本例口腔、外阴溃疡反复发作经久难愈。盖久病必虚，气血不足而致溃疡难以收口；湿热内蕴，缠绵日久，必致伤阴，故症见面色潮红，寐少梦多，口干喜饮，舌尖红，脉沉细而数等。药以苦寒之青黛、川连、蒲公英清热解毒；生地、元参滋阴凉血；归、芪、草补益气血，连进10剂，果奏初效。因阴液已复，故上方去生地、元参，以免滋腻助湿恋邪；加党参以助归、芪补气养血，泽泻助苓、术健脾祛湿，黄芩助青黛、蒲公英、川连清热解毒，俾全方成其清热利湿、安中解毒之功。冰硼散外敷，具有祛腐生肌、解毒收口之效。内外兼治2个月余而获痊愈，于1992年4月20日随访未见复发。

（韩世荣，赵连皓，马科党．中华中医药学会皮肤科分会第五次学术年会；全国中医、中西医结合皮肤病诊疗新进展高级研修班论文集，2008年9月）

一代宗师——忆回族医家赵炳南先生

　　赵炳南（1899~1984），回族，祖籍山东德州，生于河北宛平。幼年多病，14 岁拜北京丁德恩为师专攻外科，刻苦学习医药典籍，学习外科医术和方药炼制，终于成为一名医术精湛，深得人民信赖的皮肤外科专家。他对红斑狼疮、白塞综合征、湿疹、银屑病、神经性皮炎、慢性瘘管、溃疡的防治和研究都取得了很大进展。他创制了许多外治疗法，特别是黑布药膏疗法治疗瘢痕疙瘩，在国内外享有盛名。在党和人民政府的关怀下，他行医、带徒、传授医术，著有《赵炳南临床经验集》，是他数十年学术经验的总结。他还兼任中华医学会外科学会、皮肤学会委员等职，为第四、五届全国人大代表，多次受到毛主席、周总理、朱委员长等党和国家领导人的接见。

　　赵炳南先生，是全国著名的皮肤外科专家，从医 60 余年，临床经验丰富。在长期的临床实践中，形成了自己皮肤外科治疗的独特风格。他一生勤奋好学，诲人不倦，为中医学发扬光大做出了贡献。笔者就赵氏生平、学术思想、医德以及对党和人民的贡献作以下初步探讨。

1. 师承授受，奠基业绩

　　赵炳南先生，学名赵德明，回族，经名伊德雷斯，1899 年出生于河北宛平（今北京市）一个贫苦的家庭。他自幼身体羸弱多疾，在 5~7 岁仅 3 年时间先后患过天花、痢疾、麻疹、疟疾。数次大病，均由他隔壁的王二大妈（不识文墨，但粗晓医理，多知多会）精心治疗方得痊愈。赵氏后来回忆说："我的童年生活饱尝了人间的痛苦与疾病的折磨，是今天的少年儿童难以想象的。"特殊的人生经历使他深深懂得生命的珍贵，在幼小的心灵里已播下了立志做一名为他人解除病痛的医生的种子。在幼小的童年失去了启蒙就读的大好时光，但也培养了赵氏对中医中药的浓厚兴趣，在以后的私塾就读期间，有空就到王二大妈那里帮她熬药、配方子，有时帮着上山采药，这样的长期接触中，耳濡目染，也就学到了不少简单的药方。王二大妈那高尚的医德，娴熟的医术，潜移默化的言传身教，在赵氏幼小的心灵里，埋下了强烈渴望学医的种子。

　　赵氏 8 岁入学，共读过 6 年私塾，后来因家贫辍学，被迫过早地走上社会。少年时期的赵炳南目睹饥寒交迫、在死亡线上挣扎的劳苦大众，心灵受到极大震动，这更加坚定了他立志做一名医生为民众解除病痛的信念。他 14 岁经人介绍拜北京德善医室丁德恩先生为师学医，专攻外科。在当学徒期间，早起晚睡，不仅要伺待老师，还要照顾师兄，每天都要干 20 个小时，艰苦的生活，繁重的体力劳动，并没有改变赵氏的求知欲望，每当夜深人静大家熟睡之时，他就挑灯夜读，疲乏了，用冰片蘸水点一下眼角，醒醒神又接着念。就这样自学完《医宗金鉴》《外科名隐集》《外科准绳》《疡医大全》《濒湖脉学》《本草纲目》等医籍。对于皮肤外科一些基本功，如熬膏药、摊膏药、搓药捻、上药面、炼丹、针刺、化腐生肌等多种方法和操作技术逐渐娴熟。他刻苦努力、孜孜不倦的精神深深打动了丁老先生，故尽得其真传。1920 年北洋政府举办中医考试，赵氏考取"医士"，获得行医执照，几年以后又进行考试，在数百人中只取 13 名，赵氏名列其中，不久先师谢世，遂与诸师兄共同应诊。此间，赵氏博览历代外科名著，融汇各家之长，对皮肤、外科已有较深造诣。以后，由于其他原因离开了德善医室，回家筹资开设医馆开始行医，悬壶于北京西交民巷。曾任当时北京市中医公会外科委员、华北国医学院外科教授等职。以人道主义精神和高超的医疗技术，救治过无数的患者。赵氏在新中国成立前已行医 30 余年。1956 年，北京第一所中医医院建立，赵氏离开了自己苦心经营多年的医馆，成为第一批参加医院工作的医生。

2. 医术精湛，医德高尚

赵氏开馆以后，由于经验丰富，技术精湛，对患者认真负责，体贴入微，不计个人得失，不管是达官贵人，还是平民百姓，都一视同仁，所以求治的患者络绎不绝。治疗皮肤顽疾痼症，每愈沉疴。如民国时期，清末皇帝溥仪患"白刃疗"（鼻疖），请求赵氏前往诊治，症见唇颊部红肿高大，疼痛难忍。赵氏采用中医提疗的办法，外用药捻加盖黑化毒膏，内服清热解毒、托里透脓的中草药，3 天栓出脓尽，1 周后基本痊愈，未留疤痕。在此之前，赵氏还给溥仪的荣皇后看过病。后来溥仪要赵氏做他的御医，被他婉言谢绝了。1947 年赵氏应聘出任华北国医学院名誉董事、外科教授。1955 年，经卫生部傅连暲同意推荐，赵氏给朱委员长看过病，同时受到周总理的关怀和指示，给了赵氏无限的力量。

在旧社会，皮外科患者多为勤劳辛苦的穷人，赵氏深知穷苦人看病不易，对那些无力就医者，他秉承"穷汉子吃药，富汉子还钱"的师训，免费看病赠药。他曾为一患背部蜂窝织炎的患者义务出诊，免费治疗，带上药每隔 5~6 天去一趟，经过 2 个月的细心治疗，疮面长平痊愈。家属与其邻居为了感谢他，上百人抬着一块木制义匾敲锣打鼓送至医馆。在赵氏行医生涯中，送来的木匾、玻璃匾、铜匾、银盾、银瓶不下百件，唯独此匾给他的印象最深。当然到赵氏医馆就医的也不乏达官富商之类的阔人，从中也取得了一笔可观的收入，赵氏将这些收入除了维持医馆业务外，主要为社会公共事业尽了不少义务。如当时的北平中医公会缺乏经费，他解囊相助；华北国医学院需要资金，他慷慨捐款；建立妇产医院，他竭力资助。但自己仍俭朴度日。新中国成立后，他参加北京中医医院工作时，把自己的部分药材、器械和 5 间房的材料全部捐献给医院。1951 年，北京各界人民响应抗美援朝总会号召，要求拥军优属，赵氏主动提出愿意免费为患病的军属诊疗，受到政府登报表扬。

3. 经验丰富，疗效卓著

赵氏常讲到一句格言："知识不停留。"他学验俱丰，但他自己没有在现有的经验上停留，如用银花、生地烧成炭，清解血分毒热，就是他从临证中总结出来的。他常说："皮肤疮疡虽形于外，而实发于内，没有内乱，不得外患。"他认为皮肤损害，与阴阳之平衡，卫气营血之调和，脏腑经络之通畅息息相关。因此治疗皮肤病特别强调从整体观念出发，从治疗难度较大的皮肤科疾患入手，开展了对红斑狼疮、白塞综合征、湿疹、银屑病、神经性皮炎、慢性瘘管和溃疡的研究工作，取得了很大进展，对中西医病名，相互考证、对照，寻找更切合病情的名称和有效的治疗方药。他治病有胆有识，有攻有守。鉴于皮肤疮疡多沉疴久疾，他立法遣药切中，药少力专，抓住主证，迎头痛击。例如他治疗阴阳失调时选用天仙藤、鸡血藤、首乌藤、钩藤四味药配伍使用，可通行十二经，行气活血，通调血脉，舒筋活络，承上启下，以达调和阴阳之功。他将红斑狼疮辨证分为 5 型治疗，进行临床观察研究 127 例，病情均有不同程度的好转或减轻，有一部分已恢复了工作，死亡率明显降低，总的死亡率为 1.5%，远比国外报告为低。在和皮肤研究所共同观察的 116 例白塞综合征，进行了中西医两组对照疗法的研究，结果中药组治愈率高，疗程短，复发时间间隔延长，有的追踪 7 年未见复发。其他，对化腐托里生肌法的临床具体应用有着独特的见解。对天疱疮、红皮病性银屑病、淋巴结核、湿疮痈疽等疑难顽症进行了研究，并取得了显著的疗效。他不仅重视内治与方药的研究，而且特别强调外治的辨证和用药方法，对于外用药的配制和使用有独到之处，反映了他既重视整体，又不忽视局部的全面治疗思想。

在外治方面，赵氏经验丰富，方法独特，验方众多，以 3 种独特疗法为例：① 熏药疗法，即用松香、苦参等群药组成，共研粗末，以草纸卷药成卷，燃烟熏皮损外，能祛风止痒杀虫，治疗神经性皮炎、慢性湿疹、皮肤淀粉样变、瘙痒症等。② 拔膏疗法，对 27 种皮肤外科疾患有独特的疗效，特点是使用方便，用法灵活，易于保存，价钱低廉，疗效可靠。对局限性肥厚角化性及神经疼痛性皮肤病疗效甚佳。③ 黑布药膏疗法，药用黑醋、五倍子、蜈蚣等，按一定比例和配制方法熬炼成膏，摊于黑布上外贴，具有破瘀软坚作用，主治瘢痕疙瘩、疣疽、毛囊炎、乳头状皮炎等，这几种疗法中，熏药疗法与黑布药膏疗法是赵氏从民间收集总结出来的，拔膏疗法是赵氏首创的。20世纪50年代，他以《黑布药膏治疗瘢痕疙瘩》的论文在波兰第十五届皮肤科学会上宣读，中国医学科学院皮研所使用黑布膏药治疗81例瘢痕疙瘩；其中显效26例，进步44例，无效11例而现代医学至今对瘢痕疙瘩一病仍无满意疗法。

4. 突出的贡献，特殊的荣誉

赵氏讲到的又一句格言："经验不带走。"他把自己数十年的丰富经验和体会毫不保留地贡献出来，传给年轻的一代。他献出保留多年的所有资料和手稿由同志们协助编印成书。在他80岁高龄时，仍忙于诊务，为了继承他的宝贵经验，有时采用录音方式，讲一点录一点，然后根据录音材料整理成文。还将疗效较好的10种常见病整理成电子计算机语言，输入计算机，以备日后的临床、教学、科研应用。他的著作有《赵炳南临床经验集》（1975年），书中介绍了他的115个经验方，其中内服汤剂24方，丸、丹剂88方，膏剂5方，外用散剂18方，软膏剂30方，药油6方，酒、醋、水浸剂7方，洗剂10方，药捻7方。这些验方皆是赵氏60多年行医生涯中探索、研究总结出来的，药源易得，价钱低廉，疗效可靠。如他创制的多皮饮、全虫方（全虫即全蝎）、荆防方、麻黄方、凉血五花汤、凉血五根汤等至今仍是治疗顽固性皮肤病的特效方。该书荣获1978年全国科学大会奖。他还先后参加编审《中西医结合外科临床手册》《实用皮肤科学》《简明中医皮肤病学》《中医外科学》等。另外，他在教学方面也是成绩卓著，直接和间接（读他的著作）跟他学习的学生遍及全国，有的已成为当今皮肤外科的专家、教授。笔者亦是拜读他的《赵炳南临床经验集》爱不释手，若遇到皮肤棘手疾患，用他的治疗方法和经验每愈沉疴。

赵氏兢兢业业工作67年，受到人民的尊重和信任。新中国成立后历任北京第二中医门诊部、北京医院、北京皮肤性病研究所等单位顾问中医师，北京中医医院副院长兼皮肤外科主任，北京中医研究所所长，北京第二医学院中医系教授。中华全国中医学会副理事长，北京中医学会理事长，中华医学会外科学会、皮肤学会委员。北京市二、三、四、五、七届人大代表。第四、五届全国人大代表，并被选为北京第七届人大常委。他还多次受到毛主席、周总理、朱委员长的接见。

（韩世荣，马科党. 中华中医药学会皮肤科分会第六次学术年会、
赵炳南学术思想研讨会、全国皮肤科中医外治高级研修班论文集，2009年）

脱发的中医治疗

中医认为：毛发不仅具有修饰仪表功能，又是体内气血盛衰的外在标志。《杂病源流犀烛》曰："毛发也者，所以为一身之仪表。"这种仪表有两种含义：其一，毛发命名的含义；发，拔也，拔擢（音着）而出也；眉，媚也，妩媚也；顶，秀也，物成乃秀；鬓（靠近耳朵的头发），随口摇动，靐靐也，髭（嘴上边的胡子），姿也，姿容之一类也。既概括了毛发的仪表功能，又反映了从仪表的外证探知机体的成熟；其二，毛发荣枯验证气血的盛衰，这是古人在医学史上的一大创举，至今仍然是临床诊疗毛发疾病时最方便、最直观的方法之一。

关于脱发之病名，《内经》称"毛拔""毛坠"，《难经》称"毛落"，《诸病源候论》称"鬼舔头"，《外科正宗》称"油风"（斑秃），明清以后一直沿用此名。脂溢性脱发，古代称"发蛀脱发"，最早见于清代王洪绪的《外科证治全生集》，以后许克昌的《外科证治全书》又载有"蛀发癣"之名。

一、病因病机（十因说）

（1）肾虚说：《黄帝内经》载：女子七岁，肾气盛，齿更发长……五七，阳明脉衰，面始焦，发始堕。丈夫五八，肾气衰，发落齿枯。

（2）肺损说：张仲景云："肺主皮毛，肺败则皮毛先绝。可知周身之毛，皆肺主之，察其毛色枯润，可以觇（音蝉）肺之病。"肺为华盖，主一身之气，肺气旺则能助津液营血的宣发与敷布，内可荣养脏腑，外则滋润肌肤皮毛空窍。

（3）血瘀说：《血证论·瘀血》载："瘀血在上焦，或发脱不生。"《医林改错》载："头发脱落，各医书皆言伤血，不知皮里肉外血瘀，阻塞血路，新血不能养发，故发脱落。"

（4）血热说：《儒门事亲》云："年少发白早落，此血热太过也，世俗只知发者血之余，血衰故耳！岂知血热而发反不茂。肝者木也，火多水少，木反不荣，火至于顶，炎上之甚也。大热病，汗后劳病之后皆发多脱落，岂有寒耶。"清·吴谦《医宗金鉴》云："过服辛热药而眉发脱落者，乃肝血受伤而火动，非风也。"清·何梦瑶《医碥》云："年少发白早脱，或头起白屑者，血热太过也。"（多指油性脱发及少年白发）

（5）失精说：《金匮要略》载："失精家，少腹弦急，阴头寒，目眩，发落。"精泄过多，造成精室血海空虚，一"精"十血，精血不能互生而发落。

（6）血虚说：《诸病源候论》载："冲任之脉，谓之血海……若血气衰弱，经脉虚竭，不能荣润，故须发毛落。"

（7）偏虚说：《诸病源候论》载："人有风邪在头，有偏虚处，则发秃落，肌肉枯死，或如钱大，或如指大，发不生，亦不痒，故谓之鬼剃头。"

（8）湿热说：清代《临证指南》曰："湿从内生者，必旁洁酒醴过度，或嗜饮茶汤，或食生冷瓜果及甜腻之物。"说明恣食肥甘，容易损胃伤脾，湿热内蕴，循经上蒸颠顶，侵蚀发根而脱落（油性脱发）。

（9）忧愁说：《千金翼方》载："忧愁早白发落。"忧思不遂，情志内伤，肝气郁结则发落，或损及心脾，气血化生无源而脱落。

（10）胎弱说：《兰台轨范·小儿》载："发久不生，生而不黑，皆胎弱。"

以上可以归纳为虚与实两大类，虚指气血不足、肝肾亏虚，实指血热或血瘀。

二、脱发的分类与治疗

脱发分为生理性脱发与病理性脱发两大类。

1. 生理性脱发

毛发分为硬毛与毳毛。头发 8 万 ~11 万根，硬毛分为长毛和短毛。长毛包括头发、胡须、腹毛阴毛，毳毛为人体所特有，又称汗毛。头发的颜色因种族不同而异，有黄、棕、黑、白等不同颜色，头发的粗细、疏密也因人而异，头发的自然寿命 3~7 年，新陈代谢是自然规律，到时便脱落可自己再生。因此，每天脱落 80 根以内均在正常范围，谓之生理性脱发，四季之中尤以秋天脱发更为明显。每天零散脱发超过 80 根以上者为病理性脱发（散在脱发）。

2. 病理性脱发

（1）精神神经性脱发：常有情绪波动、烦躁、过劳、失眠、惊吓等因素而导致突然脱发。三五成片，多少、大小不定，头皮光亮，无自觉症状，仅发于头部数片者称为斑秃，若脱掉 1/3 以上者谓之全秃，继发眉毛、胡须、腋毛、汗毛脱落者则为普秃，与斑秃相同，只是症状加重，病情发展程度轻重而异，没有性质区别。另外，单有眉毛或胡须呈片状脱落者仍是斑秃之列。

治疗这一类脱发，初期宜疏肝理气、调理气血，选用逍遥散加味治疗，后期耗血伤肾，引起血虚肾亏，则以养血滋补肝肾为主，选用《外科正宗》神应养真汤加味内服。外用海艾汤熏洗（艾叶、菊花、薄荷、防风、藁本、藿香、甘松、蔓荆子、荆芥穗）。

（2）脂溢性脱发：由秉赋脾虚湿盛之体，脾失健运，或恣食肥甘，伤胃损脾，致使湿热上蒸颠顶，侵蚀发根，引起毛发脱落，或血热太过，导致风胜则燥，进而耗伤阴血，阴血不能养发，毛根干涸而发焦脱落。

此病分两种类型。其一，是血热风燥型脱发（干性脂溢性脱发）。头皮发痒较甚，头屑多如雪花，抓之易脱，头发干燥无光泽，头项部零散脱发。此类属肾虚血亏引起，初期宜凉血消风，用朱仁康凉血消风散加减（生地、当归、荆芥、蝉蜕、苦参、白蒺藜、知母、生石膏、甘草），后期治当滋补肝肾、养血生发，用神应养真汤加减。

其二，脾胃湿热型脱发（油性脂溢性脱发），头油多如渗水，剧痒、头屑黏腻污秽，洗不净。头发油腻，头顶部头发稀疏无光泽，零散脱落。此类多属脾不健运，湿从内生溢于肌表而成，治宜健脾祛湿、化浊止痒生发，常以平胃散与神应养真汤合用。或用赵炳南祛湿健发汤（白术、泽泻、猪苓、草薢、车前子、川芎、赤石脂、白鲜皮、桑椹、生地、熟地、首乌）湿去则发生。

（3）症状性脱发：这类脱发可见于很多疾病，作为某一种疾病的一个局部症状，如红斑狼疮的脱发最具有代表性，以头项和前发际为主，随着原发病的轻重而表现不同。在诊断SLE时"狼疮发"是一个指征。待原发病治愈后脱发亦停止。头发可以再生，其他如皮肌炎、甲状腺功能亢进症、糖尿病、贫血、梅毒、硬皮病均可导致脱发。硬皮病皮肤发硬萎缩后局部无汗、无发。一般是对症治疗原发疾病。

（4）药物性脱发：这类脱发主要发生于某些疾病治疗过程中药物的副反应，如化疗使用的免疫抑制剂，如甲氨蝶呤、秋水仙碱、氟尿嘧啶、维生素A等，可引起头发零散脱落直至脱光。如各种广告治疗银屑病的药服后有脱发，这是此类药物抑制毛发生长之故。染发也可引起脱发，另外，某些中药用量过大后也可引起脱发，如川芎、香附、天花粉、雷公藤等。

（5）真菌性脱发：主要是由真菌感染引起的片状脱发，有发鞘、鳞屑、断发，发病快，有传染性，黄癣伴有黄癣痂及鼠尿味，男女老幼皆可发病，不及时治疗可引起永久性脱发。白癣则只发于儿童及少年，至成年后可自愈，伴有白色鳞屑，易继发脓癣，黑点癣则少见。中药如土槿皮、白矾、黄精、陈皮等都是有效药，西医有效的内服药及外用药不少。

（6）永久性脱发：也称疤痕性脱发。主要由外伤、烧伤、烫伤、手术、疖肿、黄癣等引起局部毛囊破坏、疤痕形成。毛发难以再生，此类脱发的治疗。目前可用毛发移植术。

三、其他治法

1. 外治法

（1）海艾汤煎水洗头，还有生发酊、红花侧柏酊、斑蝥酊、山奈酊、辣椒酊、毛姜酊等，任选一种外搽，日 1~2 次。

（2）针灸疗法：采用辨证取穴、循经取穴、邻近取穴、经验取穴等多种取穴方法。手法：虚者补之，实者泻之，留针 30 分钟，10 次为 1 个疗程。

（3）耳针：取神门、肺、肾、交感、内分泌、脾，除针刺外，还可用胶布粘上王不留行子贴敷。

（4）穴位注射法：阿是穴或俞穴，取当归注射液、丹参注射液及维生素 B_6、B_{12}、三磷酸腺苷等，选取一种，用注射针刺入俞穴得气后每穴推注 0.5~1.5ml，2 日 / 次，10 次为 1 个疗程。

（5）单验方：如生发丸、斑秃丸、侧柏丸、生发饮，一麻二至丸，益肾荣发丸、养血生发胶囊、荣发养颜宝等，可以选用。陕西省中医院研制的新生发丸疗效较佳。

（6）注意事项

① 劳逸结合，心情舒畅，忌烦恼、悲观忧愁、动怒。

② 饮食多样化，富有营养，改正偏食习惯。

③ 不要用碱性肥皂洗头。

④ 脂溢性脱发不宜洗头过勤，少食辛辣、甜食及肥腻之物，勿饮酒，晚间少喝咖啡、浓茶。

⑤ 调治中要有耐心和信心，有效药方不宜频繁更改，坚持守法守方治疗。

附　须发早白

须发早白又称"少白头"，《内经》《诸病源候论》中均有详细记载。

鉴别诊断：斑驳性白发、白化病、斑秃（刚长出的新发为白色，逐渐可以变黑）、白癜风。

1. 分型治疗

（1）肝肾亏虚型：多由先天禀赋不足，白发多从少年开始，常有家族史。或大病久病之后，元气大伤，脏腑虚竭，头发花白渐至全部白发，兼有稀疏脱落，头发纤细无光泽，或脆弱易断，伴头晕眼花、耳鸣耳聋，腰膝酸软，不任劳作，舌质淡红，苔白薄，脉沉细弱。

［治则］滋补肝肾，养血乌发。

［方药]《医方集解》七宝美髯丹加味：首乌、茯苓、牛膝、当归、枸杞子、菟丝子、补骨脂、桑椹、旱莲草、女贞子、熟地、菊花等。

（2）营血虚热型：以青少年多见，表现为头发花白、干燥、有白屑脱落、痒感，伴五心烦热、心悸失眠、多梦、口干舌燥、舌红苔少、脉细数等。

　　［治则］滋阴凉血乌发。

　　［方药］方用草还丹加减：菟丝子、枸杞、桑椹各15g，生地、赤芍、桑叶各12g，丹皮、菊花各10g，川芎、白芷、蔓荆子各6g，首乌20g，水煎服。

　　（3）气滞血瘀型：临床表现为短时间内头发大量变白，病前多有精神刺激因素，伴有胸胁满闷胀痛，心烦易怒，善太息，舌质暗或有瘀点，脉弦涩等。（伍子胥被困昭关，一夜白了头即是此例）

　　［治则］疏肝理气，活血乌发。

　　［方药］选用逍遥散合通窍活血汤加减。

　　2. 单验方

　　（1）血热白发方：生地、丹皮、赤芍、当归、黄芩、女贞子、制首乌、旱莲草、黑芝麻。

　　（2）肝郁白发方：生地、丹皮、白芍、当归、茯苓、白术、薄荷、栀子、柴胡、首乌、桑叶等。

　　（3）肾虚白发方：何首乌、旱莲草、桑椹、黑豆、生熟地、枸杞、当归、菟丝子、补骨脂、女贞子、黑芝麻等。

　　3. 传统治疗方法

　　（1）常用的中医药有以下几种，可根据具体情况选用：六味地黄丸、杞菊地黄丸、七宝美髯丹、复方首乌片、龟鹿二仙膏、女贞子膏、首乌延寿丹、逍遥丸。

　　（2）常用的中草药：当归、首乌、黑芝麻、黑豆、旱莲草、女贞子、熟地、白芍、枸杞、补骨脂、桑椹、桑叶、菟丝子、五味子、丹皮、核桃等。

　　（3）白发患者宜常食以下食物：动物肝脏、柿子、西红柿、土豆、黑芝麻、核桃、黑米、黑木耳、桑椹、大枣、枸杞等。

　　4. 注意事项

　　（1）性格应开朗，心情舒畅，克服悲观失望的消极因素。

　　（2）注意体育锻炼，提高机体的抗病能力。

　　（3）本病治疗多数进展缓慢，故在内治中要守法守方，坚持治疗，不可急于求功，只有坚持一段时间的正规治疗，才能获效。

　　（韩世荣.《世界中医药学会联合会皮肤科分会第二届年会论文汇编》，2010年5月，湖南·长沙）

运用血府逐瘀汤临床治验一得

血府逐瘀汤见于《医林改错》，乃清代名医王清任所创立，是治疗血瘀证之代表方。笔者常用此方治疗皮肤顽疾屡试不爽。血瘀证在皮肤科很常见，有的皮肤病兼有血瘀，有的本身就是血瘀证，有的初发时为血热、血寒或气滞，日久则成血瘀证。只要表现为皮肤瘀斑、青斑、紫黑、赘生物以及麻木、疼痛，病程较久，舌紫黯有瘀点、瘀斑等征象均可选为活血化瘀法，用其代表方血府逐瘀汤加减治疗。

1. 银屑病

张某，男，40 岁，工人。患者以全身性红斑、鳞屑、瘙痒，反复发作 20 年加重 1 个月之主诉于 1998 年 7 月 6 日初诊。查：膝前肘后及四肢伸侧、背部可见大片地图状肥厚性红斑，上覆较厚的白色鳞屑，搔之易脱，小腿及背部部分皮损顽厚干裂，头发呈毛笔状，指甲变厚，表面凹凸不平状如钉针，舌暗红边有瘀点，脉弦滑。用血府逐瘀汤加槐米 30g，三棱、莪术各 6g。水煎服，连服 20 剂后，鳞屑变薄，瘙痒减轻，皮损变成岛域状，继用上方加何首乌 20g。再服 30 余剂，皮肤基本恢复正常，病告痊愈。

按：银屑病初发以血热为主，病久则常为血瘀，本例反复发作 20 年，久病多瘀，加之皮损顽厚干裂，舌边有瘀点，乃血瘀于肤，郁久成块，瘀血不去则新血不生而干裂作痒。治疗这类病证时多采用理气活血化瘀，佐以凉血解毒之法，并加用三棱、莪术以加强活血化瘀、软坚散结之力。

2. 结节性痒疹

黄某，女，40 岁。患者以四肢出现坚硬疙瘩，剧烈瘙痒 3 年之主诉于 2000 年 4 月 9 日初诊。3 年前被蚊虫叮咬后四肢发生丘疹、瘙痒，经治疗后大部分皮损消退，仅四肢伸侧遗留黄豆大坚硬结节，剧烈瘙痒，表面角化，四周有色素沉着。舌暗红边有瘀点，脉弦细。用本方加姜黄 10g、浙贝母 10g。10 剂，水煎服。服药后瘙痒减轻，结节变软变小，欲加速疗效，上方加山甲珠、地鳖虫各 6g，以加强软坚散结之功。共服 20 余剂，瘙痒消失，结节变平，皮肤恢复正常。

按：此病例属中医顽湿聚结范畴，多由瘀血夹痰结滞于肤发为结节，治疗时以本方活血软坚散结为主，加姜黄活血化瘀兼以引经，加浙贝母化痰散结，加穿山甲、地鳖虫活血软坚散结功大力专，以求效捷。

3. 硬皮病

苏某，男，14岁，学生。以左下肢皮肤带状变硬3年之主诉于1998年6月12日初诊。3年前因受寒邪侵袭，左股外侧一片皮肤呈淡褐色，发硬，轻度萎缩，难以捏起，因无痒痛之感而未重视，渐向远端延伸，就诊时已波及左侧小趾，局部出汗少，汗毛消失，活动不便，舌暗红，脉沉细。用本方加黄芪20g、蜈蚣2条、石斛20g、桂枝6g，重在益气活血、温经通络。水煎服，每日1剂，同时外用热敷药（本院自产制剂）局部热敷。每日1次，每次半小时。2个月后症状明显减轻，局部开始变软，已有汗毛长出。嘱其继用前方化裁，坚持用药6个月皮肤基本恢复正常。

按：硬皮病属结缔组织病，中医谓之"皮痹"，西医无特效药物。此病由先天阳气不足，外受寒湿之邪所侵，日久导致血流不畅，瘀滞于肤，筋脉失养而变硬萎缩，用本方活血化瘀通脉，加黄芪以益气生血行血，蜈蚣功擅走窜通络活血，血得温则行，得寒则凝，故加桂枝温经通阳，以助行血之功，石斛滋养胃阴，以育后天之本。

4. 瑞尔黑变病

李某，女，40岁。2003年5月20日初诊。患者颜面、颈部发生对称性青灰色斑3年，加重3个月。初起较轻，呈淡灰色，逐渐发展颜色加深，波及双手臂，轻微瘙痒及脱屑，舌暗红，脉弦细。宜活血化瘀、益气养血、退斑为治则。用本方加黄芪、玉竹、青蒿各30g，水煎服。半个月后色素明显变淡，嘱其继续服用2个月余而色斑消失，皮肤恢复正常。

按：本病属中医黧黑斑范畴，病久多瘀，瘀血停滞于肤，肤失血养而发黑，治当益气活血退斑，加黄芪以益气，加玉竹旨在退斑容颜，用青蒿以防光照加重黑斑。

5. 进行性色素性紫癜性苔藓样皮炎

董某，男，55岁。病史3年，开始于右足背出现多数针头大小之红色皮疹，呈小片状，轻度瘙痒，1个月后左足背亦出现同样损害。此后皮疹逐渐增多，发展到双小腿，曾应用抗过敏药物，未见效果。家族中无类似病史。症见右小腿伸侧有10处1~2cm直径之皮损区，边界清楚，表面呈轻度苔藓样变，中央及边缘可见多个针尖大小之紫癜分布及黄褐色色素沉着。左小腿亦有6处同样损害，舌质暗红，苔白润，脉弦。证属血瘀内阻，溢于外络。拟疏肝理气，活血化瘀。药用桃仁、红花、赤芍、当归、枳壳、桔梗、川牛膝各10g，生地30g，柴胡、生甘草各6g。服药20剂，大部分紫癜损害消退，瘙痒减轻，继服20剂，皮疹消退，仅遗留色素沉着。

按：本案属慢性紫癜病之一种，其病程缠绵多年不愈，西医无特效疗法。本病由于血瘀内阻，溢于外络而见发斑，郁久血燥伤阴则肌肤失养，故有皮肤粗糙而作痒的症状。治以活血化瘀，宣肺清热。本例使用血府逐瘀汤贯通气血，以消瘀滞，用药特点是方中重用生地清热凉血润燥，配桔梗畅宣肺气，因肺主皮毛，为不可缺少的引经药物。本病当辨为脾虚血失统摄型、血热迫血妄行型及血瘀型等3种类型以治之，病虽同，证中有异，临证当要细辨。

6. 黄褐斑

李某，女，25岁，未婚，1985年3月15日初诊。4年前鼻左上方出现两分硬币大小色素沉着斑，逐渐增大，发展到对侧面部，数目较多，色素加深，伴有月经不调、痛经、色黯红、有血块，舌质紫暗、苔白，脉沉细。属中医气滞血瘀兼肝肾不足之候，治以活血化瘀、疏肝益肾，用血府逐瘀汤加减。药用：桃仁10g，红花10g，当归15g，川芎10g，生地15g，赤芍10g，桔梗10g，枳壳10g，柴胡6g，血竭3g，丹参20g，白附子6g，女贞子15g，旱莲草20g，白芷10g。药服35剂，皮损色素消退，诸证悉除。后随访半年，未见复发。

按：本案患者面部色斑较多，患病4年病程较久，久病多瘀。月经不调伴痛经乃肝郁气滞之证，经血暗红，有块，舌紫暗均示内有瘀血。治宜疏肝理气，活血通经佐以补肾消斑。选用血府逐瘀汤加丹参、血竭活血化瘀为主，白附子、白芷善行头面消斑，女贞子、旱莲草补肾。应用此方通过调理气血既恢复了月经周期，又调整了肝肾功能，从而面部黄褐斑也随之消退。

7. 顽固性头痛

王某，男，24岁，阵发性头痛已十数年，每次持续数日或数十日，1994年5月7日因劳累过度复发而就诊。全头锥痛，痛甚则冷汗自出，下午夜间痛更甚，时感胸闷，舌有少量瘀点，苔薄，脉弦微涩。根据其头痛已十数年之久，还有刺痛和瘀点的症状，遵古人"久痛入络"之旨，断为瘀血致痛，用血府逐瘀汤加僵蚕治之；当归、生地各15g，桃仁、红花、枳壳、赤芍、柴胡、川芎、僵蚕各10g，桔梗6g，牛膝8g。3剂服后，其痛减轻，嘱再进6剂，头痛消失，迄今3年未发。

按：头痛一病，中医辨证分外感头痛与内伤头痛两类六型，而瘀血导致头痛，在临床上较常见，本例头痛病史十数年之久，可谓长矣，虽多方求治总因药不对证而无效。根据痛如锥刺之感和舌有少许瘀点之特征，按瘀血论治，共进9剂，多年痼疾霍然而愈。

8. 头汗出证

肖某，男，47岁，头部汗出10余年，曾服益气固表、滋阴清热等药无效，反而汗出加重。1995年2月10日就诊。自诉10年以前因夜间备课回寝，不慎摔倒在地，碰及胸部，随即就满头汗出，不分昼夜，亦不受外界气候环境的影响。胸部时有刺痛之感，食欲正常，喜喝茶水，夜梦多，诊及舌边有瘀点、瘀斑，脉沉弦，根据患者原有外伤史和瘀斑之征，断为瘀血所致出汗，投血府逐瘀汤治之：牛膝、桃仁、生地各12g，红花、枳壳、桔梗各9g，当归、赤芍、柴胡各10g，川芎、甘草各6g，连服6剂，汗出自止。随访，至今未发。

按：此例患者仅为头部多汗，故取名头汗出证。病史10多年，多方治疗无效，头汗出益甚，细问病史，得知10多年前因胸部外伤而致头汗出，因外伤导致瘀血阻络，使汗孔开合失常而多汗，用本方活血通络不用止汗而汗自止。

以上治疗数案，皆为瘀血导致，故用活血化瘀之血府逐瘀汤治疗而获良效。方中桃仁、红花、川芎、赤芍活血祛瘀散滞；配以当归、生地养血活血，活血而无耗血之虑；又伍柴胡、枳壳疏肝理气，使气行则血行；桔梗载药上行，使药力发挥于上焦，宣通气血，有助于瘀血的化与行；牛膝破瘀通络，引瘀血下行。由此一升一降，一化一行，使气血营周不休，瘀去生新，功能正常，诸症遂愈。

（韩世荣.《全国经方论坛论文集》，2010年）

韩世荣治疗黄褐斑的经验[①]

黄褐斑，是一种常见的以颜面色素沉着斑为主要表现的皮肤病，中医又名"䵟黑斑""肝斑""面尘"，本病病因复杂。韩世荣主任医师是陕西省第二届名中医，在40多年的临床实践中，善于研究总结，积累了很多宝贵的经验。现将其治疗黄褐斑的思路和用药经验介绍如下。

一、治病求本

"有诸内必形诸外。"韩老师认为，本病与肝、脾、肾三脏功能失司密切相关。另外，"无瘀不成斑"，治疗过程中应始终不忘化瘀消斑。

1. 肝为刚脏，郁滞在肤为斑

《医宗金鉴·外科心法要诀》曰："䵟黑，面尘，此由忧思抑郁，血弱不华，

---

① 陕西省10个重大病种中医药创新计划（[2014] 302号）。

火燥结滞而生于面上,妇女多有之。"肝藏血,主疏泄。肝的藏血和疏泄功能必须平衡协调。藏血不足,疏泄太过或疏泄不及,都是引发黄褐斑的主要原因之一。肝为刚脏,易郁滞难畅达。肝失条达,气机郁结,血行瘀滞;久郁化热化火,灼伤阴血,血行不畅,导致颜面肌肤失养而出现黄褐斑,并常见抑郁、胸胁、两乳或少腹胀痛不适,经行不畅,痛经、闭经等。此类患者面部斑呈黄褐色,对称分布于颧部、鼻部、唇周,边界尚清,伴胸胁或乳房胀痛,烦躁易怒,经前斑色加深,月经不调,经色紫暗有块,舌质淡红,苔薄白,脉弦。治宜疏肝理气,方选丹栀逍遥散加减。伴有月经不调者,加益母草、香附;烦躁易怒者,加夏枯草、合欢皮;伴有失眠者,茯神易茯苓,加龙骨、珍珠母等。伴胸胁或乳房胀痛,加枳壳、木香、郁金。

2. 肾为先天之本,阴阳失调生斑

肾藏精。肾中精气是人体生命活动的根本,维持人体生长发育和各种功能活动。久病伤肾,或房劳过度,或年迈肾亏,精血亏损,失于滋养,虚热内生,阴虚火旺,灼伤阴精,精血不足,虚热内蒸,上达于面部而出现黄褐斑;或久病耗伤肾精,精亏不能充养面部。《外科正宗》云:"鼾黑斑者,水亏不能制火,血弱不能华肉,以致火燥结成斑黑,色枯不泽。"也明确指出黄褐斑为肾虚所致。此类患者面部为深褐色或黑褐色斑片,大小不等,形状不规则,轮廓易辨,对称分布于目周、颜面,常伴头晕目眩,腰膝酸软、耳鸣眼涩,女子不孕、月经不调,男子早泄、遗精。舌淡,苔薄,脉沉细。治宜补益肝肾,方以六味地黄汤加减。方中以山萸肉、山药、熟地滋肝肾阴,并能固精,茯苓助山药健运,丹皮清泄相火,泽泻利湿泄浊,并防熟地等药滋腻恋邪。遗精者加莲子、芡实,腰酸者加桑寄生。

3. 脾为后天之本,气血不足,肝失所荣生斑

脾主运化,为后天之本。又主统血,主升清。水谷精微通过脾的运化,化生为气、血、津、液,再通过升清降浊,营养脏腑经络、四肢百骸,维持正常运行。由于忧思过度、饮食不节、劳累过度,耗伤脾气;或脾胃素弱,运化失常,脾失健运,气血化源不足,不能上达于面;或过食生冷,致脾阳虚衰,阴寒内盛,水湿不得运化,停留中焦,聚为痰饮,浸渍脏腑,循经壅遏头面气血,发为褐斑;或脾虚失运,气机不畅,水湿不化,留滞中焦,久而化热,湿热内生,熏蒸于面部而生褐斑。隋代巢元方《诸病源候论·卷三十九·面黑候》谓:"面黑者,或脏腑有痰饮,或皮肤受风邪,皆令血气不调,致生黑,五脏六腑、十二经血,皆上于面,夫血之行,俱荣表里,人或痰饮渍脏,或腠理受风,致血气不和,或涩或浊,不能荣于皮肤,故变生黑。"其"痰饮渍脏"当与脾胃阳虚相关。此证患者面部斑呈黄褐色,对称分布于鼻翼、前额、口周,轮廓模糊,自边缘向中央

逐渐加深，伴见纳差、腹胀乏力、便秘，舌淡，边有齿痕，苔白或腻，脉濡细、虚滑。治法：健脾益气，活血消斑。方药以六君子汤加减。伴腹胀者，加厚朴、枳壳；伴失眠者，加酸枣仁、远志等；倦怠乏力者，加黄芪等。

4.瘀血停滞孙络，郁久成斑

黄褐斑是一种慢性皮肤疾患，中医学认为"久病必瘀"，病久则气血运行不畅，脉络瘀阻。其病机变化无论肝郁、脾虚、肾虚，最终均导致血瘀而"形之于面"。《难经·二十四难》曰："脉不通，则血不流，血不流，则色泽去，故面黑而鬶，此血先死。"血瘀的形成有多方面的因素，肝气郁结，气机不畅，气滞则血流缓慢而致瘀；肝肾阴虚，虚火上炎，燥热内结成瘀；肾阳衰竭，寒则血凝；脾失健运，气血不足，血失推动而致瘀。在辨证论治的基础上，都应适当应用活血化瘀药物。临证宜根据致瘀原因悉心辨证，治瘀不离脏腑。该证患者面部斑呈浅褐色至深褐色，大小不等，以颧部、额部、唇周为主，对称分布，边界不清，轮廓易辨。伴面色晦暗，唇绀，肢体麻木，手足不温。妇女月经多有血块。舌质紫暗，有瘀斑、瘀点，苔薄白，脉沉弦或沉涩。治法：活血化瘀，理气通络。方药以桃红四物汤加减。可配合穿山甲、郁金通经活络。诸药合用，血运良好，气血调和，上荣于面而祛斑。伴五心烦热者，加知母、黄柏；伴便秘者，加酒大黄。

二、重视花类药物的应用

韩老师在临床中教导我们，"皮毛之疾"，病发于表，内关脏腑，尤其与肺关系密切，故治疗宜针对上焦特点，首选"如羽"之品。花类属植物精华之所凝聚，韩老师常以其多质轻清扬而善达于上，性轻浮而行于肌肤，在治疗黄褐斑时，每多选用。常用有红花、玫瑰花、月季花、凌霄花、菊花（五花祛斑汤）。红花性味辛温香善于走窜，内而脏腑，外而皮毛，经络筋骨，凡有血瘀皆能消而散之；玫瑰花和月季花为同科近亲植物，玫瑰花被誉为解郁圣品，偏于行气解郁、利血散瘀而祛斑；月季花因每月开花，与女子月经暗合，故除具玫瑰主治外，更有调经而祛斑的作用；凌霄花性善上行，善治面、鼻血瘀、血热之症；菊花质地轻清，性味甘淡，以清肝经风热。因"诸花皆升"，均具有上行头面之效，故"五花"配合而善治血瘀型之黄褐斑及其他色素沉着。

三、内外合治

在黄褐斑的治疗中，除口服汤药外，韩老师常配合口服祛斑玉容丸（院内制剂），该药由柴胡、当归、白芍、玉竹、黄芪、茯苓、白术、红花、郁金、丹皮、青蒿、栀子、玫瑰花、甘草等10余味中药组成，具有疏肝健脾、活血祛斑的作用。除内服药物外，还重视配合外用药物及中医特色疗法，使药效直达病所，内外合用，内治其本，外治其标，疗效显著。

祛斑面膜：选用白芷、茯苓、白及、僵蚕、白附子、当归、川芎等药物，研细末，加入适量蜂蜜、水调成糊状，常规清洁面部后，取适量涂于面部，辅以离子喷雾器的热蒸汽和负离子，30分钟后洗净。每周1次，10次为1个疗程。

面部刮痧：面部刮痧是玉石为材料制作的鱼形刮痧板刺激穴位，沿经络刮拭，配合不同的植物精油，用刮拭、提捏、挑刺等手法刺激肌肤而使其血脉通畅，达到活血化瘀、舒筋通络等作用。最终达到使黄褐斑逐渐消退的目的。刮痧持续20分钟，每周1次。

面针：用特制微针针刺面部相应穴位，达到活血化瘀、通络祛斑作用。每次留针30分钟，1次/天，10次为1个疗程。

四、典型病例

孙某，女，44岁，2014年9月16日初诊。

[病史]面部褐色斑2年，加重1个月。患者于2年前因太阳暴晒后面部出现色素沉着，经过中西药治疗后色素斑变淡。1个月前情绪波动剧烈，面部色素斑加重，面积逐渐扩大，颜色加深，发展到整个面部，经朋友介绍来韩老师门诊求治。刻诊：颧部、鼻部、上唇均可见大片淡褐色色素沉着，边缘欠清晰。失眠多梦，耳鸣头晕，烦躁易怒，手足心热，月经提前，经期乳房胀痛，食纳可，二便调。舌质红，苔白润，脉弦滑。辨证属肝郁气滞，治宜疏肝理气、活血消斑。

[处方]丹皮、栀子、当归、白芍、柴胡、炒白术、地骨皮、菊花、红花、玫瑰花、鸡冠花、枳壳各10g。14剂，水煎服，1剂/天。

二诊（2014年9月30日）：斑色变淡，大便干，失眠多梦，舌红少苔。药用：前方加醋龟甲、醋鳖甲各10g。14剂，水煎服，1剂/天。

三诊（2014年10月14日）：斑色变淡，范围缩小，乳房胀痛。药用：前方加郁金10g。14剂，水煎服，1剂/天。

四诊（2014年10月28日）：面部色斑消退达80%，乏力。药用：前方去郁金，加黄芪、党参各20g。

五诊（2014年11月28日）：面部色素斑大部分消失，仅有小片淡褐色斑，遂停服中药汤剂，仅口服祛斑玉容丸，2次，每次6g，巩固疗效。诸证悉除。

1年后随访未见复发。

五、讨论

血瘀为本病重要病因病机，瘀血为本病重要病理产物。在治疗过程中，应始终不忘活血化瘀。同时，活血化瘀药不宜久用，以防气阴两伤。疏肝解郁、健脾益肾、活血化瘀是治疗黄褐斑的基本原则，在此基础上，可适当应用五花汤（红花、凌霄花、玫瑰花、月季花、菊花），以花养颜，诸花轻清质浮走上，药效直达面部。根据黄褐斑发生的部位不同，可选择不同的引经药物：黄褐斑见于双颊者，可酌加柴胡、青皮、枳壳；见于额部者，可酌加菊花、白芷；见于下颌者，可酌加台乌药、仙灵脾、穿山甲；见于上唇部者，可酌加红花、鸡冠花；见于鼻部可酌加白术、陈皮。

（李美红，李宁，韩世荣.《陕西中医》2016 年第 37 卷第 8 期）

韩世荣名中医治疗白塞综合征的经验

白塞综合征，中医称之为"狐惑病"，首载于《金匮要略·百合狐惑阴阳毒病脉证治》，以反复发作的虹膜睫状体炎，口腔、生殖器溃疡和皮肤损害等为主要特征，常累及关节、心血管、泌尿、胃肠道、神经等系统。韩世荣系陕西省名中医、主任医师，陕西省第四、五批中医药专家师带徒指导老师、国家临床重点专科（中医）学术带头人，行医 40 余载，潜心研读经典，博采众长，勤于思考，善于总结，从而形成了自己独到的学术体系，在治疗皮肤病方面积累了丰富的临床经验。笔者曾有幸跟随韩老师学习，受益颇丰，现将韩老师治疗白塞综合征的经验总结如下。

一、病因病机

1. 湿热毒邪蕴结皮肤腠理，侵及脏腑是狐惑病发病的主要因素

狐惑病发病初期多因湿热毒外侵皮肤，内及脾胃、肝等脏腑及其经络所致。如湿毒侵及皮肤可见皮肤溃疡、红斑、血管炎、静脉炎等；波及脾胃、湿热熏灼则出现口腔溃疡；累及肝及其经络，上蒸下注可见眼部症状、外阴溃疡等。正如《金匮要略·百合狐惑阴阳毒病脉证治》所云："狐惑之为病，状如伤寒，默默不欲眠，目不得闭，卧起不安，蚀于喉为惑，蚀于阴为狐……蚀于上部则声嗄，甘草泻心汤主之。"因而韩老师认为，狐惑病初期的病机为湿热蕴结，上蒸下注。病理性质以实、热为主。

2. 脾肾亏虚，湿、热、瘀互结，正虚邪恋是狐惑病反复发作的症结所在

狐惑病经久不愈，则耗伤阴津，虚火内扰，引起气阴两亏，虚热内生。正如

清代魏念庭指出："狐惑者，阴虚血热之病也。"除皮肤溃疡外，临床可见神疲乏力、潮热盗汗、口干不欲饮、舌红无苔、脉细数等。病程日久，还可导致脾肾阳虚，脾失运化，肾失温煦而出现畏寒肢冷、腹泻、大便稀薄、舌质淡、苔薄白、脉沉弱。另外，久病入络，脉络不畅导致血瘀，瘀血既是湿、热、毒邪内侵后的病理产物，也是致病因素，症见口腔、外阴溃疡经久不愈，色紫暗或见瘀斑，舌紫暗、脉细涩等。所以，狐惑病反复发作，出现脾肾阳虚、肝肾阴虚，湿、热、瘀互结，阴阳失调、虚实夹杂，治疗难度较大。

二、辨证论治

1. 初期

狐惑病初期以湿热毒邪内蕴肝、脾胃，外侵及皮肤、眼、口和前阴为主。临床表现为结膜炎、角膜炎、视网膜炎、口腔黏膜溃疡、生殖器溃疡、毛囊炎、斑丘疹、脓疱等。肝开窍于目，其经脉绕阴器，湿毒之邪入肝引起肝经湿热，症见眼部损害和外阴部溃烂、心烦、口苦、脉多滑数或弦数。脾开窍于口，湿热之邪侵犯脾胃，可见口腔黏膜溃疡，口渴不欲多饮。治疗当以清热燥湿解毒为主，韩老师常用甘草泻心汤合龙胆泻肝汤加减化裁治疗狐惑病，疗效显著。药物组成：龙胆草6g，黄芩10g，栀子10g，苦参10g，黄连10g，蒲公英10g，柴胡10g，车前子10g，泽泻10g，连翘10g，生地黄10g，土茯苓10g，甘草6g。每日1剂，水煎服，每日2次。

2. 后期

狐惑病后期出现正虚邪恋，虚实夹杂，治则宜扶正祛邪。若湿热蕴久化燥，损伤肝肾之阴，除皮肤损害、口腔黏膜和外阴溃疡外，还表现为视力减退、两目干涩、咽干口燥、潮热盗汗、五心烦热、腰膝酸软等，舌质红少苔，脉细数，治疗以滋补肝肾、养阴为主，辅以清热解毒，方用杞菊地黄汤加黄连6g、苦参15g、蒲公英15g、土茯苓20g。若阴损及阳，出现脾肾阳虚，症见畏寒肢冷、神疲乏力、少气懒言等，舌质淡，苔薄白，脉沉弱，则用肾气丸加苦参15g、蛇床子15g、土茯苓20g、白花蛇舌草15g、桂枝10g。久病入络，导致血瘀可加丹参20g、牛膝15g等。

三、典型病例

患者，男，53岁，2004年8月6日初诊。

[**病史**] 发作性口腔、外阴溃疡5年。患者有白塞综合征病史，口腔黏膜溃疡、外阴溃疡反复发作，双目干涩、口干不欲饮、乏力、腰膝酸软、五心烦热、盗汗，舌质红、苔薄黄，脉细弦。

［**辨证**］肝肾阴虚，湿热内蕴。

［**诊断**］狐惑病。

［**治法**］滋肾益肝，清热解毒。

［**处方**］方药以杞菊地黄汤加减。生地黄 20g，山药 15g，山萸肉 10，牡丹皮 10g，枸杞 10g，菊花 10g，苦参 15g，蒲公英 15g，土茯苓 20g，黄连 10g，炒黄柏 10g，甘草 6g。14 剂，每日 1 剂，水煎服，分 2 次口服。

二诊（2004 年 8 月 20 日）：患者口腔黏膜、外阴溃疡减轻，症见口干、畏寒肢冷、脉细、苔薄黄，守上方去黄连、蒲公英、炒黄柏，加蛇床子 15g、白花蛇舌草 15g、桂枝 10g，用法同前，连续服药 3 个月余，病告痊愈。

按：白塞综合征与《金匮要略》所描述的狐惑病的临床表现有相似之处。《金匮要略》认为本病由湿毒所致，且取上下交病、独治其中之法，用甘草泻心汤以苦、辛、甘合治之。通过对患者的症状、舌脉等进行辨证分析发现，本病既有湿热毒邪，又因病久、反复发作出现肝肾阴虚，故疗以清热化湿、解毒、益肾、养阴之法治之。方中生地黄、山药、山萸肉、枸杞滋养肝肾，菊花养肝明目；山药健脾养胃，胃强则湿除；蒲公英、土茯苓、黄连、炒黄柏、苦参清热解毒，毒排则正安；牡丹皮清热活血；甘草解毒、调和诸药。诸药合用，共奏滋阴清热、解毒之功效，使得祛邪而不伤正。治疗中发现患者有阳虚表现时，及时调整配方，减去一些清热解毒的药物，适度增加温阳药物，灵活运用，不拘一格，才能稳中求效，体现中医辨证论治的特色。

四、结语

白塞综合征是一种反复发作的慢性、全身性疾病，目前西医学除应用激素、免疫制剂等，尚无特效药物。中医学在长期临床实践中积累了丰富的经验，治疗白塞综合征取得了较好的疗效。本病属于中医治疗的优势病种之一。作为陕西中医皮肤病界的权威专家，韩老师认为，白塞综合征缓解症状不难，难在根治。虽然本病病因病机复杂，症状多变，病情缠绵，但只要遵循中医谨守病机、治病求本的理论精髓，遣方用药得当，一定能收到满意的治疗效果。

（申树林.《广西中医药》2016 年 6 月第 39 卷第 3 期）

韩世荣主任医师应用通络法治疗硬皮病经验

陕西名中医韩世荣主任医师是陕西省第四、五批名老中医药专家学术经验继承指导老师。他从事中医皮肤病临床诊疗工作 40 余载，学验俱丰。对于皮肤科疑难杂症治疗颇有独到之处，论病常有精妙之言，愈疾屡有桴鼓之验。吾有幸作为其学术继承人侍诊左右，得其耳提面命，受益良多。现将韩老师临证应用通络法治疗硬皮病的经验浅述于下，以飨读者。

硬皮病相当于中医"皮痹""顽皮""脏腑痹"等症，属中医痹证范畴，为皮肤科顽症，临床以局限性或弥漫性皮肤及内脏器官结缔组织的纤维化或硬化，最后发生萎缩为特点。经过多年临床实践研究，韩老师认为，本病为本虚标实之证，由脾肾阳气虚弱，寒湿瘀阻肌肤经脉，甚者循经深入脏腑而引发脏腑痹证，而经脉闭阻则是皮痹发病的重要病机。正如沈金鳌在《杂病源流犀烛·诸痹源流》中所云："痹者，闭也。三气杂至，壅蔽经络，血气不行，不能随时祛散，故久而为痹。"故治疗宜以温阳益气为大法，而疏通络脉则是贯通治疗始末的重要环节。

一、温阳通络

《黄帝内经》云："邪之所凑，其气必虚。"阳气虚损是硬皮病发病的根本原因。阳虚则阴寒内盛，易与外在阴寒之邪相合，同气相召，致使寒湿外侵，凝滞经络而发病。盖离照当空，群霾自散，据王太仆"益火之源以消阴翳"之旨，韩老师每用温阳之品鼓舞阳气，以消散络中凝滞之阴寒，则脉络自通，气血自荣。

临证中，对于硬皮病，特别是系统性硬皮病患者，伴有畏寒喜温，手足清冷，腹痛便溏，小便清长，舌淡苔白，脉沉细等，辨证属阳虚寒凝之证者，常伍用制附子、麻黄、干姜、桂枝之类以温阳通络。其中附子大辛大温，通行十二经，走而不守，补益肾阳，能治一切沉寒痼冷之疾。《医学衷中参西录》云"附子无姜不热，无麻黄不通"，故应用时常与干姜或麻黄相伍为用。麻黄辛以发散，温以逐寒，功擅开发腠理，达邪外出，《本草正》云："麻黄以轻扬之味，而兼辛温之性，故善达肌表，走经络，大能表散风邪，祛除寒毒。"桂枝辛甘温煦，透达营卫，能散能行，有和营、通阳、利水、下气、行瘀、补中之功，善治皮痹发于四肢头面者。麻桂附合用，共达温阳散寒通络之功，合称"寒证三药"，为韩老师所喜用。

《景岳全书·补略》云："善补阳者，必于阴中求阳，则阳得阴助而生化无穷。"韩主任崇其说，临证常酌加养阴之品以助阴化阳，常用如熟地黄、石斛等。

二、化瘀通络

脉络是灌注气血的通道，通达周身，外而肌肤，内而脏腑，无处不到。若寒湿闭阻，或阳气亏虚，失于温煦鼓舞，均可致营血凝滞，络脉瘀阻不通。崇"辛以润之""温则消而去之"之旨，对于肌肤顽坚，皮色青紫，面色黧黑，唇甲色暗，口干饮水而不欲咽，女子痛经，舌质紫暗，或有瘀点瘀斑，舌下静脉郁曲，脉弦涩等，证属血瘀络阻者，韩主任则施以活血化瘀之剂，以疏通脉络，敷布营气。尤喜用性味辛温而兼行气作用的活血化瘀药，如当归、红花、川芎之类。对于肌肤顽厚体质尚实者，则加三棱、莪术、姜黄、威灵仙等破血行气、化瘀通络之品。

然寻常草木，往往难堪大用，必假虫蚁走窜之品，方能通行一身表里内外，搜剔络中瘀滞，故常伍蜈蚣、螃蟹、穿山甲等以活血通络，提高疗效。其中，川芎性味辛温，功能活血行气，为血中之气药，又可上行头目，旁达肌肤，故善治病在头面的硬皮病；姜黄辛苦而温，功能破血行气、通经止痛，故能"兼理血中之气"（《本草纲目》），善治硬皮病发于肩臂部者。

三、调气通络

气属阳，血属阴，《难经》有云："气主煦之，血主濡之。"气为血之帅，血为气之母，如《圣济总录·妇人血风门》云："气凭血运，血依气行。"故两者功能各异，又密不可分。气机调达则血行和畅，反之，气机失常，则可影响津血运行，如《普济方·方脉总论》所云："气行则血行，气止则血止。"在硬皮病发病过程中，由于正虚邪犯，邪阻脉络，郁阻经气，则可致阴血变生痰瘀，与痹邪胶结，或阻滞脏腑气机，导致病情进一步加重。故通过调理气机以促使经络疏通，即可使经络中气血津液周流不休，还能使"五脏元真通畅，人即安和"。

韩老师认为，在硬皮病临证中，气机失常主要表现为气虚和气滞两种。气虚则运血无力，气滞则血行迟滞。故临证宜灵活佐用调理气机之品以通调血络。如兼见面白少华，体倦乏力，神疲肢懒，气短懒言，或兼腹泻腹胀，舌质淡，脉濡弱等，证属气虚者，则加用黄芪、党参等品，以健脾益气，推血助运。如兼见情志抑郁，善悲欲哭，胁肋胀闷，或脘腹痞塞胀满，舌淡暗，脉弦涩等，证属气滞者，则加用枳壳、香附、丝瓜络，或陈皮、木香等以行气和络。

四、化痰通络

韩老师常云："顽麻肿硬，不是死血便是痰。"痹邪闭阻经脉必致津液布散失常，聚而为痰，进而与邪气相搏结，故病愈久则邪愈甚。故对硬皮病见皮肤肿硬，质韧顽厚，肌肤不仁，伴咳嗽咯痰，胸腹满闷，舌体胖大淡暗，苔白腻而润，脉弦或滑等，辨证属于痰浊阻络者，化痰通络之品，用之不厌其早。临床习用僵蚕、海浮石、白芥子等以消散脉络凝结之痰浊。其中海浮石，《冯氏锦囊秘录》谓其"专走肺经，善治一切痰结诸病。"物虽属石，但质轻而中空似肺，功擅化老痰顽痰，消积散结，对于硬皮病证属痰瘀伏肺（硬皮病合并肺纤维化）或留滞肌肤者，用之尤佳。白芥子性味辛温，为温里化痰药，其性走散，善消寒痰及皮里膜外之痰，又能开宣肺气，透达经络。《本草新编》谓其"消膜膈之痰，是有痰之处无不尽消"，对于硬皮病之寒痰留滞脉络，用之最当。

五、四联通络

四联通络法属于中医外治法范围，包括热敷、针刺、艾灸、涂擦药膏等治疗方法。

热敷法即以韩老师自拟软皮热敷散（院内制剂）对患部进行热敷治疗。该方由血竭、艾叶、桂枝、三棱、刘寄奴、料姜石、地鳖虫、螃蟹、生麻黄、红花、积雪草、附子、黄药子等18味中草药组成，具有温经散寒、祛风止痛、活血通络、软坚散结之功，局部外用可使药力直达病所。应用之时，须用布包，并淋以黄酒，蒸透后趁热煨敷患部，以借黄酒辛温散寒通络及热力温通血脉的作用，增药物温散寒凝、活血通络之功。闫小宁等研究发现，该法具有改善硬皮病小鼠模型皮肤硬化，降低Ⅰ型、Ⅲ型胶原蛋白作用，能明显改善局限性硬皮病患者皮肤硬化症状，且相对安全。对于局限性硬皮病皮肤症状较轻，或不能内服中药者，运用局部热敷治疗方法常可达到治愈的目的，临床效验颇丰。

针刺法则以局部施以围刺或火针为主，兼以辨证取穴，具有扶正固本、振奋阳气、补虚泻实之功，从而达到疏通经脉、调畅气血的目的；局部艾灸则能温通血脉，行气活血，宣痹散结；外用积雪苷软膏或喜辽妥软膏，有活血化瘀、疏通经络、软坚散结之功，配合前法可提高疗效。

《灵枢·经脉》云："经脉者，所以决死生，处百病，调虚实，不可不通。"应用通络法可祛除经脉中闭阻的邪气，使气血环流，肌肤腠理自得温养而固密，外邪无由盘踞内侵，皮痹得以自愈，故韩老师认为，通络法具有"以宣为通，以通为补"的功效。硬皮病往往病程较久，每在阳虚阴盛基础上，兼夹其他病理因素进而影响经络的畅通，变症百出。韩老师指出，临证时医者应在温阳益气、蠲痹散结的原则下，详审细辨，灵活运用通络之法。辨证属邪实者宜去其邪而通络，属虚证者则施以补益以通络。若兼见脾阳虚弱，水湿阻络者，暖脾化湿以通络，如藿香、苍术之类；心阳不足，运血无力者，温阳益气以通络，如红参、桂枝、薤白之辈；伴血虚者，养血荣脉以通之，如当归、白芍等品；津伤者，润养滑利以通之，如生地黄、麦冬之属。尽管所用之药不尽属活血通络之品，然而用之得当，则又何法不是通法？何药无活血通络之功？故"通络"之法，不可仅仅执为活血通络一法。正如高士宗《医学真传》所言："通络之法各有不同，调气以和血，调血以和气，通也；下逆者使之上行，中结者使之旁达，亦通也；虚者助之使通，无非通之之法也。"

六、典型案例

患者，女，42岁，2013年3月6日初诊。患者于11年前发现左肩背及上肢皮肤相继出现大片硬化斑片，经多家医院确诊为"硬皮病"，但屡治乏效。刻诊见：左侧肩背至手腕处皮肤暗褐色硬化斑片，呈带状分布，其上汗毛脱落，有蜡样光泽，触之坚厚如革，不易捏起，伴见形寒肢冷，食少便溏，舌质淡暗，边有齿痕，舌苔白厚，脉沉细。上消化道造影示：食管蠕动减慢，排空降低。西医诊断：硬皮病；中医诊断：皮痹。证属脾肾阳虚、寒湿阻络，治以温补脾肾、活血通络。方选当归四逆汤合桃红四物汤加减，药用：当归10g，桂枝20g，白芍20g，通草6g，细辛3g，黄芪30g，党参20g，桃仁10g，红花10g，川芎9g，熟地黄20g，黑附子10g，蜈蚣2条，乌梢蛇10g，螃蟹10g，守宫8g。7剂，水煎服，每日1剂。外用软皮热敷散局部热敷。

二诊（2014年3月7日）：上方进退治疗1年，原皮损处除留有淡褐色色素沉着外，与正常皮肤几无异常，上消化道造影示：未见异常。病属临床治愈，遂改服软皮丸（院内制剂）巩固疗效，并嘱忌食生冷，注意保暖。

按：本案由阳气不足，寒湿外犯，闭阻肤络，致气血瘀滞，并循经内客食管，渐损脾阳，故有食少便溏及舌脉诸症。方中桂枝、附子、细辛温化寒湿，通经活络；党参、黄芪益气达邪，并推血助行；桃红四物汤养血活血，散瘀通络；诸虫类药性善走窜，搜经通络，无微不至。据韩老师经验，守宫一药最善上达食管而活络散结，实为治疗食管痹证之要药。软皮热敷散外用，药力直达病所，以增温通之功。诸药内外合用，标本兼治，集蠲痹通络诸法为一方，使气血调畅，肌肤得养而诸症自愈。

（李宁，李美红，韩世荣.《中华中医药杂志》2017年10月第32卷第10期）

韩世荣教授运用"上者上之"法治疗皮肤病举隅

清代温病大师叶天士，对于温病邪在肺卫属表者，在《温热论》中倡用"上者上之"之法治疗，认为用药宜选透达走表、质轻上行之品。临床上，该法对于病在上焦肺卫的寒热虚实诸证，均有着极其重要的借鉴和指导意义。

陕西名中医韩世荣教授，从事皮肤科临床研究40余载，治学严谨，学验俱丰，在皮肤病临证治疗上有着深厚理论和实践经验。笔者作为其学术经验继承人，侍诊于侧，得其耳提面命，受益良多。在皮肤病临证中，韩老师依据叶天士

"上者上之"的治疗原则，在辨证论治的基础上，用药多选轻清上行之品，治验颇丰，兹举验案3则如下。

一、青年痤疮

案1 刘某某，女，19岁，2014年11月8日初诊。主诉：面部反复出现红色丘疹近1年。患者曾在他院按"青年痤疮"治疗未效，故来求治。刻诊：面部散在红色丘疹、脓头及色素斑点，头面多油，情绪焦急，食眠可，四肢不温，畏寒怕冷，大便干，小便时黄，月经尚调，舌质红，苔薄白，脉沉弦稍数。中医诊断为粉刺（青年痤疮），韩老师辨证为肺经血热、上炎头面，治宜清宣肺热、凉血散瘀。方用凉血四物汤加味：当归10g，生地黄20g，白芍20g，川芎10g，黄芩10g，枳壳10g，红花10g，丹皮10g，栀子10g，陈皮10g，鱼腥草20g，白花蛇舌草20g，生山楂20g，连翘15g，桂枝10g，细辛3g，生甘草10g。每日1剂，水煎服。外用玫芦消痤膏。并嘱清淡饮食，舒畅情志。服药28剂，丘疹平复，偶有一两枚丘疹新发，手足复温，余症亦有所改善。继以上方化裁，服药14剂，几未见新发丘疹，余症显减。

按：痤疮，多发于颜面及胸背部位，是一种常见的累及毛囊皮脂腺的慢性炎症性皮肤病，相当于中医粉刺、肺风粉刺等病。《医宗金鉴》云："肺风粉刺，此证由肺经血热而成。"本例由肺热上炎，热壅血瘀，故见颜面丘疹脓头，便干溲黄；阳热内郁，失于温煦，故四肢不温，畏寒怕冷。方中鱼腥草、连翘质轻上行，辛凉透表，使热毒外达；白花蛇舌草，清热散瘀，消痈解毒，又可"清肺火，泻肺热"（《泉州本草》），合黄芩、栀子清降肺经郁热；生地、白芍、丹皮养阴凉血，当归、红花、川芎活血散瘀，共理血分热瘀；桂枝、细辛通达阳气，温煦四旁，并使郁热之邪得以外出；陈皮、枳壳、甘草行气和中，其中甘草清热解毒，并调和诸药。全方总以治上为中心，内清外散，寒热兼施，使肺经血热，从上从外透解，则诸症自除。

二、面部激素依赖性皮炎

案2 杨某某，女，51岁，2014年8月2日初诊。主诉：颜面潮红丘疹灼痒反复4年。患者于4年前，因外用化妆品过敏后，自购曲米新软膏、卤米松软膏等药膏外用，用药则症减，停药则复发，以致病情反复加重。刻诊：面部皮肤潮红灼热，干燥粗糙，且伴瘙痒感，食纳可，二便调，舌红苔薄白，脉稍数。中医诊断为面游风（面部激素依赖性皮炎），辨证属风热郁表，方选凉血四物汤加味：当归10g，生地20g，赤芍10g，川芎10g，丹皮10g，栀子10g，红花10g，陈皮10g，生甘草10g，黄芩10g，枳壳10g，青蒿20g，白茅根20g，牛蒡子

10g，鱼腥草 20g，野菊花 20g，白鲜皮 20g。水煎服。期间略事调整，至 2014 年 11 月 20 日复诊时，皮疹消退，口周散在点状淡红色色素沉着，继续以前方巩固而愈。

按：面部激素依赖性皮炎，可归于中医药毒的范畴，类似于中医的面游风、膏药风等。是由于长期反复不规范地外用糖皮质激素所致，其特征是对激素产生依赖，常严重影响患者的身心健康。本例乃由阳热搏结肌腠，壅滞血络，营血失荣，肌肤失养，化燥生风，故见颜面潮红干燥，而有灼痒感。总由热、瘀、风相互搏结为患，而以阳热为主。与风热袭表之症迥然不同，故韩老师治以凉血清热、活血祛风。其中鱼腥草、牛蒡子、青蒿、野菊花疏散风热，透邪外达；白茅根清热凉血，《医学衷中参西录》云其"味甘，性凉，中空有节，最善透发脏腑郁热，托痘疹之毒外出"。韩老师则认为，白茅根质地轻扬，善行于上，实为透散上焦头面部皮肤郁热之要药。全方清、凉、透、散并投共治，清热而无凉遏之变，辛散而无助热之虞，药证相投，终使肌肤郁结之阳毒透散而顽疾得愈。

三、寻常型银屑病

案3 袁某某，男，8岁，2016年2月5日初诊。主诉：全身鳞屑性红斑伴瘙痒2周余。患者2周前开始，于受凉后全身皮肤出现皮疹，在当地医院按"银屑病"给地塞米松软膏等治疗，病情逐渐加重，遂来韩老师门诊求治。刻诊：全身均可见红色斑丘疹，密集散在，部分融合成片，上覆干燥鳞屑，刮除后可见薄膜现象及筛状出血点，少数鳞屑下可见渗液及脓糊，皮损以头皮及躯干为著。咽红，扁桃体大，无脓点，食纳可，二便调，舌红苔薄白，脉滑数。中医诊断为白疕（寻常型银屑病），韩老师辨证属风热郁表，治以清热祛风。方用消风汤加味：金银花15g，连翘8g，生地10g，赤芍8g，白芷6g，羌活8g，独活8g，荆芥8g，防风8g，白茅根15g，紫草10g，土茯苓10g，合欢皮10g，野菊花10g，蒲公英10g，水牛角10g。水煎服。并内服银屑平片（院内制剂），每次4片，每天2次。外用牛皮癣软膏（院内制剂），每日2次。

二诊：服上方28剂，全身皮疹明显消退，未见新发皮疹。病退则药减，更方为：生地10g，赤芍10g，连翘10g，白茅根10g，丹皮10g，丹参10g，鱼腥草10g，合欢皮10g，生甘草10g，余药继用。

三诊：共服药2个月余，皮损基本消退，病情近愈，治疗以内服银屑平片为主，巩固治疗。至7月9日复诊，仅留色素减退斑片。嘱继服银屑平片1个月，巩固疗效。

按：银屑病相当于中医白疕，其发病机制目前尚未完全明确，可能与遗传、免疫异常、感染、代谢紊乱、环境、气候等多方面的因素有关联。该患儿素体阳盛，外感六淫邪气，均易从阳而化火，熏灼息道，故平素则可见咽喉部潮红。热伏即久，炼津为痰，上壅咽喉，则伴乳娥肿大等。《金匮要略·肺痿肺痈咳嗽上气》云："热之所过，血为之凝结。"今风寒袭表，从阳化热，充斥肌腠之间，内窜血络，致热瘀互结，气血不能正常布散，以荣养肌肤，故可见皮肤红斑丘疹，鳞屑瘙痒等。其病机可概括为风、热、瘀。治疗重在祛风散热，兼以凉血解毒、养阴活血。方中金银花、连翘、白芷、羌活、独活、荆芥、防风、白茅根等质轻达表，祛邪外出；合欢皮解毒散瘀，祛风止痒，又能以皮达皮，引诸药直达病所；银屑平片由老松香等中药组成，功能祛风燥湿、排脓拔毒、生肌止痒。全方清中有散，凉血而不留瘀，清热而不伏邪，药与证合，使郁热得以速去，营血自和，肌肤得荣而病愈。最要者，本病邪气深居营血，治疗非易，故韩老师强调，在临床症状消退后，仍需重视巩固治疗，以免病情反复。

四、小结

清代医家叶天士，博采众长、融会贯通，故能自成一家而成为一代医学大师。《温热论》是其代表之作，又是中医温病学理论的奠基之作。该著作由其门人"以当时所语信笔录记"而成，文辞精要，指导临床甚切实用。叶氏在《温热论》中曾云："舌白而薄者，外感风寒也，当疏散之。若白干薄者，肺津伤也，加麦冬、花露、芦根汁等轻清之品，为上者上之也。"指出外感初起，病位在表，舌苔薄白者，应根据舌面的干润，辨其感邪性质的寒热而选用相应的治法。属外感风寒者，治宜辛温疏散，属温邪袭表者，则宜辛凉疏泄，兼热伤肺津者，在加入生津养肺之品时，亦应选用质轻上行的清润之品，因其作用偏上偏表，故称为"上者上之"。

韩老师认为，肺为华盖之脏，位居上焦，外合皮毛而主表，故皮肤亦可归属于上焦范畴。若腠理不密，六淫袭表，邪正相搏，或脏腑气血失和，诸邪内生，循经外溢肌肤，均可引发各种皮肤病症。故皮肤病变往往可视为人体肺卫之气鼓邪外出的一种表现，治疗时应因势利导，以宣散解表为主，使邪气自表而解，即《素问·阴阳应象大论》所谓："其在皮者，汗而发之。"这与"上者上之"之意，异曲同工，若当表不表，则可使邪气伏藏肌肤，甚或深入经络脏腑。所不同的是，叶氏则更强调，临证选药时，宜用轻清升浮、发散宣透之品，使药力上达，借由肺气宣发肌表，祛邪外散，使邪去正安，营卫调和，诸症平复。韩老师指出，叶氏之法，要求医者在皮肤病辨证用药时，即不可轻投大剂温燥之剂，以免有伤津耗液之变；又不能施以苦寒重剂以免闭遏气机，郁伏邪气，且用药过重，往往药过病所，直犯中焦，反而于病无益；养阴润燥亦不宜妄用滋腻重着之品，以免恋邪不去。还应注意，在煎药时应用大火急煎的方法，服药则当以饭后分服为宜。总之，叫氏之法，言简意宏，验之皮肤病临床，确有实效，医者宜细心领吾，借鉴于临床。

（李宁，李美红，赵连浩，马科党.《光明中医》2017 年 4 月第 32 卷第 7 期）

附录

韩世荣学术成果

一、皮肤用药研究成果

在多年的临床实践中，韩老师非常重视临床科研，由他带领的科研小组先后研制出多种皮肤科制剂，如银屑平、愈银片、新生发丸、白癜康Ⅱ号、白癜康Ⅲ号、萍香丸、蒺藜丸、祛风抗敏丸、祛斑玉容丸、痤疮灵丸、热敷药、软皮热敷散、溻洗散、牛皮癣软膏、白斑一擦净等。

（一）院内制剂内服药

院内制剂内服药共10种，有正式批准文号。

1. 银屑平片

采用云南名贵精制老松香等中药组成的银屑平片，具有祛风燥湿、排脓拔毒、生肌止痒作用。用于白疕证属血热及湿热型。该制剂自1985年投入临床使用至今，累计患者达4万余例，通过对600多例银屑病患者的临床疗效观察及总结统计，该药临床有效率达95.64%，相关文章先后发表于《陕西中医》《中医临床研究》等杂志。因该药价低效优，目前有许多省内外患者、港澳台同胞及国际友人前来求诊索药。年使用量达4万余瓶。

2. 愈银片

主要成分为土茯苓、槐米、精制松香、三棱、莪术、何首乌、丹皮、白芍等8味中药。具有活血化瘀、软坚散结、润肤止痒功效。用于白疕，主要表现为头面、躯干、四肢暗红色肥厚性斑块、结节，皮损上覆盖厚层银白色鳞屑。伴见舌质暗红，或有瘀点，苔薄白或无苔，脉弦涩等证属血瘀型者。通过对204例银屑病患者临床使用小结，总有效率达93%。

3. 新生发丸

主要成分为熟地、川芎、当归、白芍、菟丝子、羌活、枸杞、茯苓、牛膝等中药。具有滋补肝肾、健脾养血、生发乌发之功效，适用于治疗肝肾亏虚型斑秃、脱发、白发。临床症见头发干枯、焦黄、细软，伴四肢无力，头晕耳鸣，腰膝酸软，舌质淡红，苔少或无，脉沉细无力。通过对 90 例脱发患者临床使用小结，总有效率达 90%。年使用数量达 5 万余瓶。

4. 白癜康Ⅱ号

主要成分为丹皮、栀子、姜黄、沉香、白蒺藜、当归、白芍、柴胡、茯苓、制首乌、浮萍、白术、甘草等。具有疏肝理气、祛风消斑之功效，适用于治疗肝气郁结型白癜风、白发等。临床伴见精神抑郁、食纳不香、口干咽燥、胸胁胀痛，舌质淡红，苔薄白，脉弦。通过对 280 余例白癜风患者临床使用小结，总有效率达 86%。年使用数量达 2 万瓶以上。

5. 白癜康Ⅲ号

主要成分有制首乌、熟地、菟丝子、桑椹、丹皮、姜黄、沉香、蒺藜、白芍、茯苓、浮萍、补骨脂、甘草等。具有滋补肝肾、祛风消斑之功效，适用于治疗肝肾不足型白癜风、白发等。临床伴见头晕、耳鸣、腰膝痿软，舌淡或红，苔少，脉细弱。通过对 300 多例白癜风、白发患者临床使用小结，总有效率达 88%。年使用数量达 2 万余瓶。

6. 萍香丸

主要成分有制首乌、丹参、红花、生地、菟丝子、丹皮、姜黄、沉香、白蒺藜、白芍、茯苓、浮萍、补骨脂、甘草等。具有调和气血、滋补肝肾、活血消斑之功效，适用于治疗气血不和或血瘀型白癜风、白发等。临床伴见神疲乏力，面色㿠白，手足不温，舌淡苔白或有瘀点，脉细或涩。通过对 290 余例白癜风、白发患者临床使用小结，总有效率达 81%。年使用数量达 2 万余瓶。

7. 祛风抗敏丸

主要成分为金银花、连翘、荆芥、防风、白鲜皮、生地、薏苡仁、地肤子、蝉蜕、枳实、苍术等中药。具有清热祛风、理气止痒之功效。用于外感风热伴脾胃虚弱型荨麻疹，主要表现为皮肤出现红色或白色风团，时隐时现，退后不留痕迹，自觉瘙痒明显，伴见素体脾胃虚弱，咽喉肿痛，风团时起时落，遇热加重，舌质淡红，苔薄白或白腻，脉虚浮等证属外感风热伴脾胃虚弱等。通过对 200 余例湿疹、皮炎类皮肤病患者临床使用小结，总有效率达 89%。年使用数量达 2 万余瓶。

8. 蒺藜丸

主要成分为丹皮、栀子、当归、白芍、柴胡、茯苓、白术、甘草、羌活、白蒺藜、乌梢蛇、蝉蜕、合欢皮等。具有祛风止痒、理气健脾作用。用于治疗神经性皮炎、过敏性皮炎、慢性湿疹，主要表现为颈部、额部、骶尾、背部、两胯外阴及眼睑等部位密集分布、淡褐色或正常皮色扁平丘疹，相互融合，伴见抓痕、血痂、皮肤肥厚、失眠多梦、烦躁易怒，舌质淡或边有齿痕，苔薄白，脉弦细等证属肝郁脾虚型者。通过对 260 余例神经性皮炎、慢性湿疹类患者临床使用小结，总有效率达 90%。年使用数量达 2 万余瓶。

9. 祛斑玉容丸

主要成分为丹皮、栀子、当归、白芍、柴胡、茯苓、白术、玫瑰花、凌霄花、红花、枳壳、六月雪、郁金、青蒿、甘草等 15 味中药组成。具有疏肝健脾活血祛斑之功效，适用于治疗肝郁脾虚引起的黄褐斑。临床伴见食少纳差，胸肋胀满，腹胀便溏，舌质淡，苔薄白，脉弦细。通过对 197 例黄褐斑患者临床使用小结，总有效率达 93.40%。

10. 痤疮灵丸

主要成分为生地、当归、川芎、赤芍、丹皮、黄芩、陈皮、连翘、白花蛇舌草、浙贝母、蒲公英、生牡蛎、桑白皮等 13 味。具有清热解毒、活血化瘀之功效，适用于治疗血热型痤疮、面部皮炎等。临床伴见口干、口渴、面红目赤，大便干，小便黄，舌质红，苔薄白或薄黄，脉数。通过对 260 余例痤疮患者临床使用小结，总有效率达 92.30%。

（二）院内制剂外用药

此处介绍的院内制剂外用药为有陕药管制字文号的。

1. 热敷药

主要成分见前述，有活血通络、消肿止痛、追风透骨、散寒祛湿功效。用于皮痹、瘢痕疙瘩、冻疮、牛皮癣、雷诺病、甲癣、足癣等病。用法用量：根据患处皮损形状及范围做成条状及饼状热敷包，每次 1 包，每日 2 次，拌黄酒蒸热后局部热敷，每次 30 分钟。

2. 如意金黄膏

具有清热解毒、消肿止痛、排脓之功效，适用于治疗丹毒、囊肿、疖肿、痈、结节性红斑、蜂窝织炎等属热毒蕴结者。

（三）已经上报待批的院内制剂

已经上报待批的院内制剂有 8 种。

1. 软皮热敷散

具有活血通络、散寒祛湿功效。用于皮痹、冻疮、雷诺病、带状疱疹后遗神经痛等病。

2. 溻洗散

具有清热除湿、杀虫止痒功效，用于治疗手足癣、股癣、疥疮等病。

3. 牛皮癣软膏

具有清热凉血、消肿止痒功效，用于治疗各型银屑病。

4. 生发药水

具有清热除湿、止痒生发功效，用于治疗斑秃、脂溢性脱发等多型脱发。

5. 白斑一擦净

具有祛风止痒、退白增黑功效，用于治疗白癜风等色素减退性疾病。

6. 狼毒软膏

具有清热解毒、杀虫止痒功效，用于治疗各种银屑病、慢性湿疹、神经性皮炎等。

7. 软皮膏

软坚散结，生肌长肉，外涂局部，治疗皮肤萎缩等。

8. 软皮丸

温阳益气，软坚散结，活血通络，治疗硬皮病、冻疮、雷诺病等。

（四）有批准文号中药保健品

有批准文号中药保健品1项。

[**药品名称**] 青痤乳膏

[**批准文号**] 陕食药监健字06060168号

[**规格**] 15克/支

[**用法**] 适量，3次/日，局部外搽。

[**主要成分**] 大黄、丹参、硫黄、赤芍、白芷、僵蚕、冰片等7味中药，经过提取制成软膏外用。

[**功效主治**] 具有清热解毒、活血祛脂、消炎止痒、保护皮肤之功效，适用于治疗脂溢性皮炎、青年痤疮、酒糟鼻、湿疹等皮肤病。

[**不良反应**] 目前未见不良反应发生。

［**注意事项**］①局部外伤不宜外用。②对本品过敏者禁用，过敏体质者慎用。

［**贮藏**］阴凉通风。

［**有效期**］24个月。

［**使用情况**］采用青痤乳膏配合面膜倒模治疗寻常型痤疮150例，并与西药莫匹罗星软膏治疗的50例进行对照观察。结果：治疗组显效率81%，对照组显效率62%，治疗组疗效优于对照组。△ $P<0.05$。结论：本软膏具有清热解毒、活血散瘀的作用，故该方法是治疗寻常型痤疮的有效方法。（韩世荣，闫小宁.《陕西中医》杂志2011年32卷7期850页）

二、其他成果

1990年12月，荣获陕西省中医药管理局振兴中医读书知识竞赛三等奖。

1991—1992年，荣获《中国医学文摘》优秀文摘员称号。

2001年1月由韩世荣主编，陕西科学技术出版社出版的《古今专科专病医案·皮肤病》一书，荣获2001年度西部地区优秀科技图书二等奖。

2011年，荣获中国孙思邈"大医精诚医德奖"（全国仅35人获奖）。由中华中医药学会组织评选。

2012年10月，陕西省政府授予韩世荣"三秦人才"，同时享受三秦人才津贴。

2013年4月，陕西省卫生厅、陕西省人社厅、陕西省中医药管理局三家单位联合授予韩世荣"陕西名中医"称号。编号：201346。

2015年3月，韩世荣、马科党编著的《常见皮肤病防治300问》，由陕西科学技术出版社出版发行。获当年中国西部地区优秀科技图书三等奖。

2015年获陕西省科研成果二等奖励一项。证书号：14-2-87-R9。

韩世荣与闫小宁共同编著的《性传播疾病中医治疗500案解读》，2015年9月，由世界图书出版公司出版发行。获得2018年中华中医药学会学术著作三等奖，证书号：xs201803-19lc-32-ro1。

参考文献

［1］杨志波. 当代中医皮肤科临床家丛书·欧阳恒［M］. 北京：中国医药科技出版社，2014. 10.

［2］肖敏，雷晴，陈明岭，艾儒棣. 艾儒棣教授以皮治皮法治疗皮肤病经验浅析［J］. 四川中医，2016，34（01）：3-4.

［3］张晓岑，段行武. 中医治疗硬皮病最新研究进展［J］. 中国中西医结合皮肤性病学杂志，2016，15（03）：191-193.

［4］王帅，卞华. 中医温阳法对硬皮病的认识及诊治思路［J］. 辽宁中医杂志，2016，43（12）：2543-2544.

［5］张姗，刘红霞，欧韵. 银屑病病因病机研究进展［J］. 皮肤病与性病，2017，39（01）：27-30.

［6］项蕾红. 中国痤疮治疗指南（2014修订版）［J］. 临床皮肤科杂志，2015，44（01）：52-57.

［7］强燕，李苏，李欣，李斌. 中医治疗寻常痤疮的研究进展［J］. 世界临床药物，2017，38（03）：154-158.

［8］周宗元，王建，马骁. 穿山甲的研究进展［J］. 中药与临床，2014，5（01）：54-56，62.

［9］于桥医，王昕. 中西医结合治疗过敏性紫癜疗效观察［J］. 现代中西医结合杂志，2015，24（35）：3912-3914.

［10］于生元，万有，万琪，等. 带状疱疹后神经痛诊疗中国专家共识［J］. 中国疼痛医学杂志，2016，22（03）：161-167.

［11］周冬梅，陈维文. 蛇串疮中医诊疗指南（2014年修订版）［J］. 中医杂志，2015，56（13）：1163-1168.

［12］章星琪. 斑秃发病机理探讨［J］. 皮肤性病诊疗学杂志，2015，22（02）：144-147.

［13］郑蕾，刘巧. 原发性结节性皮肤淀粉样变研究进展［J］. 实用皮肤病学杂志，2016，9（06）：380-383.

［14］侯俊丽. 中医治疗湿疹的研究进展［J］. 中国处方药，2017，15（06）：32-34.

［15］刘敏怡，黄咏菁，胡明侯. 丹参穴位注射配合中药治疗痤疮的疗效观察［J］. 皮肤病与性病，2017，39（02）：132-134.

［16］熊文君，罗小军. 老年性皮肤瘙痒症的中西医治疗研究进展［J］. 现代中西医结合杂志，2016，25（33）：3757-3759，3762.

［17］夏萍，郭书萍. 头部脓肿性穿掘性毛囊周围炎的研究进展［J］. 中华临床医师杂志

（电子版），2017，11（01）：148-152.

［18］曾凡钦. 红斑狼疮的诊疗进展与展望［J］. 皮肤性病诊疗学杂志，2017，24（2）：63-67.

［19］戴清漪，顾军花. 中医药治疗系统性红斑狼疮研究进展［J］. 中国中医药现代远程教育，2016，14（19）：146-149.

［20］张琛，高炳爱，陈玉欣等. 结节性红斑的病因及发病机制［J］. 中国麻风皮肤病杂志，2016，31（7）：408-409.

［21］李丹，刘巧. 近十年从瘀论治结节性红斑总结［J］. 江西中医药，2016，47（3）：78-80.

［22］吴爱萍，边芳. 青鹏软膏外用治疗结节性红斑的疗效观察［J］. 甘肃中医药，2015，34（8）：607-608.

［23］罗金强，刘宏斌. 半枝莲、白花蛇舌草抗肿瘤的研究进展［J］. 现代肿瘤医学，2014，22（02）：481-484.

［24］张乔，刘东，赵子佳，孙佳明，张辉. 蜈蚣有效成分提取分离及药理作用研究进展［J］. 吉林中医药，2016，36（12）：1244-1246.

［25］张艳华，汪荣斌，王存琴，包淑云. 中药地肤的研究进展［J］. 现代中药研究与实践，2016，30（01）：84-86.

［26］刘雷，郭丽娜，于春磊，孙宇，刘吉成. 白鲜皮化学成分及药理活性研究进展［J］. 中成药，2016，38（12）：2657-2667.

［27］吕景山. 施今墨对药［M］. 4版. 北京：人民军医出版社，2015.

［28］王官清，李晓霞. 带状疱疹后遗神经痛的诊断及治疗进展［J］. 中国医学文摘（皮肤科学），2017，34（01）：45-54.

［29］伍小敏，于泳健，蔡放，王宏法. 带状疱疹后遗神经痛的发病相关因素分析［J］. 中华全科医学，2016，14（03）：352-354.

［30］翁伟玲，傅杰英. 傅杰英从体质角度运用大黄䗪虫丸经验［J］. 长春中医药大学学报，2017，33（02）：232-234.

［31］熊培政，冯雪梅，王芳. 大黄䗪虫丸临床运用进展［J］. 亚太传统医药，2016，12（03）：51-52.

［32］储开宇，莫惠芳，罗文峰，钟卫红，汤勇军，王键旋. 桂枝汤合玉屏风散治疗慢性荨麻疹疗效观察及对血清总IgE的影响［J］. 广州中医药大学学报，2017，34（03）：340-343.